AF114988

Springer
Berlin
Heidelberg
New York
Barcelona
Budapest
Hongkong
London
Mailand
Paris
Singapur
Tokio

G. Hierholzer G. Kunze D. Peters (Hrsg.)

Neuregelungen nach Inkrafttreten des SGB VII

Neue Beurteilungskriterien zur BK 2108

Begutachtung nach Fußverletzungen

Besondere Gutachtenfälle

Der sachverständige Arzt

Bearbeitet von
G. Hierholzer, S. Hierholzer und H. Scheele

Mit 120 Abbildungen und 15 Tabellen

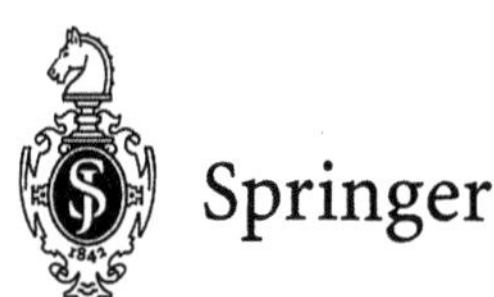
Springer

Professor Dr. med. Günther Hierholzer
Ärztlicher Direktor der Berufsgenossenschaftlichen Unfallklinik
Großenbaumer Allee 250, D-47249 Duisburg

Direktor Assessor Georg Kunze
Hauptgeschäftsführer der Maschinenbau- und Metall-Berufsgenossenschaft
und
Geschäftsführer des Landesverbandes Rheinland-Westfalen
der gewerblichen Berufsgenossenschaften,
Kreuzstraße 45, D-40210 Düsseldorf

Direktor Assessor Dirk Peters
Stellv. Hauptgeschäftsführer der Hütten- und Walzwerks-Berufsgenossenschaft
und
stellv. Geschäftsführer des Landesverbandes Rheinland-Westfalen
der gewerblichen Berufsgenossenschaften,
Kreuzstraße 45, D-40210 Düsseldorf

Das Buch erscheint im Auftrage des Landesverbandes Rheinland-Westfalen
der gewerblichen Berufsgenossenschaften, Essen und
des Hauptverbandes der gewerblichen Berufsgenossenschaften, Sankt Augustin

ISSN 1432-9514

ISBN-13: 978-3-540-64521-4 e-ISBN-13: 978-3-642-72226-4
DOI: 10.1007/978-3-642-72226-4

Die Deutsche Bibliothek - CIP-Einheitsaufnahme.
Auswirkungen und Neuregelungen nach Inkrafttreten des SGB VII. Fortschreibung der Beurteilungskriterien zur BK 2108 [u. a.]. Mit 15 Tabellen / Hrsg.: Günther Hierholzer . . . - Berlin ; Heidelberg ; New York ; Barcelona ; Budapest ; Hongkong ; London ; Mailand ; Paris ; Singapur ; Tokio ; Springer, 1998
(Gutachtenkolloquium ; 13)

Herstellung: PRO EDIT GmbH, D-69126 Heidelberg
Satz: E. Kieser GmbH, D-86356 Neusäß
SPIN: 10675768 24/3135 - 5 4 3 2 1 0 - Gedruckt auf säurefreiem Papier

Laudatio auf die Herren Hans Enders und Herbert Tilgert

Meine sehr verehrten Damen und Herren!

Zum Beginn des diesjährigen Gutachtenkolloquiums begrüße ich Sie gemeinsam mit Herrn Verwaltungsdirektor Erben auch im Namen der Berufsgenossenschaftlichen Unfallklinik Duisburg-Buchholz, und wir freuen uns, daß Sie trotz der zu erwartenden sommerlichen Temperaturen wiederum bereit sind, aktiv an dieser traditionellen Veranstaltung teilzunehmen.

Herr Direktor Kunze hat bereits auf die zunehmende Resonanz des Kolloquiums hingewiesen. Es ist nun seit einigen Jahren um den arbeitsmedizinischen Teil gewachsen. In den darauffolgenden beiden Tagen beschäftigen wir uns in arbeitsreichen Sitzungen mit akuten Problemen der chirurgischen Begutachtung, es werden versicherungsrechtliche Zusammenhänge dargestellt und alle Beteiligten werden wiederum die mit der Begutachtungstätigkeit verbundene sozialpolitische Verantwortung im Auge behalten.

In den letzten Jahren ist es auch zur Tradition geworden, in Verbindung mit dem Kolloquium Personen zu ehren, die sich um das Gutachtenwesen oder speziell um das Kolloquium verdient gemacht haben. Heute erlauben wir uns, die Herren alternierenden Vorsitzenden des Vorstandes des Landesverbandes Rheinland-Westfalen, Herrn Enders und Herrn Tilgert, als Ehrengäste herzlich zu begrüßen.

Von beiden Herren höre ich die unausgesprochene Frage, worin denn ihre im obengenannten Zusammenhang zu würdigenden Verdienste zu sehen seien. Nun, es gibt dafür eine sehr einfache Erklärung, die wir mit allem Nachdruck vortragen. Dazu eine kurze Vorbemerkung.

Die Bedeutung der Begutachtung wird wohl von niemand in Zweifel gestellt werden können. Die Versicherten sind auf eine qualifizierte und neutrale Arbeit des medizinischen Gutachters angewiesen. Die Versicherungsträger können ihrerseits nur in den seltensten Fällen kraft Amtes und unabhängig vom medizinischen Sachverstand votieren, und die ehrenamtlichen Renten- und Widerspruchsausschüsse und nicht zuletzt die Gerichte wissen sehr wohl zu beurteilen, ob ein Gutachten für die anstehende Entscheidung hilfreich ist oder nicht.

Um so mehr verwundert es, daß das Gutachtenwesen in unserem Bundesstaat in den verschiedenen Bereichen der Medizin, der Administration, im besonderen Maße aber im Hochschulbereich nicht den gebührenden Stellenwert hat. Ohne Erfolg besteht unsererseits seit Jahren die Forderung, diese Aufgabe in den Katalog der ärztlichen Ausbildung aufzunehmen, und schließlich mangelt es auch an entsprechenden Weiterbildungs- und Fortbildungsaktivitäten für Ärzte.

Der Vorstand unseres Landesverbandes hat nun seit vielen Jahren die Aktivitäten für das Gutachtenkolloquium in Duisburg in ihrer Bedeutung erkannt, Rückhalt, Unterstützung und Schirmherrschaft zuteil werden lassen und damit ein Zeichen gesetzt. Nicht zuletzt lebt auch die Buchreihe als Spezialliteratur von dieser Unterstützung. Ohne sie wäre es nicht möglich, die Vorträge nachlesbar zu machen und das Beratungsergebnis weiterzugeben. Es mag die Mitteilung Ihr Interesse finden, daß die Buchreihe nicht nur bei Gutachtern, sondern auch bei Gerichten und Bibliotheken zunehmende Beachtung findet.

Meine Herren Ehrengäste, Ihre Unterstützung hat also einen hohen Wert, und sie ist eben nicht durch eine nach außen gerichtete politische Aktivität entstanden. Vielmehr verlief sie in all den Jahren mehr im Hintergrund, unbemerkt und uneigennützig. Dies ist eine beispielhafte Haltung, die in unserem Gemeinwesen Schule machen muß.

Herr Hans Enders wirkt bereits seit 1967 ehrenamtlich als Versichertenvertreter in der Steinbruchs-Berufsgenossenschaft und dort seit Jahren als alternierender Vorstandsvorsitzender; seit 1986 wirkt er zusätzlich im Landesverband, im Hauptverband und im berufsgenossenschaftlichen arbeitsmedizinischen Dienst, und seit 1992 in der hervorgehobenen Funktion als alternierender Vorstandsvorsitzender des Landesverbandes Rheinland-Westfalen der gewerblichen Berufsgenossenschaften.

Die Liste seiner ehrenamtlichen Tätigkeiten läßt erkennen, daß dazu die Wochenarbeitszeit nicht ausreicht, und wir schätzen sein immer wieder zu erkennendes Interesse an unserer Arbeit und seine kritische Begleitung, z.B. auch im Heilverfahrensausschuß des Landesverbandes.

Herr Herbert Tilgert ist im Hauptamt freier Unternehmer. Seit vielen Jahren nimmt er als Arbeitgebervertreter ehrenamtliche Aufgaben, z.B. im Vorstand der Maschinenbau- und Metall-Berufsgenossenschaft, wahr. Hervorzuheben ist sein Amt als alternierender Vorsitzender des Landesverbandes Rheinland-Westfalen, das er seit 1993 partnerschaftlich mit Herrn Enders ausübt.

Ein Arbeitgebervertreter wie Herr Tilgert, der seit über 20 Jahren in fast 20 ehrenamtlichen Gremien mitarbeitet, unterstreicht damit seine hohe soziale Grundauffassung. Beide Herren sind Vorbilder für eine fruchtbare Tätigkeit in der politischen Selbstverwaltung.

Meine Herren Vorsitzenden und Ehrengäste, im Namen der Ärzteschaft, der Berufsgenossenschaftlichen Verwaltungen, aber auch der Patienten, bedanke ich mich an dieser Stelle für Ihre Tätigkeit und Unterstützung unserer Arbeit. Unter dem alternierenden Vorsitz von Herrn Enders und Herrn Tilgert ist es selbstverständlich geworden, den medizinischen Sachverstand regelmäßig mit anzuhören und das Vorgetragene kritisch abzuwägen. Im Besonderen bedanken wir uns aber für Ihre Unterstützung des Kolloquiums, das ohne Sie in dieser Qualität nicht stattfinden könnte.

Wir verbinden den Dank mit herzlichen Wünschen für Ihre weitere hauptamtliche und ehrenamtliche Tätigkeit und auch für eine anhaltende Gesundheit. Wir erlauben uns, die Dankesgrüße mit einem kleinen Geschenk zu bekräftigen.

G. Hierholzer

Inhaltsverzeichnis

Teil IV

Teil V

Mitarbeiterverzeichnis

Althoff, D., Dr. med., Neurologische Abteilung, Knappschafts-Krankenhaus, Wieckesweg 27, D-44309 Dortmund

Angermaier, M., Mitglied des Vorstandes der Maschinenbau- und Metall-Berufsgenossenschaft, Lioner Str. 32, D-60528 Frankfurt/Main

Benz, M., Dr. jur., BV Dortmund der Berufsgenossenschaft Nahrungsmittel und Gaststätten, Hansbergstr. 28, D-44126 Dortmund

Biggemann, P., Professor Dr. rer. nat., Institut für Experimentelle Biomechanik, Westfälische Wilhelms-Universität, Domagkstr. 11, D-48129 Münster

Börner, M., Professor Dr. med., Berufsgenossenschaftliche Unfallklinik, Friedberger Landstr. 430, D-60389 Frankfurt/Main

Brandenburg, S., Dr. jur., BV Bochum der Berufsgenossenschaft für Gesundheitsdienst und Wohlfahrtspflege, Universitätsstr. 78, D-44789 Bochum

Brinckmann, M., Dr. med., Institut für Experimentelle Biomechanik, Westfälische Wilhelms-Universität, Domagkstr. 11, D-48129 Münster

Bussmann, J.F., Professor Dr. med., Chirurgische Abteilung, Evang. Krankenhaus, Wiescherstr. 24, D-44623 Herne

Dietmair, A., Dr. jur., BV Bielefeld der Holz-Berufsgenossenschaft, Turnerstr. 5–9, D-33602 Bielefeld

Ellegast, R., Berufsgenossenschaftliches Institut für Arbeitssicherheit – BIA, Alte Heerstr. 111, D-53757 Sankt Augustin

Emmerich, N., Assessor, Landesverband Südwestdeutschland der gewerblichen Berufsgenossenschaften, Kurfürsten-Anlage 62, D-69115 Heidelberg

Erlinghagen, N., Assessor, Sektion III der Steinbruchs-Berufsgenossenschaft, Hausdorffstr. 102, D-53129 Bonn

Friedrich, B., Professor Dr. med., Unfallchirurgische Klinik, Zentralkrankenhaus St. Jürgen-Straße, D-28205 Bremen

Frobin, W., Dr. rer. nat., Institut für Experimentelle Biomechanik der Westfälischen Wilhelms-Universität, Domagkstr. 11, D-48149 Münster

Gerstmann, K.-J., Dr. med., Institut für medizinische Begutachtung, Brüderweg 16, D-44135 Dortmund

Gissel, C., Assessor, BV Bonn der Bergbau-Berufsgenossenschaft, Schumannstr. 8, D-53113 Bonn

Grass, R., Dr. med., Klinik und Poliklinik für Unfall- und Wiederherstellungschirurgie, Universitätsklinikum Carl Gustav Carus, Fetscherstr. 79, D-01307 Dresden

Griebel, W., Dr. med., Bongardstr. 30, D-44787 Bochum

Grosser, V., Dr. med., Berufsgenossenschaftliches Unfallkrankenhaus, Bergedorfer Str. 10, D-21033 Hamburg

Hansis, M., Professor Dr. med., Klinik und Poliklinik für Unfallchirurgie, Universität Bonn, Sigmund-Freud-Str. 25, D-53105 Bonn

Hax, P.-M., Dr. med., Berufsgenossenschaftliche Unfallklinik, Großenbaumer Allee 250, D-47249 Duisburg

Heinz, B.C., Dr. med., Klinik und Poliklinik für Unfallchirurgie, Universität Bonn, Sigmund-Freud-Str. 25, D-53105 Bonn

Heitemeyer, U., Priv.-Doz. Dr. med., Abteilung Unfallchirurgie, Allgemeines Krankenhaus Hamburg-Harburg, Eißendorfer Pferdeweg 52, D-21075 Hamburg

Herbst, B., Dr. med. Berufsgenossenschaftliche Unfallklinik, Großenbaumer Allee 250, D-47249 Duisburg

Hermichen, H., Dr. med., Unfallchirurgische Abteilung, Städtisches Klinikum Neuss, Lukas-Krankenhaus, Preußenstr. 84, D-41464 Neuss

Hierholzer, G., Professor Dr. med., Berufsgenossenschaftliche Unfallklinik, Großenbaumer Allee 250, D-47249 Duisburg

Hierholzer, S., Dr. med., Berufsgenossenschaftliche Unfallklinik, Großenbaumer Allee 250, D-47249 Duisburg

Honkomp, J., Professor Dr. med., Institut für Medizinische Begutachtung, Sonneberger Str. 20, D-28329 Bremen

Hörster, G., Professor Dr. med., Unfallchirurgische Klinik der Städtischen Krankenanstalten Bielefeld-Mitte, Teutoburger Str. 50, D-33604 Bielefeld

Kaiser, V., Dr. jur., BV Stuttgart der Holz-Berufsgenossenschaft, Vollmoellerstr. 11, D-70563 Stuttgart

Kämmerling, R., Dr. med., Berufsgenossenschaftliche Unfallklinik, Großenbaumer Allee 250, D-47249 Duisburg

Kappus, M., Dr. med., Berufsgenossenschaftliche Unfallklinik, Friedberger Landstr. 430, D-60389 Frankfurt/Main

Koebke, J., Professor Dr. med., Anatomisches Institut der Universitätsklinik, Joseph-Stelzmann-Str. 9, D-50931 Köln

Korff, St., BV Düsseldorf der Maschinenbau- und Metall-Berufsgenossenschaft, Kreuzstr. 54, D-40210 Düsseldorf

Kranig, A., Dr. jur., Hauptverband der gewerblichen Berufsgenossenschaften, Alte Heerstr. 111, D-53757 Sankt Augustin

Krismann, M., Dr. med., Institut für Pathologie, Berufsgenossenschaftliche Kliniken Bergmannsheil, Universitätsklinik, Bürkle-de-la-Camp-Platz 1 D-44789 Bochum

Kunze, G., Assessor, Landesverband Rheinland-Westfalen der gewerblichen Berufsgenossenschaften, Kreuzstr. 45, D-40210 Düsseldorf

Kupfer, J., Professor Dr.-Ing., Berufsgenossenschaftliches Institut für Arbeitssicherheit – BIA, Alte Heerstr. 111, D-53757 Sankt Augustin

Lehmann, J., Dr. med., Medizinische Begutachtung GmbH, Sonneberger Str. 20, D-28329 Bremen

LOH VAN, W., Dr. med., Nordstr. 44, D-40477 Düsseldorf

LÖW, H., Dr. med., Kreiskrankenhaus Siegen, Haus Siegen, Kohlbettstr. 15, D-57072 Siegen

MEYER-CLEMENT, M., Dr. med., Medizinisches Gutachteninstitut, Mönckebergstr. 5, D-20095 Hamburg

MÜLLER, K.-M., Professor Dr. med., Institut für Pathologie, Berufsgenossenschaftliche Kliniken, Bergmannsheil, Universitätsklinik, Bürkle-de-la-Camp-Platz 1, D-44789 Bochum

NEHLS, J., Assessor, Bez.-Verw. Erfurt der Holz-Berufsgenossenschaft, Kranichfelder Str. 3, D-99097 Erfurt

PAUL, D., Priv.-Doz. Dr. med., Klinik für Unfall-, Wiederherstellungs- und Handchirurgie, Städt. Klinikum Dresden-Friedrichstadt, Friedrichstr. 41, D-01067 Dresden

PAWLIK, E., Assessorin, Bergbau-Berufsgenossenschaft, Hunscheidtstr. 18, D-44789 Bochum

PETERS, D., Assessor, Landesverband Rheinland-Westfalen der gewerblichen Berufsgenossenschaften, Kreuzstr. 45, D-40210 Düsseldorf

ROESGEN, M., Priv.-Doz. Dr. med., Unfallchirurgische Klinik, Kliniken der Landeshauptstadt Düsseldorf, Krankenhaus Benrath, Urdenbacher Allee 83, D-40593 Düsseldorf

RÖMER, W., Dr. jur., BV Hannover der Berufsgenossenschaft Nahrungsmittel und Gaststätten, Tiergartenstr. 109–111, D-30559 Hannover

ROMPE, G., Professor Dr. med., Stiftung Orthopädische Universitätsklinik, Abteilung Physiotherapie und Sportorthopädie, Schlierbacher Landstr. 200, D-69118 Heidelberg

SCHEELE, H., Dr. med., Berufsgenossenschaftliche Unfallklinik, Großenbaumer Allee 250, D-47249 Duisburg

SCHENK, E., Professor Dr. med. habil., Praxis für medizinische Begutachtung, Beimsstr. 89 A, D-39110 Magdeburg

SCHREINER, Ch., Dr. med., Kurt-Schumacher Platz 2, D-44787 Bochum

SCHRÖTER, F., Dr. med., Institut für Medizinische Begutachtung, Landgraf-Karl-Str. 21, D-34131 Kassel

SCHÜRMANN, J., Dr. jur., Bau-Berufsgenossenschaft Rheinland und Westfalen, Viktoriastr. 21, D-42115 Wuppertal

SCHWERDTFEGER, U., Assessor, BV Köln der Holz-Berufsgenossenschaft, Kalscheurer Weg 12, D-50969 Köln

SEIDE, K., Dr. med., Berufsgenossenschaftliches Unfallkrankenhaus, Bergedorfer Str. 10, D-21033 Hamburg

SPINK, U., Dr. med., Institut für ärztliche Begutachtung, Rothenburg 2, D-48143 Münster

TÄNDLER, P., Dr. med., Institut für Medizinische Begutachtung, Landgraf-Karl-Str. 21, D-34131 Kassel

Tiedjen, K., Dr. med., Institut für Pathologie, Berufsgenossenschaftliche Kliniken Bergmannsheil, Universitätsklinik, Bürkle-de-la-Camp-Platz 1, D-44789 Bochum

Vogt, F.-J., Assessor, Bau-Berufsgenossenschaft Rheinland und Westfalen, Viktoriastr. 21, D-42115 Wuppertal

Wischnewski, W., Dr. med., Institut für Arbeits-, Sozial- und Umweltmedizin, Münsterplatz 8, D-44575 Castrop-Rauxel

Wolter, D., Professor Dr. med., Berufsgenossenschaftliches Unfallkrankenhaus, Bergedorfer Str. 10, D-21033 Hamburg

Zwipp, H., Professor Dr. med., Klinik und Poliklinik für Unfall- und Wiederherstellungschirurgie, Universitätsklinikum Carl Gustav Carus, Technische Universität Dresden, Fetscherstr. 74, D-01307 Dresden

Teil I

Auswirkungen und Neuregelungen nach Inkrafttreten des SGB VII

Überblick

N. Erlinghagen

Einleitung

„Never change a winning team" – diese alte Trainerweisheit aus der Welt der Mannschaftssportarten scheint auch Bundesregierung und Bundestag beseelt zu haben, als sie es unternahmen, nun endlich auch das Recht der Gesetzlichen Unfallversicherung in das Sozialgesetzbuch einzuordnen. Die Neufassung eines Gesetzes stellt üblicherweise den Anlaß dar, die bisherige Rechtslage kritisch zu prüfen, Regelungen auf ihren Sinngehalt zu durchleuchten und nicht selten ganze Systeme umzubauen. Von solchen Reformen werden natürlich auch Sozialversicherungszweige nicht verschont, und so muß es als eine Besonderheit angesehen werden, daß das System der Gesetzlichen Unfallversicherung in der Bundesrepublik Deutschland offenbar keinen Anlaß zu einer umfassenden Sach- und Strukturreform gegeben hat. Vielmehr hat der Gesetzgeber die tragenden Grundsätze der Gesetzlichen Unfallversicherung, wie sie weitgehend schon seit 1885 gelten, als im wesentlichen unumstritten anerkannt.

Ablösung der Unternehmerhaftung, Schadenersatzprinzip, Verschuldensunabhängigkeit, Versicherungsschutz ohne formales Versicherungsverhältnis, alleinige Finanzierung durch die Unternehmer, Ausschluß von Haftungsansprüchen der Versicherten gegen den Unternehmer und untereinander, Durchführung durch eigene Körperschaften, paritätische Selbstverwaltung, Gliederung nach Branchen mit vergleichbaren Unfallrisiken, der Präventionsauftrag der Berufsgenossenschaften – all das hat sich über ein Jahrhundert bewährt und ist unberührt geblieben. Im Unfallversicherungs-Einordnungsgesetz vom 7. August 1996 trägt der Gesetzgeber ferner der Tatsache Rechnung, daß bereits mit dem Unfallversicherungs-Neuregelungsgesetz von 1963 das Recht der Unfallversicherung umfassend überarbeitet wurde und wegen der kontinuierlichen Weiterentwicklung dieses Sozialversicherungszweiges die Einordnung des Rechts der Gesetzlichen Unfallversicherung in das Sozialgesetzbuch nicht mit einer grundlegenden inhaltlichen Reform verbunden zu werden brauchte.

Mit der Einführung des siebten Buches des Sozialgesetzbuches – Gesetzliche Unfallversicherung – (SGB VII), das in seinen wesentlichen Teilen am 1. Januar 1997 in Kraft getreten ist, werden folgende Ziele verfolgt:

- Vervollständigung des Sozialgesetzbuchs durch das Recht der Unfallversicherung und endgültige Ablösung der Reichsversicherungsordnung
- Übersichtlichere Ordnung und Straffung der Rechtsnormen
- Anpassung der Verfahrensvorschriften – auch im Bereich des Datenschutzes – an die Regelungen in den übrigen Büchern des Sozialgesetzbuchs

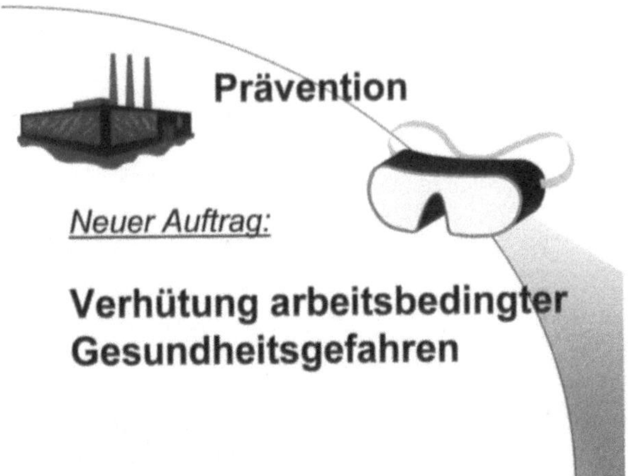

Abb. 1. Prävention

- Klärung einzelner rechtlicher Zweifelsfragen und Anpassung an die Rechtsprechung
- Weiterentwicklung des Rechts

Die nachfolgenden Ausführungen geben einen gerafften Überblick über die wesentlichen Neuregelungen. Sie erheben weder den Anspruch auf Vollständigkeit noch auf umfassende Erläuterung der Einzelheiten.

Die Auswirkungen des SGB VII

Aufgaben der Gesetzlichen Unfallversicherung

Wie bisher bleiben auch nach dem SGB VII neben der Entschädigung Prävention und Rehabilitation mit allen geeigneten Mitteln Aufgabe der Unfallversicherung (§ 1 SGB VII[1]). Dabei hat sich die überkommene Formulierung „mit allen geeigneten Mitteln" auch im neuen Recht wiedergefunden und signalisiert schon in der ersten Vorschrift des SGB VII, daß sich der programmatische Auftrag der Unfallversicherung nicht verengt hat. Vielmehr hat es der Gesetzgeber für den Bereich der Prävention sogar für angezeigt angesehen, den Auftrag zu erweitern und den Unfallversicherungsträgern nun auch noch die Verhütung arbeitsbedingter Gesundheitsgefahren zu übertragen (§§ 1 Nr. 1; 14 Abs. 1) (Abb. 1). Dies trägt dem Umstand Rechnung, daß sich auch schon früher die Grenzen der Prävention in der praktischen Arbeit der Berufsgenossenschaften nicht strikt an der Frage nach dem Versicherungsfall allein orientiert haben, sondern erkannt wurde, daß Gesundheitsschutz am Arbeitsplatz den Menschen umfassend zu sehen und Gesundheitsgefahren am

[1] Alle nachfolgend genannten Vorschriften sind solche des SGB VII.

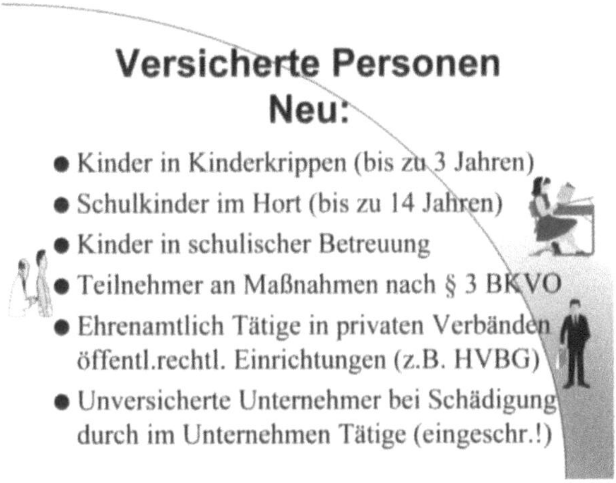

Abb. 2. Versicherte Personen. Neu

Versicherte Personen Neu:

- Kinder in Kinderkrippen (bis zu 3 Jahren)
- Schulkinder im Hort (bis zu 14 Jahren)
- Kinder in schulischer Betreuung
- Teilnehmer an Maßnahmen nach § 3 BKVO
- Ehrenamtlich Tätige in privaten Verbänden öffentl.rechtl. Einrichtungen (z.B. HVBG)
- Unversicherte Unternehmer bei Schädigung durch im Unternehmen Tätige (eingeschr.!)

Arbeitsplatz als komplexen Gesamtzusammenhang zu begreifen hat. Die gesetzliche Normierung dieser neuen Aufgabe wird sicher auch nicht ohne Auswirkungen auf eine vertiefte Zusammenarbeit mit den Krankenkassen bleiben und Anlaß zu wissenschaftlicher Forschung geben (vgl. § 14 Abs. 1 Satz 2 i.V.m. Abs. 2).

Versicherter Personenkreis

Hinsichtlich des Kreises der versicherten Personen hat das SGB VII in einigen Fällen eine Ausweitung des Versicherungsschutzes gebracht (Abb. 2). Hier eine Auslese der wichtigsten Ergänzungen:

So sind z.B. nun auch Kinder in Krippen, also im Alter bis zu 3 Jahren, ebenso versichert wie Schulkinder im Hort bis zur Vollendung des 14. Lebensjahres. Im Bereich der Schülerunfallversicherung wurde der Versicherungsschutz auch auf die Zeiten ausgedehnt, in denen Kinder in Zusammenarbeit mit der Schule vor und nach dem Unterricht betreut werden (§ 2 Abs. 1 Nr. 8). Ferner sei erwähnt, daß nunmehr auch solche Versicherte, bei denen der Versicherungsfall einer Berufskrankheit noch nicht vorliegt, jedoch durch den Träger der Unfallversicherung vorbeugende Maßnahmen nach § 3 der Berufskrankheitenverordnung durchgeführt werden, hierbei unter dem Schutz der Gesetzlichen Unfallversicherung stehen (§ 2 Abs. 1 Nr. 15c).

Der Schutz der Gesetzlichen Unfallversicherung besteht nun auch für ehrenamtlich Tätige, die in privatrechtlich organisierten Verbänden und Arbeitsgemeinschaften von öffentlich-rechtlich organisierten Einrichtungen tätig sind, wie z.B. beim Hauptverband der gewerblichen Berufsgenossenschaften (§ 2 Abs. 1 Nr. 10). Ein rechtliches Kuriosum, jedoch aus haftungsrechtlicher und sozialpolitischer Sicht schlüssig, ist eine Neuerung, die auch einem weder nach Gesetz, Satzung oder freiwilliger Unternehmerversicherung bisher geschützten Unternehmer Ansprüche dann gegenüber der Berufsgenossenschaft gibt, wenn dieser von einer anderen im Unternehmen tätigen Person durch betriebliche Tätigkeit grob fahrlässig geschädigt wird. Er wird dann wie ein Versicherter behandelt (§ 105 Abs. 2). Diese Regelung ist

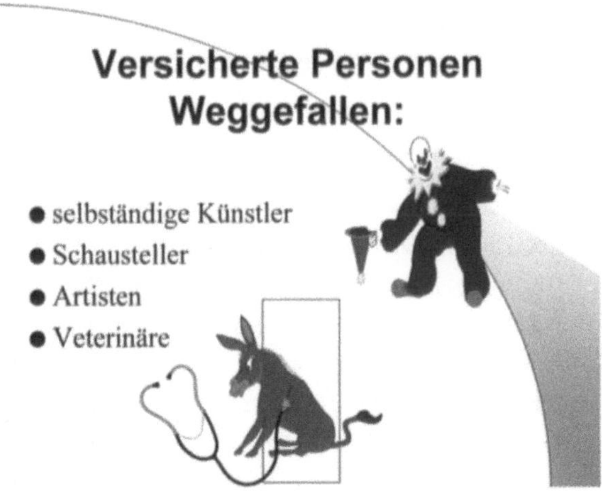

Abb. 3. Versicherte Personen. Weggefallen

sozusagen die Kehrseite der Medaille der Haftungsabgeltung in der Unfallversicherung.

Nicht mehr kraft Gesetzes versichert sind selbständige Künstler, Schausteller und Artisten und im Veterinärwesen Tätige (Abb. 3). Betroffen sind besonders die Tierärzte. Diese können jedoch über die Satzung des Versicherungsträgers oder eine freiwillige Versicherung Versicherungsschutz erlangen.

Versicherungsfälle

Zunächst ist darauf zu verweisen, daß das SGB VII der stetig gewachsenen Bedeutung des Berufskrankheitengeschehens Rechnung getragen hat und Berufskrankheiten nicht mehr – wie die RVO – im Wege der gesetzlichen Fiktion dem Arbeitsunfall

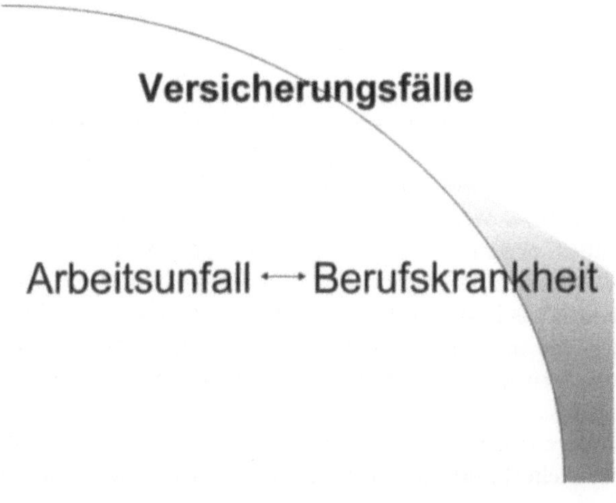

Versicherungsfälle

Arbeitsunfall ⟷ Berufskrankheit

Abb. 4. Versicherungsfälle

Abb. 5. Wegeunfälle

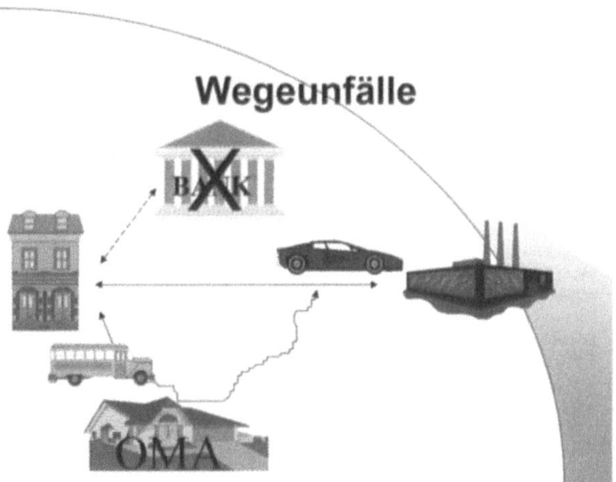

lediglich gleichstellt, sondern als eigenständigen Versicherungsfall neben dem Arbeitsunfall benennt (§ 7 Abs. 1) (Abb. 4). Hiermit wird zugleich plakativ verdeutlicht, daß Berufskrankheiten sich in einer Reihe wesentlicher Merkmale von Arbeitsunfällen unterscheiden und unterschiedliche gesetzliche Regelungen, z. B. auch im Leistungsrecht, vom Gesetzgeber gewollt und auf die Besonderheiten dieses Bereichs zugeschnitten sind. Beide Versicherungsfälle werden im Gesetz definiert, wobei nunmehr erstmals auch die Beschreibung des Unfallbegriffs, wie ihn die Rechtsprechung in Jahrzehnten entwickelt hat, Eingang in den Gesetzestext gefunden hat (§ 8 Abs. 1, S. 2). Er sei hier kurz in Erinnerung gebracht: „Unfälle sind zeitlich begrenzte, von außen auf den Körper einwirkende Ereignisse, die zu einem Gesundheitsschaden oder zum Tod führen."

Dabei gilt als Gesundheitsschaden erweiternd nun auch die Beschädigung oder der Verlust eines Hilfsmittels (§ 8 Abs. 3) ohne Einschränkung auf die Art des Hilfsmittels, also auch Brillen, Hörgeräte usw., solange sie nur am Körper getragen und durch äußere Einwirkung auf den Körper des Versicherten beschädigt wurden. Das schließt den Ersatz z. B. lediglich aus der Tasche gefallener Hilfsmittel aus. Versicherungsschutz besteht nunmehr auch für die Erstbeschaffung von Arbeitsgerät und Schutzausrüstungen (§ 8 Abs. 2 Nr. 5).

Während bei den Wegeunfällen (Abb. 5) nunmehr auch Um- und Abwege versichert sind, die der Unterbringung der Kinder des Versicherten oder seines Ehegatten in fremder Obhut wegen der Berufstätigkeit der Eltern dienen (§ 8 Abs. 2 Nr. 3), ist der Bankweg und das erstmalige Abheben des Lohnes beim Geldinstitut nun nicht mehr versichert. Dieser Tatbestand hatte sich durch den technischen Fortschritt, z. B. Kreditkarten und Bankautomaten, derart überholt, daß die notwendigen Tatbestandsmerkmale praktisch kaum noch mit vernünftigem Aufwand feststellbar waren.

Das Recht der Berufskrankheiten war im Gesetzgebungsverfahren erwartungsgemäß Gegenstand heftiger Debatten. Zusammenfassend ist festzustellen, daß das bisherige System in seinen Grundzügen übernommen wurde und dessen tiefergehende Überarbeitung und ggf. Reformierung einem späteren Zeitpunkt vorbehalten

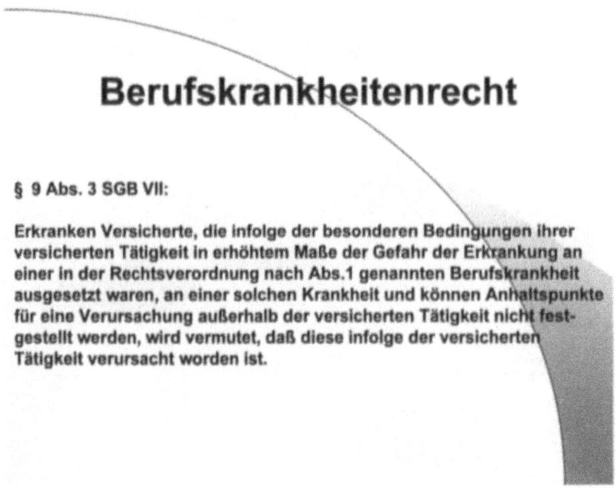

Berufskrankheitenrecht

§ 9 Abs. 3 SGB VII:

Erkranken Versicherte, die infolge der besonderen Bedingungen ihrer versicherten Tätigkeit in erhöhtem Maße der Gefahr der Erkrankung an einer in der Rechtsverordnung nach Abs.1 genannten Berufskrankheit ausgesetzt waren, an einer solchen Krankheit und können Anhaltspunkte für eine Verursachung außerhalb der versicherten Tätigkeit nicht festgestellt werden, wird vermutet, daß diese infolge der versicherten Tätigkeit verursacht worden ist.

Abb. 6. Berufskrankheitenrecht

bleibt. Es sei allerdings erwähnt, daß am Ende der Diskussion über die Regeln der Kausalität und der Beweislast im Sinne eines Kompromisses mit § 9 Abs. 3 eine Regel der erleichterten Beweiswürdigung bei der Frage der Kausalität in Form einer Vermutung eingeführt wurde (Abb. 6). Wichtig erscheint eine Vorschrift, die es den Versicherungsträgern ausdrücklich zur Aufgabe macht, bei der Gewinnung neuer medizinisch-wissenschaftlicher Erkenntnisse zur Fortentwicklung des Berufskrankheitenrechts mitzuwirken und sich an der Forschung zu beteiligen (§ 9 Abs. 8). Dies stellt entsprechende Bemühungen der Berufsgenossenschaften auf eine eindeutige rechtliche Grundlage und läßt hoffen, daß vielfach bedauerliche Lücken der wissenschaftlichen Erkenntnis, die oft fälschlich den Versicherungsträgern zugerechnet werden, eher geschlossen werden können.

Einen Beitrag zur Rechtssicherheit für die Versicherten stellt eine neue Vorschrift dar, welche die Versicherungsträger verpflichtet, bei Berufskrankheiten, zu deren Anerkennungsvoraussetzungen die Aufgabe der gefährdenden Tätigkeit gehört, z.B. Hauterkrankungen oder Wirbelsäulenerkrankungen, vor Unterlassung dieser Tätigkeit formell darüber zu entscheiden, ob die übrigen Anerkennungsvoraussetzungen erfüllt sind (§ 9 Abs. 4). Nur dann kann dem Versicherten die zumeist existentielle Entscheidung über die Aufgabe der gefährdenden Tätigkeit zugemutet werden. In diesen Fällen ist also ein vollständiges Ermittlungsverfahren notwendig, einzelne Tatbestandsmerkmale dürfen nicht offenbleiben.

Leistungsrecht

Medizinische Rehabilitation (Abb. 7)

Rehabilitation mit allen geeigneten Mitteln: Das bedeutet bei der Durchführung der Heilbehandlung zunächst ein hohes Maß an Kompetenz, Erfahrung und Organisation. Diese Elemente sind auf der Seite der Medizin ebenso unverzichtbar wie auf der Seite der Unfallversicherungsträger. Die Erfolge, die Ärzte und Verwaltungsfachleute

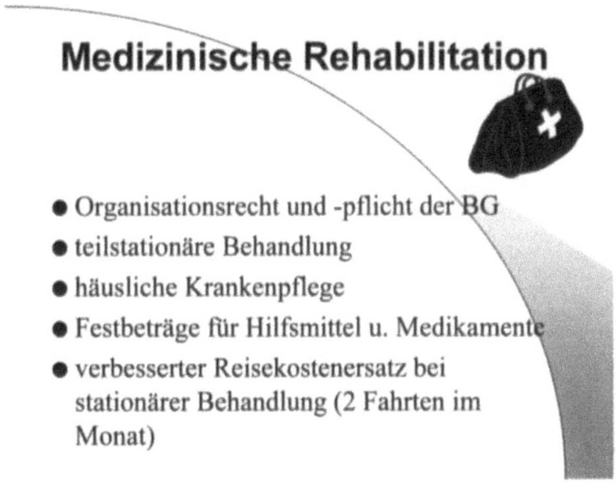

Abb. 7. Medizinische Rehabilitation

Medizinische Rehabilitation
● Organisationsrecht und -pflicht der BG
● teilstationäre Behandlung
● häusliche Krankenpflege
● Festbeträge für Hilfsmittel u. Medikamente
● verbesserter Reisekostenersatz bei stationärer Behandlung (2 Fahrten im Monat)

bei der Entwicklung und Zusammenarbeit im Rahmen der Heilverfahren erzielt haben, waren für den Gesetzgeber der Anlaß, den Unfallversicherungsträgern erstmals durch gesetzliche Vorschrift (§ 34 Abs. 1) die Berechtigung und Verpflichtung aufzuerlegen, alle Maßnahmen zu treffen, durch die eine möglichst frühzeitig nach dem Versicherungsfall einsetzende und sachgemäße Heilbehandlung und, soweit erforderlich, besondere unfallmedizinische oder Berufskrankheitenbehandlung gewährleistet wird. Sie können zu diesem Zweck die von den Ärzten und Krankenhäusern zu erfüllenden Voraussetzungen im Hinblick auf die fachliche Befähigung, die sächliche und personelle Ausstattung sowie die zu übernehmenden Pflichten festlegen. Sie können daneben nach Art und Schwere des Gesundheitsschadens besondere Verfahren für die Heilbehandlung vorsehen. Die entsprechend qualifizierten Ärzte und Krankenhäuser sind zu beteiligen (§ 34 Abs. 2).

Diese Bestimmungen belassen die Kompetenzen, wo sie gut aufgehoben sind, nicht beim Gesetzgeber selbst, sondern bei den Fachleuten, die unmittelbar in der Praxis die Verantwortung für den Versicherten tragen. Sie bestätigen den Erfolg der bestehenden Heilverfahrensregeln eindrucksvoll, geben zugleich aber die Verpflichtung auf – orientiert an den sich stetig vertiefenden und erweiternden Erkenntnissen der medizinischen Wissenschaft, am Fortschritt der Technik und den Gegebenheiten in der Verwaltung –, die Verfahren in ihrer Wirksamkeit zu überprüfen und flexibel fortzuentwickeln. Die entsprechenden Qualifizierungsmaßnahmen sind gelegentlich der Unfallmedizinischen Tagung 1997 in Düsseldorf vorgestellt worden. Sie sind Ausdruck der Sorge und der Hoffnung, stets das Vertrauen zu rechtfertigen, das der Gesetzgeber in die am Verfahren Beteiligten gesetzt hat. Die Effizienz dieser Verfahren stellt ein Element der Rechtfertigung für die Existenz der Unfallversicherungsträger dar und bedarf sorgfältiger Überwachung. Für die Chance, die der Gesetzgeber uns allen hiermit außerhalb des sonst oft herrschenden Dirigismus gibt, besteht Grund zur Dankbarkeit.

Eine Fortentwicklung der Rehabilitation ergibt sich auch aus der Übernahme einiger Elemente aus dem Recht der Gesetzlichen Krankenversicherung:

So gehören teilstationäre Behandlung (§ 33 Abs. 1 S. 2) und häusliche Krankenpflege (§ 32) nunmehr ebenso zum Katalog der Leistungen wie die Einführung von

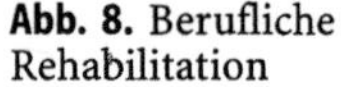

Abb. 8. Berufliche Rehabilitation

Festbeträgen für Arznei-, Verband- und Hilfsmittel (§§ 29, 31). Ist das Ziel der Heilbehandlung z. B. mit einem Festbetragsmedikament zu erreichen, so sind die Mehrkosten eines teureren Präparates vom Versicherten selbst zu tragen, wenn es dieser nach entsprechender Aufklärung wünscht. Um aber Fehlinterpretationen vorzubeugen: Dies bedeutet keine Einschränkung bei der Wahl der geeigneten bzw. notwendigen Mittel der Heilbehandlung, wohl aber eine Einschränkung bezüglich unbegründeter Mehrkosten.

Hinsichtlich der Gewährung von Leistungen zur Pflege wegen Hilflosigkeit s. Beitrag Schwerdtfeger, S. 21ff.

Berufliche Rehabilitation

Die Vorschriften zur beruflichen Rehabilitation (Abb. 8) übernehmen das Instrumentarium der Berufshilfe weitgehend unverändert. Eine zusätzliche Möglichkeit zur Motivation eines Versicherten, sich beruflich qualifizierenden Maßnahmen zuzuwenden, ergibt sich aus der sog. Teilförderung einer vom Versicherten angestrebten höherwertigen Tätigkeit, z. B. einem Hochschulstudium, wenn diese Maßnahme nach den Umständen zwar nicht angemessen ist, jedoch eine Maßnahme auf geringerer Stufe angemessen gewesen wäre. Eine Förderung kann dann bis zur Höhe der für die angemessene Maßnahme notwendigen Kosten erfolgen (§ 35 Abs. 3).

Eine weitere Neuerung stellt die Tatsache dar, daß neben einer qualifizierten Maßnahme zur Berufshilfe zukünftig schon eine Rente gezahlt werden kann, obwohl Übergangsgeld gezahlt wird. Diese vermeintliche Durchbrechung des Prinzips „Reha vor Rente" begründet der Gesetzgeber wie folgt:

Nach geltendem Recht (gemeint ist die RVO) erhalten Verletzte, die wegen der Art ihrer Verletzung nach kurzer Zeit wieder arbeitsfähig werden, mit verbleibender, vor allem niedriger Minderung der Erwerbsfähigkeit frühzeitig eine Rente neben ihrem Verdienst, während Schwerverletzte lange Zeit auf das gegenüber dem Verletztengeld niedrigere Übergangsgeld angewiesen sind und erst nach Abschluß der beruflichen Rehabilitation einen Anspruch auf Rente haben.

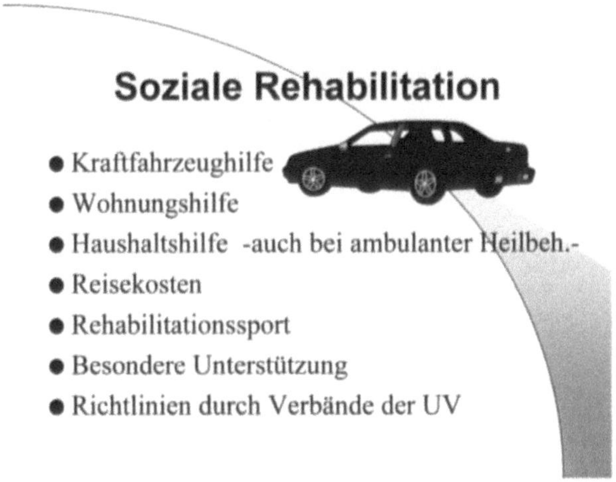

Abb. 9. Soziale Rehabilitation

Mit anderen Worten: Die aneinandergereihte Zahlung von Übergangsgeld und Rente stellte den Rehabilitanden wirtschaftlich schlechter als den weiterarbeitenden Leichtverletzten und bedeutete in der Praxis besonders für Familienväter und -mütter ein Hindernis bei einer Entscheidung für eine qualifizierte berufliche Reha. Dieses Hindernis ist nun beseitigt. Es könnte nun also das Motto lauten: „Reha *durch* Rente".

Soziale Rehabilitation

Die Leistungen zur sozialen Reha und die ergänzenden Leistungen sind mit dem SGB VII übersichtlicher zusammengefaßt (§ 39) und in ihren Anspruchsvoraussetzungen deutlicher formuliert worden (Abb. 9). Besonders zu nennen sind hier die Kraftfahrzeughilfe, die Wohnungshilfe, die Haushaltshilfe – jetzt auch bei ambulanter Heilbehandlung –, die Reisekosten, der Rehabilitationssport usw. Verbesserte Ansprüche für die Versicherten enthält das Gesetz bei den Reisekosten, die in Zusammenhang mit einer stationären Behandlung entstehen. Hier werden jetzt monatlich 2 Familienheimfahrten ersetzt oder die Kosten für 2 Besuchsfahrten eines Angehörigen übernommen (§ 43 Abs. 3). Daß auch häufigere Besuche, soweit sie therapeutisch notwendig sind, im Einzelfall als Maßnahme der medizinischen Reha auch weiterhin genehmigt werden können, sei angemerkt.

Auch im SGB VII findet sich die Härtefallregelung des § 563 RVO wieder; besonderen Härten kann mit besonderer Unterstützung begegnet werden (§ 39 Abs. 2). Auch bei den Leistungen zur sozialen Reha hat der Gesetzgeber die nähere Ausgestaltung weitgehend den Verbänden der Unfallversicherungsträger im Rahmen von Richtlinien überlassen und eine flexible Weiterentwicklung ermöglicht.

Geldleistungen

Verletztengeld. Im Bereich der Geldleistungen während der Heilbehandlung und der beruflichen Rehabilitation hat der Gesetzgeber eine Reihe von Detailfragen neu geregelt, die einzeln darzustellen den Rahmen sprengen würde.

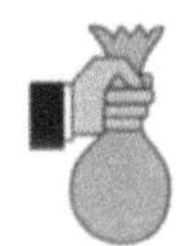
Verletztengeld
Beginn:
"Von dem Tag an, ab dem die Arbeitsunfähigkeit ärztlich festgestellt wird"
Also:
Eventuell auch rückwirkend !
Aber:
Vorsicht walten lassen !

Abb. 10. Verletztengeld: Beginn

Gezielt soll die Aufmerksamkeit auf die Frage nach dem Beginn und dem Ende des Verletztengeldes gerichtet werden.

Verletztengeld (Abb. 10) wird zunächst von dem Tag an gezahlt, *ab dem* (also nicht mehr „an dem") die Arbeitsunfähigkeit ärztlich festgestellt wird (§ 46 Abs. 1). Aus der Formulierung „von dem Tag an, ab dem ..." ist nach überwiegender Meinung der Schluß zu ziehen, daß Arbeitsunfähigkeit durch den Arzt auch rückwirkend festgestellt werden kann. Dies sollte aber analog zu den Festlegungen im Bereich der gesetzlichen Krankenkassen und nur in geeigneten und eindeutigen Fällen unter kritischer Bewertung des dazwischenliegenden Zeitraumes erfolgen. Verletztengeld ist auch mit dem Tag des Beginns einer Heilbehandlungsmaßnahme zu zahlen, die den Versicherten an der Ausübung einer *ganztägigen* Erwerbstätigkeit hindert (§ 45 Abs. 1 Nr. 1). Selbstverständlich bleiben auch weiterhin bei der Berechnung des Verletztengeldes Arbeitsentgelt und Arbeitseinkommen zu berücksichtigen, d.h. in

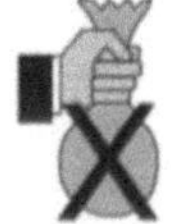
Verletztengeld
Ende:
Grundsätzlich wie bisher mit dem letzten Tag der Arbeitsunfähigkeit
Aber:
Was tun, wenn weiter arbeitsunfähig ?

Abb. 11. Verletztengeld: Ende

Abb. 12 a–c. Verletztengeld

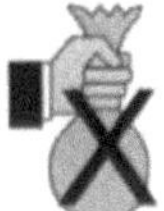

Verletztengeld

Ende der Zahlung sonst:

- wenn zumutbare , zur Verfügung stehende Berufs- oder Erwerbstätigkeit aufnehmbar
- bei Bezug von EU-Rente, Altersruhegeld u.s.w. , soweit nicht wegen des Vers.falls

a

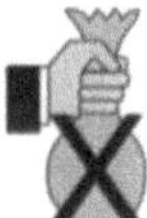

Verletztengeld

- in allen übrigen Fällen **endet** das Verletztengeld

nach Ablauf der <u>78. Woche</u>

gerechnet vom Tag des Beginns der Arbeits-unfähigkeit

b

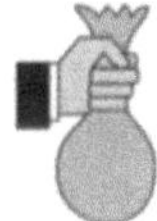

Verletztengeld

Weiter unbeschränkt zahlen, wenn

- **mit** Wiedereintritt der **Arbeitsfähigkeit** noch **gerechnet wird**

oder

- noch **berufsfördernde Leistungen** zu erbringen sind

oder

- noch **stationäre Behandlung** erfolgt

c

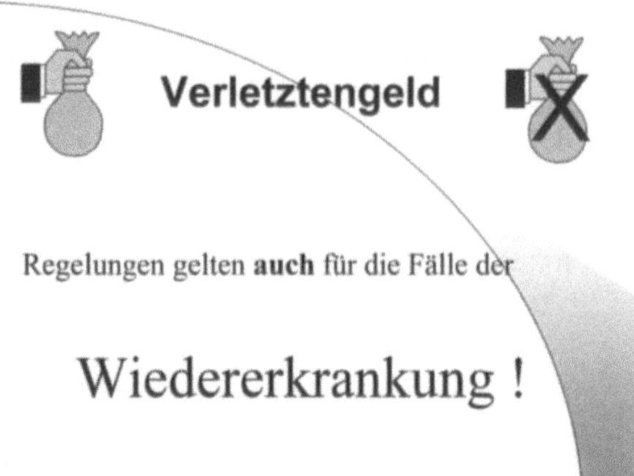

Abb. 12d. Verletztengeld

der Regel wird wegen Entgeltfortzahlung in den ersten 6 Wochen kein Verletztengeld anfallen.

Eine wesentliche Änderung im Leistungsrecht betrifft das Ende der Verletztengeldzahlung (Abb. 11): Zunächst endet das Verletztengeld auch weiterhin mit dem letzten Tag der Arbeitsunfähigkeit oder der Hinderung an der Erwerbstätigkeit durch eine Heilbehandlungsmaßnahme infolge des Arbeitsunfalls oder der Berufskrankheit (§ 46 Abs. 3 Nr. 1). Es endet auch, wenn an seine Stelle ein Anspruch auf Übergangsgeld, z.B. bei einer Maßnahme der beruflichen Rehabilitation entsteht (a.a.O. Nr. 2). Ist jedoch *mit dem Wiedereintritt der Arbeitsfähigkeit nicht zu rechnen*, eine Frage, bei deren Beurteilung sehr wesentlich die Erfahrung und das Wissen des behandelnden Arztes gefragt ist, und sind *berufsfördernde Leistungen nicht zu erbringen*, so endet das Verletztengeld nach § 46 Abs. 3 Satz 2 in folgenden 3 Fällen (Abb. 12a–c):

1. an dem Tag, an dem die Heilbehandlung so weit abgeschlossen ist, daß die Versicherten eine *zumutbare, zur Verfügung stehende* Berufs- oder Erwerbstätigkeit aufnehmen können (Abb. 12a),

2. mit Beginn der Erwerbsunfähigkeitsrente oder des Altersruhegeldes der Rentenversicherung bzw. vergleichbarer Leistungen, soweit diese nicht gerade mit dem Versicherungsfall in Zusammenhang stehen,

3. im übrigen *mit Ablauf der 78. Woche*, gerechnet vom Tag des Beginns der Arbeitsunfähigkeit an, jedoch *nicht vor Ende der stationären Behandlung* (Abb. 12b).

Hieraus folgt: Unbeschränkt bleibt der Anspruch auf Verletztengeld, wenn mit dem Eintritt der Arbeitsfähigkeit noch gerechnet wird, wenn der Versicherte sich in stationärer Behandlung befindet oder wenn er auf die Erbringung berufsfördernder Leistungen wartet. In diesen Fällen kann auch länger als 78 Wochen Verletztengeld gezahlt werden (Abb. 12c). Nicht mehr möglich ist es, einen Versicherten abstrakt auf eine geeignete Tätigkeit zu verweisen und so die Zeit der Arbeitsunfähigkeit zu beenden. Vielmehr muß ihm ganz konkret eine zumutbare Erwerbsmöglichkeit nachgewiesen werden, eine Forderung des Gesetzes, die in Zeiten eines angespannten Arbeitsmarktes insbesondere bei weniger qualifizierten Verletzten praktisch nicht zu

Abb. 13 a – c. Versichertenrenten

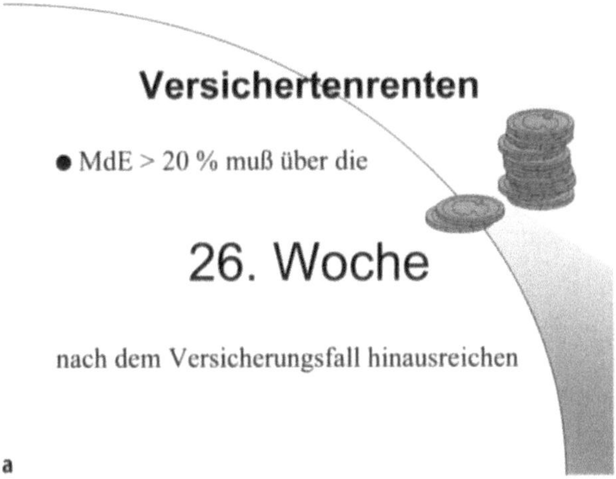

Versichertenrenten

- MdE > 20 % muß über die

26. Woche

nach dem Versicherungsfall hinausreichen

a

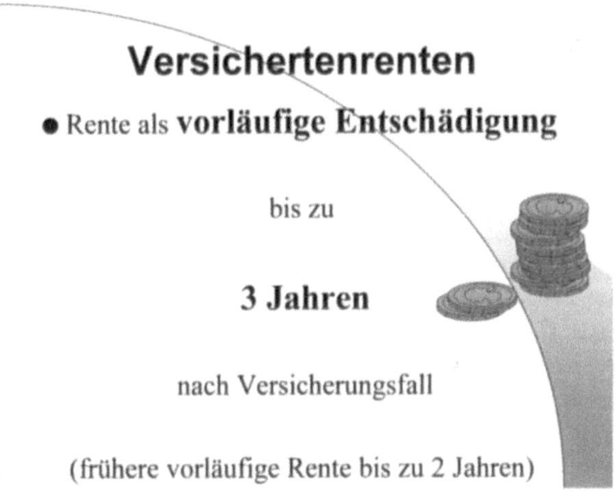

Versichertenrenten

- Rente als **vorläufige Entschädigung**

bis zu

3 Jahren

nach Versicherungsfall

(frühere vorläufige Rente bis zu 2 Jahren)

b

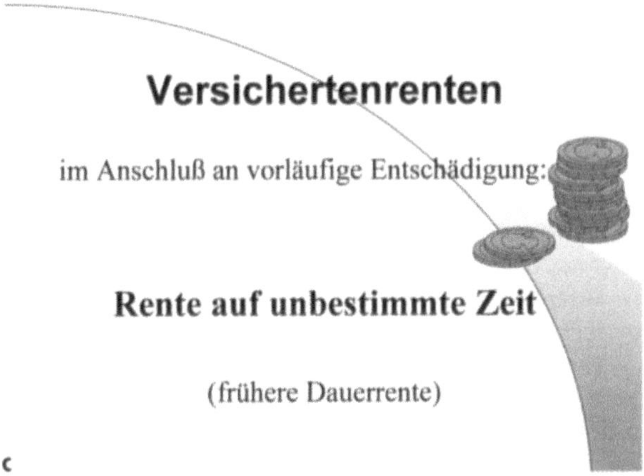

Versichertenrenten

im Anschluß an vorläufige Entschädigung:

Rente auf unbestimmte Zeit

(frühere Dauerrente)

c

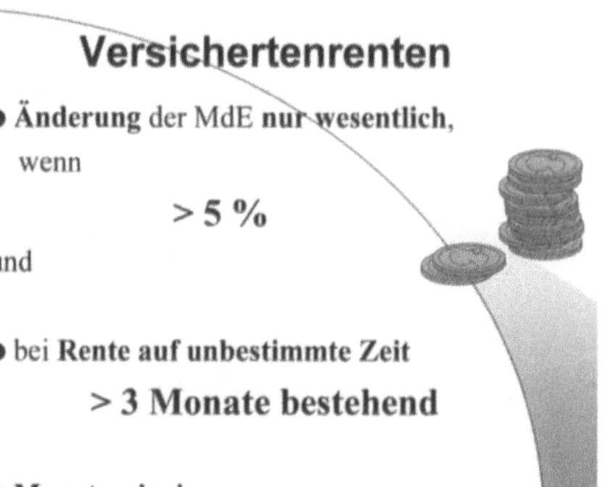

Abb. 13 d. Versichertenrenten

erfüllen ist. Hier müssen die Versicherungsträger, besonders die Berufshelfer, neue Wege der Eingliederung erschließen und mit Kreativität die Versicherten bei der Stellensuche unterstützen.

Letztlich neu ist zuletzt die Beschränkung der Dauer der Verletztengeldzahlung auf 78 Wochen – analog den Bestimmungen der Gesetzlichen Krankenversicherung. Kann ein Versicherter nicht wieder beruflich eingegliedert werden, soll er sich – so die Gesetzesbegründung – in dieser Zeit auf die Änderung seiner wirtschaftlichen Verhältnisse einstellen, jedoch nicht unbegrenzt – auch nicht mehr bei einer Wiedererkrankung (Abb. 12 d) – Lohnersatzleistungen beziehen. Je nach Konstellation stehen sich die Versicherten also nach diesen neuen Regeln besser oder schlechter als nach dem Recht der RVO. Eine Quantifizierung ist verständlicherweise nicht möglich.

Versichertenrenten. Im Rentenrecht ist zunächst festzustellen, daß der Gesetzgeber einen Rentenanspruch überhaupt erst dann entstehen lassen will, wenn bei dem Versicherten die Erwerbsfähigkeit um wenigstens 20% (aus einem oder mehreren Versicherungsfällen) über die *26. Woche hinaus gemindert* ist (§ 56 Abs. 1) (Abb. 13 a). Die Erhöhung dieser „Mindestfrist“ von 13 auf 26 Wochen geht von dem Gedanken aus, es sei bei einer MdE bis zu 26 Wochen nicht anzunehmen, daß der Unfall nennenswerte wirtschaftliche Nachteile verursacht, die durch eine Rente ausgeglichen werden müßten. Kurzfristige Renten sollen also vermieden werden. Diese Regelung schränkt allerdings auch die häufig zu beobachtende Übung – besonders bei Handverletzungen – ein, kurzzeitige Gesamtvergütungen im Sinne einer „Anpassungsrente“ schon frühzeitig zu gewähren. Der Wille des Gesetzgebers ist jedoch zu akzeptieren und nun nicht über den Weg der verlängerten Krankschreibung zu versuchen, diesen gewollten Effekt wieder aufzuheben.

Alte Bekannte in neuem Gewand sind die Rentenarten: Die frühere vorläufige Rente wird nun *Rente als vorläufige Entschädigung* benannt (§ 62 Abs. 1) und soll, sofern der Umfang der Minderung der Erwerbsfähigkeit (MdE) noch nicht abschließend beurteilt werden kann, in einem Zeitraum von nunmehr bis zu *3 Jahren*

Abb. 14. Abfindungen

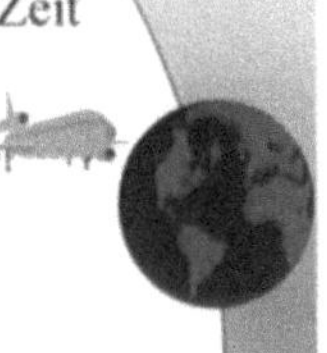

festgesetzt werden (Abb. 13b). Dies trägt dem Umstand Rechnung, daß in einer Reihe von Fällen auch nach 2 Jahren noch kein Dauerzustand eingetreten war.

Die frühere sog. Dauerrente wird nun als *Rente auf unbestimmte Zeit* geleistet (§ 62 Abs. 2) (Abb. 13c). Bei ihrer erstmaligen Feststellung kann der MdE-Satz - wie bisher - auch weiterhin frei neu eingeschätzt werden.

Aus der Rechtsprechung hat die Regel in das Gesetz Eingang gefunden, daß bei der Festlegung der MdE eine wesentliche Änderung der Verhältnisse nur dann vorliegt, wenn die Änderung der MdE *mehr als 5%* beträgt (§ 73 Abs. 3) (Abb. 13d). Bei Rente auf unbestimmte Zeit muß diese Veränderung sogar länger als 3 Monate andauern. Wirksam werden solche Änderungen nach dem sog. „Monatsprinzip" immer erst mit dem ersten des auf die Änderung folgenden Monats (§ 73 Abs. 1).

Eine *Abfindung* von Renten (Abb. 14) kann nach neuem Recht auf Lebenszeit bei Renten mit einer MdE von weniger als 40% (früher weniger als 30%) erfolgen (§ 76).

Abb. 15. Sterbegeld

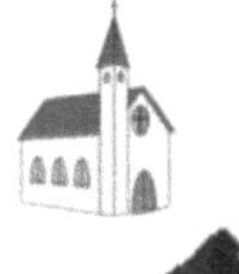
Sterbegeld
● einheitlich
1/7 der Bezugsgröße
(1997: 7.320 DM)
● ohne Einzelnachweis

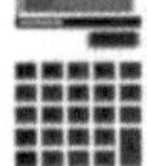
Jahresarbeitsverdienst
Es werden u.a. besonders berücksichtigt:
• nachträgliche Tariferhöhung
• Zeiten ohne Einkommen mit dem anteiligen Durchschnittsverdienst der übrigen Zeit
• Versicherungsfälle in Schul- oder Berufsausbildung oder 1 Jahr danach
• Entgelterhöhungen nach Lebens-, Berufsjahren, Bewährungszeiten

Abb. 16. Jahresarbeitsverdienst

Wesentlich vereinfacht ist auch die Abfindung von Renten ab 40% MdE auf 10 Jahre zur Hälfte (§ 78). Eine Überprüfung und die rechtliche Sicherung des Verwendungszwecks werden hier nicht mehr erforderlich. Der Gesetzgeber setzt hierbei auf die Eigenverantwortung der Versicherten – und das jetzt schon ab dem vollendeten 18. Lebensjahr. Auch ein Höchstalter besteht nicht mehr, da hierfür wegen der heutigen Lebenserwartung kein Bedürfnis mehr besteht.

Aus dem Recht der Hinterbliebenenleistungen sei erwähnt, daß das Sterbegeld (Abb. 15) sich nunmehr nicht mehr an dem individuellen Jahresarbeitsverdienst orientiert, sondern einheitlich für alle Versicherungsfälle $^1/_7$ der jeweils zum Todeszeitpunkt geltenden Bezugsgröße der Sozialversicherung beträgt (§ 64 Abs. 1). Dies sind derzeit 7320 DM, ein Betrag, der etwa die üblichen Bestattungskosten abdeckt. Nähere Kostennachweise entfallen daher.

Jahresarbeitsverdienst (Abb. 16)

Es sei erlaubt, den Leser an dieser Stelle mit den Details der Feststellung des Jahresarbeitsverdienstes, der ja reine Verwaltungsaufgabe ist, zu verschonen.

Kurz erwähnt sei lediglich, daß

- jetzt auch Arbeitsentgeltansprüche nachträglich berücksichtigt werden können, die durch Tarifvertrag rückwirkend begründet wurden (§ 82 Abs. 1 Satz 2),
- Zeiten ohne Einkommen mit dem Durchschnittsverdienst aus den Zeiten mit Einkommen aufgefüllt werden (§ 82 Abs. 2),
- besondere Bestimmungen die Frage berücksichtigen, ob sich der Versicherungsfall während der Schul- oder Berufsausbildung bzw. 1 Jahr nach deren Beendigung ereignet hat,
- neben Lebens- und Berufsjahren nun auch Entgelterhöhungen zu berücksichtigen sind, die an Bewährungszeiten geknüpft sind.

Abb. 17. Organisation

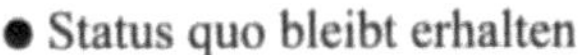

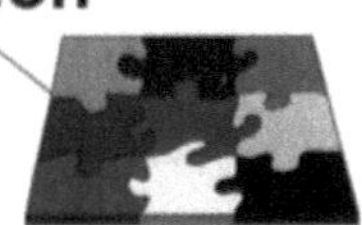

Organisation
• Status quo bleibt erhalten
• freiwilliger Zusammenschluß von BGen durch Beschluß der Vertreterversammlungen möglich (und erwünscht?!)

Organisationsrecht

Der Gesetzgeber hat die Zuständigkeit, die Organisation (Abb. 17) und die Finanzierung in der Gesetzlichen Unfallversicherung weitgehend unberührt gelassen und, wie eingangs erwähnt sich einer Reform enthalten. Ein Fingerzeig zu eigenverantwortlicher Prüfung von Möglichkeiten verbesserter Zusammenarbeit dürfte wohl in einer Vorschrift liegen, die es der Vertreterversammlung einer Berufsgenossenschaft selbständig ohne Einschaltung des Gesetzgebers ermöglicht, sich mit einer anderen Berufsgenossenschaft zu einer gemeinsamen Berufsgenossenschaft zu vereinigen. Die Zukunft wird zeigen, ob diese Möglichkeit mit Leben erfüllt wird.

Übergangsrecht (Abb. 18)

Durch die Regelungen des Übergangsrechts (§§ 212 ff.) ist sichergestellt, daß durch das neue Recht kein Versicherter einen Eingriff in nach altem Recht erworbene

Abb. 18. Übergangsrecht

Übergangsrecht

§

• Bestandsschutz bei erworbenen Rechten

• altes Recht für alte Fälle

• neues Recht für Fälle ab 01.01.1997 und erstmals festzustellende Leistungen

Ansprüche befürchten muß. Grundsätzlich gilt: Neues Recht für die Fälle nach dem 1. 1. 1997, altes Recht für frühere Versicherungsfälle, soweit Leistungen nicht erstmals nach dem 1. 1. 1997 festgestellt werden.

Zusammenfassung

Nach den ersten 8 Monaten SGB VII kann wohl gesagt werden, daß die Überführung des Rechts der Gesetzlichen Unfallversicherung in das Sozialgesetzbuch geglückt ist. Wesentliche Eingriffe in den Schutzbereich hat es ebensowenig gegeben wie größere Probleme bei der Umsetzung in den Verwaltungen. Die Neuerungen im Detail sind überschaubar, das System als Ganzes ist voll bestätigt worden. Alle mit diesem Sozialversicherungszweig in Verbindung Stehende aus Selbstverwaltung, Verwaltung, Medizin und - nicht zuletzt - der Politik sind nun aufgerufen, durch praktische Leistung und Bekenntnis zu den Vorteilen des geltenden Rechts den Beweis zu erbringen, daß dieses System auch für die weitere Zukunft erhaltens- und unterstützungswert ist.

Anmerkungen

1. Gesetz zur Einordnung des Rechts der gesetzlichen Unfallversicherung in das Sozialgesetzbuch (Unfallversicherungs-Einordnungsgesetz - UVEG) vom 7. August 1996. BGBI. I S. 1254
2. Gesetzesbegründung - UVEG -, Bundestagsdrucksache 13/2204

Ärztliche Begutachtung – Praktische Erfahrungen

U. Schwerdtfeger

Einleitung

Der Gesetzgeber des SGB VII (Gesetzliche Unfallversicherung) hat tiefgreifende Reformen – wie sie in anderen Zweigen der Sozialversicherung vorgenommen wurden – nicht für erforderlich gehalten. Vielmehr hat er das bewährte Recht (Drittes Buch der RVO) behutsam fortentwickelt, gestrafft und modernisiert. Dabei sind alle bewährten Prinzipien der Gesetzlichen Unfallversicherung vom Gesetzgeber bestätigt und bestärkt worden [1]. Trotz Bewahrung der großen Linien sind aber die Änderungen im Detail zahlreich, und sie zwingen zum Nachdenken auch über bisher bewährte Verfahrensweisen.

Auswirkungen auf die ärztliche Begutachtung, Bedeutung

Die durch das SGB VII eingetretenen Rechtsänderungen wirken sich in vielfältiger Weise auf das Gebiet der medizinischen Begutachtung – genauer: auf das Verhältnis zwischen Unfallversicherungsträger und Gutachter, auf Gutachtenauftrag, Durchführung der Begutachtung usw. – aus. In ihrer Bedeutung sind diese Auswirkungen allerdings höchst unterschiedlich.

Erweiterung des Leistungsumfangs und Änderung von Formulierungen

Teilweise ist sie nur marginal. Dies gilt beispielsweise für die *Neuregelung der Abfindungsmöglichkeiten* (§§ 76ff.). Zum Teil sind die Auswirkungen auch lediglich textlich-formaler Art, so z.B. die *Umfirmierung der Rechtsbegriffe* „vorläufige Rente" in „Rente als vorläufige Entschädigung", und „Dauerrente" in „Rente auf unbestimmte Zeit" (§ 62 Abs. 1 und 2). Diese Begriffe müssen und werden sich allgemein durchsetzen, wozu das berufsgenossenschaftliche Vordruck- und Formtextwesen beiträgt.

Leistungen für häusliche Krankenpflege

Andere Gesetzesänderungen hingegen lassen zwar Auswirkungen erwarten, doch sind Probleme auf dem Gebiet der Begutachtung bisher wegen *geringer Fallzahlen* noch nicht aufgetreten (und werden sich möglicherweise auch gar nicht ergeben) . So fehlen z.B. Erfahrungen mit der *häuslichen Krankenpflege* (§ 32) und den hierzu benötigten Begutachtungen. Die Ausgestaltung der Anspruchsgrundlage ist überaus komplex. Es besteht (§ 32 Abs. 3) Anspruch auf häusliche Krankenpflege nur, soweit es einer im Haushalt des Versicherten lebenden Person nicht zuzumuten ist, Krankenpflege zu erbringen. Häusliche Krankenpflege ist zu gewähren, wenn Krankenhausbehandlung geboten ist, aber durch häusliche Krankenpflege vermieden oder verkürzt werden kann, jedoch das Ziel der Heilbehandlung nicht gefährdet wird (§ 32 Abs. 1). Dementsprechend komplexe und schwierige Fragestellungen an Gutachter sind bei Prüfung derartiger Anspruchsgrundlagen vorstellbar, müssen allerdings nicht zwangsläufig (v.a. nicht in großer Zahl) auftreten.

Zahlung von Verletztengeld

Ähnliches gilt für die vielfältigen Tatbestände, aufgrund derer *das Verletztengeld enden kann bzw. soll* (§ 46 Abs. 3). An dieser Stelle sei nur als Beispiel problembehafteter Fragestellungen an Gutachter erwähnt, daß u.a. das Verletztengeld mit dem Tag enden soll, an dem die Heilbehandlung so weit abgeschlossen ist, daß die Versicherten eine zumutbare, zur Verfügung stehende Berufs- oder Erwerbstätigkeit aufnehmen können oder daß die Erwerbs- oder Berufsunfähigkeitsrente beginnt, es sei denn, daß diese Leistungen mit dem Versicherungsfall im Zusammenhang stehen. Denkbare Fallgestaltungen und Probleme sind überaus vielfältig und verlangen exakt durchdachte und präzise formulierte Fragestellungen der Versicherungsträger an die Gutachter, wobei eine plastische, verständliche Erläuterung der Rechtsbegriffe im Gutachtenauftrag unerläßlich ist.

Auch insoweit fehlen noch praktische Erfahrungen; insgesamt wird es sich auch um Sachverhalte handeln, die besonders gelagert und deshalb nicht allzu häufig sind.

Auswirkungen durch Änderungen der rechtlichen Voraussetzungen

Zum Teil *erhebliche Auswirkungen* ergeben sich aber durch die im folgenden aufgeführten Rechtsänderungen:

- die Einführung der *26-Wochen-Regelung* als Anspruchsvoraussetzung für die Rente (§ 56 Abs. 1),
- die Verlängerung des Zeitraums bis zum Beginn der Rente auf unbestimmte Zeit (bislang: „Dauerrente“) von bisher 2 auf nunmehr 3 Jahre (§§ 62 Abs. 2),
- die *Einschränkung des Grundsatzes „Rehabilitation vor Rente“* durch § 72 Abs. 1 Nr. 1 (Rente zeitgleich mit und neben Leistungen der Berufshilfe, auch neben Übergangsgeld),
- *Datenschutzbestimmungen,* insbesondere § 200 Abs. 2 SGB VII mit dem Benennungsrecht des Versicherten bei der *Gutachterauswahl* und § 76 Abs. 2 SGB X mit dem *Widerspruchsrecht* des Versicherten bezüglich der Übermittlung von Sozialdaten auch zum Zweck der Gutachtenerstattung.

Erläuterung der Änderungen im einzelnen

26-Wochen-Regelung: Gesamtvergütungen (Abb. 1)

Bedeutsam für die Begutachtung ist die Regelung des § 56 Abs. 1. Hiernach haben Versicherte nur dann Anspruch auf eine Rente, wenn die MdE aufgrund eines Versicherungsfalls über die 26. Woche nach diesem Versicherungsfall (noch) um wenigstens 20% gemindert ist. Das Heraufsetzen dieser Mindestdauer von der 13. Woche (§ 580 Abs. 1 RVO) auf die 26. Woche vermeidet den Bezug kurzfristiger

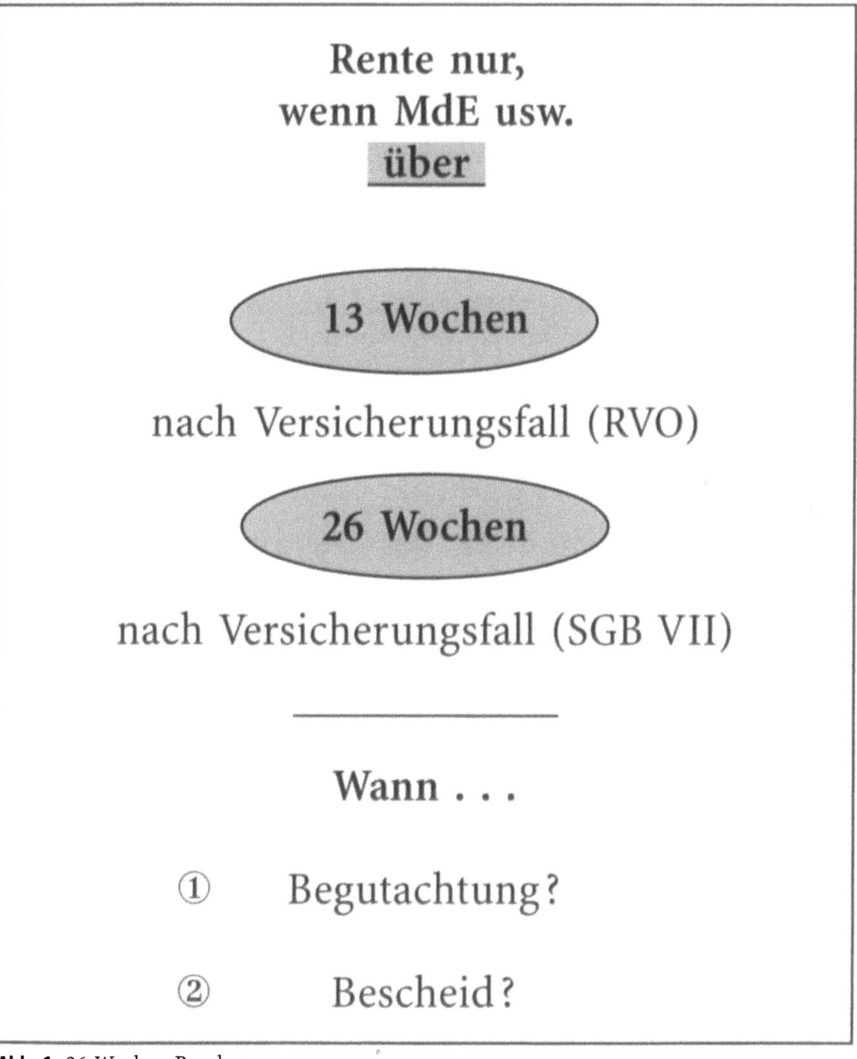

Abb. 1. 26-Wochen-Regelung

Renten. Bei einer MdE bis zu 26 Wochen ist nicht davon auszugehen, daß der Versicherungsfall nennenswerte wirtschaftliche Nachteile verursacht, die durch eine Rente ausgeglichen werden müßten. Diese Änderung lehnt sich an § 30 Abs. 1 BVG und § 35 BeamtVG an [2]. – Die Frist beginnt mit dem Tag, der auf den Tag des Versicherungsfalls folgt (§§ 187 Abs. 1 BGB, 26 Abs. 1 SGB X). Das Ende der 26. Woche nach dem Tag des Versicherungsfalls ist *als Datum ohne Einfluß auf den Rentenbeginn*, sondern in Verbindung mit einer MdE, die in einer in § 56 Abs. 3 geforderten Höhe bestehen muß, *eine Voraussetzung für die Rentengewährung* überhaupt [3].

Wenngleich sich diese Änderung *insbesondere auf die Zahl der Gesamtvergütungen auswirken* wird (niedrige Renten für kurze Zeit sind bevorzugt in dieser Form erbracht worden), so ist es doch falsch, davon zu sprechen, daß der Unfallversicherung dieses „Instrument aus der Hand geschlagen“ worden sei –, oder gar zu fordern, daß durch eine großzügigere Bemessung der MdE das Erreichen der 26. Woche – und damit die Rentenberechtigung – erleichtert werden müsse. Diese Ansicht verkennt den gesetzgeberischen Willen, dem bekanntlich Folge zu leisten ist. Sie verkennt ebenso, daß Gesamtvergütungen nicht auf den erwähnten Kreis der kurzfristigen niedrigen Renten beschränkt sind, sondern daß auch Rentenbeurteilungen für längere Zeiträume (d.h. maximal bis zu 3 Jahren ab Unfalltag) und für höhere Erwerbsminderungen (ggf. in abgestufter Bewertung) Gesamtvergütungen ermöglichen können.

Von der Praxis der vorläufigen MdE-Bewertungen in den sog. KD(10)-Meldungen (insbesondere von der Zügigkeit der Berichterstattung und der Schnelligkeit der Meldungen) hängt es ab, ob die Zahl der erstmaligen Rentenbegutachtungen mit Inkrafttreten der neuen 26-Wochen-Regelung nennenswert zurückgeht [4].

26-Wochen-Regelung: Wann ist der Gutachtenauftrag, wann der Rentenbescheid zu erteilen?

Das *Gebot zu beschleunigter Feststellung*, das früher explizit für die Unfallversicherung galt (§ 1568 RVO a.F.), ist zwar nicht mehr auf diesen Versicherungszweig beschränkt (vgl. jetzt § 17 Abs. 1 Nr. 1 SGB I sowie auch die Ausprägung in § 87 Abs. 1 und 2 SGB X bei der Zusammenarbeit verschiedener Leistungsträger), doch haben die Träger der Gesetzlichen Unfallversicherung die Beschleunigung der Feststellungsverfahren *stets als ihre besondere Verpflichtung verstanden*. Bis zum Inkrafttreten des SGB VII konnte z.B. die Begutachtung in der Regel während bzw. gegen Ende des Heilverfahrens veranlaßt werden, da die 13. Woche nach dem Arbeitsunfall in vielen Fällen bereits erreicht war oder kurz bevorstand. Durch die Heraufsetzung dieser Frist auf 26 Wochen ergeben sich nun Probleme in den Fällen, in denen fraglich ist, ob zum Ende der Heilbehandlung eine MdE in rentenberechtigendem Grad auch über die 26. Woche nach dem Unfall hinaus noch bestehen wird. Die Problemstellung soll an einem einfachen Beispiel verdeutlicht werden (Abb. 2).

Hierbei ergeben sich 2 Fragen:

1. Zu welchem Zeitpunkt wird das 1. Rentengutachten in Auftrag gegeben?
2. Wann kann der Bescheid über eine vorläufige Entschädigung erteilt werden?

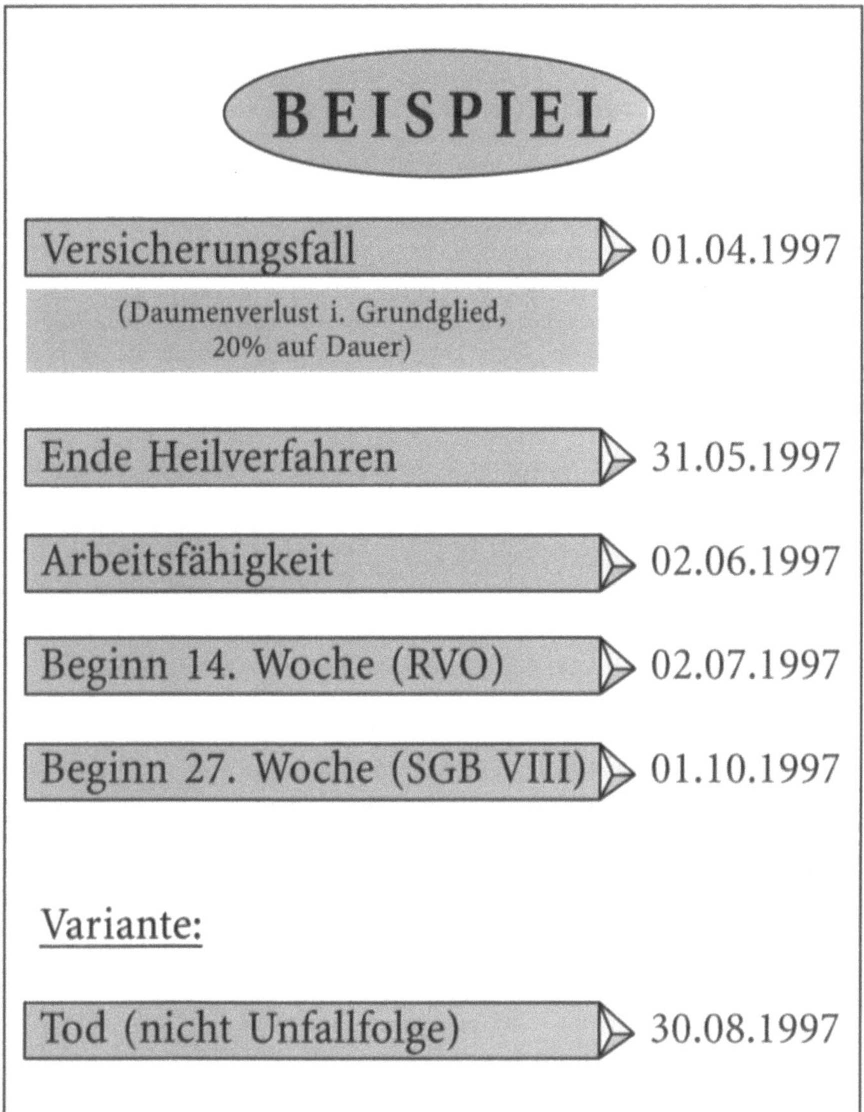

Abb. 2. 26-Wochen-Regelung: Besteht eine MdE über die 26. Woche hinaus?

Nach dem bis zum 31. 12. 1996 geltenden Recht hätte die Begutachtung Ende Mai 1997 erfolgen können, der Rentenbescheid wäre dem Versicherten noch im Juli 1997 zugegangen. Diese Verfahrensweise trug dem Beschleunigungsgebot Rechnung: Ein Rentenbescheid, der ca. 4–6 Wochen nach dem Ende der Arbeitsunfähigkeit erteilt wird, ist sicher als Ergebnis einer zeitnahen Bearbeitung anzusehen.

Nach wie vor wird in allen Fällen, in denen *nach allgemeiner Erfahrung klar zu erkennen* ist, daß eine rentenberechtigende MdE über die 26. Woche bestehen wird, wie bisher *zum Ende des Heilverfahrens die Begutachtung durchgeführt* und der Bescheid unmittelbar nach Eintritt der Anspruchsvoraussetzung auch erteilt werden können - dies auch dann, wenn die 27. Woche nach dem Versicherungsfall noch nicht angebrochen ist. Der obige Beispielsfall (s. Abb. 2) ist so geartet, daß eine frühzeitige Rentenbegutachtung und Rentenfeststellung möglich ist, weil Erfahrungswerte für die MdE-Bewertung vorliegen und der Daumenverlust im Grundglied auch auf Dauer eine rentenberechtigende MdE bedingt.

Die Abwandlung des Falls (Tod des Versicherten am 30. 8. 1997, also vor Beginn der 27. Woche) bedeutet in diesen Fällen allerdings ein *Risiko für den Versicherungsträger*: Bei Tod des Versicherten vor Eintritt der 27. Woche ist nämlich die Bedingung für die Zahlung einer Rente (negative Bedingung) nicht erfüllt. Hieraus wird abgeleitet, daß der Unfallverletzte auf jeden Fall zu „warten" habe, bis die zeitliche Bedingung erfüllt sei [5]. Die Unfallversicherung geht also ein Risiko ein, wenn eine Rentenfeststellung und der Ausfall der Rente vor Ablauf der 26. Woche erfolgt. Da derartig gelagerte Fälle zwar durchaus vorkommen, aber doch insgesamt selten sind, muß dieses Risiko von der Unfallversicherung zugunsten einer beschleunigten Feststellung der Leistung in Kauf genommen werden.

In allen Fällen hingegen, in denen es *fraglich ist, ob eine rentenberechtigende MdE über die 26. Woche hinaus besteht*, muß (auch wenn ein förmlicher Rentenantrag des Versicherten vorliegt) die Begutachtung so terminiert werden, daß die *medizinische Untersuchung kurz vor oder nach Eintritt der 27. Woche nach dem Unfall durchgeführt* wird (Abb. 3).

Da die „klaren" Fälle nach der Erfahrung etwa 80% aller neuen Rentenfälle ausmachen, ist die oben dargestellte Verwaltungspraxis auch im Sinne des Beschleunigungsgebots vertretbar und wird diesem gerecht. *Um Leerlauffälle zu vermeiden*, sollte ein frühzeitig erteilter *Gutachtenauftrag mit einem Zusatz versehen* werden, der etwa wie folgt lauten kann:

Sollte aufgrund der medizinischen Befunde abzusehen sein, daß eine Minderung der Erwerbsfähigkeit in rentenberechtigendem Grad *nicht* verbleibt, bitten wir Sie, uns den *Gutachtenauftrag unerledigt zurückzusenden.* In diesem Fall *genügt eine K(D)10-Mitteilung.* - Dieses Verfahren soll dazu dienen, Ihnen wertvolle Zeit und uns Kosten zu ersparen.

Rente auf unbestimmte Zeit: spätestens 3 Jahre nach dem Versicherungsfall

Abweichend vom früheren Recht der RVO soll die vorläufige Entschädigung bis zu 3 Jahren (bisher: 2 Jahren) nach dem Versicherungsfall geleistet werden (§ 62). Diese Verlängerung trägt dem Gesichtspunkt Rechnung, daß sich in vielen Fällen innerhalb von 2 Jahren noch kein stabiler Dauerzustand eingestellt hat; außerdem spricht auch die notwendige Verfahrensdauer für eine Verlängerung auf 3 Jahre [2]. Nach § 62 Abs. 1 kann im Dreijahreszeitraum, innerhalb dessen die Rente als vorläufige Entschädigung festgesetzt ist, der Vomhundertsatz der MdE jederzeit ohne Rücksicht auf die Dauer der Veränderung neu festgestellt werden. Dies bedeutet, daß auch eine *wesentliche Änderung* der Verhältnisse, die zur Neufeststellung der Leistung berech-

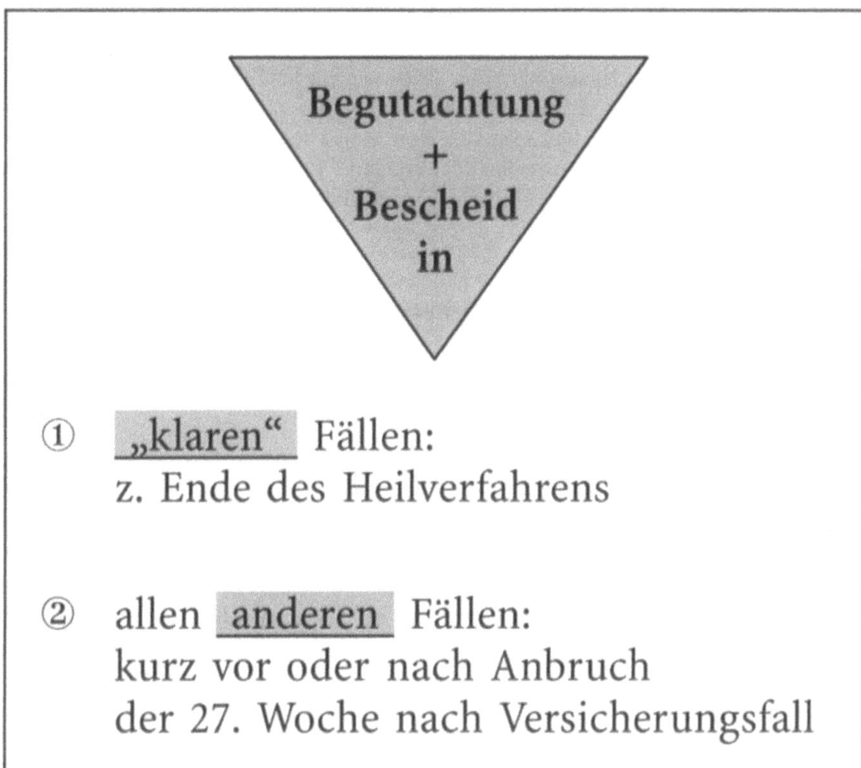

Abb. 3. 26-Wochen-Regelung: Begutachtung und Bescheid

tigt, bereits dann vorliegt, wenn die *Änderung der MdE weniger als 3 Monate andauert*, was sonst (vgl. § 73 Abs. 3) regelmäßig nicht ausreicht.

Trotz der erheblichen Auswirkungen dieser Neuregelungen wird das Gebiet der sozialmedizinischen Begutachtung selbst hierdurch weniger betroffen. Probleme ergeben sich aus der Rechtsanwendung nicht.

Rente auch neben Leistungen der Berufshilfe

Während nach dem früheren Recht der RVO Rente an Versicherte erst nach Abschluß der Maßnahme der beruflichen Rehabilitation bzw. nach Ende der Übergangsgeldzahlung (§ 568a RVO) beginnen konnte, beginnt die Rente nach § 72 Abs. 1 Nr. 1 bereits von dem Tag nach dem Ende des Verletztengeldes an. Damit *beginnen Übergangsgeld und Rente am gleichen Tag, beide Leistungen sind also nebeneinander* zu zahlen. Begründet wird die Rechtsänderung damit, daß in vielen Fällen Schwerverletzte lange Zeit auf das (gegenüber dem Verletztengeld niedrigere) Übergangsgeld angewiesen seien und erst nach Abschluß der beruflichen Rehabilitation einen

Anspruch auf Rente hätten [6]. Insofern hat der eherne *Grundsatz „Rehabilitation vor Rente" eine deutliche Einschränkung* erfahren.

Auch diese Rechtsänderung hat trotz ihrer recht erheblichen Auswirkungen auf die Versicherten wenig Bedeutung für das Gebiet der sozialmedizinischen Begutachtung. Die BG haben in den einschlägigen Fällen längst Rentenbegutachtungen durchführen lassen und entsprechende Bescheide erteilt, die *Anzahl der Begutachtungen* insgesamt wird jedoch durch diese Rechtsänderung *leicht ansteigen.*

Gutachterauswahl durch die Versicherten und Widerspruchsrecht

Allgemeines

Durch § 200 Abs. 2 werden die Unfallversicherungsträger verpflichtet, vor Erteilung eines Gutachtenauftrags dem Versicherten mehrere Gutachter zur Auswahl zu benennen (Abb. 4). Systematisch ist diese Bestimmung zwar den Vorschriften des 8. Kapitels über den Datenschutz zugeordnet, doch handelt es sich der Zweckrichtung nach eher um eine „vertrauensbildende Maßnahme der Transparenz gegenüber dem Versicherten im Feststellungsverfahren" [7]. Auch der Bundesdatenschutzbeauftragte hat sich zu Sinn und Zweck der Bestimmung wie folgt geäußert [8]:

Das Verfahren der Erteilung eines Gutachtenauftrages wurde ebenfalls gesetzlich geregelt, was damit die Rechte der Versicherten stärkt. Wegen des durch jede Untersuchung erfolgenden erheblichen Eingriffs in die Grundrechte der Versicherten, der besonderen Sensibilität der erhobenen medizinischen Daten sowie der in diesem Zusammenhang häufig befürchteten und mitunter auch beklagten Interessengebundenheit von Gutachtern war es mir ein wesentliches Anliegen, eine umfassende Mitwirkung des Versicherten sicherzustellen. Dies ist mit der Vorschrift des § 200 Abs. 2 SGB VII gelungen.

Aus § 200 Abs. 2 ergeben sich *verschiedene Fragestellungen*, deren Lösung in der Praxis sehr unterschiedlich sein kann (und augenblicklich auch ist), ohne daß derzeit eine abschließende Beurteilung über die „richtige" Verwaltungspraxis möglich wäre.

Probleme bei der Benennung von Gutachtern

Beratende Ärzte als Gutachter?

Wie ist bei der *Inanspruchnahme des beratenden Arztes* der berufsgenossenschaftlichen Verwaltung zu verfahren, d.h. wird eine Verpflichtung zur Benennung mehrerer Gutachter auch begründet, soweit der Unfallversicherungsträger zur Abklärung seiner Leistungsverpflichtung Fragen an seinen beratenden Arzt richtet?

Hierzu wird, soweit erkennbar, derzeit überwiegend die Auffassung vertreten, den *Begriff Gutachtenauftrag* entsprechend der Intention des Gesetzgebers *eng auszulegen und von der ärztlichen Beratung abzugrenzen.* Dieses Ergebnis wird wohl auch durch die Rechtsprechung gestützt, die ausführt, beratende Ärzte, welche mit

Abb. 4. Gutachterauswahl

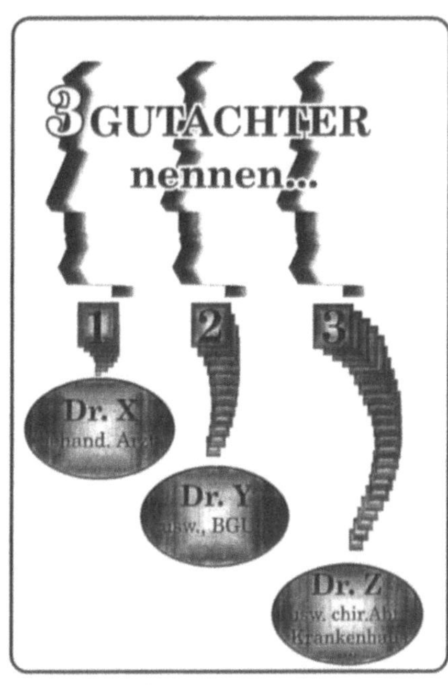

dem Unfallversicherungsträger in einem ständigen Vertragsverhältnis ständen, seien keine Außenstehenden, an welche Daten nicht weitergegeben werden dürften. Diese *beratenden Ärzte* seien vielmehr *dem Versicherungsträger selbst zuzurechnen.* Das Widerspruchsrecht des Versicherten aus § 76 Abs. 2 SGB X finde daher keine Anwendung [10]. Im Ergebnis ist damit der *ärztliche Berater der Verwaltung* im Rahmen dieser Tätigkeit *kein Gutachter im Sinne des § 200 Abs. 2* [11].

Namentliche Aufführung von Gutachtern bei (größeren) Kliniken?

§ 200 Abs. 2 bezweckt wohl die *namentliche Aufführung von Gutachtern.* Ist der beauftragte Gutachter jedoch in einem größeren Krankenhaus (z. B. in einer berufsgenossenschaftlichen Unfallklinik, Universitätsklinik usw.), tätig, ergeben sich Schwierigkeiten. Vielfach wird nicht der im Gutachtenauftrag aufgeführte (und dem Versicherten benannte) Chefarzt, sondern einer der nachgeordneten Ärzte das Gutachten erstellen, ohne daß dies von der beauftragenden Verwaltung zuvor absehbar wäre. Bei den Versicherten ergeben sich hierdurch Irritationen, zumal diese die ihnen persönlich genannten Gutachter ja gleichsam ausgewählt haben und sich nun gänzlich anderen Personen als Gutachtern gegenübersehen. Teilweise werden daher von den berufsgenossenschaftlichen Verwaltungen nur noch *Einzelaufträge* erteilt, die für den benannten Gutachter die *Pflicht beinhalten, das Gutachten auch persönlich zu erstatten.*

Dieses *Verfahren ist zweifellos korrekt* und entspricht dem Sinn des Gesetzes. Die *Praxisnähe* dieses Verfahrens wird allerdings kritisch gesehen. Verschiedentlich werden daher aus Praktikabilitätsgründen auch *nur die beauftragten Kliniken (ohne namentliche Nennung eines Gutachters)* dem Versicherten zur Auswahl benannt, wobei zur näheren Eingrenzung noch die fachlich zuständige Abteilung des beauftragten Krankenhauses genannt wird (Beispiel: Städtische Krankenanstalten X-Stadt, - Unfallchirurgische Abteilung).

Sinn und Zweck der gesetzlichen Regelung dürften auch eine solche Verfahrensweise decken. Vom Gesetz bezweckt wird ja, das Vertrauensverhältnis zwischen dem Versicherten und dem Unfallversicherungsträger zu stärken und jenen durch eigene Beteiligung stärker in das Verwaltungsverfahren einzubinden. Bei der Benennung niedergelassener D-Ärzte als Gutachter wird der Gesetzeszweck ohne weiteres erfüllt, da der Versicherte mit dem Namen und der Adresse eine Vorstellung verbinden wird. Bei größeren Kliniken wird hingegen der Name des beauftragten Arztes (auch des Chefarztes) dem Versicherten selbst u. U. wenig geläufig sein, hingegen wird er mit der genannten Institution und deren Qualität bzw. Qualifikation eher Vorstellungen verbinden. Demnach wird auch in dieser Verfahrensweise eine *gesetzeskonforme praktische Verfahrensweise gesehen.* Eine generelle Lösung des Problems ist noch nicht gefunden.

Namentliche Benennung auch von Zusatzgutachtern?

Einigkeit besteht, daß nach Sinn und Zweck der gesetzlichen Regelung (§ 200 Abs. 2 SGB VII) *auch die benötigten Zusatzgutachter namentlich und in ausreichender Anzahl dem Versicherten zur Auswahl angeboten werden müssen* [7]. Auch hierbei ergeben sich verschiedentlich praktische Schwierigkeiten - etwa dann, wenn für den Versicherungsträger nicht ohne weiteres erkennbar ist, ob eine Zusatzbegutachtung erforderlich wird (dies wird häufig auch erst der Gutachter bei Erfüllung seines Gutachtenauftrags feststellen können) und wenn dann der evtl. tätig werdende Zusatzgutachter nicht namentlich bekannt ist.

Empfehlungen zu diesem Problem können nur sehr pauschal gegeben werden. Etwa: Wenn für den Versicherungsträger *von vornherein erkennbar* wird, daß ein oder mehrere *Zusatzgutachten erforderlich* werden, müssen dem Versicherten auch die benötigten Zusatzgutachter namentlich und in ausreichender Zahl zur Auswahl angeboten werden. Ist hingegen das Erfordernis einer *Zusatzbegutachtung nicht erkennbar* oder stellt die Verwaltung die Zusatzbegutachtung „in das Ermessen des Hauptgutachters", *empfiehlt sich,* in das Schreiben des Versicherungsträgers an den Versicherten einen *Zusatz etwa folgenden Wortlauts* aufzunehmen:

> Der Hauptgutachter wählt den Zusatzgutachter aus und weist Sie bei der Untersuchung auf Ihr *Widerspruchsrecht* hin.

Auch hierzu ist eine generell gültige Empfehlung derzeit noch nicht möglich.

Verfahren bei „Gutachtermangel"

Allgemein wird, wenngleich der Gesetzestext nur „mehrere Gutachter zur Auswahl" erfordert, es für notwendig gehalten, *3 Gutachter zu benennen* [7]. Diese Zahl reicht im Regelfall nicht nur aus, sondern ist auch zweckmäßig, da für die Versicherten eine allzu große Zahl von Vorschlägen weniger hilfreich, als verwirrend und belastend wirkt. Zudem wird den Unfallversicherungsträgern durch § 9 S. 2 SGB X ein einfaches und zweckmäßiges Verfahren vorgeschrieben, was ebenfalls gegen eine übermäßige Zahl von Gutachtervorschlägen spricht [12].

Leider gilt: Sobald der „Regelfall" der Begutachtung, nämlich Rentenbegutachtung mit Feststellung einer Funktionseinbuße, verlassen wird, wird die Auswahl geeigneter Gutachter schwieriger, weil zunehmend Spezialwissen gefordert ist. So beschränkt sich die *Suche nach geeigneten Fachleuten* zur Erstellung von *Zusammenhangsgutachten* bedauerlicherweise auf stark eingeengte Kreise von Spezialisten der jeweiligen medizinischen Fachrichtungen [13]. Dies trifft – horribile dictu! – bereits bei durchaus gängigen Begutachtungen von (tatsächlichen oder vermeintlichen) Rotatorenmanschettenrupturen zu, desgleichen auf Zusammenhangsbeurteilungen nach sog. Beschleunigungsverletzungen der HWS oder bei Kniebinnenschäden. In diesen Fällen ist es *oft nicht möglich, 3 verschiedene Gutachter in akzeptabler Nähe zum Wohnort des Versicherten zu benennen.*

Allerdings hat der Gesetzgeber mit der Schaffung des Auswahlrechts „nachdrücklich die Erwartung (verbunden), daß *die UV-Träger dafür Sorge tragen, daß eine ausreichende Zahl von Gutachtern zur Verfügung steht und der für die Erstellung der Gutachten benötigte Zeitraum deutlich verringert wird*" [14]. Die parlamentarischen Überlegungen zum Gutachterwesen werden eindrucksvoll durch den Bericht des Ausschusses für Arbeit und Sozialordnung zum Ausdruck gebracht [14]:

> Die Vorschrift begründet bei der Bestellung von Gutachtern ein Auswahlrecht für den Versicherten und dient damit der Transparenz des Verfahrens ... In bestimmten Fällen (insbesondere dann, wenn zu einem Kausalzusammenhang noch keine breiten medizinisch-wissenschaftlichen Erkenntnisse vorliegen) wird allerdings nur eine sehr geringe Zahl von Gutachtern zur Verfügung stehen, so daß der Unfallversicherungsträger dem Versicherten *lediglich zwei oder auch nur einen Gutachter vorschlagen kann.* Der Gesetzgeber geht aber davon aus, daß es sich dabei *nur um Ausnahmesituationen* handeln kann [15].

Aus alledem ist zu schließen, daß die *Benennung von weniger als 3 Gutachtern* im Einzelfall *nur für einen zeitlich eng begrenzten Übergangszeitraum tolerabel* sein kann.

Verfahren bei Gutachten nach Aktenlage ohne persönliche Begutachtung des Versicherten

Sinn und Zweck des gesetzlich für den Versicherten begründeten Auswahlrechts erstreckt sich nach übereinstimmender Auffassung *auch auf Gutachtenaufträge nach Aktenlage*, d.h. der Versicherungsträger hat dem Versicherten auch dann mehrere Gutachter zur Auswahl zu benennen, wenn lediglich ein Gutachten *ohne persönliche Begutachtung des Versicherten* erstattet werden soll. Die in § 76 Abs. 2 Nr. 1 SGB X normierte Hinweisverpflichtung auf das Widerspruchsrecht des Versicherten gilt auch in diesen Fällen. Dementsprechend bestand auch bereits im sozialpolitischen Ausschuß des Deutschen Bundestages „Übereinstimmung, daß sich die im Ausschuß neu beschlossene Regelung des Artikels 1 § 200 Abs. 2 auch auf die Vergabe von Gutachten nach Aktenlage erstreckt" [14].

Bei verschiedenen berufsgenossenschaftlichen Verwaltungen *erstatten die beratenden Ärzte keine Gutachten nach Aktenlage*, so daß ein nicht allzu großer Kreis von externen Gutachtern verschiedener Fachrichtungen regelmäßig von diesen Verwaltungen bemüht und mit Begutachtungen nach Aktenlage betraut wird. Für derartige Fälle bietet es sich an, *auch diese ständig benötigten Gutachter sozusagen „zu beratenden Ärzten zu machen"*, d.h. sie vertraglich zu binden und auch auf die Einhaltung der Datenschutzbestimmungen förmlich zu verpflichten. Damit können auch diese Gutachter als beratende Ärzte und damit als Teil der Verwaltung selbst angesehen werden, das Auswahlrecht des Versicherten sowie sein Widerspruchsrecht sind damit nicht gegeben (vgl. oben).

Allerdings kann diese Empfehlung nur dann gelten, wenn ein nicht allzu großer Kreis von Gutachtern auf diese Weise in die berufsgenossenschaftlichen Verwaltungen eingebunden wird, da ansonsten der vom Gesetzgeber verfolgte Zweck (Auswahlrecht des Versicherten, Widerspruchsrecht, vertrauensbildende Maßnahme) verfehlt oder geradezu unterlaufen würde.

Erfahrungen mit dem Auswahlrecht in der berufsgenossenschaftlichen Praxis

In aller Regel bereitet die Benennung von 3 verschiedenen Gutachtern zur Auswahl des Versicherten keinerlei Schwierigkeiten. Bei den meisten berufsgenossenschaftlichen Verwaltungen hat es sich eingebürgert, etwa bei einer Begutachtung auf chirurgischem Fachgebiet *als 1. Gutachter den behandelnden Arzt zu nennen*, alsdann den Chefarzt oder leitenden Abteilungsarzt der nächstgelegenen berufsgenossenschaftlichen Unfallklinik sowie als 3. Gutachter den Leitenden Chirurgen eines nahegelegenen größeren Krankenhauses (s. Abb. 4).

Um den im Zuge des Auswahlrechts unweigerlich eintretenden *Zeitverlust in Grenzen zu halten*, und auch im Sinn eines klaren Ergebnisses, empfiehlt es sich, das *Anschreiben an den Versicherten* etwa wie folgt zu fassen:

Sehr geehrte ..., wir benötigen ein Gutachten, um entscheiden zu können, ob ein Anspruch auf Verletztenrente besteht. Hierzu ist es erforderlich, daß wir Ihre persönlichen Daten, insbesondere die medizinischen Daten an den Gutachter weitergeben. Sie können dieser Weitergabe widersprechen. Wir weisen jedoch darauf hin, daß wir nur dann Leistungen erbringen können, wenn die Grundlagen für diese Leistungen geklärt sind.

Als Gutachter kommen in Betracht:

1. Dr. ...
2. Professor Dr. ..., BG-Unfallklinik
3. Professor Dr. ..., Chefarzt der Chirurgischen Abteilung des ...-Krankenhauses.

Bitte geben Sie uns innerhalb von 14 Tagen *Nachricht, wenn Sie nicht von dem erstgenannten Gutachter untersucht werden möchten.* Schicken Sie uns in diesem Fall die beigefügte Mehrfertigung zurück und kreuzen Sie den gewünschten Gutachter an. Sofern wir von Ihnen keine Antwort erhalten, nehmen wir an, daß Sie mit dem erstgenannten Gutachter einverstanden sind und werden diesem den Auftrag für das Gutachten geben.

Bei dieser Verfahrensweise ist gewiß eine „sanfte Lenkung" des Versicherten zu erkennen, die jedoch sein Auswahlrecht sicher nicht beeinträchtigt oder beeinflußt. Nach den *bisherigen Erfahrungen* mit dieser Verfahrensweise *wählen die Versicherten in aller Regel den erstgenannten Gutachter, d.h. den behandelnden Arzt*, wobei die

Motive sicher auch in der Zufriedenheit mit der Behandlung, dem Vertrauensverhältnis usw. zu sehen sind.

Die Fälle, in denen Versicherte hingegen einen anderen, ebenfalls von der Verwaltung benannten, aber mit der Sache bisher nicht befaßten Arzt als Gutachter wünschen, offenbaren bisher keinerlei erkennbares System, wonach sich die Gutachterauswahl in diesen Fällen richtet. Im *Ergebnis* kann aber festgehalten werden, daß sich durch die Neuregelung des § 200 Abs. 2 SGB VII, d.h. durch das Auswahl- und Widerspruchsrecht des Versicherten, insgesamt *keine Verschiebung der Gutachtenauftragslage* bei den für die BG tätigen Gutachtern ergeben hat und sich wohl auch künftig nicht ergeben wird.

Schlußbemerkung

Insgesamt ist nach bisherigen Erfahrungen festzustellen, daß sich die durch das SGB VII geschaffenen *Veränderungen, jedenfalls was die Zusammenarbeit zwischen Ärzten und Versicherungsträgern im Rahmen der sozialmedizinischen Begutachtungen betrifft, sehr in Grenzen halten* und von der täglichen Verwaltungspraxis ohne weiteres bewältigt werden können. Ein durch das Auswahlrecht des Versicherten und sein Widerspruchsrecht bezüglich der von der Verwaltung benannten Gutachter bedingter Zeitverzug im Feststellungsverfahren ist vom Gesetzgeber in Kauf genommen worden, um das vorrangige Ziel, d.h. das Vertrauen zwischen Versicherten und Versicherungsträgern zu stärken, erreichen zu können.

Wirklich grundlegende Veränderungen gibt es nicht, da sich „auch in dem Siebten Buch des Sozialgesetzbuches wiederum die bewährten Leitlinien weiter durch das Recht (ziehen) und die bisherigen Grundlagen nicht obsolet werden“ lassen [16]. Freilich kann die hier gegebene Darstellung bereits von ihrer Thematik her nur beanspruchen, eine *Momentaufnahme von zeitlich begrenzter Gültigkeit und Bedeutung wiederzugeben.*

Zusammenfassung

Wichtige Änderungen, die die ärztliche Begutachtung berühren, sind:

1. Die *Einführung der 26-Wochen-Regelung* als Voraussetzung für den Rentenanspruch, die Verlängerung des Zeitraums bis zum Beginn der Rente auf unbestimmte Zeit von bisher 2 auf nunmehr 3 Jahre sowie die Datenschutzbestimmungen, insbesondere das Auswahl- und Widerspruchsrecht des Versicherten hinsichtlich des Gutachters.
2. Die neuen Verfahrensregelungen führen teilweise zu *Zeitverzug im Verwaltungsverfahren.* Das *Beschleunigungsgebot* gilt aber weiterhin und muß ein wichtiger Maßstab für die Lösung praktischer Verfahrensprobleme sein.
3. Gutachterauswahl durch die Versicherten:
   - der beratende Arzt der Verwaltung ist kein Gutachter im Sinne des § 200 Abs. 2 SGB VII, Auswahl- und Widerspruchsrecht finden keine Anwendung,
   - namentliche Benennung von Ärzten an größeren Kliniken als Gutachter führt zu Schwierigkeiten. Lösung: Einzelaufträge mit persönlicher Verpflichtung des

Gutachters oder eine generelle Nennung der Klinik und der zuständigen Abteilung,
- namentliche Nennung auch von Zusatzgutachtern ist erforderlich, wenn die Notwendigkeit von Zusatzgutachten absehbar ist,
- bei Gutachtermangel genügt die Nennung von 2 Gutachtern, im Notfall ist auch die Nennung eines einzigen Gutachters vorerst hinnehmbar,
- bei Gutachten nach Aktenlage hat das Auswahl- und Widerspruchsrecht volle Gültigkeit.

4. Das Recht der Gutachterauswahl zeitigt im Ergebnis *keine Verschiebung der Gutachtenauftragslage* gegenüber dem früheren Zustand. In aller Regel wird der behandelnde Arzt als Gutachter gewählt.
5. Die *Veränderungen*, die durch das SGB VII geschaffen wurden und die das Gebiet der sozialmedizinischen Begutachtung betreffen, *halten sich sehr im Rahmen.* Praktische Verfahrensweisen haben sich eingespielt, auch wenn nicht in jedem Fall endgültige Lösungen gefunden sind.

Literatur und Anmerkungen

1. Hauptverband der gewerbl. Berufsgenossenschaften et al. (Hrsg) Erstkommentierung des Unfallversicherungs-Einordnungsgesetzes (UVEG), St. Augustin 1996
2. vgl. die Gesetzesbegründung, BT-Drucks. 13/2204, S. 90
3. Bereiter-Hahn W, Schieke H, Mehrtens G (1997) Gesetzliche Unfallversicherung, Handkommentar, Rn. 5 zu § 56. Schmidt, Berlin
4. Nehls J (1997) Gesamtvergütung mit Änderungen gemäß SGB VII: Neue rechtliche Grundlagen. In: Hierholzer G, Kunze G, Peters D (Hrsg) Gutachtenkolloquium, Bd 12. Springer, Berlin Heidelberg New York Tokyo, S. 87–92
5. Roewer G (1926) Zweites Gesetz über Änderungen in der Unfallversicherung vom 14. Juli 1925, 2. Aufl. Berlin, S. 99 mwN.
6. BT-Drucks. 13/2204, S. 93
7. Bereiter-Hahn et al., Rn. 4 zu § 200
8. BT-Drucks. 13/7500, S. 143
9. HeilverfAussch des LV Rh.-Westf. der gewerbl. BG'en v. 11./12. 3. 1997 – TOP 10 – (unveröffentlicht)
10. Urteil des LSG NRW (unveröffentlicht) v. 16. 08. 1989 – L 17 U 53/88 –
11. Kranig A (1997) in Hauck et al. Sozialgesetzbuch – SGB VII – Gesetzliche Unfallversicherung, Kommentar. K § 200 Rn. 17. Schmidt, Berlin
12. So auch Kranig aaO., K § 200 Rn. 15
13. Schwerdtfeger U (1994) Kriterien für die Auswahl des Gutachters – aus der Sicht eines Leistungsträgers. MedSach 90, S. 52 ff.
14. BT-Drucks. 13/4853, S. 13 und 22
15. Ebenso: Freund R, Niemeyer W (1996) Die Einordnung des Rechts der gesetzlichen Unfallversicherung in das Sozialgesetzbuch als neues SGB VII. Neue Zeitschrift für Sozialrecht (NZS) 1996, S. 497 ff.
16. Erlinghagen N (1997) Aktuelle Überlegungen zur Minderung der Erwerbsfähigkeit. Verwaltungsjuristische bzw. sozialrechtliche Einführung: Historische Entwicklung und versicherungsrechtliche Grundlagen. In: Hierholzer G, Kunze G, Peters D (Hrsg) Gutachtenkolloquium, Bd 12. Springer, Berlin Heidelberg New York Tokyo, S. 57–64

Sozialdatenschutz bei Behandlung, Untersuchung und Begutachtung

A. Kranig

Einleitung

Bis zum Inkrafttreten des SGB VII gab es nur wenige bereichsspezifische Regelungen des Datenschutzes bzw. Regelungen mit Bezug zum Datenschutz im 3., 5. und 6. Buch der RVO. Im wesentlichen ergab sich das Datenschutzrecht, das die Unfallversicherungsträger im Leistungsbereich, und damit auch im Bereich von Behandlung, Untersuchung und Begutachtung durch Ärzte, anzuwenden hatten, aus dem Recht des Sozialdatenschutzes in §§ 67ff. SGB X (vgl. zum früheren Recht Kranig [1, 2] §§ 51–53 m.w.N.). Die früheren RVO-Vorschriften, beispielsweise § 1543d RVO (Informationspflichten der Ärzte gegenüber den Unfallversicherungsträgern), waren weder in ihrer Diktion noch inhaltlich mit den Vorschriften des Sozialdatenschutzes abgestimmt. So warf § 1543d RVO mehrere Auslegungsfragen auf, die vom Bundesbeauftragten für den Datenschutz (BfD) und von den Unfallversicherungsträgern unterschiedlich beurteilt wurden: Streitig war insbesondere, ob nicht nur die aktuell wegen des Versicherungsfalls oder auch die früher behandelnden Ärzte durch die Vorschrift verpflichtet wurden und wie weit die Informationspflichten gingen.

Während der BfD insofern eine restriktive Auslegung vertrat, praktizierten die Unfallversicherungsträger im Sinne einer weiten Auslegung. Dies und weitere Meinungsverschiedenheiten führten im Verlauf des UVEG-Gesetzgebungsverfahrens zu teilweise harscher Kritik des BfD an den Unfallversicherungsträgern (15. Tätigkeitsbericht des BfD, BT-Drucks. 13/1150, Seite 93 bis 99). Im Regierungsentwurf des UVEG (BT-Drucks. 13/2204) hatten bereits einige Forderungen des BfD ihren Niederschlag gefunden, insbesondere war wie in den anderen besonderen Teilen des SGB ein eigenes Kapitel „Datenschutz“ vorgesehen.

Trotz der erfolgten Abstimmung des Regierungsentwurfs mit dem BfD verfolgte dieser auch im weiteren Gesetzgebungsverfahren seine weitergehenden Vorstellungen fort; ihre Diskussion beherrschte die erste Phase der Beratungen des UVEG im Bundestagsausschuß für Arbeit und Sozialordnung in der Zeit von Oktober 1995 bis März 1996. Speziell zu Fragen des Datenschutzes führte der Ausschuß eine nichtöffentliche Anhörung im November 1995 durch (vgl. den Ausschußbericht in der BT-Drucks. 13/4853, S. 11–13). In der Sache ging es im wesentlichen um folgende Fragen:

- Ausnahmen vom *Grundsatz der Ersterhebung* von Sozialdaten bei den Betroffenen durch Zulassung der Erhebung insbesondere bei Ärzten und Krankenkassen (vgl. §§ 188, 201 und 203 SGB VII).

- Konkretisierung des datenschutzrechtlichen *Grundsatzes der Erforderlichkeit*, insbesondere im Hinblick auf die Ermittlung von Vorerkrankungen; in allen datenschutzrechtlichen Vorschriften des SGB VII wird dieser Grundsatz nochmals betont, nachdem er bereits in den entsprechenden Grundvorschriften des SGB X enthalten ist; er erfährt nunmehr eine besondere Ausformung in den §§ 188, 199 Abs. 3, 201 und 203 SGB VII.
- Verbesserung der *Transparenz der Verwaltungsverfahren* der Unfallversicherungen: Den Betroffenen sind erweiterte Informationsrechte gegenüber den Unfallversicherungsträgern und den Ärzten eingeräumt worden (vgl. §§ 188, 200 bis 204 und 206 SGB VII). Mit dem datenschutzrechtlichen Argument der Transparenz ist auch die durch § 200 Abs. 2 SGB VII erfolgte Stärkung der Rechte der Versicherten bei *Bestellung von Gutachtern* begründet worden; demgegenüber ist zu betonen, daß es sich eher um eine verfahrensrechtliche als um eine datenschutzrechtliche Vorschrift handelt.
- Schaffung einer datenschutzgerechten Rechtsgrundlage für die Datenverwendung in *Zentraldateien* und zur präventionsbezogenen *Forschung* und *Analyse* (§§ 204, 206 und 207 SGB VII).

Das neue Datenschutzrecht der Unfallversicherungen [5-7] trägt Kompromißcharakter. Den Datenschutzgesichtspunkten ist weitgehend Rechnung getragen worden. Es sind aber auch die Belange und Besonderheiten der Unfallversicherung berücksichtigt worden. Für die Datenschutzgesichtspunkte gilt folgendes:

- Für sämtliche Datenflüsse - insbesondere das Erheben und Übermitteln von Sozialdaten - sowie Datenverwendungen in der Unfallversicherung wurden die rechtsstaatlich nach dem Volkszählungsurteil des Bundesverfassungsgerichts (BVerfGE 65,1) gebotenen klaren Rechtsgrundlagen geschaffen (*Grundsatz der Normenklarheit*).
- Der *Grundsatz der Erforderlichkeit*, dessen Auslegung vor Inkrafttreten des UVEG in mehrfacher Hinsicht umstritten war, hat durch die erfolgten Konkretisierungen zum Teil klarere Konturen erhalten.
- Die zahlreichen neuen oder erweiterten *Informations- und Verfahrensrechte* der Versicherten dienen einer verbesserten Transparenz der Verfahren.

Den Besonderheiten der Unfallversicherung wurde v. a. wie folgt Rechnung getragen:

- Die *Ersterhebung von Daten bei Ärzten* und Krankenkassen bleibt im erforderlichen Umfang möglich.
- Die an der Heilbehandlung nach § 34 SGB VII beteiligten Ärzte, insbesondere die *D-Ärzte*, dürfen auch weiterhin Daten zur Beurteilung des Versicherungsfalls für die Unfallversicherungsträger erheben und den Unfallversicherungsträgern übermitteln.
- Die Datenerhebung, Datenverarbeitung und Datennutzung zu Zwecken der *Statistik, Forschung und Analyse* - insbesondere im Interesse der Weiterentwicklung der Prävention und der Erkenntnisse über Berufskrankheiten - bleibt in eingeschränktem Umfang auch auf der Ebene der Unfallversicherungsverbände möglich.
- Zwar sind die Rechte der Versicherten bei der *Gutachterauswahl* gestärkt, doch entscheiden die Unfallversicherungsträger auch weiterhin darüber, welche Gut-

achter die erforderliche Eignung aufweisen und dementsprechend den Versicherten zur Auswahl vorgeschlagen werden.

Das in einem gewissen Spannungsverhältnis zum Datenschutz bestehende *Amtsermittlungsprinzip* der Unfallversicherung ist somit im wesentlichen durch das UVEG bestätigt und nur in einigen Punkten datenschutzrechtlich modifiziert, aber nicht aufgehoben worden.

Die unfallversicherungsspezifischen Sonderregelungen zum Datenschutz, die sich überwiegend im 8. Kapitel, darüber hinaus aber auch in §§ 9, 24 und 188 SGB VII finden, ergänzen die allgemeinen Vorschriften des Sozialdatenschutzes in §§ 35 SGB I und 67 ff. SGB X; als spezielle Vorschriften gehen sie, soweit grundsätzlich der gleiche Anwendungsbereich gegeben wäre, den allgemeinen Vorschriften des SGB I und SGB X vor. Durch § 37 SGB I ist weiterhin klargestellt, daß das Recht des Sozialdatenschutzes den sonstigen Vorschriften des Verwaltungsverfahrens vorgeht. Die ohnehin schon spröde Rechtsmaterie des Datenschutzes wird durch die komplexe Gesetzesstruktur – allgemeine Vorschriften in SGB I und SGB X, spezielle Vorschriften im SGB VII – weder für den betroffenen Bürger noch für den Rechtsanwender transparenter und anwendungsfreundlicher. Es würde die Verwaltungen lähmen, wenn über die komplizierten datenschutzrechtlichen Fragen in jedem Einzelfall des Massenverwaltungsgeschäftes nachgedacht werden müßte. Der Sachbearbeitung würde damit abverlangt, immer gleichzeitig auf den 3 Ebenen des materiellen Unfallversicherungsrechts, des Verfahrensrechts und des Datenschutzrechts zu denken.

Damit diese Komplexität der anzuwendenden Vorschriften nicht zu Lähmungserscheinungen führt, müssen Verfahrensroutinen und Standardisierungen – z.B. bei den verwendeten Formularen – eingerichtet werden. Dies ist ein wesentlicher Teil der Umsetzung des neuen Datenschutzrechts. So ist in den Verwaltungsausschüssen des HVBG beispielsweise das Muster einer Dienstanweisung für den Datenschutz an das neue Datenschutzrecht angepaßt worden und liegt dem BfD zur Abstimmung vor; oder es ist ein Formtext zur Gutachterauswahl entwickelt worden, mit dem sowohl den Anforderungen des Datenschutzes als auch denen eines einfachen und zügigen Verfahrens entsprochen wird; der Transparenz des BK-Verfahrens dient der kürzlich entwickelte Formtext „Erstinformation BK/Datenschutz“ (V 6000).

Hervorzuheben ist, daß das 8. Kapitel des SGB VII im Vergleich zum Datenschutzrecht der gesetzlichen Krankenversicherung wesentlich schlanker ausgefallen ist. Dies liegt an der unterschiedlichen Struktur der Beziehungen der Unfallversicherung und der Krankenversicherung zu den Versicherten und den Leistungserbringern. Die Unfallversicherungsträger erfassen die Versicherten erst dann, wenn ein Anlaß besteht, also insbesondere wenn ein Versicherungsfall eingetreten ist und Leistungen zu erbringen sind. Bei den Krankenkassen werden die Versicherten dagegen umfassend sofort mit Beginn der Versicherung registriert.

Von der Grundstruktur her ist mithin in der Unfallversicherung eine datenschutzfreundliche Situation gegeben, da die Erhebung persönlicher Daten der Versicherten erst im Bedarfsfall erfolgt. Andererseits haben die UV-Träger, um ihrem Auftrag der Rehabilitation mit allen geeigneten Mitteln – insbesondere durch Steuerung des Heilverfahrens – gerecht werden zu können, unmittelbaren Kontakt zu den Leistungserbringern und erhalten in diesem Zusammenhang die erforderlichen Informationen; dagegen sind zwischen die Krankenkassen und die Versicherten die kassenärztlichen Vereinigungen geschaltet; welche Daten von Versicherten die Krankenkassen und welche Daten die kassenärztlichen Vereinigungen zu Zwecken der Leistungsabrechnung, der Qualitätssicherung usw. erhalten, ist im Recht der gesetzlichen Krankenversicherung minuziös geregelt. Im Hinblick auf den weitergehenden Auftrag der Gesetzlichen Unfallversicherung konnte der Gesetzgeber das Datenschutzrecht der Unfallversicherung insofern weitaus schlanker halten als das vergleichbare Datenschutzrecht der Krankenversicherung. Damit ist ein höheres Maß an Flexibilität in der Gesetzlichen Unfallversicherung gewahrt geblieben (vgl. mit weiteren Einzelheiten Kranig [3] in Hauck SGB VII K § 199 Rz 2 und Kranig [4] in Hauck SGB V K §§ 284 ff.).

Die Bedeutung der datenschutzrechtlichen Fragen zwischen Unfallversicherungsträger, Arzt und Versicherten

Im folgenden werden die datenschutzrechtlichen Fragen, die sich im Dreieck zwischen Unfallversicherungsträger, Arzt und Versicherten stellen, behandelt. Es wird versucht, insbesondere auf die aktuellen Entwicklungen und Zweifelsfragen einzugehen. Es erscheint sinnvoll, diese Fragen aus der Perspektive der Ärzte anzusprechen. Diese werden im Verhältnis zu den Unfallversicherungsträgern wie folgt tätig:

- im Rahmen der Pflicht zur BK-Anzeige und als staatliche Gewerbeärzte im BK-Feststellungsverfahren
- als D-Ärzte,
- als vorbehandelnde Ärzte,
- als Gutachter.

BK-Anzeige und BK-Feststellungsverfahren

Die Pflicht zur BK-Anzeige besteht für alle Ärzte und Zahnärzte, wenn ein begründeter Verdacht einer Berufskrankheit besteht (§ 202 SGB VII). Nach Satz 2 dieser Vorschrift haben die anzeigenden Ärzte und Zahnärzte Informationspflichten gegenüber den Versicherten: Sie sind über den Inhalt und die Adressaten der Anzeige (Unfallversicherungsträger und für den medizinischen Arbeitsschutz zuständige Stelle) zu informieren. Satz 3 der Vorschrift enthält die Grundlage für die gegenseitige Information zwischen Unfallversicherungsträgern und für den medizinischen Arbeitsschutz zuständigen Stellen über die erstattete BK-Anzeige.

§ 202 Satz 1 SGB VII entbindet die Ärzte nicht nur von ihrer ärztlichen Schweigepflicht, sondern gebietet die Anzeige in jedem Fall, in dem die Voraussetzungen der Anzeigepflicht vorliegen. Damit ist klargestellt, daß die Ärzte zur Erstattung der Anzeige nicht des Einverständnisses der Versicherten bedürfen (vgl. zu Einzelheiten Kranig [3] in Hauck K § 202 Rz 6).

BK-Verdachtsfälle ergeben sich auch bei arbeitsmedizinischen Vorsorgeuntersuchungen. Die Ärzte, die die Vorsorgeuntersuchungen im Rahmen des ASiG durchführen, insbesondere auch Ärzte in überbetrieblichen arbeitsmedizinischen Diensten der Unfallversicherungsträger (§ 24 SGB VII), unterliegen grundsätzlich gegenüber den Unfallversicherungsträgern der ärztlichen Schweigepflicht. § 24 SGB VII sieht ausdrücklich eine datenschutzrechtliche Abschottung der berufsgenossenschaftlichen arbeitsmedizinischen Dienste gegenüber den übrigen Teilen der Berufsgenossenschaft vor. Diese Abschottung tritt aber zurück hinter der in § 202 SGB VII ausnahmslos vorgesehenen Pflicht zur BK-Anzeige; diese Pflicht gilt mithin auch für Ärzte, die einen BK-Verdacht im Rahmen einer arbeitsmedizinischen Vorsorgeuntersuchung feststellen (vgl. im einzelnen Kranig [2] in Hauck SGB VII K § 202 Rz 5). Insbesondere zu Zwecken der Prävention und der beruflichen Eingliederung kann es sinnvoll sein, den Betriebsarzt und den Hausarzt über den Gesundheitszustand von Versicherten zu informieren; solche Übermittlung von im BK-Verfahren gewonnenen Daten darf nur mit Einwilligung des Betroffenen erfolgen (vgl. Formtext V 6002).

Der Verdacht einer drohenden BK ist von der Anzeigepflicht des § 202 SGB VII nicht, zumindest nicht umfassend, erfaßt (vgl. Kranig [3] in Hauck SGB VII K § 202 Rz 9 m.w.N.). Deswegen ist für die insofern praktisch wichtigste BK 5101 (Haut) das Hautarztverfahren mit dem Hautarztbericht entwickelt worden; die Pflicht zur Erstattung des Hautarztberichts läßt sich auf § 203 SGB VII stützen. Die bisher z.T. in der BKVO, z.T. gar nicht ausdrücklich geregelten Datenflüsse zwischen den Unfallversicherungsträgern und den in das BK-Feststellungsverfahren eingebundenen, für den medizinischen Arbeitsschutz zuständigen Stellen haben durch das SGB VII datenschutzgerechte ausdrückliche Rechtsgrundlagen erhalten (§ 220 S. 3, § 9 Abs. 6 Nr. 2 i.V.m. der neuen BKVO, die in diesen Tagen von der Bundesregierung beschlossen wird, sowie § 9 Abs. 9 SGB VII).

Information der Unfallversicherungsträger durch die D-Ärzte

Die D-Ärzte sind im Hinblick auf die sofortige Übernahme der Heilbehandlung zu Lasten der Unfallversicherungsträger, im Hinblick auf die damit zusammenhängende frühzeitige Beurteilung des Versicherungsfalls, im Hinblick auf die Einleitung der geeigneten Behandlungsmaßnahmen und im Hinblick auf die folgende Beobachtung und Steuerung des Heilverlaufs für die Unfallversicherungsträger unverzichtbar. Diese besonderen Funktionen der D-Ärzte, die sich aus den Besonderheiten eines Entschädigungssystems ergeben, das nur bei Vorliegen bestimmter Zusammenhangs- und Kausalitätserfordernisse zu leisten hat, erschienen zunächst aus Sicht der Datenschützer wenig einsichtig. Dennoch konnte in § 201 SGB VII abgesichert werden, daß die D-Ärzte auch in Zukunft verpflichtet sind, quasi als verlängerter Arm der Unfallversicherungsträger die für die Einleitung von Heilbehandlung zu Lasten der Unfallversicherungsträger erforderlichen Informationen zu erheben und den Unfallversicherungsträgern die benötigten Informationen zu übermitteln.

Damit wurde einer der zuvor mit dem BfD bestehenden Streitpunkte im Sinn der von den Unfallversicherungsträgern vertretenen Auffassung behoben. Abs. 1 Satz 3 der Vorschrift räumt den Versicherten Informationsrechte gegenüber den Unfallversicherungsträgern ein, die weitestgehend schon bisher im allgemeinen Akteneinsichtsrecht nach § 25 SGB X enthalten waren. Dagegen geht Abs. 1 Satz 4 über die bisher bestehenden ausdrücklichen Regelungen hinaus; danach haben auch die D-

Ärzte gegenüber den Versicherten bestimmte Informationspflichten; diese beziehen sich auf den Zweck der Datenerhebung, auf die Pflicht der Ärzte zur Information der Unfallversicherungsträger sowie auf das den Versicherten gegenüber den Unfallversicherungsträgern zustehende Informationsrecht nach Abs. 1 Satz 3.

§ 201 SGB VII Abs. 2 schafft die datenschutzgerechte Grundlage für die Informationen der für den medizinischen Arbeitsschutz zuständigen Stellen und der Krankenkassen; auch in diesem Zusammenhang wird der Erforderlichkeitsgrundsatz betont, so daß diesen Stellen nur diejenigen Informationen aus den D-Arztberichten zukommen dürfen, die sie für ihre jeweiligen Zwecke auch wirklich benötigen; dem wird durch entsprechende Aussparungen in den Durchschreibformularen Rechnung getragen.

Einholung von Auskünften bei vorbehandelnden Ärzten und Krankenkassen, insbesondere zu Vorerkrankungen

Zur Abgrenzung von Gesundheitsschäden, die keinen Zusammenhang mit dem Schutzbereich der Gesetzlichen Unfallversicherung aufweisen, müssen die Berufsgenossenschaften in vielen Verfahren, insbesondere in BK-Verfahren, zu Vorerkrankungen der Versicherten ermitteln. Diese Informationen werden insbesondere auch benötigt, um Gutachtern die Informationen liefern zu können, die die Beurteilung von Zusammenhangsfragen ermöglichen. Die insoweit bestehende bisherige Verwaltungspraxis wurde vom BfD in mehrfacher Hinsicht beanstandet; dies betraf insbesondere die Frage der Erforderlichkeit der Anforderung vollständiger Vorerkrankungsverzeichnisse, die Frage der Ersterhebung bei Krankenkassen bzw. vorbehandelnden Ärzten (und nicht bei den Versicherten, wie es grundsätzlich § 67 a Abs. 2 SGB X vorsieht), sowie die Frage des Widerspruchsrechts der Versicherten gegen die Übermittlung medizinischer Daten von den Krankenkassen an die Unfallversicherungsträger. Die Kritik des BfD hat im SGB VII Spuren hinterlassen. Die einschlägigen Vorschriften – § 188 Satz 2, § 199 Abs. 3, § 200 Abs. 1, § 203 Abs. 1 Satz 2 SGB VII – präzisieren die Grundsätze der Ersterhebung beim Versicherten sowie der Erforderlichkeit, und erweitern das Widerspruchsrecht nach § 76 SGB X.

Ermittlung der Vorerkrankungen

§ 199 Abs. 3 SGB VII sieht ein gestuftes Verfahren vor: Zu Vorerkrankungen kann bei den Versicherten selbst sofort ermittelt werden; bei anderen Stellen, insbesondere Krankenkassen und Ärzten, soll erst dann ermittelt werden, wenn ausreichende Anhaltspunkte für den ursächlichen Zusammenhang zwischen versicherter Tätigkeit und schädigender Einwirkung vorliegen. Wenn es um einen Arbeitsunfall geht und Unfallanzeige oder D-Arztbericht vorliegen, ist diese Voraussetzung regelmäßig erfüllt; dies führt zu dem Schluß, daß die Vorschrift im wesentlichen nur Bedeutung in BK-Verfahren hat. Hier soll also nach dem Willen des Gesetzgebers die Arbeitsanamnese so weit getrieben werden, daß tatsächliche Anhaltspunkte – noch nicht der Nachweis – für den Zusammenhang zwischen versicherter Tätigkeit und schädigender Einwirkung vorliegen, bevor die besonders sensibel zu behandelnden Vorerkrankungsdaten erhoben werden.

Der Gesetzgeber hat hier bewußt gewisse Verzögerungen der Verfahren in Kauf genommen. Allerdings ist die Vorschrift als Sollvorschrift gefaßt und läßt damit noch einen gewissen Spielraum. So erscheint es zulässig, in besonders komplexen BK-Verfahren Parallelermittlungen zur Arbeitsanamnese und zu Vorerkrankungen zu führen, wenn beispielsweise erst aus der Krankheitsgeschichte konkrete Anhaltspunkte dafür gewonnen werden können, nach welchen schädigenden Einwirkungen am Arbeitsplatz im Rahmen der Arbeitsanamnese zu ermitteln ist. Im Rahmen der Sollvorschrift sind Parallelermittlungen auch dann zulässig, wenn anderenfalls *erhebliche* Verzögerungen zu erwarten sind.

Wenn Versicherte ihr Einverständnis mit Parallelermittlungen im Interesse einer zügigen Verfahrensgestaltung geklärt haben, braucht das gestufte Verfahren nicht eingehalten werden. Soweit § 199 Abs. 3 SGB VII nicht greift, ist die Ersterhebung von Vorerkrankungsdaten bei Krankenkassen nach § 188 SGB VII i.V.m. § 67a Abs. 2 Nr. 1 SGB X meist, und bei Ärzten nach § 203 SGB VII i.V.m. § 67a Abs. 2 Nr. 2a SGB X in aller Regel zulässig.

Widerspruchsrecht der Versicherten

Die Versicherten können der Übermittlung der in § 76 SGB X bezeichneten besonders sensiblen medizinischen Daten widersprechen; dies bezieht sich in der Unfallversicherungspraxis insbesondere auf die Anforderung von Vorerkrankungsauskünften bei den Krankenkassen. Da das Widerspruchsrecht gegenüber der Krankenkasse besteht, die Datenanforderung aber seitens des Unfallversicherungsträgers erfolgt, stellt § 200 Abs. 1 SGB VII klar, daß die Unfallversicherungsträger auf das gegenüber den Krankenkassen bestehende Widerspruchsrecht hinzuweisen haben. Es genügt, wenn die Unfallversicherungsträger den Hinweis auf das Widerspruchsrecht in allgemeiner Form zu Beginn des Verwaltungsverfahrens geben (§ 76 Abs. 2 Nr. 1 SGB X); im Sinn der Transparenz des Verfahrens kann es zweckmäßiger sein, wenn der Hinweis erst im Zusammenhang mit der konkret beabsichtigten Abfrage bei der Krankenkasse erfolgt.

Auskunftspflicht der Krankenkasse und Ärzte

§ 188 SGB VII bezieht sich auf die Auskunftspflicht der Krankenkassen, § 203 SGB VII auf die entsprechende Auskunftspflicht der (vorbehandelnden) Ärzte. Die Regelung des § 203 SGB VII behebt einen weiteren Streit zum früheren § 1543d RVO, und zwar ebenfalls im wesentlichen im Sinn der weiten Auffassung der Unfallversicherungsträger. Sie können also Auskünfte zu Vorerkrankungen von beiden Stellen verlangen, soweit es für die Feststellung des Versicherungsfalls erforderlich ist, von den Ärzten darüber hinaus, soweit es insgesamt zur Erbringung von Leistungen erforderlich ist.

Einschränkung der Auskunftspflicht

Allerdings enthalten beide Vorschriften eine gleichlautende Einschränkung in § 188 Satz 2 bzw. § 203 Abs. 1 Satz 2 SGB VII; danach sollen die Auskunftsverlangen zur Feststellung des Versicherungsfalls auf solche Erkrankungen oder auf solche Bereiche von Erkrankungen beschränkt werden, die mit dem Versicherungsfall in einem ursächlichen Zusammenhang stehen können. Im Regelfall ist daher kein vollständiges Vorerkrankungsverzeichnis (und erst recht keine vollständige Leistungsakte) bei der Krankenkasse anzufordern, sondern das Auskunftsverlangen soll spezifiziert werden. Im Hinblick auf die meisten Arbeitsunfälle und einige Berufskrankheiten dürfte diese Beschränkung zumindest aus Sicht der Unfallversicherungsträger praktikabel sein, soweit nur Vorerkrankungen einer bestimmten Art oder an einem bestimmten Organ oder Körperteil in Betracht kommen.

Geht es dagegen um komplexe Beurteilungen des Gesundheitszustands, was insbesondere bei vielen Berufskrankheiten der Fall ist, erscheint diese Beschränkung weder medizinisch-naturwissenschaftlich begründbar noch verwaltungspraktisch durchführbar (vgl. im einzelnen Kranig [3] in Hauck SGB VII K § 203 Rz 12–14). Da auch diese Vorschriften als Sollvorschriften gefaßt sind, sind in den genannten Ausnahmefallgruppen auch Anfragen zu umfassenden Vorerkrankungsverzeichnissen im begründeten Einzelfall als zulässig anzusehen. Für eine reibungslose Sachbearbeitung insbesondere im BK-Bereich wird es darauf ankommen, diejenigen Krankheitsbilder möglichst präzise herauszuarbeiten, in denen wegen der Komplexität der Beurteilung die Anforderung eines umfassenden Vorerkrankungsverzeichnisses zulässig erscheint.

In diesem Zusammenhang ist auch auf Auswirkungen hinzuweisen, die eine vor einigen Jahren erfolgte Änderung des Krankenversicherungsrechts mit sich bringt. Für die Aufbewahrung von Daten bei Krankenkassen und kassenärztlichen Vereinigungen gelten nach § 304 SGB V Aufbewahrungsfristen von 2 bzw. 10 Jahren; spätestens nach Ablauf von 10 Jahren werden mithin von Krankenkassen keine Informationen zu Vorerkrankungen mehr zu gewinnen sein, so daß den Unfallversicherungsträgern insofern ohnehin nur noch der Weg über die Versicherten zu ihren behandelnden Ärzten eröffnet sein wird. Dies hat v. a. Bedeutung für Berufskrankheiten mit langen Latenzzeiten sowie für lange zurückliegende Vorschädigungen.

Bestellung von Gutachtern und Durchführung von Gutachtenaufträgen

Wohl das größte Aufsehen im Gesetzgebungsverfahren hat die Frage der Bestimmung bzw. Auswahl der Gutachter erregt. Die nunmehr in § 200 Abs. 2 SGB VII getroffene Regelung hat eine bewegte Vorgeschichte. Sie ist vor dem Hintergrund zu sehen, daß in der Öffentlichkeit vielfach Kritik an einer angeblichen Allianz zwischen Unfallversicherungsträgern und Gutachtern geübt wurde; diese Kritik hatte auch eine gewisse Resonanz beim BfD, dessen Zuständigkeit in dieser Frage allerdings recht fraglich ist, und im Parlament, insbesondere aufgrund von Petitionsverfahren, gefunden. Der Regierungsentwurf hatte hierzu noch eine bloße Informationspflicht der Unfallversicherungsträger gegenüber den Versicherten hinsichtlich Zweck des Gutachtens und Person des Gutachters vorgesehen (vgl. BT-Drucks. 13/2204, § 200 Satz 2). Im Bundestagsausschuß für Arbeit und Sozialordnung war zunächst im Februar 1996 Einigkeit darüber erzielt worden, daß die Versicherten das Recht erhalten sollten, selbst einen Gutachter zu benennen.

Damit wäre das Amtsermittlungsprinzip, d.h. die Pflicht der zur sachlichen Neutralität verpflichteten Unfallversicherungsträger zu objektiv-kritischer Sachverhaltsermittlung, an einem entscheidenden Punkt ersetzt worden durch das Recht der – am Ausgang des Verfahrens persönlich interessierten – Versicherten zur Bestimmung des Gutachters. Diese Bedenken wurden im weiteren Gesetzgebungsverfahren berücksichtigt: Die Unfallversicherungsträger beurteilen nach wie vor die Eignung der Gutachter und haben den Versicherten vor Erteilung des Gutachtenauftrags in der Regel mehrere Gutachter zur Auswahl vorzuschlagen. Die Rechte der Versicherten sind insoweit gestärkt worden, als sie aus dem Vorschlag des Unfallversicherungsträgers einen der benannten Gutachter auswählen können. Die Vorschrift hat einige Fragen aufgeworfen, die nach dem derzeit bestehenden Eindruck in der Praxis in aller Regel nicht zu grundlegenden Problemen führen dürften.

Benennung mehrerer Gutachter

Benennung *mehrerer Gutachter* bedeutet im Regelfall: 3 Gutachter. Bei nur 2 Gutachtern wäre dem in der Gesetzesbegründung zum Ausdruck „gekommenen Willen des Gesetzgebers“ nicht genügt und die den Versicherten gebotene Auswahl zu gering. Eine höhere Zahl wäre für die Versicherten eher verwirrend, würde auch in vielen Fällen praktische Probleme bereiten.

Benennung spezialisierter Gutachter

In seltenen Fällen stehen in ganz Deutschland nur sehr wenige geeignete Sachverständige zur Verfügung, insbesondere bei einigen Berufskrankheiten oder Krankheiten, die nach § 9 Abs. 2 SGB VII zu beurteilen sind. Hier erlaubt es die Fassung der Vorschrift als Sollvorschrift, im Ausnahmefall auch nur 1 oder 2 Gutachter zu benennen.

Delegation von Gutachtenaufträgen

Der beauftragte Gutachter delegiert häufig Untersuchungen usw. an fachlich geeignete Mitarbeiter. Hierauf werden die Versicherten in den Schreiben zur Gutachterauswahl hingewiesen. Das Recht zur Gutachterauswahl bezieht sich auf den für die Erstattung des Gutachtens verantwortlichen Sachverständigen, nicht auf die von ihm üblicherweise einbezogenen Mitarbeiter.

Bestimmung von Zusatzgutachtern

Im Verlauf der Untersuchung bei dem beauftragten Gutachter kann sich herausstellen, daß Sachverständige aus anderen Fachgebieten, z. B. neben dem beauftragten Chirurgen noch ein Neurologe, in die Begutachtung einbezogen werden müssen. Im Hinblick auf das Auswahlrecht der Versicherten erscheint es ausreichend, wenn „vor Ort“ geklärt wird, ob der Versicherte mit dem vom Gutachter vorgesehenen „Zusatzgutachter“ einverstanden ist; besteht dies Einverständnis nicht, hat der Gutachter das ihm mögliche Teilgutachten zu erstatten und den Unfallversicherungsträger über die zusätzlich erforderliche Begutachtung zu informieren; dieser hat dem Versicherten dann mehrere „Zusatzgutachter“ zur Auswahl zu benennen.

Die Vorschrift zwingt nicht dazu, den Versicherten mögliche „Zusatzgutachter“ sozusagen auf Verdacht mitzuteilen und im Hinblick darauf vorab bei den Sachverständigen anzufragen, welche „Zusatzgutachter“ sie auf den verschiedenen medizinischen Fachgebieten üblicherweise einbeziehen; die Fälle, in denen es zu Zusatzbegutachtungen kommen wird, sind Ausnahmefälle; hier erscheint es zulässig, im Rahmen der Sollvorschrift des § 200 Abs. 2 SGB VII zunächst von einer Benennung möglicher Zusatzgutachter abzusehen und diese Frage der Abstimmung zwischen beauftragtem Gutachter und Versicherten zunächst zu überlassen, mit der zuvor geschilderten Möglichkeit, bei Nichteinigung zu dem gesetzlich für den Regelfall vorgesehenen Verfahren zurückzukehren.

Das Auswahlrecht besteht also u. U. mehrfach, beispielsweise auch dann, wenn der Unfallversicherungsträger von vornherein 2 oder mehrere Gutachtenaufträge an Sachverständige unterschiedlicher Fachrichtungen vergibt, oder wenn nach Erstattung eines ersten Gutachtens - z.B. wegen Zweifeln an der wissenschaftlichen Plausibilität - ein weiteres Gutachten eingeholt wird.

Beratende Ärzte

Die beratenden Ärzte der Unfallversicherungsträger sind nicht als Gutachter im Sinn des § 200 Abs. 2 SGB VII anzusehen. Sie werden BG-intern - quasi als Sachbearbeiter mit medizinischem Sachverstand - tätig. Ihre Information über medizinische Daten der Versicherten ist mithin nicht als Datenübermittlung an außerhalb des Unfallversicherungsträgers stehende Personen zu qualifizieren, sondern als BG-interne Datennutzung, die zulässig ist, wenn es zur Erfüllung der Aufgaben des Unfallversicherungsträgers erforderlich ist (vgl in diesem Sinn zum früheren Recht LSG Nordrhein-Westfalen vom 16. 08. 1989 - L 17 U 53/88).

Benennung von Gutachtern durch Versicherte

Der Ausschußbericht betont, daß auch die Versicherten das Recht haben, einen oder mehrere Gutachter vorzuschlagen (BT-Drucks. 13/4853, S. 22). Dies ist lediglich ein Hinweis auf die schon vor Inkrafttreten des SGB VII bestehende Rechtslage. Bereits die grundlegende Vorschrift über die Amtsermittlung, § 20 SGB X, verpflichtet die Unfallversicherungsträger, Erklärungen und Anträge, also auch Beweisanträge, entgegenzunehmen und in die Überlegungen einzubeziehen; allerdings stellt § 20 Abs. 1 Satz 2 SGB X klar, daß die Unfallversicherungsträger Art und Umfang der Ermittlungen bestimmen; an Beweisanträge der Versicherten, also auch an die im Ausschußbericht genannten Gutachtervorschläge, sind die Unfallversicherungsträger nicht gebunden.

Auswahl der Gutachter

Um den Versicherten im Regelfall die Auswahl zu erleichtern, teilen die Unfallversicherungsträger in dem Schreiben zur Gutachterauswahl mit, welchen der benannten Gutachter sie beauftragen werden, falls die Versicherten innerhalb einer bestimmten Frist - in der Regel 2 Wochen zuzüglich Postlaufzeiten - keine Auswahl treffen. § 200 Abs. 2 SGB VII gibt den Versicherten ein Auswahl*recht*, keine Pflicht zur

Mitwirkung bei der Bestellung des Gutachters. Nehmen Versicherte dieses Recht nicht oder nicht in der vom Unfallversicherungsträger gesetzten angemessenen Frist wahr, so bestimmt der Unfallversicherungsträger den zu bestellenden Gutachter.

Aufklärung der Versicherten

Durch den 2. Halbsatz der Vorschrift sind die Unfallversicherungsträger verpflichtet, die Versicherten auf ihr Widerspruchsrecht nach § 76 Abs. 2 SGB X hinzuweisen. Das Widerspruchsrecht bezieht sich auf die Information des bestellten Gutachters über die vom Unfallversicherungsträger zuvor ermittelten medizinischen Daten, insbesondere über Vorerkrankungen. Außerdem sind die Versicherten über den Zweck des Gutachtens zu informieren. Auch dies dient der Transparenz und ermöglicht den Versicherten, ihre Rechte qualifiziert wahrzunehmen.

Übermittlung von Daten

Nach Erteilung des Gutachtenauftrags muß der Unfallversicherungsträger den Gutachter über die Ergebnisse der Ermittlungen informieren, soweit dies für die Erstattung des Gutachtens erforderlich ist. Die Unfallversicherungsträger sind berechtigt, diese Sozialdaten an die Gutachter zu übermitteln (§ 69 Abs. 1 Nr. 1 SGB X). Soweit es sich um Daten im Sinn des § 76 SGB X handelt, z. B. medizinische Daten über Vorerkrankungen, so ist ein ggf. eingelegter Widerspruch des Versicherten zu beachten (vgl. § 76 Abs. 2 Nr. 1 SGB X, § 200 Abs. 1 SGB VII).

Auskunftspflicht der Gutachter

Die Gutachter übernehmen mit der Annahme des Gutachtenauftrags die Pflicht, das Gutachten, ggf. nach Untersuchung des Versicherten, zu erstatten und damit die Unfallversicherungsträger über die im Rahmen der Begutachtung gewonnenen Sozialdaten des Versicherten zu informieren. Fraglich ist in diesem Zusammenhang, inwieweit die Versicherten während einer Untersuchung gegenüber dem Gutachter Informationsrechte haben. Bei den von den Gutachtern erhobenen Befunden usw. handelt es sich um Sozialdaten; sie werden bei der Untersuchung im Zusammenwirken zwischen Versicherten und Gutachtern gewonnen. Aus datenschutzrechtlicher Sicht haben die Versicherten als Betroffene die „Herrschaft" über diese Daten, solange sie noch nicht an den Unfallversicherungsträger übermittelt worden sind. Daraus ist abzuleiten, daß die Versicherten sich bei den untersuchenden Ärzten über die erhobenen Befunde erkundigen können und daß die Gutachter hinsichtlich der erhobenen Befunde auskunftspflichtig sind (insoweit wohl restriktiver: Kaiser [1], BG 1995, 746).

Keine Auskunftspflicht der Gutachter besteht hingegen hinsichtlich der Wertungen und Schlußfolgerungen, die sich aus den Befunden ergeben; dies betrifft insbesondere den Vorschlag zur MdE-Bewertung (insoweit besteht Übereinstimmung mit Kaiser a. a. O.). Dies ergibt sich zum einen daraus, daß diese Wertungen und Schlußfolgerungen erst nach Abschluß der Untersuchung zusammenfassend möglich sind, zum anderen auch daraus, daß es sich insofern um rechtliche Würdigungen handelt, zu denen der Gutachter lediglich der Verwaltung einen Vorschlag zu unterbreiten hat. Die Verwaltung darf insoweit nicht durch die bekanntgegebene Meinung des Gutachters in ihrer Entscheidung präjudiziert werden.

Der Arzt handelt als Gutachter in einer anderen Rolle als sonst; im Vordergrund hat zu stehen, daß er seinen Sachverstand zur Verfügung stellt, um sachlich zutreffende Verwaltungsentscheidungen vorzubereiten. Dies schließt aber nicht aus, daß der Gutachter den Versicherten ebenfalls über dessen festgestellten Gesundheitszustand informiert. Im übrigen sieht das Gesetz vor, daß Versicherte sich durch Akteneinsicht beim Unfallversicherungsträger informieren können, insbesondere auch über den gesamten Inhalt eines Gutachtens.

Im Regelfall ist zu unterstellen, daß die Versicherten damit einverstanden sind, daß die sie betreffenden, im Rahmen der Begutachtung erhobenen Daten durch die Gutachter an die Unfallversicherungsträger übermittelt werden. Widerspricht ein Versicherter im Einzelfall dieser Datenübermittlung vom Gutachter an den Unfallversicherungsträger, so hat der Gutachter den Unfallversicherungsträger hierüber zu informieren, ohne die erhobenen Daten zu übermitteln. Der Unfallversicherungsträger klärt dann mit dem Versicherten die Rechtslage. Sofern der Versicherte die Übermittlung der Daten ohne sachlichen Grund (z. B. Besorgnis der Befangenheit des Gutachters, die sich erst im Verlauf der Untersuchung ergibt) verweigert, so liegt in der Weigerung des Versicherten ein Verstoß gegen seine Mitwirkungspflichten nach § 62 SGB I; der Unfallversicherungsträger kann dann die Konsequenz aus § 66 Abs. 1 SGB I ziehen und bis zur Gestattung der Datenübermittlung vom Gutachter an den Unfallversicherungsträger die Leistung versagen oder entziehen.

Übermittlung von Daten an Dritte

Die im Gutachten enthaltenen Sozialdaten dürfen von den Unfallversicherungsträgern im Rahmen des Erforderlichen und unter Beachtung des Widerspruchsrechts der Versicherten zur Erfüllung der Aufgaben der Unfallversicherungsträger übermittelt werden, beispielsweise an weitere Gutachter zur Überprüfung zweifelhafter Bewertungen oder im Rahmen des sozialgerichtlichen Verfahrens an das Gericht (§§ 69 Abs. 1 Nrn. 1 und 2, 76 SGB X). Wenn es nicht um Aufgaben der Unfallversicherung geht, dürfen die Daten dagegen nicht ohne Einverständnis der Gutachter und der Versicherten an Dritte übermittelt werden, wie z. B. an Privatversicherungen; dem steht sowohl das Urheberrecht des Gutachters als auch das Sozialdatenschutzrecht des Versicherten entgegen.

Ausdrücklich durch § 204 Abs. 2 Satz Nr. 14, Satz 2 SGB VII ist klargestellt, daß in der Datei des HVBG zu § 9 Abs. 2 SGB VII Gutachten mit Angabe der Gutachter verarbeitet und genutzt werden dürfen.

Zusammenfassung

Die neuen sozialdatenschutzrechtlichen Vorschriften des SGB VII fordern an manchen Stellen Umdenken und neue Aktivitäten bei Unfallversicherungsträgern und auch Ärzten. Die Verwaltungen und Verbände sind bemüht, bei der Umsetzung des Datenschutzrechts die gesetzgeberischen Intentionen zu verwirklichen und gleichzeitig die eigentlichen Aufgaben der Gesetzlichen Unfallversicherung, die Prävention, die Rehabilitation und die Entschädigung im Interesse der Versicherten und der Unternehmen optimal zu gewährleisten, die Verwaltungsverfahren schlank zu halten und zügig durchzuführen sowie sich trotz der komplizierten Materie den Betroffenen gegenüber noch verständlich auszudrücken. Die Aufgabe ist, wie meine Ausführungen zu einigen Fragen, die die neuen Vorschriften aufwerfen, hoffentlich deutlich gemacht haben, schwierig, aber nicht unlösbar. Einige der bisherigen Streitfragen sind vom Gesetzgeber klar entschieden worden. Dies dient der Rechtssicherheit bei allen Beteiligten. Bei manchen der neuen Vorschriften, insbesondere bei den erwähnten Sollvorschriften, sind zwar derzeit bereits einige Konturen erkennbar. Die Frage, in welchen Fällen zur Beschleunigung des Verfahrens oder aus Sachnotwendigkeiten heraus Ausnahmen von den Sollvorschriften zulässig sind, muß sicherlich im einzelnen in der Zukunft noch ausgelotet werden; dies bringt natürlich etwas Unsicherheit mit sich, doch wäre es für alle Beteiligten weitaus problematischer, wenn die mit den Sollvorschriften verbundene Flexibilität vom Gesetzgeber erst gar nicht eingeräumt worden wäre.

Literatur und Anmerkungen

1. Kaiser V (1995) Die allgemeinen Rechtsverhältnisse bei der ärztlichen Begutachtung im berufsgenossenschaftlichen Feststellungsverfahren, BG 1995, 742-751
2. Kranig A in: Schulin (Hrsg) Handbuch des Sozialversicherungsrechts, Bd 2: Unfallversicherungsrecht, München 1996, 9. Abschnitt. Daten und Datenschutz (§§ 51-53); dort auch Literaturübersicht zum Recht des Sozialdatenschutzes in der gesetzlichen Unfallversicherung bis zum Inkrafttreten des SGB VII
3. Kranig in: Hauck SGB VII, Kommentierung der §§ 199-208
4. Kranig in: Hauck SGB V, Kommentierung der §§ 284ff.
5. Niemeyer/Freund (1996) Die Einordnung des Rechts der gesetzlichen Unfallversicherung in das Sozialgesetzbuch als neues SGB VII, NZS 1996, 497ff. (502f.)
6. Pappai, „Datenschutz und Aufgabenerfüllung in der Unfallversicherung", BG 1996, 127
7. Spitzenverbände der gesetzlichen Unfallversicherung (Hrsg), Erstkommentierung des Unfallversicherungs-Einordnungsgesetzes, Kommentierung der §§ 199-208

Die spezielle Problematik aus § 26 Abs. 5 SGB VII

J. Nehls

Die Steuerung der ärztlichen Behandlung

Der gewachsene Umfang der Gesetzlichen Unfallversicherung

§ 28 Abs. 5 Sozialgesetzbuch (SGB) VII regelt die individuelle und konkrete Steuerung der Heilbehandlung und Rehabilitation des Versicherten durch den Sachbearbeiter. Die Vorschrift stellt klar, daß der Unfallversicherungsträger Art, Umfang und Durchführung der Leistungen sowie der Einrichtungen, die die Leistungen erbringen, zu bestimmen hat [1]. Sie lautet:

Die Unfallversicherungsträger bestimmen im Einzelfall Art, Umfang und Durchführung der Heilbehandlung und Rehabilitation sowie die Einrichtungen, die diese Leistungen erbringen, nach pflichtgemäßem Ermessen. Dabei prüfen sie auch, welche Leistungen geeignet und zumutbar sind, Pflegebedürftigkeit zu vermeiden, zu überwinden, zu mindern oder ihre Verschlimmerung zu verhüten.

§ 26 Abs. 5 SGB VII steht im Kontext mit § 34 Abs. 1 SGB VII, der Magna Charta der Unfallversicherung. Diese Vorschrift verpflichtet die Unfallversicherungsträger, ein Netzwerk von Leistungserbringern zur Heilbehandlung und Rehabilitation zu schaffen, welches dann Grundlage ist für die individuelle und konkrete Steuerung des Sachbearbeiters. Die Vorschrift lautet:

Die Unfallversicherungsträger haben alle Maßnahmen zu treffen, durch die eine möglichst frühzeitig nach dem Versicherungsfall einsetzende und sachgemäße Heilbehandlung und, soweit erforderlich ist, besondere unfallmedizinische oder Berufskrankheiten-Behandlung gewährleistet wird. Sie können zu diesem Zweck die von den Ärzten und Krankenhäusern zu erfüllenden Voraussetzungen im Hinblick auf die fachliche Befähigung, die sächliche und personelle Ausstattung sowie die zu übernehmenden Pflichten festlegen. Sie können daneben nach Art und Schwere des Gesundheitsschadens besondere Verfahren für die Heilbehandlung vorsehen.

Mit dieser Regelung erkennt der Gesetzgeber den Erfolg der Unfallversicherung in der Rehabilitation an [2]. Mit ihr wird die Arbeit der Selbstverwaltung der Gesetzlichen Unfallversicherung im Bereich der Heilbehandlung und Rehabilitation durch den Gesetzgeber belohnt [3]. Der historische Bogen dieser Arbeit reicht von den Unfallkliniken an den Toren der Zechen, den ersten berufsgenossenschaftlichen Unfallkliniken, über D-Arztverfahren, Verletzungsartenverfahren, berufsgenossenschaftliche stationäre Weiterbehandlung, Erweiterte ambulante Physiotherapie bis hin zu der Organisation der Betreuung Schwerstverletzter. Unter der Ägide des Grundsatzes „mit allen geeigneten Mitteln" – dennoch unter Beachtung der Grundsätze der Sparsamkeit und Wirtschaftlichkeit – hat die Selbstverwaltung den Leistungskatalog ständig durch medizinischen Fortschritt unter Beachtung von Qualitätssicherung weiterentwickelt. Sie hat damit eine spärliche Gesetzesvorgabe vorbildlich ausgefüllt. Rechtsgrundlage war hierfür lediglich eine Vorschrift, nämlich § 558 der RVO von 1911, die wie folgt lautete:

Bei Verletzung ist Krankenbehandlung zu gewähren; sie umfaßt ärztliche Behandlung und Versorgung mit Arznei, anderen Heilmitteln sowie mit den Hilfsmitteln, die erforderlich sind, um den Erfolg des Heilverfahrens zu sichern oder die Folgen der Verletzung zu erleichtern (Krücken, Stützvorrichtungen) und dergleichen.

Im Nachgang zu dem Ausbau der Heilbehandlung und Rehabilitation durch die Unfallversicherungsträger hat der Gesetz- und Verordnungsgeber lediglich immer nachgezogen, so z.B. in den Bestimmungen des Reichsversicherungsamtes über die Unterstützungspflicht der Krankenkassen und Unternehmer gegenüber den Trägern der Unfallversicherung und über Ersatzleistungen zwischen Krankenkassen, Ersatzkassen und Trägern der Unfallversicherung vom 19. Juni 1936 [4]. Sie sind durch § 34 SGB VII gegenstandslos und aufgehoben worden. Der Gesetzgeber legt die Entwicklung der Verfahren und der Qualitätssicherung der Heilbehandlung und der Rehabilitation allein in die Hände der Unfallversicherung, und zwar für beide Versicherungsfälle, sowohl für den Arbeitsunfall als auch für die Berufskrankheit [5]. Einer Genehmigung durch die Aufsicht bedarf es nicht. Auch die kassenärztlichen Bundesvereinigungen haben bei den nach § 34 zu treffenden Festlegungen nicht mitzuwirken. Sie haben allerdings mit den Verbänden der Unfallversicherungsträger für ihre Mitglieder entsprechende Verträge zu schließen.

Bereits nach bisherigem Recht haben die Unfallversicherungsträger ein Netz der berufsgenossenschaftlichen Heilbehandlung einschließlich der Rehabilitation aufgebaut, das als eines der besten Einrichtungen der medizinischen Rehabilitation bezeichnet werden kann [6]. Der Sachbearbeiter muß dieses Netzwerk und deren Regelungen bei der Einzelfallbearbeitung kennen und für den konkreten Sachverhalt miterfassen. § 26 Abs. 5 SGB VII räumt dem Sachbearbeiter einen Ermessensspielraum ein, der ihm zum Handeln, zur Steuerung des Heilverfahrens einschließlich der Rehabilitation zwingt.

Die Aufgaben der Sachbearbeiter im Heilverfahren

Wie hat der Sachbearbeiter vorzugehen? Er hat bei jedem Posteingang die Fallfrage zu stellen: Hat der Verletzte Anspruch auf Heilbehandlung und wenn ja, auf welche? Die Antwortnorm ist zunächst § 26 Abs. 1 SGB VII: „Versicherte haben Anspruch auf Heilbehandlung einschließlich Leistungen der medizinischen Rehabilitation."

Diese Vorschrift wird durch weitere Normen erläutert. So bestimmt § 26 Abs. 2 Nr. 1 SGB VII das Ziel der Behandlung. Der Unfallversicherungsträger hat mit allen geeigneten Mitteln möglichst frühzeitig den durch den Versicherungsfall verursachten Gesundheitsschaden zu beseitigen oder zu bessern, seine Verschlimmerung zu verhüten und seine Folgen zu mildern. § 27 SGB VII nennt den Umfang der Heilbehandlung. Eine weitere Auslegung erfolgt insbesondere durch das Abkommen Ärzte/Unfallversicherungsträger (Ärzteabkommen) von 1992. Durch Subsumtion stellt der Sachbearbeiter abschließend fest, welchen Anspruch auf Heilbehandlung

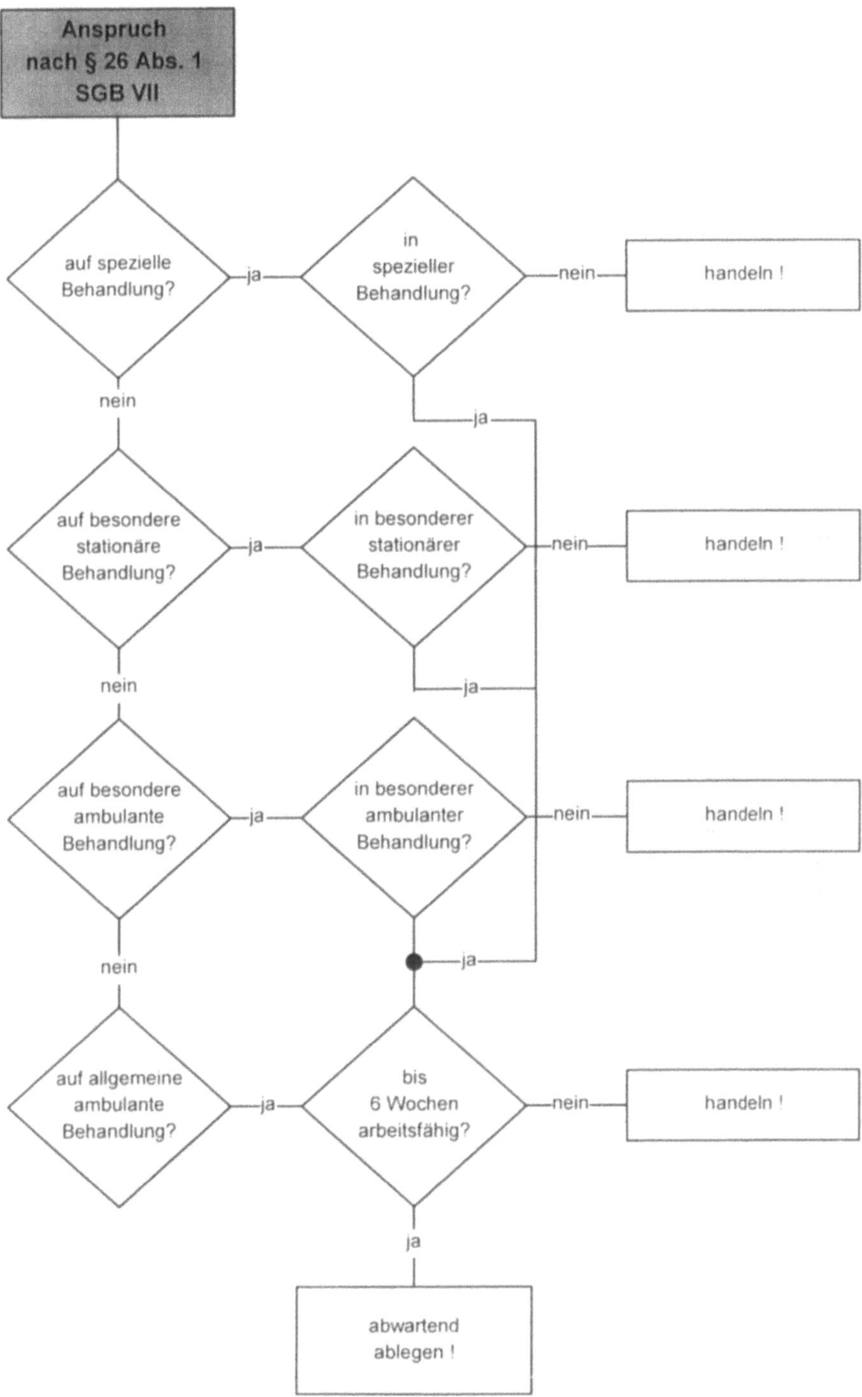

Abb. 1. Anspruch nach § 26 Abs. 1 SGB VII

und Rehabilitation der Verletzte hat. Zur Beantwortung dieser Frage wurde das folgende Prüfschema (Abb. 1) entwickelt:

1. Hat der Verletzte Anspruch auf spezielle Behandlung?

Beispiel. A. verletzt sich an einer Fräse schwer die linke Hand. Die Behandlung hat mit allen geeigneten Mitteln zu erfolgen, d.h. der Verletzte hat Anspruch, in einer Handchirurgie ggf. mit Hilfe der Mikrochirurgie behandelt zu werden. Diese Versorgung entspricht auch dem allgemein anerkannten Stand der medizinischen Erkenntnisse (§ 26 Abs. 4 Satz 1 SGB VII). Das § 6-Haus bzw. das künftig zum berufsgenossenschaftlichen besonderen stationären Heilverfahren zugelassene Krankenhaus braucht diese Leistungserbringung nicht vorzuhalten. Der Sachbearbeiter hat zu prüfen, ob das Krankenhaus dennoch über eine entsprechende handchirurgische Versorgung verfügt; wenn nein, hat er den Verletzten in eine entsprechende Spezialeinrichtung zu verlegen oder dort vorzustellen.

Entsprechendes gilt für andere Verletzungen, die einer speziellen Behandlung bedürfen (z.B. Querschnittsgelähmte, Schwerstverbrannte). In der Regel kann der Sachbearbeiter nicht rechtzeitig tätig werden, weil ihm die Informationen fehlen und die entsprechenden Berichte noch nicht eingegangen sind.

Beispiel. Ein leitender Angestellter stürzt durch eine geschlossene Glastür, verletzt sich mit folgender Diagnose: Schnittverletzung am rechten Handrücken mit Durchtrennung der Strecksehnen des III. und V. Fingers, Teildurchtrennung der Strecksehne des IV. Fingers, Durchtrennung der sensiblen Nervenäste des N. ulnaris und des N. radialis am Handrücken.

Er wird in das nächste § 6-Haus gebracht. Der Personalchef ruft den Sachbearbeiter an und zweifelt an, daß der Verletzte in diesem Hause die ihm zustehende Leistung erhält. Dem Sachbearbeiter gelingt es durch ein Telefongespräch mit dem Chefarzt, den Verletzten aus dem Operationsraum zu verlegen in die nächstgelegene handchirurgische Abteilung. Beim Herausschieben aus dem Operationssaal sagt die Oberschwester zum Verletzten: „Das ist das Beste, was Ihnen passieren konnte." In der Handchirurgie werden die Verhältnisse nach Abnahme des Verbandes als provisorische Erstversorgung bezeichnet. Es erfolgt die Wiederherstellung der Strecksehne und die Naht eines sensiblen Astes des N. ulnaris. Im erstbehandelnden Hause wäre keine Versorgung der Nerven erfolgt. Ergebnis: Stationäre Behandlung 6 Tage, arbeitsfähig nach 40 Tagen, Gesamtvergütung für 4 Monate. Durch die Verlegung hat der Sachbearbeiter es geschafft, daß der Verletzte wieder eine voll funktionsfähige Hand bekam, und er hat seiner Berufsgenossenschaft erspart, eine lebenslängliche Verletztenrente zahlen zu müssen (Größenordnung 200 000,00 DM).

Der Verfasser stieß auf den Fall, als er vor Führungskräften der Mitgliedsbetriebe der Holz-Berufsgenossenschaft in einem Seminar über Steuerung des Heilverfahrens referierte. Der genannte Verletzte war dabei und berichtete, daß und wie er als Verletzter die Steuerung des Heilverfahrens erlebt hatte.

Wenn kein Anspruch auf spezielle Behandlung besteht, ist zu prüfen:

2. Hat der Verletzte Anspruch auf besondere stationäre Behandlung?

Stationäre Behandlung konnte auch bisher nur als besondere berufsgenossenschaftliche stationäre Behandlung erbracht werden. Wenn es sich nicht um einen Fall des Verletzungsartenkataloges handelte, war es nicht erforderlich, daß das Krankenhaus zum Verletzungsartenverfahren zugelassen war. Es genügte, daß an dem Haus ein D- oder H-Arzt zugelassen war. Die Unfallversicherungsträger haben nach § 34 Abs. 1 SGB VII die Verfahren weiterzuentwickeln. Voraussichtlich wird der stationäre Fall nur in einer Abteilung eines Krankenhauses behandelt werden dürfen, das zum berufsgenossenschaftlichen besonderen stationären Heilverfahren zugelassen ist.

Der Sachbearbeiter übersieht bei diesen Fällen häufig einen Handlungsbedarf. Er muß z. B. erkennen, daß der Verletzte in der orthopädischen Abteilung behandelt wird, die nicht zum berufsgenossenschaftlichen besonderen stationären Heilverfahren zugelassen ist, und dafür sorgen, daß der Verletzte der zugelassenen Unfallabteilung des Hauses zugeleitet wird.

Da es bisher noch kein neues Ärzteabkommen gibt, gilt das Ärzteabkommen unter Beachtung von § 6 der Bestimmungen des Reichsversicherungsamtes weiter. § 6 Abs. 2 lautet:

Gleichzeitig mit dieser Erklärung werden der Krankenkasse die für die Behandlung von Unfallverletzten geeigneten Ärzte (Arzt) und Heilanstalten (Heilanstalt) bezeichnet. Für berufsgenossenschaftliche Krankenbehandlung in der Form der Heilanstaltspflege kommen besonders folgende Verletzungsarten in Frage:

1. Ausgedehnte oder tiefgehende Verbrennungen oder Verätzungen
2. Ausgedehnte oder tiefgehende Weichteilverletzungen
3. Quetschungen mit drohenden Ernährungsstörungen, ausgenommen an Fingern und Zehen
4. Verletzungen mit Eröffnung großer Gelenke
5. Eitrige Entzündungen der großen Gelenke
6. Verletzungen der großen Nervenstämme an Arm oder Bein und Verletzungen der Nervengeflechte
7. Quetschungen oder Prellungen des Gehirns (Contusio oder Compressio cerebri)
8. Quetschungen oder Prellungen der Wirbelsäule mit neurologischen Ausfallerscheinungen
9. Brustkorbverletzungen, wenn sie mit Eröffnung des Brustfells, mit erheblichem Erguß in den Brustfellraum, mit stärkerem Blutverlust oder mit Beteiligung innerer Organe verbunden sind
10. Stumpfe oder durchbohrende Bauchverletzungen
11. Verletzungen der Nieren- oder Harnwege
12. Verrenkungen der Wirbel, des Schlüsselbeins, im Handwurzelbereich, des Hüftgelenks, des Kniegelenks oder im Fußwurzelbereich
13. Verletzungen der Beugesehnen der Finger, der körperfernen Sehne des Armbizeps und der Achillessehne
14. Folgende Knochenbrüche:
    a) Offene Brüche des Hirnschädels
    b) Geschlossene Brüche des Hirnschädels mit Gehirnbeteiligung, ausgenommen mit leichter Gehirnerschütterung
    c) Brüche im Augenhöhlenbereich
    d) Wirbelbrüche, ausgenommen Dorn- und Querfortsatzbrüche
    e) Schulterblatthalsbrüche mit Verschiebung
    f) Offene Brüche des Ober- und Unterarms
    g) Geschlossene Brüche des Ober- und Unterarms mit starker Verschiebung oder mit Splitterung, ausgenommen Speichenbrüche an typischer Stelle
    h) Brüche mehrerer Röhrenknochen oder mehrfache Brüche eines Röhrenknochens
    i) Beckenbrüche, ausgenommen Beckenschaufelbrüche und unverschobene Scham- und Sitzbeinbrüche
    j) Brüche des Oberschenkels einschließlich des Schenkelhalses
    k) Klaffende Brüche oder Trümmerbrüche der Kniescheibe
    l) Offene Brüche des Unterschenkels
    m) Geschlossene Brüche des Unterschenkels mit starker Verschiebung oder Splitterung
    n) Brüche eines Knöchels mit Verschiebung oder Splitterung
    o) Brüche des Fersenbeins mit stärkerer Höhenverminderung oder Verschiebung, Brüche des Sprungbeins, verschobene Brüche des Kahn- oder Würfelbeins oder eines Keilbeins
    p) Stark verschobene oder abgeknickte Brüche eines Mittelfußknochens.

Wenn es den Verletzungsartenkatalog nicht mehr gibt, wird der Sachbearbeiter zu prüfen haben, ob der Verletzte Anspruch auf ambulante oder stationäre Behandlung hat. Anhaltspunkt wird hier nach wie vor der Verletzungsartenkatalog sein. In der Regel gehört ein Verletzter mit einer Verletzung nach dem Verletzungsartenkatalog in stationäre Behandlung. Nicht selten behandelt der Spezialist oder das Krankenhaus nicht bis zum Ende, sondern überweist zu einem ambulanten D-Arzt. Hier hat der Sachbearbeiter zu veranlassen, daß der Verletzte in einer Art Nachschau bleibt.

Wenn der Verletzte weder Anspruch auf spezielle noch auf stationäre Behandlung hat, hat der Sachbearbeiter zu prüfen:

3. Hat der Verletzte Anspruch auf besondere Heilbehandlung?

Zur Beantwortung der Frage erhält er wenig Hilfe. Das Gesetz (§ 34 Abs. 1 Satz 1 SGB VII) verlangt besondere unfallmedizinische Behandlung, wenn sie erforderlich ist. Nach dem Ärzteabkommen (Leitnummer 5 Nr. 1) ist besondere Heilbehandlung indiziert, wenn sie wegen der Art oder Schwere erforderlich ist. In den Kommentierungen [7] heißt es zu dieser Problematik wie folgt:

Es hängt von den Umständen des Einzelfalles ab, ob Art und Schwere einer Verletzung die Durchführung der besonderen Heilbehandlung erfordern. So erkennt zum Beispiel der erfahrene Durchgangsarzt, wann die besondere Heilbehandlung nach Art und Schwere der Verletzung rascher und vollständiger zur Wiederherstellung der Erwerbsfähigkeit führt, als es für den Unfallverletzten ohne diese besondere Heilbehandlung möglich wäre.

Diese Aussage zieht, wenn der Verletzte einem D-Arzt vorgestellt wird. Hier kann der Sachbearbeiter sich auf die Entscheidung des D-Arztes verlassen. Schwierigkeiten bereiten dem Sachbearbeiter doch diejenigen Fälle, die nicht einem D-Arzt vorgestellt werden, sondern bei einem Chirurgen oder Orthopäden, der nicht zum D-Arzt zugelassen ist. Dieser darf nach dem Ärzteabkommen behandeln.

Im folgenden wird ein Vorschlag zum Verfahrensablauf in Problemfällen dargelegt:

Liegen die Verletzungsmuster der Leitnummer 58 Abs. 1 des Ärzteabkommens vor, das sind die Fälle, die der H-Arzt in besonderer Heilbehandlung durchführen darf, so ist der Verletzte über den Weg des § 26 Abs. 5 SGB VII in besondere Heilbehandlung zu bringen. § 58 Abs. 1 des Ärzteabkommens lautet:

Der H-Arzt ist berechtigt, in den Fällen, in denen eine der folgenden Verletzungen vorliegt, eine besondere Heilbehandlung durchzuführen, soweit es sich nicht um eine der im Verletzungsartenverfahren (Vgl. § 6 der Bestimmungen des Reichsversicherungsamtes über die Unterstützungspflicht usw. vom 19. Juni 1936 [AN 1936, S. 195]) aufgeführten Verletzungen handelt:

1. Offene, bis in die Muskulatur hineinreichende Weichteilverletzungen
2. Lokalisierte eitrige Entzündungen
3. Ausgedehnte Verbrennungen zweiten Grades oder Verbrennungen dritten Grades sowie schwere Verätzungen, bei denen schlechte Narbenbildung oder Kontrakturen zu erwarten sind.
4. Offene Sehnenverletzungen oder Sehnennähte (mit Ausnahme an Hand, Fingern und Fuß) sowie offene Gelenk- und gelenknahe Verletzungen
5. Muskelrisse, die eine operative Behandlung erfordern
6. Offene Nervenverletzungen
7. Schwere Prellungen, Quetschungen, Stauchungen und Verzerrungen von Gelenken mit intraartikulärer oder starker periartikulärer Blutung, besonders bei Vorschäden der Gelenke
8. Knochenbrüche mit Gefahr nachfolgender Funktionsstörungen, die eine intensive Nachbehandlung erfordern
9. Luxationen, die eine intensive Nachbehandlung erfordern.

Steuerung der Erbringung von Heilmitteln, Hilfsmitteln und nicht-ärztlicher Rehabilitation

§ 26 Abs. 5 SGB VII gilt nicht nur für die ärztliche Behandlung, sondern für die nicht-ärztliche Heilbehandlung einschließlich der medizinischen Rehabilitation sowie für die berufliche und soziale Rehabilitation insgesamt. Die Rehabilitation durch medizinische Hilfsberufe scheint ein weißer Fleck zu sein. Unfallchirurgen haben nach ihren hervorragend gelungenen Operationen zu diesem Gebiet ein gestörtes Verhältnis. Deshalb hat der Sachbearbeiter um so mehr auch hier die Steuerung der Rehabilitation zu übernehmen. Zu dem Umfang der medizinischen Rehabilitation gehören neben der Erstversorgung und ärztlichen Behandlung:

- Versorgung mit Arznei-, Verband-, Heil- und Hilfsmitteln (§ 27 Abs. 1 Nr. 4 SGB VII),
- Behandlung in Rehabilitationseinrichtungen (§ 27 Abs. 1 Nr. 6 SGB VII),
- Leistungen zur medizinischen Rehabilitation einschließlich Belastungserprobung und Arbeitstherapie (§ 27 Abs. 1 Nr. 7 SGB VII).

Heilmittel sind alle ärztlich verordneten Dienstleistungen, die einem Heilzweck dienen oder einen Heilerfolg sichern und nur von entsprechend ausgebildeten Personen erbracht werden dürfen. Hierzu gehören insbesondere Maßnahmen der physikalischen Therapie sowie der Sprach- und Beschäftigungstherapie (§ 30 SGB VII). Die Unfallversicherungsträger haben sich hinsichtlich dieser Rehabilitationsmaßnahmen wie für die ärztliche Behandlung ein Netzwerk geschaffen. Es sieht folgende Verfahren vor:

- Monotherapie/Ergotherapie,
- Erweiterte ambulante Physiotherapie (EAP) [8],
- Berufsgenossenschaftliche stationäre Weiterbehandlung (BGSW) [9].

Die erweiterte ambulante Physiotherapie

Die EAP steht für die Nach- und Weiterbehandlung von besonders schweren Funktions- und Leistungsbeeinträchtigungen im Bereich des Stütz- und Bewegungsapparates durch Arbeitsunfall neben dem bisherigen System der ambulanten physiotherapeutischen Behandlung im Krankenhaus oder durch selbständig niedergelassene Therapeuten im Sinne der Monotherapie (Krankengymnastik, physikalische Therapie) oder der BGSW in zugelassenen Rehabilitationskliniken zur Verfügung. Notwendig für die Durchführung der EAP ist die qualifizierte Verordnung durch den behandelnden D-Arzt im Rahmen des berufsgenossenschaftlichen Heilverfahrens. Die Therapieergebnisse sind in Zeitabständen von 14 Tagen von dem behandelnden und verordnenden Arzt im Rahmen der Steuerung des Heilverfahrens zu überprüfen.

EAP ist die Kombination von Behandlungselementen der krankengymnastischen (besonders der muskulären und koordinativen Aufbautherapie) und der physikalischen Therapie (z.B. Wärme). Die verschiedenen Behandlungselemente werden isoliert und ggf. kombiniert eingesetzt. Die EAP soll je nach der Indikation und/oder dem Leistungsstand des Verletzten in möglichst engen Zeitabständen – grundsätzlich täglich, vielleicht bis zu mehreren Stunden, und an Wochenenden über einen längeren Zeitraum (ggf. über mehrere Monate) – durchgeführt werden. Die EAP wird von einem Team in einer EAP-Einrichtung erbracht. Das Team besteht aus persönlich und fachlich qualifizierten Angehörigen der physiotherapeutischen Berufe (Krankengymnast, Physiotherapeut, Masseur, medizinischer Bademeister, Sportlehrer und nach Möglichkeit Ergotherapeut). Die Einrichtung muß bestimmte räumliche und apparative Voraussetzungen erfüllen. Sie wird von den zuständigen Landesverbänden für alle Unfallversicherungsträger zugelassen. Der Verletzte hat Anspruch auf EAP nach § 26 Abs. 1 i.V.m. § 27 Abs. 1 Nr. 4 und § 30 SGB VII. EAP kommt vorwiegend zur Beseitigung von besonders schweren Funktions- und Leistungsbeeinträchtigungen im Bereich des Stütz- und Bewegungsapparates in Betracht. Hierbei dürfte es sich um folgende Verletzungen handeln [10]:

- Frakturen großer Gelenke (z.B. Knie-, Hüft-, Ellenbogen-, Schultergelenk), ferner Schäden im Bereich des Knies mit komplexen Bandverletzungen, die den Frakturen großer Gelenke gleichzustellen sind;
- Verletzungen der Extremitäten oder auch des Rumpfes, bei denen es zu einer Schädigung eines größeren peripheren Nervs gekommen ist, wie z.B. Speichennerven-, Ellennerven, Medianus-, Beinnervenlähmung (Femoralis-, Fibularis- oder Ischiadikuslähmung);
- Verletzte mit operativ versorgten stabilen Brüchen im Bereich der Wirbelsäule oder des Beckens;
- Patienten mit einer Polytraumatisierung, die in Anbetracht der langen stationären Behandlungsdauer erhebliche Abbauprobleme entwickeln, insbesondere wenn auch Schädel-Hirn-Verletzungen deutlichen Ausmaßes mit zu den Unfallfolgen gehören;
- Luxationen, Oberarmkopfbrüche u.a., die normalerweise keine besonderen Probleme im Rahmen des Heilverfahrens hervorrufen dürfen, wenn sich aber hier nach bis zu 4 Wochen eine Schultersteife andeutet; indessen könnte EAP den drohenden Dauerschaden am Schultergelenk noch abwenden. Ähnliche Verläufe sind auch im Rahmen der anderen Extremitäten, z.B. Sprunggelenk oder Wirbelsäule, zu erkennen, wobei insbesondere an sog. dystrophe Syndrome, Sudeck-Erkrankungen (Hand, Fuß) und ähnliche regelwidrige Krankheitsverläufe zu denken ist.

Die berufsgenossenschaftliche stationäre Weiterbehandlung

BGSW beinhaltet grundsätzlich die Leistungen der EAP. Hinzu kommen fachlich-medizinische Leistungen unter ständiger ärztlicher Verantwortung und unter Mitwirkung von besonders geschultem Personal, nach einem ärztlichen Behandlungsplan vorwiegend durch Anwendung von Heilmitteln. Zusätzlich können Leistungen der Balneotherapie, der ergotherapeutischen Bewegungstherapieform sowie ggf. logopädische, psychologische und sozialpädagogische Maßnahmen in Betracht kommen. Außerdem können soziale und organisatorische Gründe Anlaß für eine Rehabilitationsmaßnahme unter stationären Bedingungen sein.

Wenn eine EAP-Einrichtung nicht in der Nähe ist, bietet sich BGSW an. Die EAP darf zusammen mit den Fahrtkosten nicht teurer werden als BGSW. In diesen Fällen dürfte dem Verletzten auch die erforderliche Ruhephase nach der Therapie genommen sein. Trotz Nähe der EAP-Einrichtung kann BGSW aus sozialen Gründen in Betracht kommen, z. B. wenn ein alleinstehender Versicherter sich wegen der EAP und den Verletzungen nicht ausreichend häuslich versorgen kann.

Hilfsmittel

Hilfsmittel sind alle ärztlich verordneten Sachen, die den Erfolg der Heilbehandlung sichern oder die Folgen von Gesundheitsschäden mildern oder ausgleichen. Dazu gehören insbesondere Körperersatzstücke, orthopädische und andere Hilfsmittel einschließlich der notwendigen Änderung, Instandsetzung und Ersatzbeschaffung sowie der Ausbildung im Gebrauch der Hilfsmittel (§ 31 SGB VII). Nicht selten wird die Arbeitsaufnahme um Monate verzögert, weil nicht rechtzeitig orthopädische Schuhe verordnet worden sind.

Heilbehandlung

Die Heilbehandlung in der Gesetzlichen Unfallversicherung umfaßt u. a. auch Belastungserprobung und Arbeitstherapie (§ 27 Abs. 1 Nr. 7 SGB VII). Beide zielen auf die berufliche Eingliederung. Während die Belastungserprobung feststellen soll, ob überhaupt und, falls ja, welche Dauerbelastung dem noch arbeitsunfähigen Verletzten zuzumuten ist, zählt die Arbeitstherapie zur Ergotherapie, die körperliche und geistige Störungen beheben sowie die Eingliederung in Gesellschaft und Beruf erleichtern soll. Die Belastungserprobung ist in aller Regel an die Arbeitstherapie gekoppelt; sie wird vornehmlich in Betrieben, aber auch in Krankenhäusern und ähnlichen Einrichtungen durchgeführt.

Prognose für Heilverfahren

Zur Steuerung des Heilverfahrens bei Arbeitsunfällen im Sinne von § 26 Abs. 5 SGB VII hat sich eine Prognose bewährt (Abb. 2). Der Sachbearbeiter stellt – allein oder mit Hilfe des beratenden Arztes – die Prognose auf und korrigiert sie ständig entsprechend den Erkenntnissen aus den neu eingehenden Informationen. Er fordert keinen Zwischenbericht an – dies sieht das Ärzteabkommen auch nicht vor –, sondern bespricht mit dem behandelnden Arzt die nächsten Behandlungsschritte. Ziel ist die Steuerung des Heilverfahrens und beschleunigte Bescheiderteilung zwei Monate nach Rentenbeginn.

Wenn der behandelnde Arzt einen Bericht erstattet, wäre es ideal, wenn er die einzelnen Punkte der Prognose anspräche. Dies sollte zum Standard eines Berichtes werden. Ferner wird vorgeschlagen, bei Fortbildungsveranstaltungen zu einzelnen Verletzungen nicht nur den Arzt – von Anatomie über Behandlung bis Spätfolge – zu Wort kommen zu lassen, sondern dazu auch die weitere Rehabilitation im nichtärztlichen Bereich abzuhandeln.

Maßnahme	Ja	Nein	Voraussichtliches Datum
BESCHEIDERTEILUNG			bis
1. BGSW			ab
2. EAP			ab
3. Krankengymnastik/Ergotherapie			ab
4. Pflege			
5. Hilfsmittel/ Orthopädische Versorgung			Welche? ab
6. Kleider-/Wäsche-Mehrverschleiß			
7. Belastungserprobung			ab
8. Berufshilfe			
9. Behandlungsdauer/ Voraussichtlicher Eintritt der Arbeitsfähigkeit			ab
10. Voraussichtliche MdE			%

Abb. 2. Prognose für Heilverfahren bei Arbeitsunfällen. Schema zur Beurteilung der Prognose für Heilverfahren bei Arbeitsunfällen

Berliner Hypothesen

Diese Ausführungen decken sich mit den folgenden Hypothesen, die in einer Arbeitsgruppe des Landesverbandes Berlin, Brandenburg und Mecklenburg-Vorpommern der gewerblichen Berufsgenossenschaften unter Mitwirkung von Kübke, Ritter und Südkamp, Berlin, erarbeitet worden sind:

Hypothese 1. Die in der Weller-II-Tabelle festgestellten „Standard-Termine" (die längsten Termine bei komplikationslosem Heilverlauf bei in der Regel konservativer Versorgung) sind auch bei Validierung der Diagnose alleine nicht geeignet, eine den Anforderungen der Gesetzlichen Unfallversicherung entsprechende Steuerung und Überwachung des Heilverfahrens zu gewährleisten.

Hypothese 2. Man kann durch frühzeitige Vorlage „komplikationsträchtiger" Fälle bei einem erfahrenen Unfallchirurgen Dauer und Kosten der Heilbehandlung beeinflussen, ohne hierbei Abstriche bei der Rehabilitation „mit allen geeigneten Mitteln" machen zu müssen.

Hypothese 3. Hinsichtlich der Diagnostik und Therapie beim behandelnden Arzt gibt es zwischen den neuen und alten Bundesländern keine Unterschiede.

Hypothese 4. Die durch Einführung des SGB VII mögliche Neugestaltung der berufsgenossenschaftlichen Heilbehandlung erfordert in jedem Fall bei „komplikationsträchtigen" Verletzungen eine Heilverfahrenskontrolle in Schwerpunktkliniken oder durch intensiven Einsatz qualifizierter beratender Ärzte.

Hypothese 5. Unter Berücksichtigung der heutigen sozialen Gegebenheiten, insbesondere des schlechten Arbeitsmarktes, beeinflussen soziale Fragestellungen die Dauer der Arbeitsunfähigkeit.

Hypothese 6. Form und Reihenfolge der angewendeten physikalischen Therapie beeinflussen die Dauer der Arbeitsunfähigkeit und die dauerhaften Unfallfolgen.

Anmerkungen

1. Gesetzesbegründung zu Absatz 5, BT-Drucksache 13/2204, S. 83
2. Gesetzesbegründung, BT-Drucksache 13/2204, S. 71 ff.
3. Zur geschichtlichen Entwicklung vgl. Lauterbach H, Watermann F, Gesetzliche Unfallversicherung, Stand 1996, S. 42 ff.
4. RABl. IV S. 195
5. Kasseler Kommentar, Stand 1997, – Ricke W § 34 SGB VII Rz 2
6. Krasney OE, Schwerpunktthema Rehabilitation, BG 1997, 426 ff.
7. Noeske/Hamacher/Franz, Erläuterungen zum Abkommen Ärzte/Unfallversicherungsträger, Stand 1997, Ltnr. 5
8. Podzun H, Nehls J, Der Unfallsachbearbeiter, Stand 1997, Kz 340 S. 19 ff.
9. Podzun H, Nehls J, a.a.O., Kz 340 S. 13
10. Podzun H, Nehls J, a.a.O., Kz 340 S. 20 f.

Die spezielle Problematik der Pflege – § 44 SGB VII

A. Dietmair

Einleitung

Die Pflege ist in den letzten Jahren in die Schlagzeilen geraten. Durch das Pflegeversicherungsgesetz vom 26. Mai 1994 wurde das soziale Risiko der Pflegebedürftigkeit abgesichert und dazu ein neuer, eigenständiger Zweig der Sozialversicherung geschaffen (§ 1 Abs. 1 SGB XI). Träger der sozialen Pflegeversicherung sind die Pflegekassen bei den Krankenkassen (§ 1 Abs. 3 SGB XI).

Inwieweit hat dies Einfluß auf die Neuregelung der Pflege in § 44 SGB VII? Die Antwort ist einfach. § 44 SGB VII wird durch das Pflegeversicherungsgesetz nicht berührt. Soweit ein Anspruch auf Pflege aus der Gesetzlichen Unfallversicherung besteht, zahlt die Pflegekasse nichts. Dies heißt, juristisch formuliert: Der Anspruch des Versicherten gegen die Pflegekasse ruht insoweit. So hat es der Gesetzgeber in § 34 Abs. 1 Nr. 2 SGB XI festgelegt. Theoretisch wäre der Fall denkbar, daß die Leistungen aus der Pflegeversicherung höher wären als die aus der Gesetzlichen Unfallversicherung. Dann könnte der Versicherte diesen überschießenden Betrag aus der Pflegeversicherung beanspruchen. Ein solcher Fall ist jedoch praktisch kaum denkbar, da die Unfallversicherung umfangreichere Leistungen gewährt als die Pflegeversicherung.

Eine entscheidende Vorfrage für den Gutachter bleibt deshalb bestehen: die Frage nach der Kausalität. Nur wenn die Pflegebedürftigkeit infolge des Versicherungsfalles, d.h. wegen eines Arbeitsunfalles oder einer Berufskrankheit, eingetreten ist, gewährt die Gesetzliche Unfallversicherung Pflegeleistungen. Nur dann findet § 44 SGB VII überhaupt Anwendung. Nach herrschender Auffassung reicht es aus, wenn der Versicherungsfall eine rechtlich wesentliche Teilursache für die Hilflosigkeit ist. Eine Übersicht zu diesem Problemkreis findet sich bei Nehls [5] in SGB VII § 44 Rdn. 10, und Ludolph [3].

Definition der Pflegebedürftigkeit

§ 44 SGB VII ersetzt ab 1. 1. 1997 § 558 RVO. Im Vergleich zur alten Vorschrift definiert § 44 SGB VII die Anspruchsvoraussetzung, d.h. die Pflegebedürftigkeit, wesentlich genauer. Die beiden Vorschriften im Vergleich:

Pflegebedürftigkeit

§ 44 Abs. 1 SGB VII	*§ 558 Abs. 1 Satz 1 RVO*
. . . so hilflos sind, daß sie (die Versicherten) für die gewöhnlichen und regelmäßig wiederkehrenden Verrichtungen im Ablauf des täglichen Lebens in erheblichem Umfang der Hilfe bedürfen, . . .	. . . so hilflos, daß er (der Versicherte) nicht ohne Wartung und Pflege sein kann.

Die genauere Definition in § 44 SGB VII hat keine Auswirkungen auf die Praxis, denn der Gesetzgeber hat hier nur Formulierungen der Rechtsprechung und des Pflegeversicherungsgesetzes (§ 14 SGB XI) aufgenommen, Formulierungen, die auch schon zum alten § 558 RVO in ähnlicher Form als Auslegungshilfe herangezogen worden sind. Die Meßlatte für die Leistung Pflege aus der Gesetzlichen Unfallversicherung bleibt in unveränderter Höhe. Gutachter müssen sich ein Urteil darüber bilden, ob diese Meßlatte erreicht wird, d.h. ob diese Hilflosigkeit, wie sie § 44 SGB VII verlangt, auch vorliegt.

Zu prüfende Tatbestandsmerkmale

§ 44 Abs. 1 SGB VII

so hilflos sind, daß sie (die Versicherten) für

die gewöhnlich und regelmäßig wiederkehrenden Verrichtungen im Ablauf des täglichen Lebens

in erheblichem Umfang der Hilfe bedürfen ,

Was „gewöhnlich wiederkehrende Verrichtungen im Ablauf des täglichen Lebens" sind, erläutert das SGB VII nicht. Das Pflegeversicherungsgesetz jedoch bietet hierzu in § 14 SGB XI eine Definition, die streng genommen nur für die Pflegeversicherung gilt. Beide Gesetze beziehen sich jedoch auf die „gewöhnlichen und regelmäßigen Verrichtungen im Ablauf des täglichen Lebens". Es erscheint daher durchaus sinnvoll, wenn die Definition aus § 14 SGB XI auch für die Auslegung des § 44 SGB VII analog herangezogen wird.

Danach sind gewöhnlich und regelmäßig wiederkehrende Verrichtungen im Ablauf des täglichen Lebens:

1. Im Bereich der Körperpflege:
   - das Waschen
   - das Duschen
   - das Baden
   - die Zahnpflege
   - das Kämmen
   - das Rasieren
   - die Darm- oder Blasenentleerung

2. Im Bereich der Ernährung:
   - das mundgerechte Zubereiten der Nahrung
   - die Aufnahme der Nahrung

3. Im Bereich der Mobilität:
   - das Aufstehen und Zu-Bett-Gehen
   - das An- und Auskleiden
   - das Gehen
   - das Stehen
   - das Treppensteigen
   - das Verlassen und Wiederaufsuchen der Wohnung

4. Im Bereich der hauswirtschaftlichen Versorgung:
   - das Einkaufen
   - das Kochen
   - das Reinigen der Wohnung
   - das Spülen
   - das Wechseln und Waschen der Wäsche und Kleidung
   - das Beheizen

Für den Gutachter empfiehlt es sich, den gesamten Tagesablauf des Versicherten im einzelnen durchzugehen [6]. Bei Unfallfolgen mit Hirnleistungseinbußen oder psychischer Fehlverarbeitung ergeben sich besondere Probleme. Lösungshinweise finden sich bei Krahner [2].

Pflegebedürftig ist der Versicherte, der so hilflos ist, daß er für die gewöhnlich und regelmäßig wiederkehrenden Verrichtungen im Ablauf des täglichen Lebens in erheblichem Umfang der Hilfe bedarf. Verständlicherweise kann es auf die Frage, wann dieser erhebliche Umfang erreicht ist, keine klare Antwort geben. Nach der einschlägigen Kommentarliteratur, z.B. Nehls [5] in SGB VII § 44 Rdn. 7, oder Mehrtens [4], in § 44 SGB VII Rdn. 6.3, richtet sich der erhebliche Umfang nach der Zahl der Verrichtungen, dem wirtschaftlichen Wert der Hilfe und dem zeitlichen Aufwand. Wenn der Versicherte nur für eine einzige gewöhnlich und regelmäßig wiederkehrende Verrichtung im Ablauf des täglichen Lebens der Hilfe bedarf, kann sich dadurch ausnahmsweise dennoch Hilfsbedürftigkeit in erheblichem Umfang ergeben, falls diese einzelne Verrichtung lebensnotwendig ist. Behinderungen im Beruf zählen jedoch nicht. § 44 Abs. 1 SGB VII spricht ausdrücklich von Verrichtungen im Ablauf des täglichen Lebens.

In der Pflegeversicherung muß die Pflegebedürftigkeit auf Dauer, voraussichtlich auf mindestens 6 Monate, bestehen (§ 14 Abs. 1 SGB XI). Nur dann zahlt die Pflegekasse. In der Gesetzlichen Unfallversicherung sieht § 44 SGB VII keine zeitliche Begrenzung vor. Trotzdem gibt es eine Untergrenze auch für die Pflege in der Gesetzlichen Unfallversicherung von 1 Monat. Unter 1 Monat kann der Versicherte nicht in regelmäßig wiederkehrenden Verrichtungen betroffen sein [7].

Die Leistungen der Gesetzlichen Unfallversicherung bei Pflegebedürftigkeit

Besteht Pflegebedürftigkeit infolge eines Arbeitsunfalls oder einer Berufskrankheit, so kommen die in Abb. 1 dargestellten Leistungen in Betracht.

Allen 3 Leistungen ist gemeinsam, daß sie neben den sonstigen Leistungen der Gesetzlichen Unfallversicherung, wie z.B. Rente oder Heilbehandlung, gewährt werden. Insoweit hat sich nichts geändert. Auch nach § 44 SGB VII ist die Pflege eine eigenständige Leistung der Gesetzlichen Unfallversicherung (§ 26 Abs. 1 SGB VII).

Wie verhalten sich nun diese 3 Leistungsarten der Pflege untereinander? Das alte Recht des § 558 RVO war auf die Sachleistungen der Hauspflege und, wie es damals hieß, Anstaltspflege, zugeschnitten. Dies entsprach jedoch nicht der Praxis. Schon zu § 558 RVO organisierte der Versicherte in der Regel selbst seine Pflege, für die er vom Unfallversicherungsträger dann Pflegegeld erhielt. Im neuen Recht des § 44 SGB VII ist dem Rechnung getragen worden und konsequenterweise dem Pflegegeld Vorrang eingeräumt worden. Haus- und Heimpflege werden nur noch auf Antrag gewährt. Dabei wird der Versicherte eher eine Hauspflege erhalten, also der Versicherungsträger eine Krankenschwester oder einen Krankenpfleger bezahlen, als daß es zur Heimpflege kommt, d.h., zur Unterbringung des Versicherten in einem Pflegeheim.

Juristisch noch strittig ist die Frage, ob es im Ermessen des Unfallversicherungsträgers steht, dem Versicherten statt Pflegegeld Hauspflege oder Heimpflege zu gewähren. Von Mehrtens [4] wird dies in SGB VII § 44 Rdn. 15, bejaht. Nach Nehls [5] (SGB VII § 44 Rdn. 5) hat der Unfallversicherungsträger kein Ermessen mehr für die Art der Pflegeleistungen. In der Gesetzesbegründung zum SGB VII (Bundestagsdrucksache 13/2204) heißt es dazu nur, daß die Vorschrift des Absatzes 5

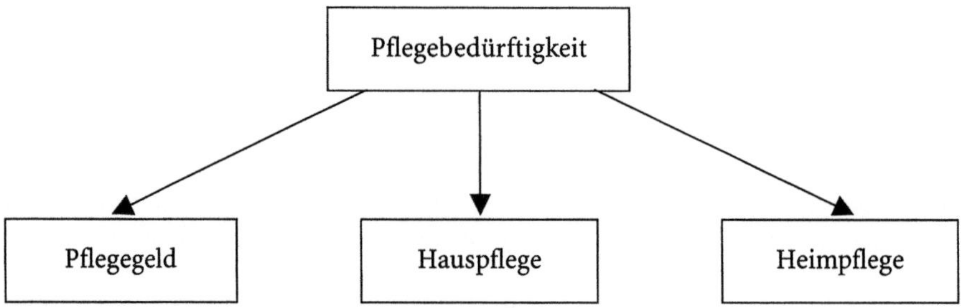

Abb. 1. Leistungen bei Pflegebedürftigkeit infolge Arbeitsunfall oder Berufskrankheit

die Erbringung von Haus- oder Heimpflege anstatt des Pflegegeldes regelt. Wenn alle Pflegearten im betreffenden Fall möglich sind und der Versicherte eine bestimmte Art der Pflege beantragt, räumt § 44 Abs. 5 SGB VII dem Unfallversicherungsträger nur die rechtliche Kompetenz ein, diesem Wunsch auch nachzukommen. Der Unfallversicherungsträger sollte hier keine Ermessensabwägungen mehr anstellen.

Häusliche Krankenpflege

An dieser Stelle soll auf eine weitere Neuerung im SGB VII hingewiesen werden, die mit der Pflege des § 44 SGB VII zwar nichts zu tun hat, aber gleichwohl damit verwechselt werden kann. Gemeint ist die häusliche Krankenpflege (§ 32 SGB VII). Sie war bislang nur in der Krankenversicherung möglich, gehört jedoch ab 1. 1. 1997 auch zum Leistungskatalog der Gesetzlichen Unfallversicherung. Häusliche Krankenpflege ist jedoch ein Ersatz für eine stationäre Heilbehandlung. Ihre Zielsetzung ist die medizinische Rehabilitation und nicht die Kompensation einer Hilflosigkeit bei gewöhnlich und regelmäßig wiederkehrenden Verrichtungen im Ablauf des täglichen Lebens.

Pflegegeld

Diese Art der Pflege ist für den Gutachter die interessanteste, da die Bemessung des Pflegegeldes wesentlich auch von der Einschätzung des Gutachters abhängt. § 44 SGB VII bringt insoweit eine Neuerung, als der Gesetzgeber im Absatz 2 Satz 1 erstmals Maßstäbe für die Höhe des Pflegegeldes nennt. Es heißt jetzt ausdrücklich: Das Pflegegeld ist unter Berücksichtigung der Art und Schwere des Gesundheitsschadens sowie des Umfangs der erforderlichen Hilfe festzusetzen.

Wegen dieser gesetzlichen Neuregelung muß sich der erfahrene Gutachter jedoch nicht umstellen. Wie bisher finden die Anhaltspunkte für die Bemessung des Pflegegeldes Anwendung, die für Arbeitsunfallfolgen im Rundschreiben HVBG VB 10/86 und für Berufskrankheitenfolgen im Rundschreiben HVBG VB 64/94 dem Gutachter und der Verwaltung zur Verfügung stehen. In diesen Anhaltspunkten wurde bereits berücksichtigt, daß die Höhe des Pflegegeldes von der Art und Schwere des Gesundheitsschadens und vom Umfang der erforderlichen Hilfe abhängt [1]. Diese Rundschreiben enthalten Tabellen, anhand derer der Gutachter den Grad der Pflegebedürftigkeit einschätzen kann. Die Tabelle hat dabei die Funktion eines Anhaltspunktes. Als Anhaltspunkt sollte der Gutachter die Tabelle auch nutzen, nicht als mehr und nicht als weniger. Ein Abweichen in begründeten Einzelfällen ist möglich, eine schematische Anwendung wäre dann falsch. Im Interesse der Gleichbehandlung der Versicherten muß der Gutachter jedoch grundsätzlich bei seiner Einschätzung des Grades der Pflegebedürftigkeit diese Anhaltspunkte zugrundelegen. Ansonsten wäre eine Gleichbehandlung der Versicherten nicht gewährleistet.

Die Anhaltspunkte haben auch keinen Ausschließlichkeitscharakter. Wenn also ein Versicherter pflegebedürftig sein sollte, ohne daß der betreffende Gesundheitsschaden als Pflegefall in der Liste genannt ist, wird er dennoch Pflegegeld erhalten.

Man wird dann einen vergleichbaren Fall aus der Liste als Grundlage für die Einschätzung des Grades der Pflege heranziehen.

Wesentlich und nicht unproblematisch scheint ein Unterschied zur sozialen Pflegeversicherung zu sein. In der Gesetzlichen Unfallversicherung wird auch auf die Art und Schwere des Gesundheitsschadens abgestellt, in der sozialen Pflegeversicherung jedoch nur auf den konkreten Pflegebedarf (§§ 14 Abs. 4 in Verbindung mit 15 SGB XI). Dies kann zu erheblichen Diskrepanzen bei der Höhe des Pflegegeldes führen. Ein gut rehabilitierter Querschnittsgelähmter z. B. wird als BG-Versicherter erheblich besser gestellt sein, als derjenige, der sein Pflegegeld von der Pflegekasse erhält.

Die letzte Neuerung des SGB VII zum Bereich der Pflege betrifft die finanzielle Seite. Der Gutachter sollte zumindest am Rande darüber informiert sein, daß das Pflegegeld nicht gezahlt wird, wenn der Versicherte stationär behandelt wird oder sich in einer Einrichtung der beruflichen Rehabilitation oder einer Werkstatt für Behinderte befindet. In solchen Fällen endet der Anspruch auf Pflegegeld mit dem Ende des Einlieferungsmonats und beginnt erst erneut mit dem 1. Tag des Entlassungsmonats. Wenn also ein Pflegegeldbezieher am 29. August 1997 in einem Krankenhaus stationär aufgenommen wird und dort bis 20. 11. 1997 bleibt, erhält er Pflegegeld bis 30. 9. 1997. Das Pflegegeld wird dann erneut ab 1. 11. 1997 angewiesen werden.

Zusammenfassung

Im Ergebnis hat § 44 SGB VII die Leistung der Pflege in der Gesetzlichen Unfallversicherung nicht wesentlich geändert. Neuformulierungen bestätigen die bisherige Verwaltungspraxis der Unfallversicherungsträger.

Im Vergleich zum alten Recht ist der Begriff der Pflegebedürftigkeit nunmehr durch § 44 Abs. 1 SGB VII genauer definiert. § 44 Abs. 2 SGB VII nennt erstmals Maßstäbe zur Höhe des Pflegegeldes. § 44 Abs. 3 SGB VII vermeidet teilweise Doppelleistungen beim Zusammentreffen von Pflegegeld und stationärer Behandlung. Gleiches gilt, wenn der Versicherte sich in einer Einrichtung der beruflichen Rehabilitation oder in einer Werkstatt für Behinderte befindet. § 44 Abs. 1 und Abs. 5 räumen dem Pflegegeld nunmehr Vorrang ein vor der Hauspflege und der Heimpflege.

§ 44 SGB VII beinhaltet die Verpflichtung und die Chance, Versicherten nach schweren Arbeitsunfällen oder bei gravierenden Berufskrankheiten zusätzlich beizustehen. Die BG müssen und können dieser Aufgabe gerecht werden.

Literatur

1. Igli G (1988) Der Begriff der Pflegebedürftigkeit im Recht der Sozialen Sicherheit. Med Sach 1988, S. 77 ff.
2. Krahner U (1997) Der Pflegebegriff des SGB XI in seiner Bedeutung für Menschen mit geistiger oder seelischer Krankheit oder Behinderung. Sozialgerichtsbarkeit (SGb) 1997, S. 311 ff.

3. Ludolph E (1997) Die medizinischen Voraussetzungen der Hilflosigkeit im Bereich der Gesetzlichen Unfallversicherung. BG 1997, S. 38 ff.
4. Mehrtens G (1997) Bereiter-Hahn W/Schieke H/Mehrtens G (Hrsg) Gesetzliche Unfallversicherung, 5. Aufl. Ehrlich-Schmidt, Berlin
5. Nehls J (1997) Kommentierung zu § 44 SGB VII in Hauck/Haines, SGB VII, Stand März 1997
6. Rösner N (1988) Begutachtung der Hilflosigkeit/Pflegebedürftigkeit im Bereich des Sozialen Entschädigungsrechts und des Schwerbehindertengesetzes. Med Sach 1988, S. 88 ff.
7. Spier R, Leuftink D, Japtok H-J (1990) Arzt & BG, Definitionen, Problemlösungen, Zusammenarbeit 1990, S. 58, Rdn. 3.1.2

Diskussion*

Zusammengefaßt und redigiert von G. Hierholzer und H. Scheele**

Die Systematik der Diskussion orientiert sich an der Folge der Referate über die Auswirkungen des SGB VII.

Anmerkungen zur Arbeitsunfähigkeit und zum Verletztengeld

Es wird die Frage der rückwirkenden Feststellung der Arbeitsunfähigkeit erörtert, die in den Gesetzestexten nicht expressis verbis beantwortet ist. Verwaltungsseitig will man vorerst an der Praxis festhalten, das Verletztengeld ab dem Tag zu gewähren, an dem die Arbeitsunfähigkeit festgestellt ist (Kaiser). Bei der bestehenden gewissen Rechtsunsicherheit muß die weitere Entwicklung zu diesem Punkt abgewartet werden.

In der Krankenversicherung besteht zwischen den Ärzten und den Versicherungsträgern die Vereinbarung, daß die Arbeitsunfähigkeit bis zu 3 Tagen rückwirkend festgestellt werden darf (Erlinghagen). Unterschiedliche Regelungen zwischen der Krankenversicherung und der Gesetzlichen Unfallversicherung sollten möglichst vermieden werden, zumal die Zahl der Fälle, die sich für eine rückwirkende Feststellung eignen, gering sein wird (Erlinghagen). Üblicherweise spielt für die Entgeltfortzahlung der Anfang der Arbeitsunfähigkeit gegenüber der 78-Wochen-Regelung die wesentlich kleinere Rolle (Nehls).

> Eine Arbeitsunfähigkeit sollte nur bis zu 3 Tagen rückwirkend festgestellt werden, in begründeten Einzelfällen sind Abweichungen von dieser Regel möglich. Verletztengeld wird ab dem Tag gewährt, an dem Arbeitsunfähigkeit festgestellt wird.

Der Gesetzgeber formulierte, daß bis zur 78. Woche Verletztengeld gezahlt wird, die Zahlungen werden jedoch nicht vor Ende der stationären Behandlung eingestellt.

* Zu den Beiträgen von S. 3–68.

** Teilnehmer: D. Althoff, M. Angermaier, M. Benz, A. Dietmair, N. Emmerich, N. Erlinghagen, V. Grosser, U. Heitemeyer, H. Hermichen, G. Hierholzer, G. Hörster, J. Honkomp, V. Kaiser, A. Kranig, J. Lehmann, M. Meyer-Clement, J. Nehls, D. Paul, E. Pawlik, W. Römer, G. Rompe, F. Schröter, U. Schwerdtfeger und U. Spink.

Medizinisch betrifft dies Verletzungsfolgen, die mit einer langen stationären Behandlung einhergehen, wie z.B. Schädel-Hirn-Traumen (Erlinghagen). Sie umgreift nicht „die reine Möglichkeit einer ggf. erforderlichen weiteren stationären Behandlung" (Rompe). Für den Versicherungsträger ist die Frage von Bedeutung, ob nach ärztlicher Beurteilung im weiteren Verlauf ein Heilerfolg und der Wiedereintritt der Arbeitsfähigkeit erwartet werden kann. Es werden Beispiele benannt, bei denen es angezeigt sein kann, Verletztengeld länger als 78 Wochen zu zahlen. Bei derartigen Verletzungen nach Arbeitsunfällen ist der Berufshelfer zwingend einzubeziehen. Um den Heilverlauf und die Aussichten einer beruflichen Rehabilitation beurteilen zu können, ist die berufsgenossenschaftliche Verwaltung auf sachdienliche ärztliche Auskünfte und kurzfristig eingehende Berichte angewiesen. In Zweifelsfällen bedient sich die Verwaltung einer Zweit- oder Drittmeinung (Erlinghagen und Rompe).

Verletztengeld kann in der Regel nur bis zur 78. Woche gezahlt werden. In bestimmten Fällen, z.B. bei langandauernder stationärer Behandlung, ist eine Zahlung über die 78. Woche hinaus möglich.

Anmerkungen zur Steuerung des Heilverfahrens

Das zügige Berichtswesen ist nicht nur für die verwaltungsseitig zu treffenden Entscheidungen unabdingbar. Der zuständige D-Arzt sollte ebenfalls umgehend benachrichtigt werden, sofern der Verletzte vom Hausarzt oder von einem anderen Arzt erneut krankgeschrieben wird. Die Prüfung des Sachverhaltes ergibt nicht selten, daß die erneut bescheinigte Arbeitsunfähigkeit auf vorgetragenen subjektiven Beschwerden beruht (Schröter). Nach Erlinghagen ist dies weniger eine Frage der rechtlichen Beurteilung als vielmehr der notwendigen Koordination und Information zwischen berufsgenossenschaftlicher Verwaltung und der ärztlichen Seite. Immer wieder ist festzustellen, daß das Steuerungsprinzip nicht der Verbesserung bedarf und die Qualität durch die Nutzung der vorgesehenen Instrumente bestimmt wird (Hierholzer).

Das Ergebnis einer Fallbeschreibung sollte festgehalten werden. Bei einem Patienten, der mit einer posttraumatischen Osteomyelitis nach einer Behandlung von $1\,^1/_2$ Jahren die Arbeit wieder aufnimmt und nach 2 weiteren Jahren ein Entzündungsrezidiv erleidet, beginnt mit dieser erneuten Erkrankung wieder die 78-Wochen-Regelung. Mit Inkrafttreten des SGB VII ist insofern also eine Änderung eingetreten Für alle Erkrankungsfälle – Erst- oder Wiederholungsfall – gilt die 78-Wochen-Regelung, die obengenannten Ausnahmen sind zu beachten (Erlinghagen).

Im berufsgenossenschaftlichen Heilverfahren müssen die vorgesehenen Wege der Berichterstattung zeitgerecht angewendet werden. Bei willkürlichem Arztwechsel des Versicherten ist durch die berufsgenossenschaftliche Verwaltung eine Information der beteiligten Ärzte und die Koordination der Maßnahmen erforderlich.

Rechtliche Anmerkungen

Es wird auf die erschwerende Auswirkung in Fällen hingewiesen, in denen der Arbeitsplatz inzwischen verlorengegangen ist und eine zumutbare berufliche Tätigkeit nicht angeboten werden kann. Dabei ist nicht nur die gebotene Einschaltung des Berufshelfers zu beachten, die Berufsgenossenschaft hat in geeigneten Fällen auch die Möglichkeit, eine Eingliederungshilfe zu bewilligen. Sind diese Instrumente nicht wirksam einzusetzen, so kommt die 78-Wochen-Regelung zum Tragen (Erlinghagen). Der Versicherte ist verpflichtet, ein entsprechendes Angebot für einen Arbeitsplatz im geographisch zumutbaren Bereich anzunehmen. Das Problem des Arbeitsmarktes ist also beidseitig zu beachten, und es muß u.U. durch die Rechtsprechung geklärt werden (Römer). Es wird auf eine Fallbeschreibung verwiesen. Ein Versicherter, der vor Ablauf der 78. Woche wieder in die stationäre Behandlung aufgenommen wurde – etwa zur Metallentfernung –, erhält Verletztengeld bis zum Ende dieser erneuten stationären Behandlung, also über die 78. Woche hinaus. Etwaige Rückforderungsvorschriften sind in §§ 45 und 50 geregelt, der spezielle Fall bedarf der Einzelprüfung wie auch der Beachtung des Vertrauensschutzes (Kaiser).

Der Versicherte ist verpflichtet, einen zumutbaren Arbeitsplatz anzunehmen. Wenn eine zumutbare berufliche Tätigkeit nicht angeboten werden kann und die anderen Instrumente des berufsgenossenschaftlichen Heilverfahrens nicht greifen, endet die Zahlung von Verletztengeld nach der 78. Woche.

Bezüglich des versicherten Personenkreises ergeht der Hinweis, daß die Veterinäre bei ihrer beruflichen Tätigkeit nicht mehr automatisch berufsgenossenschaftlich versichert sind und sich ebenso wie die Ärzte ggf. freiwillig versichern müssen (Schwerdtfeger).

Veterinäre sind nicht mehr automatisch berufsgenossenschaftlich versichert.

Anmerkungen zum Wegfall von Kurzrenten

Nach dem Willen des Gesetzgebers sollen Kurzrenten entfallen. Diese Neuregelung darf nicht durch verlängerte Arbeitsunfähigkeitszeiten unterlaufen werden. Statt dessen sind – wie am Beispiel leichterer Handverletzungen aufgezeigt – die Instrumente der Arbeits- und Belastungserprobung auch im Sinne einer zeitlichen Steigerung zu nutzen (Kaiser und Römer). Emmerich zeigt den historischen Hintergrund der früher üblichen Brüningschen Notverordnung. Nach der derzeitigen Auffassung sollte sich die Frage der Zeitdauer der Arbeitsunfähigkeit nicht daran orientieren, ob der Verletzte danach eine Rente erhält. Nach Erlinghagen ist die gedankliche Trennung der Begriffe Arbeitsunfähigkeit und Rente geboten.

Die Frage, ob möglicherweise eine Rentenleistung gewährt werden wird, darf sich nicht auf die Dauer einer Arbeitsunfähigkeit auswirken. Kurzrenten sind nicht mehr möglich. Gegebenenfalls sollte in Problemfällen eine Arbeits- und Belastungserprobung erfolgen, um diese Nachteile auszugleichen.

Rehabilitation und berufliche Qualifizierung

Grundsätzlich besteht die Möglichkeit für den Versicherten, sich während einer Rehabilitation nach einer Verletzung für eine „höherwertige berufliche Tätigkeit" zu qualifizieren. Obwohl der Hinweis bezüglich der Häufigkeit keine große Bedeutung hat, gibt es aber dennoch immer wieder entsprechende Fälle, über die auch bei den zurückliegenden Gutachtenkolloquien berichtet worden ist (Benz und Hierholzer). Bei der Einleitung einer derartigen Förderung müssen verwaltungsseitig die unbestimmten Rechtsbegriffe „Eignung, Neigung" und die bisherige Tätigkeit Berücksichtigung finden, das verwaltungsjuristische Ermessen ist also zu beachten.

Bei der Gewährung von Fördermitteln zur Qualifizierung auf eine höherwertige berufliche Tätigkeit muß berücksichtigt werden, ob der Verletzte für eine entsprechende Tätigkeit geeignet ist.

Anmerkungen zur Begutachtung und zum Datenschutz

Die nunmehr in § 200 Abs. 2 ausgewiesene Auswahlmöglichkeit aus 3 Gutachtern ist ein Kompromiß gegenüber der Forderung, den Versicherten seine Gutachter grundsätzlich selbst bestimmen zu lassen. Für die Berufsgenossenschaften ist damit ein praktikabler Mittelweg erzielt. Nach Mitteilung verschiedener Berufsgenossenschaften wird seitens der Versicherten erkennbar davon Gebrauch gemacht, dabei allerdings der behandelnde Arzt als Gutachter bevorzugt. Auch die geographische Entfernung zum Gutachter, seine fachliche Reputation u.ä. spielen eine erkennbare Rolle (Meyer-Clement).

Es wird die Frage diskutiert, ob Beratende Ärzte der Berufsgenossenschaften von diesen in die Begutachtungstätigkeit einbezogen werden können. Aus der ärztlichen Sicht ist dazu festzustellen, daß auch die Beratenden Ärzte neutral sind, ihre ethische Verantwortung zu beachten haben und zur Einhaltung der Datenschutzregeln wie auch zur Verschwiegenheit verpflichtet sind. In der Regel werden von Beratenden Ärzten der Berufsgenossenschaften nur Gutachten nach Aktenlage erstattet. Aus der Sicht der diskutierenden Verwaltungsjuristen ist diese Praxis nicht gesetzeswidrig (Schwerdtfeger, Kaiser und Kranig), sie sehen sich darin auch durch ein Urteil des Landessozialgerichtes Nordrhein-Westfalen bestätigt. Aus der Begutachtung nach Aktenlage durch Beratende Ärzte der Berufsgenossenschaften leitet sich aus deren Sicht keine Besorgnis zur Befangenheit ab (Spink und Grosser).

Ein Arzt, der mit einer Berufsgenossenschaft einen Dienstvertrag abgeschlossen hat, also in einem echten Arbeitsverhältnis steht, ist nicht als „Dritter“ anzusehen und kann somit für diese Berufsgenossenschaften keine Begutachtung gemäß § 200 SGB VII übernehmen. Diese rechtliche Auslegung betrifft nach Auffassung der diskutierenden Juristen nicht den Bereich der Hinzuziehung eines Arztes bei der Entscheidungsfindung der berufsgenossenschaftlichen Steuerung des Heilverfahrens. Die Frage, ob der Gutachter von der Berufsgenossenschaft persönlich benannt oder über die Klinik angeschrieben werden soll, ist bis heute nicht endgültig beantwortet. In jedem Falle schuldet der Versicherungsträger dem Versicherten den gebührenden Vertrauensschutz, und es wird bei der Beurteilung der praktischen Regelungen auf den Nachweis ankommen, diesem Gebot entsprochen zu haben (Angermaier, Schwerdtfeger und Kaiser).

Für die klinische Begutachtung sind dem Versicherten 3 Gutachter zur Auswahl zu stellen. Zur Erstellung von Gutachten nach Aktenlage durch Beratende Ärzte kann auf ein entsprechendes Vorgehen verzichtet werden. Angestellte Ärzte der Berufsgenossenschaften können Begutachtungen gemäß § 200 SGB VII nicht übernehmen.

Aus der notwendigen Praktikabilität leitet sich die ärztlicherseits vorgetragene Forderung ab, in einer Klinik bei der Gutachtenerstellung Hilfe in Anspruch nehmen zu können. Ob diese derzeit überwiegend geübte Regelung in der Zukunft Bestand hat und ob sie dem Datenschutz gebührend Rechnung trägt, wird sich in der Zukunft erweisen (Hierholzer). Die Gefahr, als Gutachter oder als Beratender Arzt Datenmißbrauch zu betreiben, kann aus der Sicht der anwesenden Ärzte nicht nachvollzogen werden. Unter Hinweis auf ihre hippokratische Verpflichtung sind Ärzte seit jeher in der Ausübung ihres Berufes gewohnt und auch darauf angewiesen, mit sehr persönlichen Patientendaten umzugehen (Hierholzer).

Datenschutz und Regelungen zur Auswahl des Gutachters sollten nicht unabhängig von der fachlichen Qualitätssicherung diskutiert und betrieben werden. Auch in dieser Hinsicht gilt es, Schaden für den begutachtenden Patienten abzuwenden. Andererseits darf bei der Abwägung dieser wichtigen Fragen die Auswahlmöglichkeit des Versicherten nicht eingeschränkt werden (Angermaier). In dieser zusammenfassenden Beurteilung besteht letztlich unter den Diskussionsteilnehmern Einvernehmlichkeit.

Die Auswahl der vorzuschlagenden Gutachter muß unter Berücksichtigung der fachlichen Eignung vorgenommen werden. Die Auswahlmöglichkeiten des Versicherten dürfen hierdurch nicht eingeschränkt werden.

Die Diskussion um die Form der Beauftragung eines Gutachters führt zu der folgenden und unwidersprochenen Formulierung (Erlinghagen). Es gibt kein Rechtsgebiet, in dem zur Erstellung eines Gutachtens pauschal eine Institution beauftragt wird. Gutachten sind immer konkret personenbezogen. Es ist rechtlich geklärt, daß sich der Chefarzt bei der Erfüllung des Gutachtenauftrages der Hilfe bedienen kann, solange er die Verantwortung behält. Kann ein Leitender Arzt wegen der Größe einer Klinik die Aufgabe in diesem Verständnis nicht übernehmen, so ist ein verantwortlicher Gutachter festzustellen und zu benennen.

Das Bundessozialgericht ist bezüglich der Hinzuziehung von Hilfskräften praxisfreundlich eingestellt, und es besteht kein Grund, dieserhalb an der Rechtsprechung zu rühren (Kaiser). Die in den zurückliegenden Jahren immer wieder diskutierte Frage, ob die Berufsgenossenschaften nach einer Entscheidungsfindung dem Gutachter darüber Mitteilung machen können, ob sie seinem Votum gefolgt sind, findet nun eine erfreuliche Klarstellung. Die Auslegung des SGB VII und die Neuregelung im BK-Recht ergeben dazu eine Rechtsgrundlage. Entsprechende Mitteilungen an den Gutachter durch die Berufsgenossenschaften werden in der Diskussion als vorteilhaft bezeichnet (Nehls, Kaiser und Kranig).

Bei der Beauftragung eines Chefarztes als Gutachter kann dieser sich bei der Erfüllung des Gutachtenauftrages der Hinzuziehung von Hilfskräften bedienen. Wenn dieses nicht erfolgen kann, sind verantwortliche Gutachter in einer Klinik entsprechend zu benennen.

Zur Frage der Datenschutzrichtlinien innerhalb der Europäischen Union wird auf z. T. gegenläufige Tendenzen in einzelnen Ländern hingewiesen. Die Breite der Auffassungen reicht von einem erkennbaren Grundsatz der Datenöffentlichkeit in Schweden bis zu einem deutlichen Bestreben nach eingehenden Regelungen in unserem Bundesstaat. Allerdings unterscheiden sich in Deutschland die im SGB VII enthaltenen Datenschutzvorrichtungen deutlich zu denjenigen der Krankenversicherung, für die in bezug auf Umfang und Komplexität größere Anforderungen bestehen. Die anwesenden Vertreter der Gesetzlichen Unfallversicherung anerkennen den politischen Willen, mit dem die Rechte des Versicherten gestärkt werden sollen. Man sieht zu dieser Auffassung auch keinen Widerspruch in der Forderung der Berufsgenossenschaften zur Entscheidungsfindung, die entsprechenden Instrumente handhaben zu müssen.

Die Verschwiegenheitspflicht für die Verwaltungen und für die Ärzte rechtfertigen es, die zur Begutachtung und Entscheidungsfindung erforderlichen Daten zu erheben. In der Diskussion wird auch auf die Mitwirkungspflicht des Versicherten am Feststellungsverfahren hingewiesen. Die Frage, ob seitens der Berufsgenossenschaft das Votum eines Beratenden Arztes oder ein klassisches Gutachten eingeholt werden soll, ist ein begründetes Ermessen und keinesfalls als ein Instrument anzusehen, Datenschutz umgehen zu wollen.

Methodisch verbindet sich aus der ärztlichen Sicht mit der Zusendung unvollständiger, d.h. ausgewählter, Aktenanteile u. U. das Problem einer unzureichenden Information. Am Beispiel des Vorerkrankungverzeichnisses können sich aus einer Vorenthaltung von Daten und Angaben für die Begutachtungstätigkeit Nachteile ergeben (Lehmann).

Auch im berufsgenossenschaftlichen Heilverfahren gelten die Grundsätze des Datenschutzes. Diesbezüglich besteht im Rahmen des Feststellungsverfahrens eine Mitwirkungspflicht des Versicherten. Dem Schutzzweck des Gesetzes muß jedoch Rechnung getragen werden.

Anmerkungen zur Pflegeversicherung

Ärztlicherseits verbinden sich mit der Umsetzung des Begriffs der Grundpflege keine Schwierigkeiten. Es werden aber Probleme bei der Definition der Behandlungspflege in der Abgrenzung zur medizinischen Rehabilitation und zur hauswirtschaftlichen Versorgung gesehen (Pawlik). Bei gegebener Pflegebedürftigkeit wird nicht die Form des Pflegegeldes gewährt, sondern eine Hauspflege. Die zu erfüllenden Merkmale sind im Gesetz nicht spezifiziert, der Umfang richtet sich nach dem Grad der Hilfebedürftigkeit. Für die Abgrenzung zum medizinischen Bereich ist u. U. der zuständige Arzt zu konsultieren. Der Hinweis auf Unterschiede zwischen den Leistungen aus der Gesetzlichen Unfallversicherung zu denjenigen der Pflegeversicherung zeigt Klärungsbedarf über die Bewertungsmaßstäbe auf (Dietmair). Entgegen der früheren Regelung umfaßt die Pflege nach heutigem Recht auch die Haushaltstätigkeit (Benz).

Für die Leistungen zur Pflege ist die Kausalität ein wesentliches Prüfmerkmal (Dietmair). In der Praxis bestehen über die Kausalitätsfragen keine wesentlichen Probleme. In der Regel handelt es sich um schwerwiegende Verletzungsfolgen, die zweifelsfrei auf einen Arbeitsunfall zurückgehen. Sonderfragen bestehen bei Verläufen, in denen ein Nachschaden auftritt. Die Leistungspflicht der Berufsgenossenschaften ist dann im einzelnen zu prüfen und zu klären. Für die Kausalität ist die rechtlich wesentliche Mitverursachung ebenfalls ausreichend. Ein Klärungsbedarf besteht bezüglich der sozialen Absicherung der pflegenden Familienangehörigen (Benz).

Die Anforderungen an den begutachtenden Arzt erstrecken sich nicht auf das unmittelbar zu beurteilende soziale Umfeld eines Pflegebedürftigen (Erlinghagen). Die berufsgenossenschaftliche Verwaltung wird dazu ergänzend den Hausarzt und den Berufshelfer einschalten, sich zur Entscheidung also mehrerer Elemente bedienen. Selbstverständlich sind Hinweise des Gutachters, soweit sie von ihm gegeben werden können, bei der Findung der Einzelfallgerechtigkeit wichtig und hilfreich.

Die Leistungen der Gesetzlichen Unfallversicherung beinhalten entsprechend § 32 SGB VII ein weites Spektrum an Möglichkeiten zur Durchführung der häuslichen Pflege. Der Umfang richtet sich nach dem Grad der Hilfebedürftigkeit. Die Begründung hat nach den gültigen Regeln der Kausalität zu erfolgen.

Anmerkungen zur freien Arztwahl

Die von Hermichen gestellte Frage wird von den Verwaltungsjuristen unter Hinweis auf § 28 Abs. 4 beantwortet (Erlinghagen, Kaiser und Nehls). Es gilt der Grundsatz der freien Wahl zwischen mehreren Ärzten, die an einem gleichen Ort tätig sind. Wohnt der gewünschte Arzt entfernt davon und übernimmt der Patient die Fahrtkosten, so kann er auch dieserhalb den Anspruch der freien Wahl umsetzen. Eine Einschränkung der freien Arztwahl ergibt sich nach § 28 bei einer besonderen Art und Schwere von Verletzungen. Stehen auch in diesem Falle mehrere gleichqualifizierte Ärzte zur Verfügung, so ergibt sich für den Versicherungsträger kein Grund, die Arztwahl zu beschränken. Für die Berufsgenossenschaften stellt sich die Frage nach einem Indikationskatalog zur Einleitung einer besonderen Heilbehandlung. Diese Frage wird im Rahmen der aktuellen Diskussion um die Novellierung des BG-Heilverfahrens zu beantworten sein.

Die freie Arztwahl kann gewährt werden, wenn sich hieraus für den Versicherten oder dem Versicherungsträger keine Nachteile ergeben. Bei besonders schweren Verletzungen ist die freie Arztwahl entsprechend § 28 Abs. 4 SGB VII eingeschränkt.

Teil II

Fortschreibung der Beurteilungskriterien zur BK 2108

Teil II

Degenerative Wirbelsäulenerkrankungen – Volks- und Berufskrankheit: Pathomorphologische Grundlagen

M. Krismann, K. Tiedjen und K.-M. Müller

Einleitung

Die Wirbelsäule ist das zentrale Achsenorgan des Bewegungsapparates. Rückenschmerzen sind nahezu jedem aus eigener schmerzlicher Erfahrung bekannt. Etwa 20% der Patienten allgemeinmedizinischer Praxen suchen den Arzt wegen bandscheibenbedingter Erkrankungen auf. Der Anteil degenerativer Bandscheibenerkrankungen an den Erkrankungen der Wirbelsäule beträgt mehr als 90%. Rückenerkrankungen sind die führende Ursache bei den Ausfällen an jährlichen Arbeitstagen, sie nehmen etwa 17% noch vor Verletzungen, Erkältungskrankheiten und Magen-Darm-Erkrankungen ein. Auch bei den vorzeitigen Rentengewährungen sind die degenerativen Rückenerkrankungen führend [4]. Die degenerativen Wirbelsäulenerkrankungen treten häufiger bei Männern als bei Frauen auf [12]. Es sind gleichermaßen körperlich schwer arbeitende und sitzend beruflich tätige Menschen betroffen. Bevorzugte Lokalisationen sind die untere HWS und LWS, die der höchsten mechanischen Beanspruchung ausgesetzt sind.

Seit 1993 besteht die Möglichkeit, daß unter bestimmten Voraussetzungen degenerative Erkrankungen der HWS oder LWS als Berufskrankheiten nach den Ziffern 2108–2110 der geltenden BeKV anerkannt werden können. Hierzu wird in weiteren Beiträgen dieses Bandes ausführlich Stellung genommen. Das Fachgebiet der Pathologie ist – anders als bei den Berufskrankheiten der Menisken (BK 2102) und der Lunge (insbesondere Ziffern 4101–4105) – kaum in die versicherungsmedizinische Begutachtung der Wirbelsäulenerkrankungen involviert, da nur vergleichsweise selten Proben entnommen werden, die pathologisch-anatomisch begutachtet werden. Etwa 15% der Patienten mit Bandscheibenproblemen gelangen zur operativen Therapie. Hier kommt im wesentlichen der Radiologie und der Arbeitsmedizin neben der in der Regel primär beteiligten Orthopädie eine besondere Stellung zu.

Ziel dieses Beitrages ist die Vermittlung der pathophysiologischen und pathologisch-anatomischen Grundlagen der degenerativen Wirbelsäulenerkrankungen einschließlich der zu treffenden differentialdiagnostischen Überlegungen.

Anatomie

Die Wirbelsäule ist in der Regel aus 24 Wirbeln und 23 Bandscheiben aufgebaut. Für die Körperform des Menschen charakteristisch ist eine Lordose im HWS- und LWS-

Abschnitt und eine Kyphose im BWS-Bereich. Formvarianten treten manchmal in den Übergangszonen auf.

Die embryonale Entwicklung der Wirbelsäule

In der *Embryonalentwicklung* der Wirbelsäule ist die sog. mesenchymale Phase ab dem 20. bis etwa zum 90. Tag vorhanden. Chondrale Anteile sind an der Formung der Wirbelkörper ab etwa dem 40. Tag beteiligt, die knöcherne Phase beginnt ab dem 60. Entwicklungstag. Die meisten Fehlbildungen treten während der Mesenchymphase auf. Die Wirbelsäule orientiert sich längs der Rückenseite, der Chorda dorsalis. Die Chorda wird schon während der Embryonalentwicklung zunehmend durch chondrale und knöcherne Strukturen verdrängt. Reste der Chorda können zunächst noch als bläschenförmige pflanzenzellähnliche (physaliphore) Zellen im Nucleus pulposus gefunden werden. Sie bilden sich in der Regel bald vollständig zurück. Im Erwachsenenalter treten sehr selten Tumoren der unteren LWS in der Regel im Lumbosakralbereich auf, die aus derartigen Zellen aufgebaut sind und sich offenbar aus persistierenden Chordaresten entwickeln. Diese lokal invasiv und destruierend wachsenden Tumoren heißen *Chordome*. Sie sind bei der Differentialdiagnose von Rückenschmerzen zu berücksichtigen.

Wirbelkörper

Das Wachstum der kastenförmigen *Wirbelkörper* erfolgt von den Proliferationszonen in den knorpeligen Endplatten. In dem zunächst knorpeligen Randleistenring entstehen Knochenkerne, die sich um das 12. bis 14. Lebensjahr zum knöchernen Randleistenring verbinden. Es beginnt die Verschmelzung von Randleiste und knöchernem Wirbelkörper. In den knöchernen Randleisten werden die Sharpey-Fasern (s. unten) verankert. Durch asymmetrische Kompression aufgrund endogener Faktoren oder durch vermehrte Belastung des Randleistenanulus entstehen juvenile Aufbaustörungen wie die Scheuermann-Krankheit oder die idiopathische juvenile Skoliose. Erst um das 20. Lebensjahr bildet sich die markraumwärts gerichtete Wachstumszone zurück. Die Vaskularisation der Endplatte persistiert bis etwa zum 19. Lebensjahr [7]. Die Wirbelkörper sind aus stark vaskularisierter lamellärer Spongiosa und stabiler Kortikalis aufgebaut. Interspongiös findet man je nach Alter und funktionellen Gesichtspunkten blutbildendes Mark oder Fettmark. Im höheren Lebensalter oder bei hyporegeneratorischen Anämien beispielsweise ist der Fettgehalt des Markraums erhöht.

Zwischenwirbelscheiben

Die *Zwischenwirbelscheiben* sind gegliedert in den äußeren Anulus fibrosus und den leicht exzentrisch posterior in der Bandscheibe gelegenen Nucleus pulposus. Der Anulus fibrosus besteht in den äußeren Abschnitten aus Faserknorpel, innen aus reichlich Kollagenfasern und Interzellularsubstanz. Im Nucleus finden sich leicht

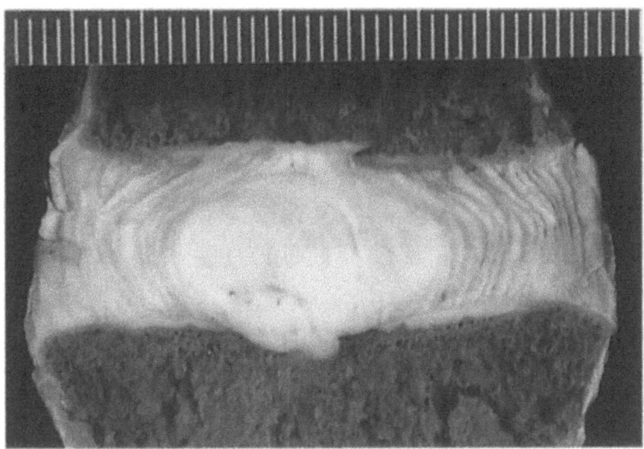

Abb. 1. Detailaufnahme eines Frontalschnittes durch die Wirbelsäule eines 35jährigen Mannes. Regelrechter anatomischer Aufbau, Vorwölbung des Nucleus pulposus wegen des hohen Quelldruckes

irregulär angeordnete Kollagenfasern und ein lockeres Interstitium bei nur ganz vereinzelten Bindegewebezellen. Er weist zu keinem Zeitpunkt der Entwicklung Gefäße auf, wogegen der Anulus fibrosus bis zum 4. Lebensjahr vaskularisiert ist. Der Verlust der Gefäße ist offenbar durch den aufrechten Gang bedingt, da der Venen- und Arteriolendruck niedriger ist als der hydrostatische Druck in der Bandscheibe [7].

Die Bandscheiben des Erwachsenen stellen die größten nicht vaskularisierten Gewebe des Körpers dar. Physiologischerweise besteht eine prall-elastische Konsistenz des Nucleus pulposus, der sich aufgrund des hohen Innendrucks auf einer Schnittfläche stark vorwölbt (Abb. 1). Regelrecht ausgebildete, nicht degenerativ veränderte Bandscheiben sind sehr stabil. Es kommt im Falle eines erheblichen Traumas eher zu Wirbelkörperfrakturen als zu Bandscheibenläsionen [7]. Bei Menschen bis zum mittleren Lebensalter können Anulus fibrosus und Nucleus pulposus makroskopisch unterschieden werden. Ab dem 3. Lebensjahrzehnt beginnt jedoch eine zunehmende Verschmelzung von Nucleus und Anulus, z.T. bereits ab dem 4. Lebensjahrzehnt, spätestens aber ab dem 6. Jahrzehnt sind sie nicht mehr distinkt [2].

Ligamentäre Wirbelverbindungen

Wirbelkörper und Zwischenwirbelscheiben werden durch vorderes und hinteres Längsband sowie die Rumpfmuskulatur stabilisiert. Die Verankerung des Anulus fibrosus der Zwischenwirbelscheiben in der Endplatte der Wirbelkörper erfolgt durch *Sharpey-Fasern*, benannt nach dem Londoner Anatomen des 19. Jahrhunderts. Das *ligamentum longitudinale anterius* besteht aus 3 Faserzügen. Tiefe Fasern überbrücken einen Intervertebralraum, intermediäre Anteile 2–3 Wirbel und oberflächliche Fasern bis zu 5 Artikulationen. Die stärkste Anheftungszone an den Wirbelkörper ist bei diesem Ligament wenige Millimeter von der diskovertebralen Junktion entfernt. Das *ligamentum longitudinale posterius* hingegen ist fest mit den Anulus fibrosa sowie den Rändern der Wirbelkörper verbunden, nicht hingegen mit den mittleren Wirbelkörperabschnitten.

Kleine Wirbelgelenke, Muskulatur

Durch die *kleinen Wirbelgelenke* (Facettengelenke), deren Gelenkkapseln mit somatischen Nerven versorgt und daher schmerzempfindlich sind, wird die unterschiedliche Bewegungsvariabilität in den unterschiedlichen Segmenten ermöglicht. Im atlantoaxialen Übergang besteht die Möglichkeit zu Rotation und Deklination, thorakal wird die Rotation begünstigt, lumbal die Deklination ermöglicht. Die Rumpfmuskulatur ist die stärkste Muskulatur des Körpers. Wegen der für fast alle Muskeln bestehenden multisegmentalen Innervation können Ausfälle durch einzelne Wurzelstörungen in der Regel gut kompensiert werden [11]. Die *Funktionen* der Wirbelsäule sind die Gewährleistung einer hohen Stabilität bei gleichzeitig möglichst hoher Beweglichkeit des Körpers sowie der Schutz des Rückenmarks. Für diese wichtigen Aufgaben ist eine Kombination aus statischen und beweglichen sowie elastischen Elementen unabdingbar. Aus statischen Gründen bei aufrechtem Gang sind die kaudal gelegenen Wirbel kräftiger ausgebildet als die kranialen.

Das Bewegungssegment

Die *funktionelle Einheit* des Bewegungssegments, von Junghanns 1951 [5] beschrieben, besteht aus 2 aneinandergrenzenden Wirbelkörpern, den Facettengelenken, Bändern und austretenden Nervenwurzeln. Im allgemeinen besitzt der Mensch 24 Bewegungssegmente. Die beiden kranialen Segmente haben keine Zwischenwirbelscheiben.

Physiologie der Zwischenwirbelscheibe

Die Bandscheiben ermöglichen eine gleichmäßige Aufnahme von Druck- und Zugbelastungen. Dies wird durch die scherengitterartige Anordnung von Kollagenfaserbündeln gewährleistet. Der periphere Anulus fibrosus enthält Kollagen-Typ-I, die inneren Anteile des Anulus sowie der Nucleus enthalten Typ-II-Kollagen [1]. Festigkeit und Elastizität werden durch das Zusammenwirken von Kollagenfasern und Interzellularsubstanzen mit Mukopolysacchariden und Proteoglykanen gegeben. Ein hoher Anteil von Sulfatgruppen ist für die hohe Wasserbindungsfähigkeit verantwortlich. Im 1. Lebensjahr bestehen Bandscheiben zu knapp 90% aus Wasser. Bis in das hohe Lebensalter sinkt dieser Gehalt physiologischerweise insbesondere wegen des abnehmenden Molekulargewichts der Proteoglykankomplexe auf etwa 70% ab [6]. Die Zwischenwirbelscheiben stellen ein semipermeables System dar. Bei stärkerem Bandscheibenbelastungsdruck wird Wasser herausgepreßt. In der Folge nimmt die Proteoglykankonzentration im Interstitium zu, die Porenweite der Matrix verringert sich und der kolloidosmotische Druck steigt. Der kolloidosmotische Druck wirkt dem Flüssigkeitsausstrom entgegen.

Das Phänomen des ständigen Flüssigkeitsein- und -ausstroms ist für die physiologische Körperlängendifferenz im Verlaufe des Tages von etwa 2% bei Jugendlichen und noch etwa 0,2% bei alten Menschen verantwortlich [7]. In den Ruhephasen kann dann Wasser wieder in das Interstitium einströmen. In der Regel erfolgt somit durch die Konvektion von Wasser mit Nährstoffen ein reger Flüssigkeitsaustausch.

Pathophysiologie der Degeneration

Degenerative Veränderungen an der Wirbelsäule können als komplexes Geschehen einer Architekturstörung des Gewebes mit nachfolgenden Fibrosierungs- und Umbauprozessen aufgefaßt werden, die meist nacheinander Zwischenwirbelräume und angrenzende Wirbelkörper betreffen. Degenerative Prozesse sind bei jedem Menschen anzutreffen. Endogene und exogene Faktoren sind dabei für den unterschiedlichen interindividuellen Manifestationszeitpunkt sowie unterschiedliche Symptomatik trotz z. T. vergleichbarer radiologischer Befunde verantwortlich. Einen Krankheitswert erlangen die Veränderungen erst dann, wenn der aktive Bewegungsapparat sie nicht mehr kompensieren kann oder die schmerzempfindlichen Gelenkkapseln der kleinen Wirbelgelenke bei der Arthrose betroffen sind [11].

Grundlegende Phänomene für den Beginn degenerativer Veränderungen sind der stetige Wasserverlust der Zwischenwirbelscheiben und die Abnahme des Mukopolysaccharidgehaltes. Auch bei zu starker Belastung oder zu kurzen Ruhephasen kann das Gleichgewicht von Flüssigkeitsein- und -ausstrom, welches der Ernährung des bradytrophen Gewebes dient, gestört werden. Daneben wird die Ernährung des

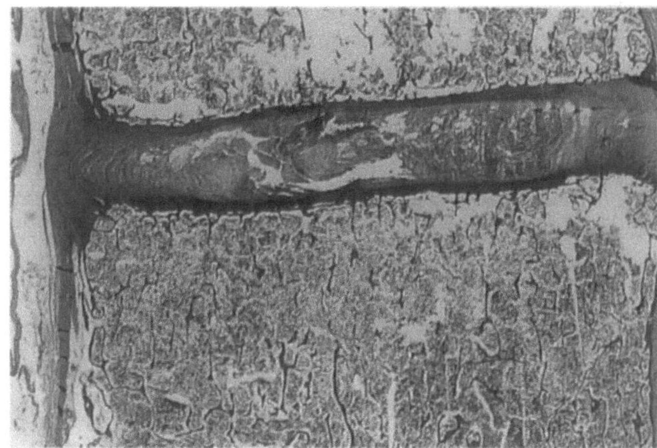

Abb. 2. Histologisches Übersichtspräparat. 2 Wirbelkörper und Bandscheibe. Zentral präparationsbedingte Unregelmäßigkeiten des Nucleus pulposus, geringe Chondrosis intervertebralis

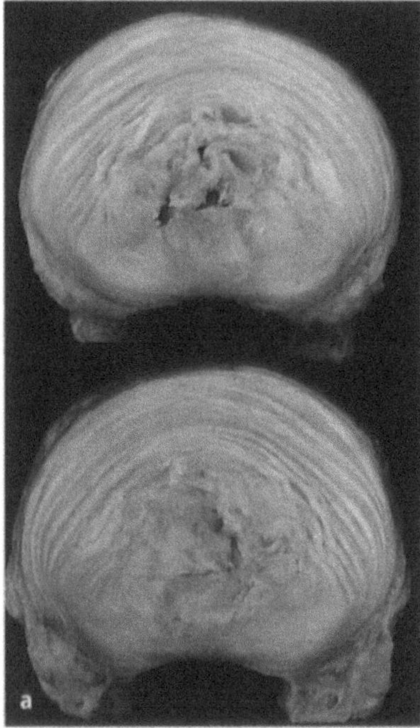

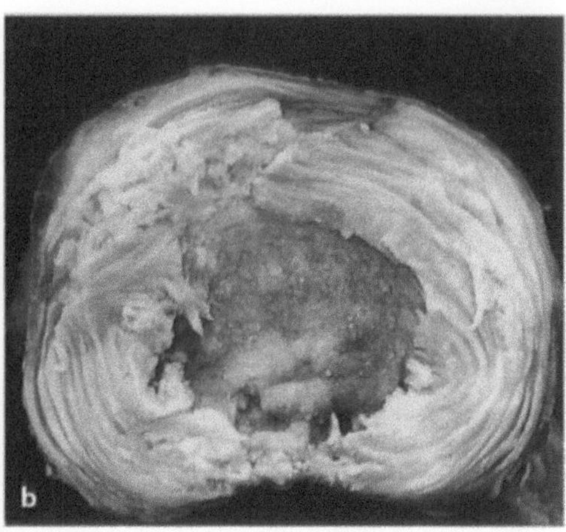

Abb. 3. a Aufsicht einer horizontal geschnittenen Bandscheibe mit geringer Chondrosis intervertebralis. Dorsal schlecht abgrenzbare Faserbündel des Anulus fibrosus, zentral unregelmäßig begrenzte Hohlräume. Radiologisches Korrelat dieser Läsion ist das Vakuumphänomen. **b** Aufsicht einer Zwischenwirbelscheibe bei ausgeprägter Osteochondrosis intervertebralis. Radiäre Spaltbildungen, tiefe Fissuren, Schwund des Nucleus pulposus, Aufsplitterung der ventralen Faserzüge

Gewebes aber auch bei Bewegungsmangel oder statischer Arbeitsposition negativ beeinflußt. Es sammeln sich Stoffwechselschlacken im Interstitium an. Die Ernährung kann nicht mehr in ausreichendem Umfang gewährleistet werden. Das Gewebe wird trocken und spröde, die Ausbildung von Rissen wird ermöglicht. Durch diese Fissuren wird das osmotische System empfindlich gestört. Die folgende Gasansammlung in den Hohlräumen, überwiegend aus Stickstoff, imponiert radiologisch als Vakuumphänomen. Es kommt zu einer dauerhaften Höhenminderung des Zwischenwirbelraumes.

Die ligamentären Strukturen lockern sich, woraus eine geringe Instabilität des Bewegungssegmentes resultiert. Zugkräfte treten v. a. an den Wirbelkörperendplatten ventral und am vorderen Längsband auf. Diese Belastungen führen zu einer vermehrten Osteoblastenaktivierung mit Ausbildung charakteristischer knöcherner Randzacken. Über diese Leitschienen können auch Gefäße wieder in den Intervertebralraum einwandern [7]. Daneben tritt eine vermehrte Belastung bzw. Fehlbeanspruchung der kleinen Wirbelgelenke durch die Höhenminderung auf.

Pathologisch-anatomische Befunde

Der stadienhafte Verlauf der degenerativen Prozesse an Zwischenwirbelscheiben und Wirbelkörpern ist pathologisch-anatomisch eindrucksvoll erkennbar. Dies ist die

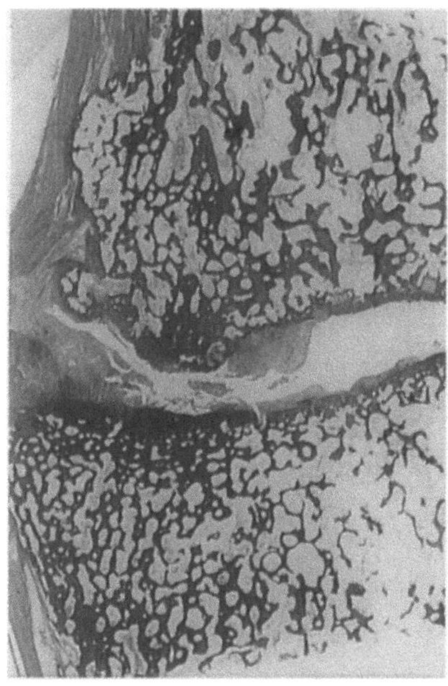

Abb. 4. Histologisches Übersichtspräparat bei Osteochondrosis intervertebralis. Verdickung der Endplatten, erhebliche Höhenminderung der Zwischenwirbelscheibe, diskrete Markraumfibrose im Fettmark, frühe Exophytenentwicklung am Wirbelkörperrand

Grundlage der zunehmend genauer charakterisierten radiologischen Phänomene, die insbesondere seit der Einführung der Magnetresonanztomographie (MRT) in die Diagnostik besser erfaßt werden können. Es existieren z.T. kontroverse Publikationen, bei denen das radiologische mit dem pathologisch-anatomischen Befundspektrum korreliert wurde [z.B. 3, 9, 10, 13]. Hierbei können die Bandscheibenveränderungen besonders gut mittels der MRT dargestellt werden. Das radiologische Befundspektrum ist an anderer Stelle in diesem Band erläutert.

Es werden verschiedene Schweregrade der degenerativen Veränderungen auf morphologischer Basis unterschieden. Die initialen Veränderungen der Zwischenwirbelscheiben mit Beginn der Fissurenbildung im Nucleus pulposus und vermehrter Brüchigkeit werden unter dem Begriff der *Chondrosis intervertebralis* (Abb. 2 und 3) beschrieben. Eine Höhenminderung der Zwischenwirbelräume ist dabei nicht nachweisbar. Man findet einen Zelluntergang, Faserzerfall, Auflockerung der Grundsubstanz sowie eine Gelb- und Braunfärbung. Bei dem weiteren Fortschreiten ist die Chondrosis intervertebralis stärker ausgeprägt, die Intervertebralräume sind verschmälert (Abb. 4). Eine ossäre Reaktion mit Veränderungen an den Wirbelkörperendplatten mit Sklerose und Erosionen ist dann im vorgeschrittenen Stadium der *Osteochondrose* (Abb. 5) zu belegen. Mittels der MRT wurden Veränderungen im angrenzenden knöchernen Markraum im Sinne einer Fibrosierung und später einer Verfettung beschrieben [10].

Von einer anderen Arbeitsgruppe konnte eine sichere Korrelation einer Markraumverfettung mit bestimmten Stadien degenerativer Prozesse nicht gesichert werden [3]. Pathogenetisch wird eine verminderte Markraumdurchblutung für die lokalen Verfettungen diskutiert [3]. Durch fortschreitende Knorpeldefekte mit Fissuren der Endplatten können Osteoblasten in den Intervertebralraum einwandern.

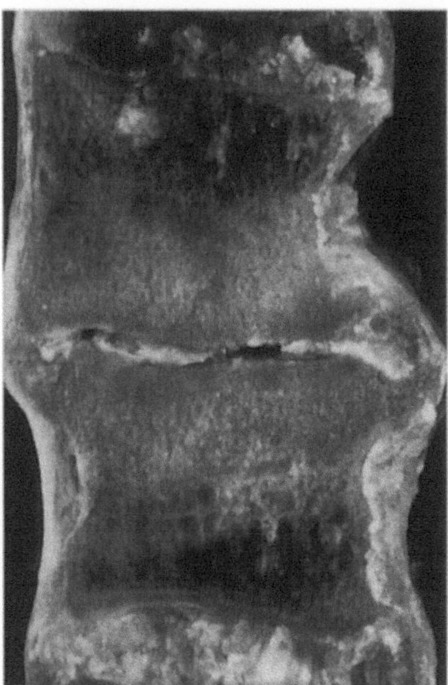

Abb. 5. Frontalschnitt bei Spondylosis deformans. Plumpe osteophytäre Randwulstbildung, teilweise zentral vollständig aufgebrauchte Bandscheiben, die angrenzenden Segmente sind weniger stark betroffen; oben Herniation von Bandscheibengewebe in den Markraum (Schmorl-Knötchen), herdförmige Rarefizierung des Trabekelwerks

Andererseits werden hernienartige Einbrüche von Zwischenwirbelscheibenanteilen in den knöchernen Markraum begünstigt, wenn noch ein hoher intradiskaler Druck bei Veränderungen primär der Endplatten besteht. In der Folge tritt eine sekundäre *Spondylosis deformans* (Abb. 6 und 7) mit Randwulstbildung ein. Diese für die degenerativen Wirbelsäulenerkrankungen pathognomonischen Umbauprozesse lassen sich mit Hilfe der hochauflösenden CT zuverlässig erfassen (Abb. 8). Schließlich kann eine sekundäre *Spondylarthrosis* (Abb. 9) mit Schädigung der Facettengelenke

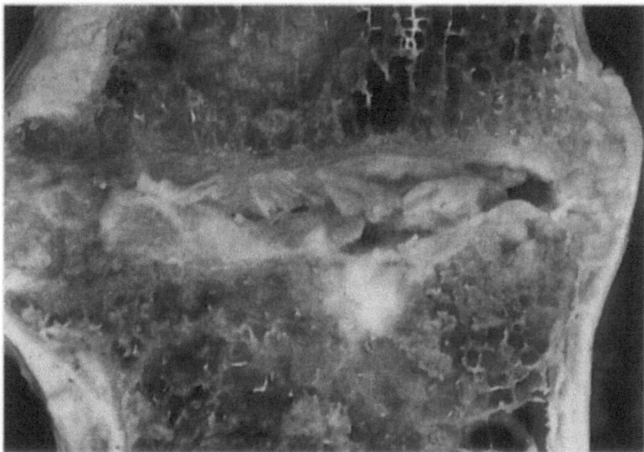

Abb. 6. Schwergradige Spondylose. Knöcherne Überbrückung des Intervertebralraumes, charakteristische Randwülste, Bandscheibengewebe teils verknöchert, Schmorl-Knötchen, deutliche Osteoporose

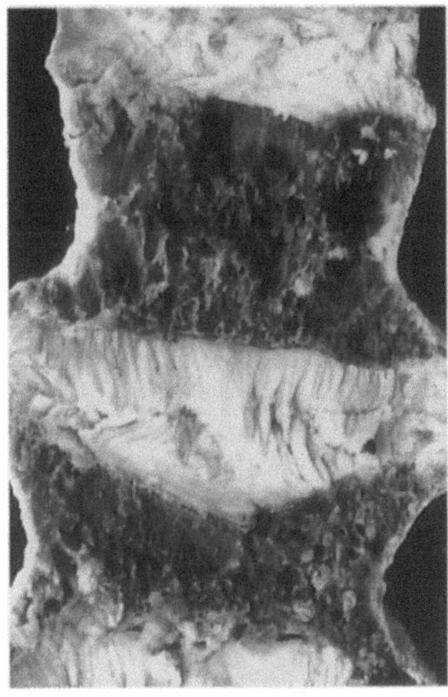

Abb. 7. Fischwirbelbildung bei schwergradiger Osteoporose. Im Gegensatz zu Abb. 5 noch hoher Bandscheibenquellungsdruck. Geringgradige fissurale Defekte, im Bereich der weißlichen Aufhellungzonen im Markraum metastatische Tumorinfiltrate bei bekanntem malignem Melanom (60jähriger Mann)

hinzukommen. Verkalkungen können häufig im Anulus fibrosus auftreten, viel seltener im Nucleus pulposus. Dabei ist eine Beziehung zu allgemeinen Kalziumstoffwechselstörungen nicht zu belegen [7].

Coventry et al. haben Mitte der 40er Jahre eine Arbeit vorgelegt, bei der für jedes Lebensjahrzehnt pathologisch-anatomische Veränderungen an Endplatten, Anulus fibrosus und Nucleus pulposus charakterisiert wurden [2]. Erste horizontale Fissuren traten dabei bereits in der Knorpelplatte von Personen unter 20 Jahren auf. Regelmäßige deutlich vorgeschrittene Höhenminderungen der Knorpelstrukturen lagen bereits im 5 Lebensjahrzehnt vor. Eine vermehrte Fissurenbildung in den Anulus fibrosus trat bereits ab dem 3. Jahrzehnt auf.

Differentialdiagnostik

Bei der Begutachtung degenerativer Wirbelsäulenveränderungen, nicht nur unter versicherungsmedizinischen Fragestellungen, müssen Form- und Funktionsstörungen berücksichtigt werden, die eine vermehrte Krankheitsbereitschaft anzeigen können. Diese werden als *prädiskotische Deformitäten* bezeichnet [7]. Sie können sowohl in der Wirbelsäule selbst als auch entfernt davon lokalisiert sein. Ein Beispiel hierfür ist eine Beinlängendifferenz oder ein Zustand nach Oberschenkelamputation. Weiterhin gehören Fehlhaltungen wie verstärkte Lordosen, asymmetrische Übergangswirbel oder in Fehlstellung verheilte Wirbelfrakturen zu diesen Deformitäten. Eine *erheblich vermehrte Belastung* des Achsenorgans, z. B. bei Hochleistungssportlern oder körperlich sehr schwer arbeitenden Personen mit bevorzugt in Zwangs-

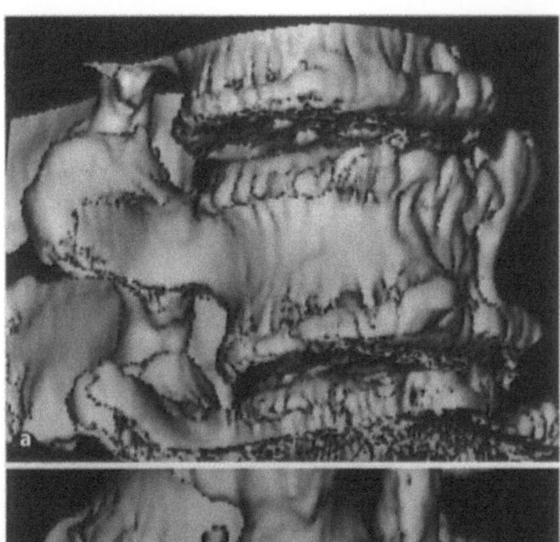

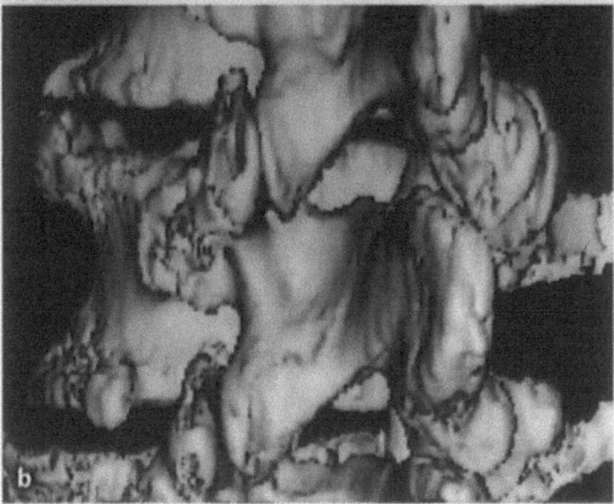

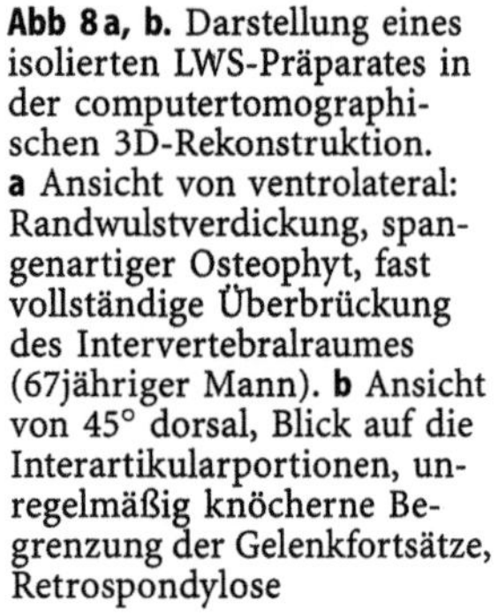
Abb 8a, b. Darstellung eines isolierten LWS-Präparates in der computertomographischen 3D-Rekonstruktion. **a** Ansicht von ventrolateral: Randwulstverdickung, spangenartiger Osteophyt, fast vollständige Überbrückung des Intervertebralraumes (67jähriger Mann). **b** Ansicht von 45° dorsal, Blick auf die Interartikularportionen, unregelmäßig knöcherne Begrenzung der Gelenkfortsätze, Retrospondylose

haltung erfolgendem Heben schwerer Lasten, kann die Entwicklung degenerativer Prozesse beschleunigen.

In der *klinischen Differentialdiagnose* von mit *Rückenschmerzen* einhergehenden Erkrankungen muß eine Vielzahl benigner und maligner Krankheiten berücksichtigt werden. Bei der Spondylarthritis ankylopoetica (M. Bechterew) tritt ebenfalls eine knöcherne Überbrückung der Intervertebralräume auf, jedoch im Gegensatz zu degenerativen Veränderungen ohne Ausbildung von Randzacken (vgl. Abb. 10). Im Alter tritt die Involutionsosteoporose mit Demineralisierung der Wirbelkörperspongiosa hinzu. Es kommt zur Keilwirbelbildung im BWS-Bereich und zur Fischwirbelbildung im Lumbalbereich (Abb. 10). Auch postentzündliche Veränderungen, posttraumatische Befunde, Wirbelkörpermetastasen, Plasmozytome, Knochenerkrankungen wie M. Paget oder Osteomalazie müssen berücksichtigt werden. Nicht selten können sich psychische Probleme in Rückenschmerzen ausdrücken. Auch chirurgische oder internistische Erkrankungen wie Appendizitiden oder Pankreaserkrankungen manifestieren sich gelegentlich durch Schmerzen, die in den Rücken lokalisiert werden [8].

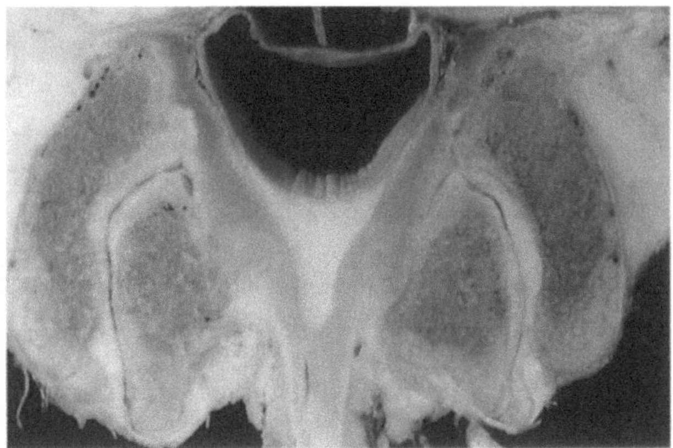

Abb. 9. Spondylarthrose, CT-gerechter Horizontalschnitt. Fokal fast vollständig fehlender Gelenkknorpel, asymmetrie der Gelenkfläche

Korrelation von pathologischer Anatomie und beruflicher Belastung der Wirbelsäule?

Die beschriebene Vielzahl von pathologischen Veränderungen im Rahmen degenerativer Wirbelsäulenerkrankungen weist eine von der Ätiologie unabhängige Morphologie auf. Allein aus den morphologischen Veränderungen lassen sich bislang keine zuverlässigen Rückschlüsse auf eine in Diskussion stehende berufliche oder außerberufliche vermehrte Belastung ziehen. Der pathologischen Anatomie und

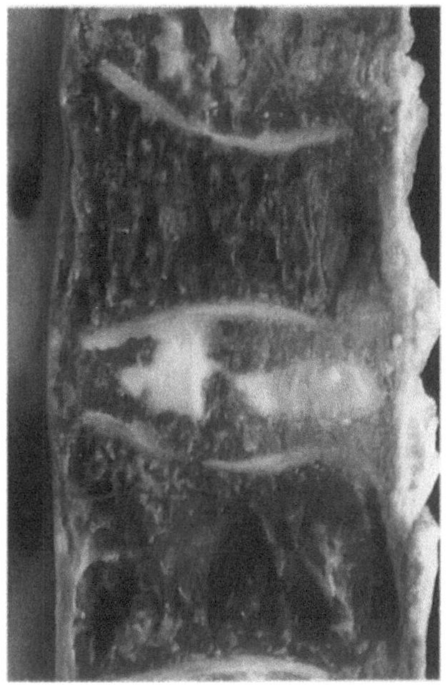

Abb. 10. Sagittalschnitt bei Spondylarthritis ankylopoetica (M. Bechterew). Fast vollständige knöcherne Durchbauung der Zwischenwirbelräume, fortgeschrittene Osteoporose nach jahrelanger Kortisontherapie, schmale knöcherne Überbrückung der Wirbelkörper am Rand, keine Osteophyten, Osteochondrose mit Verbreiterung der Endplatten (37jähriger Mann)

diagnostischen Radiologie bleibt es vorbehalten, die Veränderungen zu beschreiben und sie - ähnlich der Begutachtung von Meniskusschäden, wo stadienhafte Verläufe der Heilung bzw. Reparationsversuche nach Traumatisierung seit längerem bekannt sind - ggf. in den Kontext von „das altersübliche Maß überschreitenden Veränderungen" einzuordnen. Bei den bandscheibenbedingten Veränderungen bestehen jedoch bislang weniger eindeutige diagnostische Kriterien als in der Meniskuspathologie. Erschwerend kommt die Komplexität des Bewegungssegmentes mit variabler Möglichkeit der Kompensation bestimmter Veränderungen hinzu.

Die am Institut für Pathologie der Bergbau-Berufsgenossenschaft in Bochum durchgeführten Untersuchungen an bislang 37 isolierten LWS-Präparaten von verstorbenen ehemaligen Bergleuten und entsprechenden Vergleichsfällen ohne anamnestisch bekannte Mehrbelastung der Wirbelsäule haben keine Korrelation zu einer aktenkundigen beruflichen Mehrbelastung aufzeigen können. Es lassen sich in beiden Gruppen bei Korrelation von CT und pathologischer Anatomie wechselnd starke Degenerationszeichen an den Wirbelsäulen feststellen, wobei der Schweregrad der Veränderungen nach beruflicher Mehrbelastung häufig den „altersüblichen Veränderungen" bei schicksalhafter Degeneration entspricht (noch nicht publizierte Daten).

Zusammenfassung

Es werden die anatomischen, physiologischen und pathologisch-anatomischen Grundlagen der degenerativen Wirbelsäulenerkrankungen unter Einschluß differentialdiagnostischer Überlegungen erläutert. Wesentliche Gründe der physiologischen Alterungsprozesse sind der zunehmende Wasser- und Mukopolysaccharidverlust der Zwischenwirbelscheiben, die eine Zermürbung mit Rißbildung, Höhenminderung, Segmentinstabilität, Zugbelastung des Bandapparates, Endplattensklerose, Osteophytenbildung und schließlich die Arthrose der Facettengelenke begünstigen. Neben endogenen Faktoren bestimmen auch teils wirbelsäulenimmanente, teils extraspinale Faktoren den Zeitpunkt und das Ausmaß der individuellen Degeneration. Eine zuverlässige Korrelation von bestimmten Veränderungen zu einer vermehrten beruflichen oder außerberuflichen Tätigkeit ist aus pathologisch-anatomischer Sicht derzeit nicht möglich.

Literatur

1. Adams P, Eyre DR, Muir H (1977) Biochemical aspects of development and ageing of human lumbar intervertebral disc. Rheumatol Rehabil 16: 22-29
2. Coventry MB, Ghormley RK, Kernohan JW (1945) The intervertebral disc: it's microscopic anatomy and pathology. J Bone Joint Surg 27 (2): 233-247
3. Hajek PC, Baker LL, Goobar JE, Sartoris DJ, Hesselink JR, Haghighi P, Resnick DC (1987) Focal fat deposition in axial bone marrow: MR characteristics. Radiology 162: 245-249
4. Jerosch J, Witting U, Brunsmann D (Hrsg) (1996) Berufsbedingte Erkrankungen der Wirbelsäule. Die Berufskrankheiten 2108, 2109, 2110 - Arbeitsplatzgestaltung und orthopädische Begutachtung. Enke, Stuttgart
5. Junghanns H (1951) Die funktionelle Pathologie der Zwischenwirbelscheiben. Langenbecks Arch Klin Chir 267: 393-417

6. Keyes DE, Compère E (1932) The normal and pathological physiology of the nucleus pulposus of the intervertebral disc. J Bone Joint Surg 14: 897
7. Krämer J (1994) Bandscheibenbedingte Erkrankungen: Ursachen, Diagnose, Behandlung, Vorbeugung, Begutachtung. Unter Mitarbeit von Schleberger R, Hedtmann A, 3. Aufl. Thieme, Stuttgart New York
8. Mau H (1982) Degenerative Wirbelsäulenerkrankungen. Chirurg 53: 292–298
9. Modic MT, Masaryk TJ, Ross SR, Carter JR (1988) Imaging of degenerative disc disease. Radiology 168: 177–186
10. Modic MT, Steinberg PM, Ross JS, Masaryk TJ, Carter JR (1988) Degenerative disc disease: Assessment of changes in vertebral body marrow with MR imaging. Radiology 166: 193–199
11. Noack W (1994) Die Bandscheibe. Thieme, Stuttgart New York (Praktische Orthopädie, Bd 24)
12. Resnick D (1985) Degenerative diseases of the vertebral column. Radiology 156: 3–14
13. Tertti M, Paajanen H, Laato M, Aho H, Komu M, Kormano M (1991) Disc degeneration in MR imaging – a comparative biochemical, histologie and radiologic study in cadaver spines. Spine 16 (6): 629–634

Objektive Messung der Höhe lumbaler Bandscheiben aus seitlichen Röntgenübersichtsaufnahmen

W. Frobin, M. Brinckmann und P. Biggemann

Einleitung

Als Zusatzinformation zur Diagnosestellung, zur Therapiekontrolle oder im Rahmen gutachtlicher Stellungnahmen erscheint es wünschenswert, die Höhe von Bandscheiben quantitativ zu bestimmen und mit Normwerten zu vergleichen. Untersucher, die sich in der Vergangenheit mit der Genauigkeit und Reproduzierbarkeit der einschlägigen Meßvorschriften von Hurxthal [13] und Farfan [9] befaßt haben, kamen übereinstimmend zu dem Ergebnis, die Höhe lumbaler Bandscheiben könne aus seitlichen Übersichtsaufnahmen der LWS zwar qualitativ beurteilt, aber nicht mit hinreichender Genauigkeit gemessen werden [2, 6, 15, 17, 18]. Normwerte der Bandscheibenhöhe sowie deren altersgemäße Änderung sind nicht in der Literatur beschrieben.

In Abb. 1 sind die Methoden von Hurxthal und Farfan am Beispiel eines dezentriert abgebildeten Bandscheibenraumes illustriert. Hurxthal schreibt vor, zur Messung der Mittenhöhe der Bandscheibe den Mittelwert der Abstände der maximal und minimal entfernten Konturen H1 und H2 zu nehmen. Alternativ können zunächst die Mitten zwischen den als Randkonturen der Deckplatten interpretierten Linien eingezeichnet werden, um dann die Höhe H3 zu bestimmen. Farfan bestimmt ventrale und dorsale Bandscheibenhöhen Hv und Hd und berechnet deren Mittelwert. Die Mittelwertbildung kann aufgefaßt werden als eine Winkelkorrektur, bei der der Bandscheibenraum auf parallele Begrenzungen umgerechnet wird. Zum Ausgleich der Röntgenvergrößerung dividiert Farfan den so erhaltenen Höhenwert durch die Tiefe der Bandscheibe.

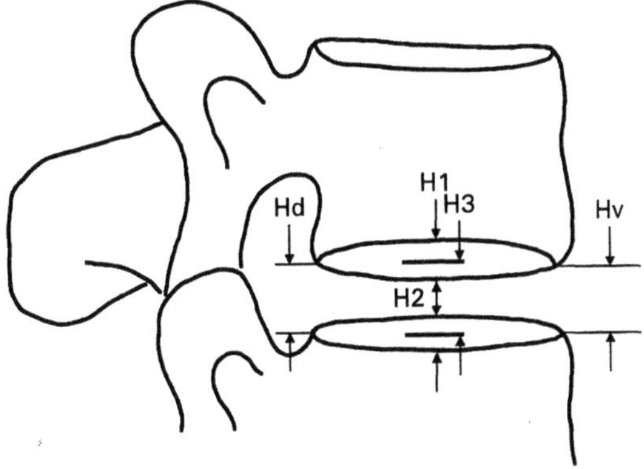

Abb. 1. Messung der Bandscheibenhöhe (nach Pope et al. [15], *H1–H3* Abstände der Konturen, die in der Methode von Hurxthal benutzt werden. Nach Farfan wird die Bandscheibenhöhe aus den ventralen und dorsalen Höhen *Hv* und *Hd* berechnet

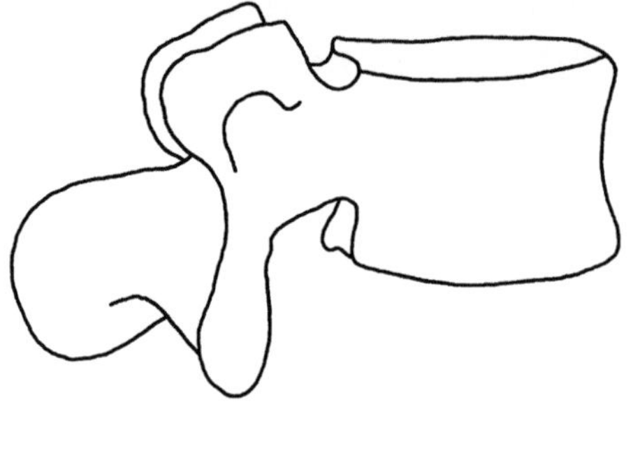

Abb. 2. Ansicht eines Lendenwirbelkörpers und Abzeichnung der Konturen, die im Röntgenbild identifiziert werden können. Zusätzlich sind die berechneten Lagen der dorsalen Eckpunkte (*1, 3, 5, 6*) sowie der ventralen Eckpunkte (*2, 4*) eingetragen

Die beschriebenen Methoden werden für Bandscheibenräume mit zunehmendem Abstand vom Zentralstrahl unzuverlässig, weil die Zuordnung der Meßpunkte ungenauer wird und weil Verzerrungen nicht kompensiert werden. Es läßt sich zeigen, daß die röntgendichten Linien, auf die sich Hurxthal bezieht, i. allg. nicht die Abbilder der Ränder der Wirbelkörper sind. Eine Messung der Bandscheibenhöhe, die sich auf diese Linien stützt, kann daher zu grob falschen Ergebnissen führen. Die Zuordnung der Meßpunkte nach Farfan ist mit subjektiven Fehlern behaftet. Zudem ändern sich Form und Zuordnung speziell der dorsalen Konturen im Röntgenbild in systematischer Weise in Abhängigkeit von Dezentrierung, seitlicher Verkippung und axialer Rotation.

In dieser Ausgangslage war es das Ziel der vorliegenden Arbeit, (a) die Verzeichnungseffekte bei der Röntgenabbildung der Zwischenwirbelräume zu studieren und nach Möglichkeiten einer rechnerischen Kompensation dieser Effekte zu suchen, (b) eine Datenbasis der Bandscheibenhöhen gesunder Personen als Referenz aufzubauen und (c) im Einzelfall ein Protokoll zum quantitativen Vergleich mit der Referenzbasis zu erstellen.

Das neue Verfahren zur Messung der Höhe lumbaler Bandscheiben

In Abb. 2 ist die Ansicht eines Lendenwirbelkörpers und eine Abzeichnung der Konturen gezeigt, die im seitlichen Röntgenbild. identifiziert werden können. Zur objektiven Beschreibung der Geometrie der Wirbelkörper und der Bandscheibenräume werden „Ecken" auf den Bildkonturen definiert, welche als Punkte jeweils größter Entfernung vom Zentrum der Bildsilhouette bestimmt werden. Da die inneren Konturen häufig nicht zu erkennen sind, bauen alle folgenden Überlegungen auf den Eckpunkten 1–4 der äußeren Konturen auf.

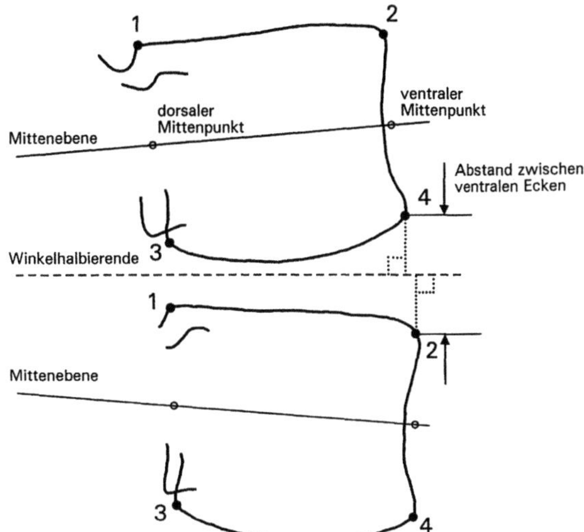

Abb. 3. Das neue Verfahren zur Messung der Bandscheibenhöhe. Durch die Mittenpunkte zwischen den Ecken *1* und *3* sowie *2* und *4* wird jeweils die Mittenebene gelegt. Der Winkel zwischen den Wirbelkörpern ist durch den Winkel zwischen den Mittenebenen gegeben. Die ventral gemessene, lichte Höhe der Bandscheibe ist durch die Summe der senkrechten Abstände des Eckpunkts *4* des kranialen Wirbels und des Eckpunkts *2* des kaudalen Wirbels von der Winkelhalbierenden der Mittenebenen definiert. Der Meßwert der Bandscheibenhöhe wird durch die mittlere Tiefe (Mittelwert der kranialen und kaudalen Tiefe) des kranialen Wirbels dividiert. Der Meßwert der Bandscheibenhöhe hängt vom Lordosewinkel ab; für Vergleichszwecke ist eine rechnerische Korrektur erforderlich, die die gemessene Bandscheibenhöhe auf Standardwinkel umrechnet

Verzeichnungen im Röntgenbild werden dadurch hervorgerufen, daß filmnahe Strukturen geringer vergrößert werden als filmferne. Nach den Gesetzen der Zentralprojektion lassen sich Aussagen über die Verzeichnung der Abbildung der Ecken und abgeleiteter geometrischer Größen in Abhängigkeit von Dezentrierung, seitlicher Verkippung und axialer Rotation machen [5] (Abb. 3):

- Die Bildlage der ventralen Ecken (2 und 4) bleibt unverzerrt, die der dorsalen Ecken (1 und 3) wird mit zunehmender Dezentrierung verzerrt. Einzelne dorsale Ecken sind folglich keine zuverlässigen Referenzpunkte.
- Die Mittenpunkte zwischen den ventralen Ecken 2 und 4 sowie zwischen den dorsalen Ecken 1 und 3 haben immer unverzerrte Lagen.
- Die Mittenebene eines Wirbels, definiert als die Verbindungslinie des ventralen und dorsalen Mittenpunktes, sowie die Winkelhalbierende zwischen den Mittenebenen benachbarter Wirbel werden unverzerrt abgebildet.
- Der (in der Sagittalebene gemessene) Winkel zwischen benachbarten Wirbeln ist durch den Winkel zwischen den Mittenebenen gegeben. Er ist frei von Verzeichnung.
- Kraniale und kaudale Wirbelkörpertiefe (Abstände der Ecken 1–2 und 3–4) werden einzeln verzerrt abgebildet, aber gegenläufig, weil die räumlichen Gegenstücke filmnah bzw. filmfern, verlaufen. Bildet man den Mittelwert dieser Längen, so erhält man ein unverzerrtes Maß, die mittlere Wirbelkörpertiefe.

Aus diesen verzerrungsfreien Größen wird eine neue Meßvorschrift für die Bandscheibenhöhe festgelegt [10–12]. Als Bandscheibenhöhe (Abb. 3) wird die Summe der senkrechten Abstände der gegenüberliegenden Wirbelkörpereckpunkte 4 und 2 von der Winkelhalbierenden definiert. Da in der Regel Abbildungsmaßstab und Körpergröße nicht bekannt sind, wird die Bandscheibenhöhe durch die mittlere Tiefe des kranialen Wirbelkörpers dividiert. Im Folgenden wird die Bandscheibenhöhe stets in Einheiten der mittleren Wirbelkörpertiefe angegeben.

Die neue Definition bietet eine Reihe von Vorteilen:

- Der Meßwert der Bandscheibenhöhe ist von der Verzerrung der Röntgenabbildung sowie von geringen Abweichungen von der idealen Projektion in bezug auf axiale Rotation und Seitneigung der Wirbelsäule nicht beeinflußt. Besondere Vorkehrungen für die Aufstellung der Patienten sind nicht erforderlich; unter klinischen Bedingungen gefertigte Übersichtsaufnahmen reichen aus. Damit sind auch retrospektive Untersuchungen möglich.
- Alle auf einer Seitaufnahme der LWS abgebildeten Bandscheibenräume können vermessen werden.
- Da die Bandscheibenhöhe durch den senkrechten Abstand der ventralen Ecken 2 und 4 von der Winkelhalbierenden gegeben ist, ist die Messung der Höhe unabhängig von einem evtl. bestehenden Wirbelgleiten.

Die ventrale Höhe einer gegebenen Bandscheibe hängt jedoch vom Winkel (Lordosewinkel) zwischen den benachbarten Wirbeln ab. Um Meßwerte aus Aufnahmen in unterschiedlicher Körperhaltung untereinander und mit Normwerten zu vergleichen, ist es daher notwendig, die Meßwerte der ventralen Höhe der Bandscheiben in

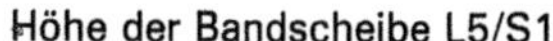

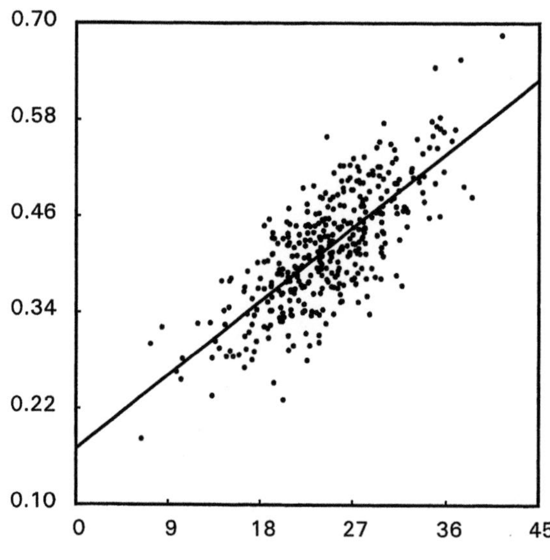

Abb. 4. Meßwert der Höhe der Bandscheibe L5/S1 in Abhängigkeit vom Winkel zwischen den Mittenebenen. Meßergebnisse aus seitlichen Übersichtsaufnahmen von 388 gesunden, männlichen Personen im Alter von 17–57 Jahren; Aufnahmen angefertigt in Seitlage oder im aufrechten Stand. Zusätzlich ist die an alle Meßpunkte angepaßte Regressionsgerade eingetragen, die den Zusammenhang zwischen Bandscheibenhöhe und Winkel beschreibt. (Aus: Frobin [12], mit freundlicher Genehmigung von Elsevier Science Ltd)

Abhängigkeit vom jeweiligen Winkel auf einen Standardwinkel zu korrigieren. Als Standard werden diejenigen Winkel eingesetzt, die im Mittel bei jungen, gesunden, männlichen oder weiblichen Personen im aufrechten Stand gemessen werden [5]. Die quantitative Bestimmung des Zusammenhangs zwischen Bandscheibenhöhe und Winkel erfolgte aus der Vermessung von Archivübersichtsaufnahmen der LWS von 627 gesunden, männlichen und 265 gesunden weiblichen Personen. Abbildung 4 illustriert diesen Zusammenhang für das Segment L5/S1 im Teilkollektiv männlicher Personen; für die übrigen Segmente dieses Kollektivs und die Segmente des Kollektivs weiblicher Personen ergab sich ein ähnliches Bild. Der zahlenmäßige Zusammenhang von Bandscheibenhöhe gegen Winkel wird durch die Regressionsgerade gegeben [5].

Der lineare Zusammenhang zwischen Bandscheibenhöhe und Winkel wird benutzt, um eine bei einem beliebigen Lordosewinkel Wg gemessene Bandscheibenhöhe auf die Höhe bei Einnahme des Standardwinkels Ws zu korrigieren. Mit SL als Anstieg der Regressionsgeraden berechnet sich die korrigierte Höhe:

$$\text{Bandscheibenhöhe (korrigiert)} = \text{Bandscheibenhöhe (gemessen)} + (Ws - Wg) \times SL.$$

Die Korrektur bewirkt, daß eine bei großem Lordosewinkel gemessene Höhe nach unten und eine bei kleinem Winkel gemessene Höhe nach oben korrigiert wird.

Bestimmung der Meßfehler

Von 48 gesunden, erwachsenen Personen wurden Aufnahmen vermessen, die am gleichen Tag in maximaler Extension und im aufrechten Stand aufgenommen waren. Nach Korrektur der Bandscheibenhöhe auf die Standardwinkel sollten die entsprechenden Höhen im Idealfall genau übereinstimmen. Die verbleibende Streuung der Ergebnisse ist ein direktes Maß des Meßfehlers der Bandscheibenhöhe und der Gültigkeit der angewandten Korrekturformel. Gemittelt über alle Bandscheiben aller Personen betrug die relative Standardabweichung 4,15%. Um die Reproduzierbarkeit der Messung der Bandscheibenhöhe zu prüfen, wurden 20 seitliche Übersichtsaufnahmen jeweils von 2 Untersuchern und 16 Aufnahmen 2mal von einem Untersucher jedoch mit einem zeitlichen Abstand von 1 Jahr ausgewertet. Im Inter-observer-Test ergab sich für die Bandscheibenhöhe eine relative Standardabweichung von 4,9%; im Intra-observer-Test ergab sich eine relative Standardabweichung von 3,9%. In beiden Fällen waren die Mittelwerte der Bandscheibenhöhen nicht signifikant unterschiedlich (t-Test für gepaarte Differenzen, $\alpha = 0{,}05$).

Technischer Ablauf der Vermessung der Bandscheibenhöhen

Die Vermessung der Bandscheibenhöhen aus einer seitlichen Übersichtsaufnahme der LWS umfaßt die Identifizierung der Konturen im Röntgenbild, die Übertragung der Konturen auf eine transparente Folie, die Digitalisierung der Konturen auf einem x-y-Meßtisch und die folgende, automatisch ablaufende Berechnung von Eckpunkten, Lordosewinkel und Bandscheibenhöhe. Über Bildverarbeitung und Ergebnisse werden Protokolle erstellt. Es können nur diejenigen Bandscheibenräume vermessen werden, bei denen die äußeren Konturen der Silhouette des kranialen und des kaudalen Wirbelkörpers zumindest in den Bereichen der Eckpunkte sichtbar sind. Osteophyten stören normalerweise nicht. Sie setzen entweder nicht im Bereich der ventralen Eckpunkte an, oder man kann auch bei vorhandenen Osteophyten die ursprüngliche Kontur hinreichend genau erkennen. Bei stark deformierten Wirbelkörpern kann die Genauigkeit des Meßergebnisses eingeschränkt sein.

Datenbasis der Normwerte

Für die Erstellung der Datenbasis der Norm der Bandscheibenhöhe wurden 892 seitliche Röntgenübersichtsaufnahmen der LWS aus Archiven von 14 deutschen und einer schweizerischen Institution ausgewertet. Das Alter der Personen lag zwischen 16 und 57 Jahren (weibliche Personen) und 17 und 57 Jahren (männliche Personen). Personen mit Osteoporose, Scheuermann-Erkrankung, Bechterew-Erkrankung, metastasierenden Erkrankungen, lumbalen Skoliosen von mehr als etwa 5 Grad oder vorangegangenen operativen Eingriffen an der Wirbelsäule wurden nicht einbezogen. Ausgeschlossen wurden auch Personen mit langjährig ausgeübter, körperlich schwer belastender Tätigkeit in Beruf oder Leistungssport. Wirbelsäulen mit Anzeichen allgemeiner degenerativer Veränderungen oder Osteophytose blieben eingeschlossen.

Von der obengenannten Anzahl stammten 410 Aufnahmen von männlichen Personen im Alter zwischen 17 und 30 Jahren und 106 Aufnahmen von weiblichen Personen im Alter zwischen 16 und 30 Jahren. Diese Aufnahmen waren zum überwiegenden Teil im Rahmen von Berufseingangsuntersuchungen veranlaßt worden. Zum geringeren Teil handelte es sich um Aufnahmen von Patienten, veranlaßt zum Ausschluß von pathologischen Veränderungen im Bereich der Wirbelsäule, oder um Aufnahmen von Patienten mit geringgradigen Rückenbeschwerden. Die 217 Aufnahmen männlicher und 159 Aufnahmen weiblicher Personen im Alter zwischen 31 und 57 Jahren stammten etwa zur Hälfte von Patienten mit leichteren Beschwerden im Bereich der Wirbelsäule. Der andere Teil der Aufnahmen war zum Ausschluß pathologischer Veränderungen im Bereich des Rumpfes veranlaßt.

Alle Aufnahmen wurden radiologisch begutachtet. Für die Berechnung der Normwerte wurden nur Daten von Bandscheiben ohne Befund verwandt. Bandscheiben mit Höhenminderung, sowie Bandscheiben, die an einen pathologisch deformierten Wirbelkörper oder an einen gleitenden Wirbelkörper (Retro- oder Spondylolisthesis) angrenzen, wurden ausgeschlossen. Tabelle 1 enthält die auf Standardwinkel korrigierten Mittelwerte der Bandscheibenhöhen für männliche und weibliche Personen. Die Mittelwerte liegen zwischen 0,23 und 0,42. Die relative Standardabweichung liegt typischerweise bei etwa 12%. Frauen haben geringfügig, aber signifikant niedrigere Bandscheiben als Männer.

Aus Tabelle 1 liest man für die Populationsmittelwerte der Bandscheibenhöhe jeweils eine schrittweise Zunahme von T12/L1 bis L4/L5 und dann von L4/L5 nach L5/S1 eine geringfügige Abnahme ab. Diese Höhensequenz entspricht einer von Dihlmann [8] angegebenen Regel. Jedoch bleibt anzumerken, daß in der Einzelwirbelsäule dieses Sequenzmuster bei Männern nur in 36% aller Fälle bzw. bei Frauen in 55% aller Fälle vorkommt [4]. Eine im Einzelfall gefundene Abweichung vom

Tabelle 1. Norm der winkelkorrigierten Bandscheibenhöhe, gemessen in Einheiten der mittleren Tiefe des kranial angrenzenden Wirbelkörpers. *n* Zahl vermessener Bandscheiben; *M* Mittelwert; *SD* Standardabweichung; *Ao, A1* Achsenabschnitt und Steigung der Regressionsgeraden Bandscheibenhöhe gegen Alter (in Jahren); *SE* Reststreuung um Regressionsgerade; *Sig* Signifikanz (ja/nein) des Zusammenhangs zwischen Alter und Bandscheibenhöhe (t-Test, Signifikanzniveau = 5%)

	n	M	SD	A0	A1	SE	Sig
Männer							
T12/L1	169	0,24808	0,02884	0,25159	-0,0001003	0,02889	n
L1/L2	487	0,29807	0,03456	0,28918	0,0002814	0,03442	j
L2/L3	572	0,34351	0,03610	0,32162	0,0007154	0,03513	j
L3/L4	558	0,37506	0,03861	0,35182	0,0007752	0,03761	j
L4/L5	457	0,42359	0,04240	0,40495	0,0006218	0,04185	j
L5/S1	388	0,42037	0,04797	0,40475	0,0005056	0,04767	j
Frauen							
T12/L1	132	0,22966	0,03357	0,23291	-0,0000871	0,03368	n
L1/L2	244	0,27322	0,03588	0,26359	0,0002692	0,03580	n
L2/L3	261	0,32381	0,03930	0,30344	0,0005727	0,03875	j
L3/L4	244	0,36550	0,04106	0,36462	0,0000251	0,04114	n
L4/L5	219	0,40820	0,05025	0,42320	-0,0004239	0,05010	n
L5/S1	194	0,39599	0,05092	0,40771	-0,0003235	0,05091	n

Sequenzmuster der Populationsmittelwerte weist daher nicht ohne weiteres auf eine Bandscheibenerniedrigung hin.

Um die Abhängigkeit der Bandscheibenhöhe vom Lebensalter zu untersuchen, wurde eine Regressionsanalyse durchgeführt. Für die Meßwerte der Bandscheibenhöhe T12/L1 bis L5/S1 wurde – jeweils separat für Männer und Frauen – ein linearer Ansatz der Form

$$\text{Bandscheibenhöhe} = A0 + A1 \times \text{Alter}$$

gemacht, und die Koeffizienten A0 und A1 der Regressionsgeraden sowie die Streuung SE um die Regressionsgerade wurden berechnet. Die Ergebnisse zeigen, daß im Altersbereich von 16–57 Jahren die Höhen der Bandscheiben von Frauen und Männern keine oder nur eine sehr geringe Abhängigkeit vom Alter aufweisen (Tabelle 1). Die numerische Angabe der altersentsprechenden Norm der Bandscheibenhöhe hängt von der Signifikanz der Korrelation zwischen Bandscheibenhöhe und Alter ab. Ist eine signifikante Korrelation vorhanden, so wird die altersentsprechende Norm mit Hilfe der Formel

$$\text{Norm} = A0 + A1 \times \text{Alter}$$

berechnet. In dieser Formel ist das Alter in Jahren einzusetzen. Die Streuung um die Norm ist durch SE gegeben. Besteht keine signifikante Korrelation der Bandscheibenhöhe mit dem Alter, so ist die Norm gleich dem (altersunabhängigen) Mittelwert M; die Streuung um die Norm ist durch SD gegeben.

Diskussion

Die neue Definition der Bandscheibenhöhe stellt eine logische Weiterentwicklung des von Farfan angegebenen Konzepts dar: Nach der neuen Definition wird die Höhe der Bandscheibe ventral gemessen, analog zu dem Vorschlag von Farfan durch die mittlere Tiefe des kranialen Wirbels dividiert und mit Hilfe des empirischen Zusammenhangs zwischen Winkel und ventraler Höhe auf Standardwinkel umgerechnet. Der Meßwert der Bandscheibenhöhe ist von Dezentrierung und axialer Rotation der Wirbelsäule sowie von Röntgenvergrößerung und Körpergröße unabhängig. Unterschiede in der Aufnahmeposition (Stehen, Seitlage) gehen nicht in das Meßergebnis ein. An die Aufnahmen werden keine speziellen Anforderungen gestellt; unter klinischen Bedingungen angefertigte Übersichtsaufnahmen sind ausreichend.

Das Vorgehen bei der Messung schließt einen subjektiven Einfluß weitgehend aus. Nach Abzeichnung und Digitalisierung der Konturen der Wirbelkörper werden

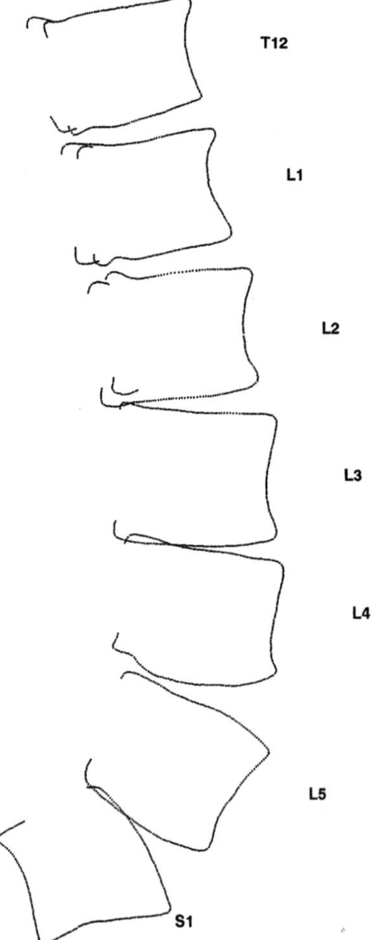

Abb. 5. Seitliche Übersichtsaufnahme eines 55jährigen Mannes, digitalisierte Konturen der Lendenwirbelkörper (dorsale Konturen, auf denen Ecken 5 und 6 liegen würden, nur zu Kontrollzwecken). Aufnahme zeigt axial rotierte Wirbelsäule

markante Konturpunkte und daraus abgeleitete Meßparameter automatisch und objektiv berechnet. Alle Bandscheibenräume auf einer seitlichen Übersichtsaufnahme der LWS lassen sich vermessen, nicht nur der Bandscheibenraum in der Nähe des Zentralstrahls. Mit Hilfe der neuen Definition wurde erstmals eine Datenbasis der Normwerte der Bandscheibenhöhen für Männer und Frauen im Altersbereich von 16–57 Jahren erstellt. Es zeigte sich, daß die Höhe lumbaler Bandscheiben in diesem Altersbereich praktisch konstant ist. Durch Vergleich mit der Datenbasis ist es möglich, Bandscheibenhöhen im Einzelfall quantitativ zu bewerten. Dazu wird der aus dem Röntgenbild vermessene Wert mit der alters- und geschlechtsentsprechenden Norm verglichen.

Beispiel der Dokumentation der Bandscheibenhöhe im Einzelfall

Die Messung der Bandscheibenhöhe im Einzelfall und ihr Vergleich mit altersentsprechenden Normwerten wird nachfolgend am Beispiel eines 55jährigen Mannes demonstriert, bei dem nach langjähriger Beschäftigung in der Landwirtschaft das Vorliegen einer bandscheibenbedingten Erkrankung (BK 2108) zu prüfen war. Abbildung 5 zeigt die digitalisierte seitliche Übersichtsaufnahme von T12 bis S1. Man erkennt die stark herabgesetzte Höhe der Bandscheibe L3/L4. Die Höhe der Bandscheibe L2/L3 ist wegen der pathologischen Höhenminderung der benachbarten Bandscheibe L3/L4 schwieriger zu beurteilen.

Zum Vergleich mit der Norm wird die Differenz „Einzelwert minus Normwert" gebildet und durch die Streuung S der Bandscheibenhöhe um den Normwert dividiert. Diese Darstellung trägt dem Umstand Rechnung, daß eine numerisch gegebene Abweichung von der Norm als um so auffälliger zu bewerten ist, je kleiner die biologische Streuung um die Norm in der Normalbevölkerung ist. Alternativ kann die Höhe einer Bandscheibe auch in Prozent der altersentsprechenden Normhöhe angegeben werden. Abbildung 6 enthält das Meßergebnis numerisch sowie in graphischer Darstellung. Die nicht winkelkorrigierten Werte der Abweichung von der Norm sind zusätzlich in das Meßprotokoll eingefügt, um einen direkten Vergleich mit dem Röntgenbild zu ermöglichen. Die Fehlerbalken der Graphik kennzeichnen

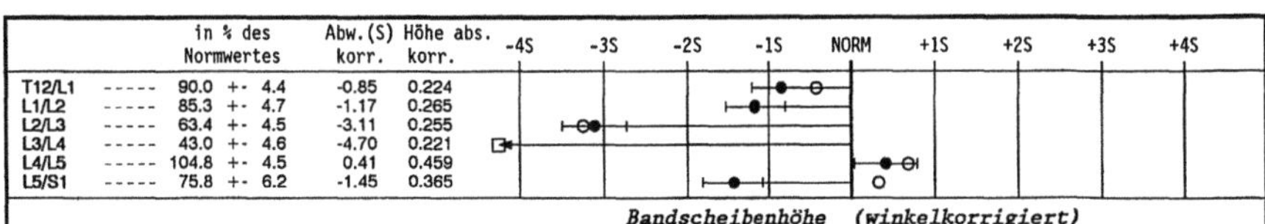

		in % des Normwertes	Abw.(S) korr.	Höhe abs. korr.
T12/L1	-----	90.0 +- 4.4	-0.85	0.224
L1/L2	-----	85.3 +- 4.7	-1.17	0.265
L2/L3	-----	63.4 +- 4.5	-3.11	0.255
L3/L4	-----	43.0 +- 4.6	-4.70	0.221
L4/L5	-----	104.8 +- 4.5	0.41	0.459
L5/S1	-----	75.8 +- 6.2	-1.45	0.365

Abb. 6. Ergebnisprotokoll der winkelkorrigierten Meßwerte der Bandscheibenhöhe in Abb. 5 dargestellten Wirbelsäule: Bewertung der Abweichung von der altersentsprechenden Norm. Die Differenz „Einzelwert minus Normwert" wird in Einheiten der Streuung *S* um den Normwert angegeben; alternativ in Prozent der Norm. *Fehlerbalken* kennzeichnen den statistischen Meßfehler. Im dargestellten Fall unterscheiden sich die Höhen der Bandscheiben T12/L1, L1/L2, L4/L5 und L5/S1 nur gering von der Norm. Bandscheibe L3/L4 ist sehr stark erniedrigt (Abweichung von der Norm –3,89 S); Bandscheibe L2/L3 ist ebenfalls auffällig erniedrigt (Abweichung von der Norm: –3,11 S)

den statistischen Meßfehler. Die Herleitung der Größe dieser Fehler ist an anderer Stelle beschrieben [11, 12].

Im vorliegenden Fall unterscheiden sich die Höhen der Bandscheiben T12/L1, L1/L2, L4/L5 und L5/S1 nur gering von der Norm altersentsprechender, männlicher Personen. Die Höhe der Bandscheibe L3/L4 ist sehr stark herabgesetzt; ihre Abweichung von der Norm beträgt –3,89 S. Die Höhe der Bandscheibe L2/L3 ist ebenfalls auffällig herabgesetzt (Abweichung von der Norm: –3,11 S). Das vollständige Meßprotokoll enthält ferner (hier nicht dargestellt) Angaben zur Differenz der Höhen benachbarter Bandscheiben sowie zur Höhe der Wirbelkörper, ebenfalls im Vergleich zu altersentsprechenden Normwerten.

Anhang: Änderung der Höhe lumbaler Bandscheiben im Tagesrhythmus sowie bei kurzzeitiger Be- und Entlastung der Wirbelsäule. Einfluß auf den Vergleich der Bandscheibenhöhe mit Normwerten

Aus Voruntersuchungen ist bekannt, daß die Körpergröße im Tagesverlauf abnimmt, um während der Nachtruhe wieder zuzunehmen. Die Größenänderung beruht auf einer Höhenänderung der Bandscheiben durch Flüssigkeitsaufnahme oder -abgabe oder durch viskoelastische Verformung. Kurzeitige Be- oder Entlastung der Wirbelsäule während des Tages bewirkt ebenfalls eine meßbare Ab- oder Zunahme der Körpergröße. Es ist zu prüfen, welchen Einfluß die tageszeitlichen und belastungsabhängigen Schwankungen der Bandscheibenhöhe auf den quantitativen Vergleich mit Normwerten haben.

Beitrag der Bandscheiben der LWS zur Änderung der Körpergröße

Um bei vorgegebener Änderung der Körpergröße die Höhenänderung einer einzelnen Bandscheibe der LWS abzuschätzen, ist eine Annahme darüber erforderlich, welchen Anteil die Bandscheiben der HWS, BWS und LWS zur Größenänderung beitragen. Diese Anteile können ermittelt werden, wenn vorausgesetzt wird, daß sich bei Be- oder Entlastung der Wirbelsäule die Höhe der einzelnen Bandscheiben proportional zu ihrer Ausgangshöhe ändert.

Bähren et al. [3] geben aus der Vermessung eines Kollektivs von 100 Personen Normwerte der Bandscheibenhöhen T4/T5 bis L5/S1 an. Danach beträgt die aufsummierte Höhe der Bandscheiben T4/T5 bis T11/T12 40% und die aufsummierte Höhe der Bandscheiben T12/L1 bis L5/S1 60% der Gesamthöhe der Bandscheiben im Abschnitt zwischen T4/T5 und L5/S1. Zählt man zur Höhe der Bandscheiben im Abschnitt T4/T5 bis T11/T12 noch die (nicht vermessene, jedoch als vergleichsweise gering anzunehmende) Höhe der Bandscheiben der HWS und oberen BWS (C2/C3 bis T3/T4) hinzu, so folgt, daß annähernd eine Hälfte der aufsummierten Höhe aller Bandscheiben der Wirbelsäule auf den Abschnitt C2/C3 bis T11/T12 und die andere Hälfte auf den Abschnitt T12/L1 bis L5/S1 entfällt. Es wird folglich erwartet, daß annähernd die Hälfte der gesamten Körpergrößenänderung durch die Höhenänderung der Bandscheiben im Abschnitt T12/L1 bis L5/S1 bewirkt wird. Im Mittel entfällt daher $^{1}/_{12}$ der gesamten Körpergrößenänderung auf jede dieser 6 Bandscheiben.

Höhe der im Tagesrhythmus auftretenden Schwankung der Bandscheibenhöhe

Die im Tagesrhythmus beobachtete Änderung der Körpergröße beträgt im Mittel 15,7 mm [7]. Der Betrag der Größenänderung nimmt mit dem Alter ab [7, 14]. Vermessungen der Körpergröße im Tagesverlauf [16] ergaben, daß die Körpergröße nach dem Aufstehen zunächst schnell abnimmt; im weiteren Tagesverlauf verlangsamt sich die Rate der Größenabnahme. Von dem in der Nachtruhe erzielten Größengewinn sind 1 h nach dem Aufstehen noch 46% und 3 h nach dem Aufstehen noch 20% erhalten. Bis zum Abend erfolgt eine langsame Abnahme um den Restbetrag des Größengewinns.

Vom nächtlich (im Mittel) erzielten Körpergrößengewinn von 15,7 mm sind folglich 1 h nach dem Aufstehen noch 15,7 × 0,46 = 7,2 mm erhalten. Daraus ergibt sich, daß die Bandscheiben im Bereich T12/L1 bis L5/S1 zu diesem Zeitpunkt je um $^{7,2}/_{12}$ = 0,6 mm höher sind als am Abend. 3 h nach dem Aufstehen sind diese Bandscheiben jeweils noch um 15,7 × $^{0,20}/_{6}$ = 0,26 mm höher als am Abend.

Durch kurzzeitige Ent- und Belastung bedingte Schwankung der Bandscheibenhöhe

Halbstündiges Sitzen führt - je nach Sitzhaltung - zu einer Zunahme der Körpergröße von 1-4 mm [1]. Während des Stehens im Anschluß an eine Phase des Sitzens kehrt die Körpergröße relativ schnell (je nach vorangegangenem Größengewinn mit einer Rate zwischen 15 mm/h und 25 mm/h) auf den Ausgangswert zurück. Geht man von den vorstehend genannten Werten aus, so beträgt 5 min nach Beendigung des Sitzens die verbliebene Zunahme der Körpergröße zwischen 0 und 2 mm. Dem entspricht eine verbliebene Zunahme der Höhe lumbaler Bandscheiben zwischen 0 und 0,17 mm. Halbstündiges Tragen einer Masse auf den Schultern führt zu einer Abnahme der Körpergröße; diese Abnahme ist der Last proportional [1]. Wird eine Masse von 30 kg auf den Schultern getragen, so führt dies zu einer Abnahme der Körpergröße von etwa 3 mm; dem entspricht eine Höhenabnahme je lumbale Bandscheibe von 0,25 mm. Die Höhenänderung ist reversibel; über die Rate der Rückbildung dieser Höhenabnahme nach Ablegen der Last liegen jedoch keine quantitativen Daten vor.

Einfluß der tageszeitlichen und belastungsabhängigen Größenschwankung auf den Vergleich der Bandscheibenhöhe mit Normwerten

Die Aufstellung enthält die Höhenänderung lumbaler Bandscheiben im Tagesverlauf sowie die Höhenänderung nach Phasen zusätzlicher Be- oder Entlastung. Die Höhenänderung ist bezogen auf die Höhe, die am Abend (nach Ablauf des Tagesrhythmus) zu erwarten wäre, bzw. auf die Höhe, die ohne zusätzliche Be- oder Entlastung zu erwarten wäre. Zusätzlich ist die Höhenänderung in Einheiten der

Tabelle 2. Höhendifferenz der Bandscheibe

	(mm)	(SD)
1 h nach dem Aufstehen	+0,60 mm	+0,53 SD
3 h nach dem Aufstehen	+0,26 mm	+0,23 SD
Unmittelbar nach 30 min Tragen von 30 kg	−0,25 mm	−0,22 SD
Unmittelbar nach 30 min bequemem Sitzen	+0,33 mm	+0,29 SD
5 min nach Ende des bequemen Sitzens	+0,17 mm	+0,15 SD
Unmittelbar nach 30 min aufrechtem Sitzen	+0,08 mm	+0,07 SD
5 min nach Ende des aufrechten Sitzens	0,00 mm	0,00 SD

Standardabweichung von der Normhöhe umgerechnet. Die Umrechnung erfolgt – stellvertretend für alle lumbalen Bandscheiben – am Beispiel der Bandscheibe L3/L4. Nach Bähren et al. [3] ist der Mittelwert der Höhe von L3/L4 gleich 11,0 mm. Die Standardabweichung der Höhe der Bandscheibe L3/L4 männlicher Personen beträgt 10,3% vom Mittelwert [11, 12]. 1 mm Bandscheibenhöhe entspricht folglich $1/(11{,}0 \times 0{,}103) = 0{,}88$ SD.

Eine merkliche Beeinflussung des Meßwertes der Bandscheibenhöhe kann hiernach erwartet werden, wenn Personen am frühen Morgen geröntgt werden. Die lumbalen Bandscheiben sind dann 0,6 mm (entsprechend etwa 0,5 SD) höher als abends. Die Entlastung der Wirbelsäule durch Sitzen oder Belastung durch Tragen eines schweren Gegenstandes führen zu Abweichungen der Bandscheibenhöhe zwischen +0,29 und −0,22 SD. Die tatsächlich zu berücksichtigenden Höhenabweichungen dürften jedoch kleiner sein als die genannten Werte. Das Tragen schwerer Gegenstände unmittelbar bis zum Zeitpunkt des Röntgens wäre ungewöhnlich, und mit einer Pause von 5 min zwischen der Beendigung des Sitzens im Wartezimmer und der Anfertigung einer Aufnahme kann üblicherweise gerechnet werden.

Für einen Vergleich der Bandscheibenhöhe im Einzelfall mit dem Normwert ist ferner zu beachten, daß die Norm aus Daten eines Gemischs von Aufnahmen erstellt wurde, die zu unterschiedlichen Tageszeiten und bei unbekannter Belastungsvorgeschichte angefertigt wurden. Röntgen unter standardisierten Bedingungen, d.h. zu einem festem Zeitpunkt nach der Nachtruhe und bei identischer Belastungsvorgeschichte, konnte nicht erfolgen. Die zufällig verteilten, tageszeitlichen und belastungsabhängigen Schwankungen der Bandscheibenhöhe wirken sich in der Populationsstatistik des Normkollektivs im wesentlichen durch eine größere Streubreite aus: Der biologischen Streuung sind weitere, verbreiternde Streueinflüsse überlagert. Der Populationsmittelwert wird wenig beeinflußt. Nur bei ausgesprochen asymmetrischer Verteilung der Einflußgrößen, wenn z.B. nur am Tagesanfang oder am Tagesende geröntgt worden wäre, wäre eine systematische Verschiebung des Mittelwertes der Norm zu erwarten.

Beim Aufbau der Normbasis wurde angestrebt, Verschiebungen des Mittelwertes dadurch klein zu halten, daß Datenmaterial von einer größeren Zahl verschiedener Quellen zusammengetragen und anschließend über alle Teilkollektive gemittelt wurde. Mit Hilfe des ANOVA-Tests konnte die Homogenität des Datenmaterials (Gleichartigkeit der Teilkollektive) bestätigt werden. Es kann daher angenommen werden, daß keine Verfälschung des Mittelwertes vorliegt. Gegenüber idealisierten Bedingungen ist die Varianz jedoch vergrößert. Eine vergrößerte Varianz bedeutet, daß eine Abweichung von der Norm nicht ganz so empfindlich nachgewiesen werden kann.

Nimmt man an, daß die im Einzelfall zu untersuchenden Personen ebenfalls an zufälligen Tageszeitpunkten geröntgt werden, dann ist im Mittel über alle untersuchten Personen kein systematischer Fehler zu erwarten. Im Einzelfall besteht eine Unsicherheit; sie ist jedoch geringer als die in Tabelle 2 angegebenen Werte. So dürfte z.B. 1 h nach dem Aufstehen die Höhenabweichung einer lumbalen Bandscheibe gegenüber der (tageszeitlich gemittelten) Norm wesentlich geringer sein als der oben genannte, auf den Abend bezogene Wert. Eine genauere Abschätzung unter Zugrundelegung des tageszeitlichen Verlaufs der Körpergröße liefert einen Wert von 0,25 SD.

Schlußfolgerung

Die im Tagesrhythmus auftretende oder durch Phasen der Be- oder Entlastung bewirkte Änderung der Bandscheibenhöhe beträgt i. allg. weniger als ±0,25 SD des Normwertes. Diese Variation ist zu vergleichen mit dem statistischen Meßfehler im Einzelfall, der etwa ±0,4 SD beträgt. Die quadratische Addition beider Fehler würde einen Gesamtfehler von ±0,47 SD ergeben. Die Bewertung der Bandscheibenhöhe im Einzelfall wird folglich durch den Fehlereinfluß der Körpergrößenvariation nur unwesentlich beeinträchtigt. Größere Fehler können erwartet werden, wenn Personen unmittelbar nach Beendigung der Nachtruhe oder unmittelbar nach längerer, wirbelsäulenentlastender Lagerung geröntgt würden. In solchen Fällen wäre die Vergleichbarkeit mit der Norm nicht gegeben.

Literatur

1. Althoff I, Brinckmann P, Frobin W, Sandover J, Burton K (1993) Die Bestimmung der Belastung der Wirbelsäule mit Hilfe einer Präzisionsmessung der Körpergröße. Schriftenreihe der Bundesanstalt für Arbeitsschutz Fb 683, Wirtschaftsverlag NW, Bremerhaven
2. Andersson GBJ, Schultz A, Nathan A, Irstam L (1981) Roentgenographic measurement of lumbar intervertebral disc height. Spine 6: 154-158
3. Bähren W, Lallinger HP, Thoma W, Burmeister K, Karmann B (1992) Toleranzgrenzen der gesunden männlichen Wirbelsäule. Röntgenpraxis 45: 87-94
4. Biggemann M, Frobin W, Brinckmann P (1997) Physiologisches Muster lumbaler Bandscheibenhöhen. Fortschr Röntgenstr 167: 11-15
5. Brinckmann P, Frobin W, Biggemann M et al. (1994) Quantification of overload injuries to thoracolumbar vertebrae and discs in persons exposed to heavy physical exertions or vibration at the work-place. Part I. The shape of vertebrae and intervertebral discs - Study of a young, healthy population and a middle aged control group. Clin Biomech 9 (Suppl 1): S1-S83
6. Dabbs VM, Dabbs LG (1990) Correlation between disc height narrowing and low back pain. Spine 15: 1366-1369
7. De Puky P (1935) The physiological oscillation of the length of the body. Acta Orthop Scand 6: 338-347
8. Dihlmann WJ, Bandick (Hrsg) (1995) Die Gelenksilhouette. Thieme, Stuttgart, S387-454
9. Farfan HF (1973) Mechanical disorders of the low back. Lea & Febiger, Philadelphia
10. Frobin W, Brinckmann P, Biggemann M (1995) Objektive Messung der Höhe lumbaler Bandscheiben. Mitteilungen aus dem Institut für Experimentelle Biomechanik, Universität Münster, Nr 38

11. Frobin W, Brinckmann P, Biggemann M (1997) Objektive Messung der Höhe lumbaler Bandscheiben aus seitlichen Röntgen-Übersichtsaufnahmen. Z Orthop (im Druck)
12. Frobin W, Brinckmann P, Biggemann M, Tillotson M, Burton K (1997) Precision measurement of disc height, vertebral height and sagittal plane displacement from lateral radiographic views of the lumbar spine. Clin Biomech 12 (Suppl 1): 1-61
13. Hurxthal LM (1968) Measurement of anterior vertebral compressions and biconcave vertebrae. J Am Radiol 103: 635-644
14. Krämer J (1986) Bandscheibenbedingte Erkrankungen. Ursachen, Diagnose, Behandlung, Vorbeugung, Begutachtung. Thieme, Stuttgart
15. Pope MH, Hanley EN, Matteri RE, Wilder DG, Frymoyer JW (1977) Measurement of intervertebral disc space height. Spine 2: 282-286
16. Reilly T, Tyrrell A, Troup JDG (1984) Circadian variation in human stature. Chronobiol Int 1: 121-126
17. Saraste H, Broström LA, Aparisi T, Axdorph G (1985) Radiographic measurement of the lumbar spine. A clinical and experimental study in man. Spine 10: 236-241
18. Tibrewal SB, Pearcy MJ (1985) Lumbar intervertebral disc heights in normal subjects and patients with disc herniation. Spine 10: 452-454

Objektivierung des Bandscheibenschadens bei der BK 2108 – Stellungnahme des ärztlichen Gutachters

M. Hansis und B. C. Heinz

Einleitung

Die Objektivierung eines Bandscheibenschadens ist im Grunde kein problematischer, kein neuer und insbesondere kein dem ärztlich Tätigen unbekannter Vorgang. Rein morphologisch wird der Bandscheibenschaden pathologisch anatomisch verifiziert. Die bandscheibenbedingte *Erkrankung* zeigt sich (wie jede andere Erkrankung am Stütz- und Bewegungsapparat auch) in einschlägigen Beschwerden, einer Funktionseinschränkung sowie radiologischen Veränderungen. In der Tat geht es auch bei der Begutachtung zur BK 2108 streng genommen nicht um die Objektivierung des Bandscheibenschadens, sondern um die Objektivierung dieser bandscheibenbedingten bzw. bandscheibenassoziierten Erkrankung. Und es geht nicht nur um die Objektivierung dieser Erkrankung selbst, sondern darum, eine Erkrankung zu objektivieren, die nach ihrer Art in kausalem Zusammenhang zur beruflichen Exposition steht [1, 3, 7–9].

Die einzelnen Schritte zur umfassenden Beschreibung dieser bandscheibenbedingten Erkrankung einerseits und die Überlegungen zur kausalen Zuordnung bzw. auch kausalen Nichtzuordnung zur beruflichen Exposition andererseits, sind hinreichend bekannt. Sie sollen hier vorrangig in der Absicht nochmals zusammengestellt werden, auf bestehende Defizite und notwendige Qualitätsverbesserungen hinzuweisen.

Objektivierung des Bandscheibenschadens

Beschwerdeanamnese

Die Beschwerdeanamnese dürfte in der Begutachtung zur BK 2108 wohl der Part sein, der (neben der radiologischen Diagnostik) noch am umfassendsten und lückenlosesten durchgeführt wird. Die dem Gutachter übersandten Unterlagen enthalten in der Regel zahlreiche ärztliche Berichte aus der Vorgeschichte. Manche begnügen sich zwar mit der Stellung einer Diagnose und der Beschreibung eines Röntgenbildes. Dennoch kann die Erkrankungsanamnese und insbesondere die Schmerzanamnese in der Regel recht ordentlich nachgezeichnet werden. Manchmal ergibt sich eine (scheinbare) Diskrepanz zwischen einer langen Anamnese einerseits und auffallend seltenen Arztbesuchen, Arbeitsunfähigkeiten oder Behandlungszyklen andererseits. Der Gutachter sollte nicht apodiktisch sein, sondern in der Tat den Patienten zugestehen, daß sie auch mit stärkeren Beschwerden möglicherweise über Jahre nicht zum Arzt gehen – dies eben in Abhängigkeit von der entsprechenden Patientenpersönlichkeit. – Aus fehlenden Arztbesuchen sollte nicht das Diktum abgeleitet werden, der Patient sei im Grunde gar nicht krank gewesen.

Aktueller klinischer Befund

Der bei der Begutachtung vorliegende aktuelle klinische Befund, insbesondere bezüglich der Funktion der einzelnen Wirbelsäulenabschnitte, ist nach unserer Einschätzung eine der großen Schwachstellen in der Begutachtung zur BK 2108. Viele Funktionsbeschreibungen beschränken sich auf die Angabe des Finger-Fußboden-Abstandes. Speziell die Angabe, ob die Bewegungen an der Rumpfwirbelsäule mehr aus der BWS, aus dem dorsolumbalen Übergang oder aus der unteren LWS erfolgen, fehlt häufig. Das ist bedauerlich, weil diese Deskription im Grunde die einzige Möglichkeit ist, die Wirbelsäulenfunktion (insbesondere bezogen auf den exponierten Wirbelsäulenabschnitt) nachzuhalten. Die manual-therapeutische Funktionsanalyse ist, um sie als allgemeines Verständigungsmittel einzusetzen, zu wenig verbreitet. Metrische Verfahren, wie z. B. die Techniken der Winkelmessung oder die topometrische Funktionsanalyse, haben ebenfalls in die alltägliche Gutachtenpraxis noch keinen Eingang genommen. Dies ist bedauerlich, da diese möglicherweise zu einer Standardisierung der gutachtlichen Beschreibung und Bewertung beitragen könnten.

Die begleitende funktionelle Untersuchung der unteren Extremität tritt in den meisten Gutachten vollständig hervor, häufig weit besser als die der Wirbelsäule selbst. Eine orientierende neurologische Untersuchung ist naturgemäß obligater Bestandteil.

Konventionelle Röntgendiagnostik

Es kann nicht oft genug betont werden, daß gute, aktuelle Standardröntgenbilder aller 3 Wirbelsäulenabschnitte unabdingbarer Bestandteil einer jeden Begutachtung zur BK 2108 sind. Man mag bezüglich des Alters der Röntgenbilder der BWS und HWS noch gewisse Konzessionen machen, vorhanden und auswertbar müssen sie jedoch auf alle Fälle sein. Es ist nicht nachvollziehbar, wie man im Verwaltungsverfahren ein Gutachten zur BK 2108 abgeben kann, ohne den röntgenologischen Zustand der HWS und BWS zu kennen, obwohl der Gutachter bestätigen muß, daß der Schaden an der LWS derjenigen an der BWS und HWS vorauseilt. Gelegentlich wird darüber diskutiert, ob auch Funktionsaufnahmen der LWS seitlich zum Standardrepertoire gehören sollten. Dies ist bislang nicht einheitlich empfohlen worden, es muß auch nicht obligat gefordert werden. Schrägaufnahmen sollten jedoch immer vorhanden sein – insbesondere, um belastungsunabhängige Erkrankungen sicher auszuschließen.

Schnittbilduntersuchungen

Die Schnittbilddiagnostik (CT und MRT) ist (neben der Schmerzanamnese) das in nahezu allen Verfahren und das am umfassendsten genützte Diagnostikum. Es kommen viele Patienten zur Begutachtung ohne Standardröntgenaufnahmen und ohne je umfassend klinisch untersucht worden zu sein, kaum einer kommt jedoch ohne vorhandenes CT oder MRT. Man muß den Schnittbilduntersuchungen hinsichtlich ihrer Aussagekraft zur Schadensdiagnose und insbesondere hinsichtlich ihrer Aussagekraft zur Schadenskausalität den adäquaten Platz zuweisen: Computertomographien (insbesondere solche schlechter Qualität) lassen oftmals Bandscheibenvorwölbungen oder Bandscheibenvorfälle nur vermuten. Die MRT andererseits überzeichnet (nicht nur an der Wirbelsäule, aber auch dort) pathologische Befunde oft in einer Weise, welche gerade Chirurgen bzw. Orthopäden Schwierigkeiten macht.

So ist auch zu erklären, daß entsprechend einer hinlänglich bekannten Studie bei ca. 2/3 von wirbelsäulengesunden Patienten falsch interpretierbare pathologische MRT-Befunde vorhanden waren [6]. Ein MRT sollte als gezielte Ergänzungsmaßnahme v.a. dann neu angefertigt werden, wenn spezielle Fragen zu klären sind. Das MRT bietet eine zusätzliche Informationsquelle, wenn zwischen einer ausgeprägten Schmerzhaftigkeit und einer ausgeprägten Funktionseinschränkung auf der einen Seite und einem nahezu normalen Standardröntgenbild auf der anderen Seite (auch über die Jahre und bei Wiederholung) eine erhebliche und im Grunde nicht erklärbare Diskrepanz besteht. Die Autoren halten im übrigen daran fest, daß der chirurgische bzw. orthopädische Gutachter selbst die Standardröntgenaufnahmen beurteilen sollte, daß er die Beurteilung der Schnittbilduntersuchungen jedoch generell dem Radiologen überlassen sollte.

Neurologische Diagnostik

Eine orientierende neurologische Untersuchung soll der chirurgische bzw. orthopädische Gutachter selbst durchführen. Eine neurologische Zusatzbegutachtung ist entweder dann indiziert, wenn der vom Hauptgutachter erhobene Befund in sich nicht stringent oder widersprüchlich ist, oder wenn dem Grunde nach eine BK 2108 mit neurologischen Ausfällen anzuerkennen ist und wenn es dann darum geht, diese neurologischen Ausfälle bezüglich der MdE exakt zu quantifizieren. Weder vom neurologischen noch vom radiologischen Zusatzgutachter sollte sich jedoch der Hauptgutachter die abschließenden Entscheidungen aus der Hand nehmen lassen.

Kausale Zuordnung

Es gibt bisher kein in sich stringentes und vollständiges gedankliches Modell einer positiven kausalen Zuordnung zwischen einer bestimmten Form (oder auch Ausprägung) einer bandscheibenassoziierten Erkrankung und der beruflichen Exposition. Es kann hier zwar die Studie von Chan-Oi [2] zitiert werden, welche im Vergleich zwischen Dockarbeitern einerseits und Schreibtischarbeitern andererseits

Tabelle 1. Konsenskriterien, die sog. „Hamburger Formel“ [3, 4]

„Krankheit“ im umfassenden Sinne	Belastungsanamnese Schmerzen Funktion
Röntgen LWS > restliche Wirbelsäule LWS > „Altersnorm“ Ausschluß konkurrierender Erkrankungen	

ein etwas differentes Schadensmuster festgestellt hat. Dennoch läßt sich bislang das berufsbedingte bandscheibenassoziierte Krankheitsbild nicht positiv beschreiben. Da andererseits von einer positiven Korrelation zwischen beruflicher Exposition und bandscheibenassoziierten Schäden wissenschaftlich und letztlich auch vom Verordnungsgeber ausgegangen wird, bleibt in der kausalen Zuordnung überhaupt keine andere Möglichkeit, als diese nach dem Aussonderungsprinzip vorzunehmen, d.h. diejenigen Fälle wegzunehmen, bei denen eine eindeutige expositionsunabhängige Erkrankung vorliegt oder bei denen der beruflich exponierte Teil der Wirbelsäule nicht stärker geschädigt ist als die übrige Wirbelsäule. Diese Lösung – d.h. die kausale Zuordnung nach dem Selektionsprinzip – ist zwar vom gedanklichen Ansatz her unbefriedigend, es besteht jedoch im Augenblick mangels einschlägiger konkreter Kenntnisse keine andere Möglichkeit. – Dies hat zu der Entwicklung der sog. „Hamburger Formel“ (Tabelle 1) geführt [2, 4], über deren Anwendung bei normalen Gutachten wie bei Sozialgerichtsgutachten [5] berichtet wurde.

In manchen Gutachten wird zwar ausgeführt, daß eine bandscheibenassoziierte Erkrankung vorliege, und daß weiterhin einerseits der Schaden an der LWS größer sei als an der übrigen Wirbelsäule und letztlich auch an der LWS keine konkurrierenden Erkrankungen nachweisbar seien, daß dennoch aber der Gutachter einen inneren Zusammenhang zwischen der beruflichen Exposition und der bandscheibenassoziierten Erkrankung nicht finden könne; naturgemäß kann eine solche Argumentation nicht sachlich begründet werden. Sie beruht ganz offenkundig auf der Nichtbereitschaft mancher Gutachter, nach positivem Abklopfen der Erkrankungskriterien und negativem Abklopfen der Ausschlußkriterien die Konsequenz zu ziehen, daß damit die Bedingungen für die Annahme einer BK 2108 aus medizinischer Sicht erfüllt seien. Eine derartige Vorgehens- und Argumentationsweise ist nicht hilfreich. Dementsprechend war die Ursache für die meisten der Autoren in bekannten gerichtlichen Streitfällen die Nichtanwendung der gesamten Konsensformel (Tabelle 2).

Tabelle 2. Ursachen der den durchgeführten Gutachten zugrundeliegenden Streitfälle (n = 66) [5]

- Medizinisch schwierige Entscheidung: 14
- Fehlendes medizinisches Vorgutachten: 8
- Nachprüfungsbedürfnis des Klägers: 13
- Fehlende Anwendung der Konsenskriterien: 31

Tabelle 3. Konsequenzen für die weitere Entwicklung und Qualitätssicherung in der Begutachtung

- Kein SG-Verfahren ohne adäquate Begutachtung
- Klare Benennung und Anwendung der Konsensformel
- *oder* Entwicklung einer anderen Konsensformel
- Information über Begutachtungsergebnisse

Zusammenfassung (Tabelle 3)

Im Grunde genommen ist es einfach, eine bandscheibenassoziierte Erkrankung zu diagnostizieren. Darüber hinaus ist es nicht möglich, eine solche bandscheibenassoziierte Erkrankung positiv einer beruflichen Exposition zuzuordnen, hilfsweise kann dies jedoch auf dem Wege der Ausschlußargumentation vorgenommen werden. Folgende Defizite in der Begutachtung sind zu sehen:

Nach wie vor werden viele Patienten schlecht klinisch untersucht und der schlechte klinische Befund schlecht dokumentiert.

Die radiologische Standarddiagnostik ist im Rahmen vieler Verwaltungs- und auch Gerichtsverfahren unzureichend.

Der genannte Konsens zur kausalen Zuordnung wird immer noch viel zu halbherzig zitiert und angewendet. Nach wie vor sollten zu dieser Konsensformel Alternativen und Verbesserungsvorschläge vorgebracht und in der Diskussion allgemein bekannt gemacht werden. Auch beim gutachtlichen Treffen Hamburg März 1997 ist dies nicht gelungen; nach wie vor gibt es offenbar zu dieser Konsensformel keine ernsthafte Alternative. Es ist deswegen nicht nachvollziehbar, warum sie dann nicht viel häufiger, offener und selbstverständlicher angewendet wird.

Das größte Defizit besteht in der mangelhaften Information der Gutachter über die Praxis anderer Gutachter, über das verwaltungstechnische Ergebnis ihrer eigenen Begutachtungen sowie insbesondere auch über die Spruchpraxis der Sozial- und der Landessozialgerichte. Wer heute Gutachten für die BK 2108 anfertigt, agiert wie ein Operateur, welcher Osteosynthesen macht, nie jedoch ein postoperatives Röntgenbild zu sehen bekommt. Die Rückmeldung an den agierenden Arzt über das Ergebnis seines Tuns ist – und das ist unbestritten – eine der wichtigsten Grundlagen jeder Qualitätssicherung überhaupt. – Solange es nicht möglich ist, für die Gutachter ein Netz der wechselseitigen Information zu installieren, so lange werden die Gutachten zur BK 2108, die medizinische Beschreibung des bandscheibenassoziierten Schadens und seine kausale Bewertung wie Hunderte oder Tausende von Inselchen nebeneinander stehen, so lange werden auch konsensuelle Weiterentwicklungen oder vereinheitlichte Begutachtungsrichtlinien nicht zu erwarten sein.

Durch die Klinik und Poliklinik für Unfallchirurgie der Rheinischen Friedrich-Wilhelms-Universität Bonn wird im Internet (http:/chir.meb.uni-bonn.de) eine Informationsdatei zu einschlägiger Fachliteratur zu diesem Thema zur Verfügung gestellt.

Literatur

1. Badke A, Bilow H (1995) BK 2108 – Praxis der Begutachtung. Akt Traumatol 25: 279
2. Chan-Oi-Yoke, Tan-Kheng-Ann (1979) Study of lumbar disc pathology among a group of dockworkers. Ann Acad Med Singapore 8: 81–85
3. Hansis M (1993) BK 2108. Vorschlag für ein ärztliches Beurteilungsschema. BG 9: 547
4. Hansis M, Heinz BC, Bruns J, Rinke F (1995) BK 2108. Erste Erfahrungen mit unserem Schema für die ärztliche Beurteilung. BG 8: 433
5. Heinz BC, Hansis M (in Druck) Erfahrungen mit der Begutachtung zur BK 2108 im Sozialgerichtsverfahren aus ärztlicher Sicht. Versicherungsmedizin
6. Jensen MC, Brant-Zawadzki MD, Obuchowski N, Modic MT, Malkasin D, Ross JS (1994) Magnetic resonance imaging of the lumbar spine in people without back pain. N Engl J Med 331: 69–73
7. Ludolph E, Schröter F (1993) Die Berufskrankheiten „Wirbelsäule". Gutachtliche Überlegungen. Arbeitsmed Sozialmed Umweltmed 28: 457
8. Schröter F, Tändler P (1995) Die Berufskrankheiten „Wirbelsäule" – Leitfaden zur Begutachtung. Unfallchirurg 98: 87
9. Wolter D, Seide K (Hrsg) (1995) Berufskrankheit 2108: Kausalität und Abgrenzungskriterien. Springer, Berlin Heidelberg New York Tokyo

Diskussion*

Zusammengefaßt und redigiert von H. Scheele und G. Hierholzer**

In der Diskussion wird die differenzierte Abgrenzung der Begriffe Diskose, Chondrose, Osteochondrose, Spondylose und Spondylarthrose angeführt. Es handelt sich einerseits um aufeinander aufbauende, nicht streng zu trennende Prozesse, die andererseits aber auch primär eigenständig, z. B. als Spondylosen oder Spondylarthrosen, auftreten. Chondrosen treten eher im unteren Bereich der LWS und bei belasteten Gruppen häufiger an mehreren Segmenten auf, Spondylosen dagegen häufiger in höher liegenden Segmenten (Grosser). Nicht alle Veränderungen besitzen einen Krankheitswert, sie können auch körpereigene Phänomene darstellen. Es ist durch die Gutachter herauszuarbeiten, inwieweit konkurrierende Krankheiten die entsprechenden Veränderungen hervorrufen.

Die Beurteilung von Veränderungen an der Wirbelsäule sollte objektiviert und anatomisch differenziert erfolgen. Sie sind auf einen Krankheitswert zu überprüfen.

Aus Sicht der Verwaltung muß der Begriff „degenerative Veränderungen" zur Erläuterung und besseren Verständlichkeit in einer entsprechenden Beschreibung der Befunde inhaltlich mit konkreten Bezeichnungen und räumlicher Zuordnung im Röntgenbild angefüllt oder ersetzt werden. Durch den Gutachter ist hierbei klar abzugrenzen, ob es sich um einen Gesundheitsschaden nach SGB VII oder um eine unabhängige bzw. altersentsprechende Erkrankung handelt.

Aus ärztlicher Sicht ist der Begriff „degenerativ" inhaltlich wertneutral und nicht kausal festgelegt. Er sollte jedoch gemieden und ggf. durch die Beschreibung „belastungsabhängige Phänomene" ersetzt werden. Wenn mehrsegmentale osteochondrotische und spondylotische Veränderungen bei belasteten Personen früher als altersentsprechend zu erwarten auftreten, liegt eine „Linksverschiebung nach Hult" vor, die einen belastungsabhängigen Schaden aufzeigen könnte (Schröter). Monosegmentale Veränderungen sollten eher der Bandscheibe zugeordnet werden, sind also eher nicht belastungsabhängig.

* Zu den Beiträgen von S. 79–112.
** Teilnehmer: W. Frobin, K.-J. Gerstmann, V. Grosser, M. Hansis, P.-M. Hax, U. Heitemeyer, G. Hierholzer, G. Hörster, M. Krismann, G. Rompe, Chr. Schreiner, F. Schröter, J. Schürmann, U. Spink und L. Wischnewski.

Der Begriff „degenerativ" zur Beschreibung von Röntgenbefunden muß durch klar abgegrenzte, exakte Befundbeschreibungen mit konkreter räumlicher Zuordnung ausgefüllt werden.

Schmerzen bei Schäden an der Wirbelsäule werden, abgesehen vom Fall eines Massenvorfalls, nicht durch die nervenfreie Bandscheibe, sondern im wesentlichen bei einer ligamentären Gefügelockerung durch die Facettengelenke hervorgerufen. Klinisch sollte die Erkrankung dann nur auf das Segment, nicht auf die Bandscheibe bezogen werden (Hörster und Krismann). Von wesentlich konkurrierender Bedeutung sind anlagebedingte Veränderungen der Bandscheiben oder Erkrankungen mit einer Schmerzprojektion auf die Wirbelsäule. Bei Arteriosklerose können z. B. segmental die Wirbelkörper versorgende Gefäße akut verschlossen werden und so heftige Rückenschmerzen hervorrufen (Hax).

Bei Schmerzen an der Wirbelsäule müssen konkurrierende Ursachen in der Beurteilung berücksichtigt und so weit wie möglich ausgeschlossen werden.

Die Verwaltung appelliert an die Gutachter, bei den Betrachtungen die gesamte Wirbelsäule mit einzubeziehen. Im Zweifel sollte, um klare Abgrenzungen gegenüber Hypothesen und Vermutungen zu ermöglichen, frühzeitig eine MRT-Untersuchung veranlaßt werden. Die Befunde sollten zunächst nicht interpretiert, sondern nachvollziehbar getrennt nach den Abschnitten der Wirbelsäule objektiv dokumentiert werden. Aus ärztlicher Sicht muß in anschließenden Überlegungen insbesondere überprüft werden, ob den erhobenen Bildbefunden überhaupt ein Krankheitswert zukommt.

Die Begutachtung muß die gesamte Wirbelsäule einbeziehen, Befunde müssen objektiviert und auf ihren Krankheitswert überprüft werden. Zweifel sollten frühzeitig durch erweiterte Untersuchungen ausgeräumt werden.

Ausführlich diskutiert wurde der Beitrag zur „röntgenologisch analytischen" Objektivierung des Bandscheibenschadens. Die Verwaltung begrüßt ausdrücklich die Bemühungen zur Erstellung neuer Meßmethoden und Beurteilungskriterien, die zur Klärung der Zusammenhänge beitragen könnten. Aus Sicht ärztlicher Vertreter wurden die tages- und belastungsabhängigen Veränderungen der Bandscheiben bei der Darstellung des Verfahrens nicht ausreichend berücksichtigt. Diesbezüglich konnte der schriftliche Beitrag um ein erläuterndes Kapitel ergänzt werden. Zusammengefaßt ist eine Vergleichbarkeit mit der Norm dann nicht gegeben, wenn die Erstellung der den Messungen zugrundeliegenden Röntgenbilder nach einer langen Ruhezeit bzw. nach einer die Wirbelsäule belastenden Tätigkeit erfolgt.

Durch die Messung der Bandscheibenhöhe unter Berücksichtigung der vorgestellten Kriterien ist eine Methode zur Objektivierung von Röntgenbildern ermöglicht (Frobin). Sie ist auch bei degenerativen Veränderungen durchführbar, geringe kleinvolumige Veränderungen an der LWS sind aufgrund der Meßgenauigkeit allerdings nicht zu erfassen. Verschiebungen von Wirbelkörpern werden als Maß für Instabilität dokumentiert. Im Lauf der Zeit eingetretene Veränderungen lassen sich gut beim Vorliegen vorangegangener alter Röntgenaufnahmen darstellen. Andere Verfahren zur Darstellung der Höhe der Bandscheiben, auch die MRT, sind nicht unbedingt besser geeignet oder zuverlässiger (Frobin).

Gutachten zur rechnerischen Objektivierung röntgenologischer Befunde können bei Vorermittlungen über die Frage, ob überhaupt eine bandscheibenbedingte Erkrankung vorliegt, herangezogen werden. Hierzu sind jedoch konventionelle Untersuchungsmethoden in der Regel ausreichend (Hax). Überlegungen zur Kausalität werden durch die Anwendung solcher Messungen nicht vereinfacht.

Die Einführung neuer Untersuchungsmethoden, die einer Objektivierung von Befunden dienen, ist zu begrüßen. Eine klinische und kausale Relevanz muß gegeben sein.

Expositionsermittlung und -bewertung

J. Kupfer und R. Ellegast

Einleitung

In aller Regel stellt sich bei berufserfahrenen Praktikern, die regelmäßig Lasten handhaben oder Arbeiten in extremen Rumpfbeugehaltungen ausführen müssen, ein Gleichgewicht zwischen Arbeitsanforderung und individuellem physischem Leistungsvermögen ein. Dynamische Ganzkörperarbeit muß daher nicht grundsätzlich aus der Arbeit verbannt werden. Die Vermeidung jeglicher arbeitsbedingter Erkrankungen sowie der Berufskrankheiten der Listennummern 2108 und 2109 setzt jedoch voraus, daß die äußeren Belastungen, insbesondere durch Lastgewicht, Art der Lastenhandhabung und eingenommene Körperhaltungen, nicht zu unerkannten Fehl- oder Überbeanspruchungen des Muskel- und Skelett-, aber auch des Kreislaufsystems führen.

Ausgangspunkte der Belastungsermittlung

Ausgehend von diesen Grundsätzen kommt der Belastungsermittlung und -bewertung beim Heben und Tragen schwerer Lasten und bei Arbeiten in extremen Rumpfbeugehaltungen eine entsprechend hohe Bedeutung zu, gemessen an der bereits seit langem routinemäßig eingeführten Gefährdungsanalyse für andere Arbeitsumweltfaktoren. Dabei kann auch hier ein stufenweises Herangehen von grob nach fein empfohlen werden, das Aufwand und Nutzen wie folgt in ein optimiertes Verhältnis setzt:

- qualitative Erfassung, z.B. auf der Basis von Erhebungsbögen,
- orientierende Analyse, z.B. unterstützt durch bildgebende Verfahren und
- spezielle, hochauflösende Untersuchungen am Probanden selbst, etwa im Labor an nachgestellten Modellarbeitsplätzen oder durch personenbezogene Meßverfahren vor Ort.

Für Feststellungsverfahren der BK 2108 zwang die hohe Flut an Anträgen in der ersten Phase ausnahmslos dazu, über retrograde Befragungen in verschiedenen Ebenen das Ausmaß der stattgehabten Belastung qualitativ zu erfassen. So entstanden in der Regel sehr schnell branchentypische Erhebungsbögen. Deren Erfahrungen wurden auf Anregung einer LTAB-Konferenz in berufsgenossenschaftlicher Abstimmung 1993 zu einem einheitlichen Vorschlag zusammengeführt (Abb. 1) [1]. Mehrere Unfallversicherungsträger halten bis heute an ihren im Verwaltungsverfahren er-

Tag Monat Jahr

Geburtsdatum/Versicherungsnummer

Name, Vorname des/der Versicherten

(Bei Nutzung für Dokumentation bitte abtrennen)

LWS – BK 2108[1) ☐ HWS – BK 2109[1) ☐ Seite 1 von ______

Erhebungsbogen für Belastungsdaten Lendenwirbelsäule (LWS) / Halswirbelsäule (HWS)

TAB ☐ Erfassungsdatum ☐

1 Betrieb

Name des Unternehmens ______

Straße/Postfach ______

PLZ/Ort ______

BG-Mitglieds-Nr. ______

Kenn-Nummern:

Hauptbetriebsart

Teilbetriebsart

Arbeitsbereich

IAB-Nr.

2 Tätigkeit/Arbeitsplatz

2.1 Angaben zur Tätigkeit/zum Arbeitsbereich (ausführlich auf Extrablatt!)

Tätig im o. g. Arbeitsbereich von ___ Monat Jahr bis ___ Monat Jahr = ___ Jahr(e) Monat(e)

2.2 Angaben zu Dauer/Intensität der (Teil-) Tätigkeiten/Schicht

		(Teil-)Tätigkeit	(Teil-)Tätigkeit	(Teil-)Tätigkeit
(Teil-)Tätigkeit (Bezeichnung)				
Dauer in Jahren				
Zahl der Schichten/Jahr[1)		☐ <30 ☐ <60 ☐ <120 ☐ ≥120	☐ <30 ☐ <60 ☐ <120 ☐ ≥120	☐ <30 ☐ <60 ☐ <120 ☐ ≥120
	Anzahl[2)3)			
regelmäßige Überstunden[1)		ja ☐ nein ☐	ja ☐ nein ☐	ja ☐ nein ☐
Akkordarbeit[1)		ja ☐ nein ☐	ja ☐ nein ☐	ja ☐ nein ☐
2.3 Angaben zur (Teil)-Tätigkeit[1)	in Hitze			
	in Kälte			
	im Freien			

[1) Bitte ankreuzen

[2) Zahl bitte eintragen

[3) Erläuterungen siehe Beiblatt „Hinweise"

M 6226 Erhebungsbogen für Belastungsdaten LWS / HWS Druck und Verlag: L. Düringshofen, Seesener Straße 57, 10709 Berlin Entwurf: September 1993 **Bitte wenden!**

Abb. 1. Beispiel des im Rahmen einer berufsgenossenschaftlichen Abstimmung empfohlenen kombinierten Erhebungsbogens für Belastungsdaten der LWS und HWS

3 **Heben und Tragen von Lasten** **BK 2108/2109**, Seite 2

	(Teil-)Tätigkeit	(Teil-)Tätigkeit	(Teil-)Tätigkeit
(Teil-)Tätigkeit (Bezeichnung)			
Dauer in Jahren			
Lastbezeichnung[2]			
Masse in kg, ab 10 kg in 5 kg-Stufen[2]			
Verwendung von Hilfen[1][3]	ja ☐ nein ☐	ja ☐ nein ☐	ja ☐ nein ☐
Häufigkeit/Schicht			
Körperhaltung (Piktogramm Nr. aus Beiblatt „Hinweise", ggf. Foto!)			
Dauer des Vorganges[1]	<5 s ☐ ≥5 s ☐ >30 s ☐ Zahlenwert in s[3] ____	<5 s ☐ ≥5 s ☐ >30 s ☐ Zahlenwert in s[3] ____	<5 s ☐ ≥5 s ☐ >30 s ☐ Zahlenwert in s[3] ____
Armhaltung[1]	☐ ☐ ☐ ☐	☐ ☐ ☐ ☐	☐ ☐ ☐ ☐
Rumpfvorbeugewinkel beim Anheben/ Absetzen/Tragen[3] (10° genau)			
zusätzlich zum Becken verdrehte oder seitlich geneigte Körperhaltung[1]	wie oft pro Schicht? ____ >15° ☐ >30° ☐	wie oft pro Schicht? ____ >15° ☐ >30° ☐	wie oft pro Schicht? ____ >15° ☐ >30° ☐
Hubhöhe[2][3] ① ebenerdig ② Tischhöhe ③ Brusthöhe ④ über Kopf	von ____ nach ____	von ____ nach ____	von ____ nach ____
Trageart[1][3] ① mit Hand/Unterarm ② auf Schulter/Schultergürtel ③ auf Kopf ④ auf Kopf und Schulter	① ② ③ ④	① ② ③ ④	① ② ③ ④
Tragen mit Höhenunterschieden[2][3]	wie oft? ____ ____ m ____ min	wie oft? ____ ____ m ____ min	wie oft? ____ ____ m ____ min
Besonderheiten der Last, Bemerkungen[3]			
4 **Extreme Rumpfbeugehaltung**			
Raumhöhe < 100 cm[1]	ja ☐ nein ☐	ja ☐ nein ☐	ja ☐ nein ☐
Rumpfvorbeugewinkel > 90°[1]	ja ☐ nein ☐ ca. ____	ja ☐ nein ☐ ca. ____	ja ☐ nein ☐ ca. ____
Zeitdauer/Schicht:			

5 **Bemerkungen/Zusammenfassung** (unter Berücksichtigung der zugehörigen Merkblätter für die ärztliche Untersuchung)

____

____

____

____

im Auftrag

____________________, den ____________________

____
Technischer Aufsichtsbeamter

1) Bitte ankreuzen
2) Zahl bitte eintragen
3) Erläuterungen siehe Beiblatt „Hinweise"

Abb. 1. Fortsetzung

Tabelle 1. „Pflichtparameter“ zur Beschreibung des Belastungsumfangs beim Heben und Tragen schwerer Lasten sowie bei Tätigkeiten in extremen Rumpfbeugehaltungen – Ergebnis einer Abstimmung der gewerblichen Berufsgenossenschaften

1 Angaben zu Beruf/Tätigkeit/Schlüssel-Nr.

- ausgeübter Beruf (in Anlehnung an Berufsklassifizierung)
- ausgeübte Tätigkeit (wo erforderlich, verbale Beschreibung; später Thesaurus)
- besonders als belastend markierbare Tätigkeitsabschnitte (branchenübliche Bezeichnungen; ggf. später Thesaurus)
- Schlüssel-Nr. (in Anlehnung an OMEGA [7])

2 Angaben zur Last und zur Lasthandhabung

- Lastbezeichnung (branchenübliche Bezeichnungen; später Thesaurus)
- Gewicht (im Bereich 10–25 kg für Tätigkeitsabschnitte untersetzt, wenn möglich in 5 kg-Stufen, sonst von ... bis; darüber hinaus: > 25 kg- und ≥ 50 kg-Gewichte ausweisen)
- Hebehilfen (namentliche Nennung nach branchenüblichen Bezeichnungen; Thesaurus)
- Hubhöhe (Angabe von/nach für die Arbeitsebenen: ebenerdig, Tischhöhe, Brusthöhe, über Kopf, sonstiges)
- Lasthandhabung (ein- oder beidhändig; wird die Last von 2 oder mehreren Personen bewegt, ist das beim Gewicht zu berücksichtigen, d.h. Gewichtsaufteilung)

3 Angaben zu Körperhaltungen

- Piktogramm (typische Körperhaltungen während der Arbeit, die in der Belastung sich unterscheidende Rumpf-, Bein- und Armhaltungen berücksichtigen)
- Rumpfvorbeugewinkel (< 15° wird nicht erfaßt; wenn möglich, Angabe in 10°-Stufen, sonst in Bereichen: 15°–30°, 30°–60°, 60°–90° und ≥ 90°)
- Rumpfverdrehung (Torsion) und -seitneigung (<15° wird nicht erfaßt; wenn möglich, Angabe in 10°-Stufen, sonst in Bereichen: 15°–30° und ≥ 30°)

4 Angaben zur Häufigkeit/Dauer von WS-Belastungen

- Dauer des Vorganges (in Bereichen: < 0, 5 s, 0,5 bis 5 s, 5 bis 30 s und > 30 s)
- Häufigkeit pro Schicht (Anzahl angeben, ggf. von/bis; andere Angaben sind entsprechend umzurechnen)
- Schichten pro Jahr (Anzahl angeben oder in Bereichen: < 30, 30–60, 60–120 und > 120 Schichten pro Jahr)

probten, branchenbezogenen Datenerhebungen fest. Dagegen ist grundsätzlich nichts einzuwenden, wenn die ebenfalls vereinbarten „Pflichtparameter“ (Tabelle 1) bei der Datenerhebung berücksichtigt werden [10]. Die Bau-Berufsgenossenschaften beschritten einen weiteren Weg, indem sie durch eine Arbeitsgemeinschaft für typische, durch Wirbelsäulenbelastung auffallende Berufe „Dokumentationen des Belastungsumfangs“ (z.B. des Maurers im Hochbau) erarbeiteten [2].

Orientierende Analyse

Diese Pflichtparameter sind zugleich als Ausgangsbasis für orientierende Analysen anzusehen. Bei dieser Erfassung kommt es darauf an, die für eine Tätigkeit (z.B. Mauern) oder einen Tätigkeitsabschnitt (z.B. Sand und Zuschlagstoffe in den Mischer schaufeln) spezifischen Belastungsmerkmale, möglichst zeitbezogen, zu ermitteln. Die Arbeitswissenschaft bietet für die unterschiedlichsten Ziele und zu

Definitionen

GRÜN (NIEDRIGES RISIKO; EMPFEHLENSWERT)
Das Risiko einer Erkrankung oder Verletzung ist vernachlässigbar oder auf einem für alle in Frage kommenden Operatoren annehmbaren niedrigen Niveau.
GELB (MÖGLICHES RISIKO; NICHT EMPFEHLENSWERT)
Für die in Frage kommenden Operatoren besteht insgesamt oder teilweise ein nicht vernachlässigbares Risiko einer Erkrankung oder Verletzung.
ROT (HOHES RISIKO; ZU VERMEIDEN)
Das Risiko einer Erkrankung oder Verletzung ist offensichtlich, und es ist nicht annehmbar, die in Frage kommenden Operatoren diesem Risiko auszusetzen.

Maßnahmen in Abhängigkeit von der Risikoeinstufung

GRÜNE ZONE:
Maßnahmen sind nicht erforderlich
GELBE ZONE:
Es erfolgt eine weitere Risikoabschätzung sowie eine Analyse unter Berücksichtigung anderer, damit verbundener Risikofaktoren. Daraufhin sind sobald wie möglich Maßnahmen zur erneuten Gestaltung oder, falls dies nicht möglich ist, andere Maßnahmen zur Risikobeherrschung zu ergreifen.
ROTE ZONE:
Maßnahmen zur Risikominderung sind erforderlich.

Abb. 2. Das 3-Zonen-Bewertungssystem nach der Europanorm EN 614-1; Definitionen und Rangfolge einzuleitender Maßnahmen in Abhängigkeit von der Risikoeinstufung

untersuchenden Arbeitsbedingungen eine Vielzahl erprobter Methoden an. Aus Deutschland sind beispielhaft Bausteine des REFA- und AET-Verfahrens zu nennen. In Finnland entwickelt, hat sich – zunehmend auch international – die OWAS-Methode empfohlen [8]. Mittels Strichliste und Stoppuhr – grob vergleichbar mit einer Verkehrszählung – werden nach zuvor vereinbartem Code Körperhaltungen in konstanten Zeitschritten festgehalten. Eine über das Analysenergebnis gelegte Bewertungsmatrix hilft dann aus Sicht der Ergonomie bei der Differenzierung der Arbeitsbedingungen nach

- akzeptabel,
- bedingt akzeptabel,
- nicht akzeptabel.

Dieses grobe Raster entspricht einer praxisorientierten CEN-Empfehlung (Abb. 2) [3]. Mit zunehmender Einführung der Videotechnik wurden diese Verfahren ergänzt, in ihrem Anspruch an die Genauigkeit der erfaßbaren Daten erweitert und deren Bewertungsmöglichkeit wesentlich verbessert. So lassen sich Aussagen über die Belastung der Wirbelsäule mit Kamera- und Videotechnik genauer treffen, wenn auf dem „zu Hause“ ausgewerteten Bildverlauf reproduzierbar die Körperhaltungen vermessen werden können [7]. Rechnerunterstützt wird bei einem anderen Verfahren mit dem System APALYS ein Strichmännchen dreidimensional in die Körper-

Tabelle 2. Zusammenstellung von Tätigkeiten/Tätigkeitsabschnitten mit Untersuchungsbedarf hinsichtlich der Belastung der Wirbelsäule. Ergebnis einer Umfrage des BIA an die gewerblichen Berufsgenossenschaften 1996

- Heben und Absetzen von Lasten, beidhändig, teilweise in verdrehter Körperhaltung
- Tragen von Lasten auf der Schulter, z.T. mit Seitneigung der HWS
- Tragen von Lasten vor dem Körper, beidhändig, Arme angewinkelt
- Tragen von Eimern, Gebinden o.a.; ein- und beidhändig
- Heben, Halten, Weiterreichen von Materialien; Montagearbeiten; z.T. in statischer Körperhaltung mit beiden, in der Regel gestreckten Armen; oft mit Kraftaufwendung
- Extreme Rumpfbeugehaltung bei Arbeiten in oder unter Standhöhe; mit und ohne Last; Körper nicht abgestützt; Knie weitestgehend durchgedrückt
- Schaufeln von Schüttgütern
- Karrentransport
- Ziehen/Schieben von Lasten auf Rädern/Rollen
- Kombinierte Trage- und Ziehvorgänge
- Gebeugtes Arbeiten mit und ohne niedrige Sitzunterstützung
- Tragen auf dem Rücken mit vorgeneigtem Kopf
- Drehwurf von Lasten bei fest auf dem Boden stehenden Füßen

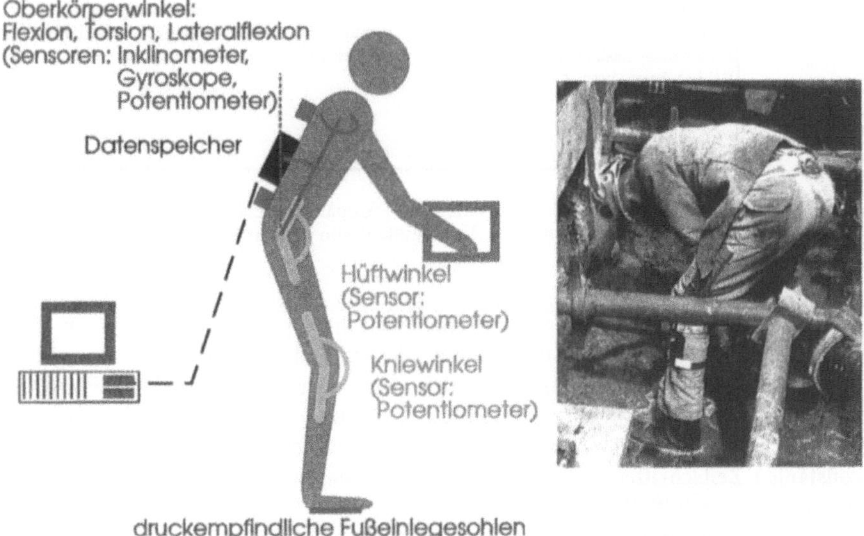

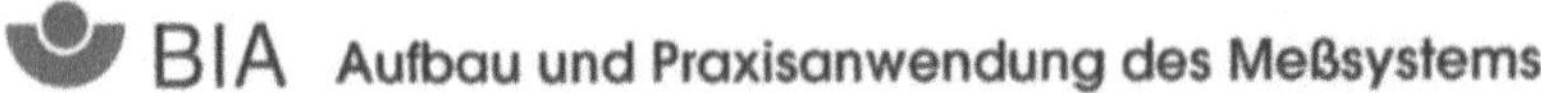

Abb. 3. Meßprinzip und Praxisbeispiel. Mit unterschiedlichen Sensoren werden der Rumpfvorbeugewinkel (LWS- und BWS-Bereich), die Rumpfverdrehung (Torsion), die Rumpfseitneigung sowie die Winkel zwischen Unterkörper-Oberschenkel (Hüftwinkel) und Oberschenkel-Unterschenkel (Kniewinkel) kontinuierlich mit dem Bewegungsablauf bestimmt. Zusätzlich kann das Meßsystem zur Bestimmung des Lastgewichtes (Meßgröße: Fußreaktionskraft) ergänzt werden. Für beide Systeme werden die Daten an der Person gespeichert. Mittels Auswertesoftware sind nach Beendigung der Messung (z.B. nach Schichtende) über einen PC verschiedene statistische Analysen nach unterschiedlichen Fragestellungen möglich [12]

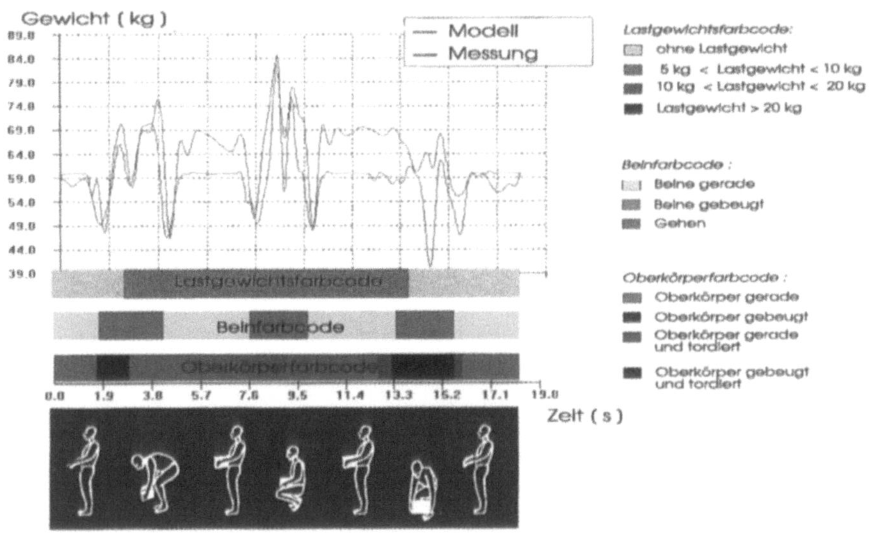

BIA **Messung eines Bewegungsvorganges mit Last**

Abb. 4. Beispiel für ein Meßergebnis, das mit dem Körperhaltungsmeßsystem, gekoppelt mit dem System zur Lastgewichtbestimmung, im Labor erzielt wurde. Inzwischen liegen Praxismessungen über eine Arbeitsschicht für den Maurer, Pflasterer und den Waldarbeiter vor [11]

haltung hineinprojiziert, das dann gewünschte Winkel zur Rumpfvorbeuge, -torsion oder -seitneigung liefert [13].

Trotz dieses Fortschrittes: Geblieben ist – und oft hat er sich sogar vergrößert! – der Arbeitsaufwand, der durch ständige Beobachtung des Arbeitnehmers (direkt am Arbeitsplatz visuell oder mit Videotechnik aufgenommen, um dann anschließend visuell ausgewertet zu werden) entsteht. Der hohe Aufwand läßt es in der Regel nicht zu, viele Tätigkeiten zu untersuchen. Der Hauptverband der gewerblichen Berufsgenossenschaften fördert daher gezielt 2 Projekte, für die vorrangig zu untersuchende Tätigkeiten mit den Berufsgenossenschaften abgestimmt wurden (Tabelle 2).

Spezielle Untersuchungen am Probanden

Aus den oben genannten Gründen galt es zu prüfen, ob sich, ähnlich wie beim Lärm oder ausgewählten Gefahrstoffen, auch für körperlich schwere Arbeiten ein personenbezogenes Meßsystem für die Praxis entwickeln läßt. Die kontinuierliche Aufzeichnung von kreislaufrelevanten Parametern, insbesondere der Herzschlagfrequenz, aber auch des Sauerstoffverbrauchs, sind bekannt für Langzeitaufzeichnungen während der Arbeit. Diese Idee spornte an, ähnliches bezogen auf biomechanische Parameter zu entwickeln. Das BIA prüfte daher im Rahmen einer Machbarkeitsstudie unter Einbeziehung von Diplomanden und einer Dissertation an der Universität

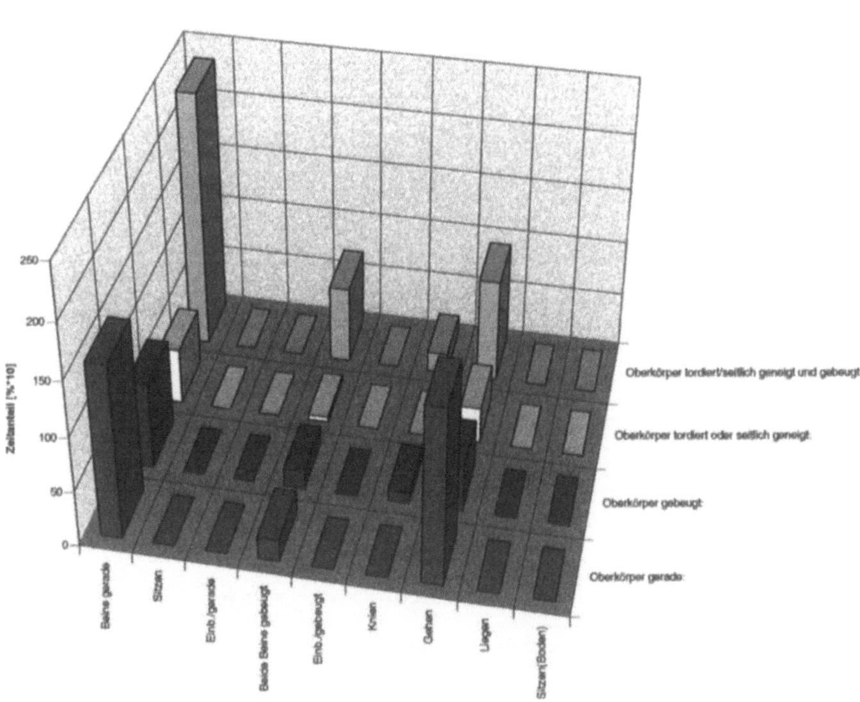

Abb. 5. Beispiel für eine Form der statistischen Auswertung der Körperhaltungen des in der Praxis untersuchten Maurers [11]

Bonn, Institut für Angewandte Physik, geeignete Zugangswege [5, 6]. Mit dem entwickelten Meßsystem (Abb. 3), das gewollt aus 2 getrennten meßtechnischen Anordnungen

- Körperhaltungsmessung
- Bestimmung der Bodenreaktionskraft über das in der Orthopädie bekannte pedar-System der Firma novel, München,

besteht, sind Onlinemessungen im Labor und in ausgewählten Praxiseinsätzen (Maurer, Pflasterer, Waldarbeiter, Umschlagarbeiter) erfolgreich durchgeführt worden [11, 12]. Das Körperhaltungsmeßsystem erlaubt erstmals mit auf der Arbeitskleidung angebrachten kleinen Sensoren, wichtige Körperwinkel (Rumpfvorbeugewinkel, Torsion und Seitneigung sowie Knie- und Hüftwinkel), aber auch Winkelgeschwindigkeiten und -beschleunigungen kontinuierlich über eine Arbeitsschicht am Probanden aufzuzeichnen. Soll auch das Lastgewicht mitbestimmt werden, ist dies in Verbindung mit der Bodenreaktionskraft und zugehörigen Kraftangriffspunkten computerunterstützt in kürzester Zeit möglich. Dazu werden zeitgleich Informationen über das pedar-System gewonnen. Das Lastgewicht wird dann – auch bei dynamischen Bewegungsabläufen – über ein biomechanisches Modell bestimmt [4].

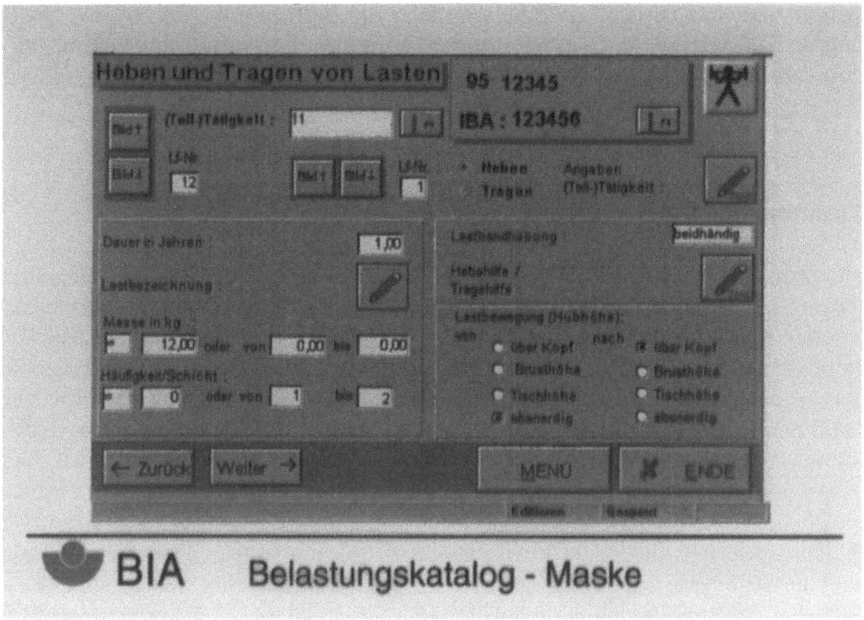

Abb. 6. Begonnener Aufbau eines Katalogs beim BIA für Daten zur Beschreibung des äußeren Belastungsumfangs von Tätigkeiten, die mit dem Heben/Absetzen und Tragen von Lasten verbunden sind und/oder in extremen Rumpfbeugehaltungen ausgeführt werden müssen

Die Machbarkeit wurde bestätigt (Abb. 4). Darüber hinaus konnte das OWAS-Verfahren auf die Aufgabenstellung so angepaßt werden, daß durch automatische Auswertung die Prävention unterstützt werden kann (Abb. 5). Beide Systeme bedürfen nun der Umsetzung, um möglichst vielen Anwendern bei der speziellen, hochauflösenden Untersuchung von körperlich belastenden Arbeitsbedingungen zur Verfügung zu stehen. Auf 2 noch bestehende Einschränkungen muß hingewiesen werden: Schub- und Zugkräfte können mit dem Fußdruckmeßsystem bisher nicht erfaßt und bewertet werden. Auch wurden bisher die Arme und der Kopf nicht in die Haltungsanalyse einbezogen.

Dosis – Chance für ein einheitliches Bewertungsmaß?

Die alte Weisheit „Die Dosis macht das Gift" sollte auch für Verschleißerscheinungen am Skelettsystem anwendbar sein. Einige Unfallversicherungsträger entwickelten für die Ermittlung der beruflichen Gesamtbelastung im Berufskrankheitenfeststellungsverfahren Modelle, um Intensität und Dauer einer Wirbelsäulenbelastung zu einer physikalischen Maßeinheit - Newton-Stunden - zusammenzufassen. Dieser Ansatz scheint erfolgversprechend, wobei es zunächst dahingestellt bleiben soll, mit welchen Korrekturfaktoren oder Exponenten bestimmte Bedingungen berücksichtigt werden müssen. Mit Unterstützung durch das BIA wurden in einem Fachgespräch mit Vertretern aller Berufsgenossenschaften Für und Wider eines geeigneten Dosismaßes erörtert. Ergebnis ist ein Verfahrensvorschlag zur einheitlichen Expositionsermittlung und -bewertung. Es soll hervorgehoben werden, daß es mit diesem einheitlichen, zusätzlichen Bewertungsmaßstab möglich sein wird, branchenübergreifend den Belastungsumfang bei körperlich schwerer Arbeit zu vergleichen [9].

Zusammenfassung

Die Erfassung biomechanisch relevanter Belastungsparameter beim Heben und Tragen von Lasten sowie bei extremen Rumpfbeugehaltungen hat in Deutschland mit der Aufnahme bandscheibenbedingter Erkrankungen der LWS in die Liste der Berufskrankheiten an Bedeutung gewonnen. Neue epidemiologische Ansätze zum Problemkreis werden davon profitieren (Abb. 6). Mit den vorgestellten Verfahren zur Ermittlung des Belastungsumfangs können sowohl die Prävention wirksam unterstützt als auch Feststellungsverfahren zur BK 2108 und 2109 hinsichtlich der Beurteilung der arbeitstechnischen Voraussetzungen zuverlässiger gemacht werden. Nur in enger interdisziplinärer Zusammenarbeit - auch bei der Begutachtung - von Ärzten, speziell Orthopäden, Biomechanikern und Ergonomen sowie Psychologen und Juristen, wird ein echter Durchbruch bei der Beurteilung dieser komplexen Ursachen-Wirkungsbeziehung möglich sein.

Literatur

1. Anonym: Erhebungsbogen für Belastungsdaten LWS/HWS. Düringshofen, Berlin
2. Anonym: BK-Nr. 2108 und 2109, Sammlung der Dokumentationen des Belastungsumfanges von Bauberufen, März 1996, Böblingen, Württembergische Bau-Berufsgenossenschaft
3. DIN EN 614-1 (1995) Sicherheit von Maschinen. Ergonomische Grundsätze. Teil 1: Begriffe und allgemeine Leitsätze. Deutsche Fassung EN 641-1: 1995
4. Ellegast RP (1995) Entwicklung eines biomechanischen Modells zur Bestimmung des gehandhabten Lastgewichtes während dynamischer Arbeitsvorgänge. Diplomarbeit, Universität Bonn, Institut für Angewandte Physik
5. Ellegast RP, Kupfer J, Busse S, Reis W (1996) A concept for recording stress parameters during the performance of occupational tasks. In: Hoffer JA, Chapman A, Eng JJ, Hodgsen TE (eds) Proceedings of the Canadian Society of Biomechanics, IXth Biennial Conference, Burnaby, Canada, pp 326-327
6. Ellegast RP, Kupfer J, Reinert D (1997) Personengebundenes Meßsystem zur Registrierung äußerer Belastungsgrößen bei beruflichen Hebe- und Tragetätigkeiten. In: Woller/Seide (Hrsg) 2. Expertengespräch Berufskrankheit 2108 - Kausalität und Abgrenzungskriterien, Hamburg 1997. Springer, Berlin Heidelberg New York Tokyo
7. Jäger M, Jordan C, Luttmann A, Dettmer U, Bongwald O, Laurig W (1997) Ermittlung der Belastung der Wirbelsäule bei ausgewählten beruflichen Tätigkeiten. Wissenschaftlicher Schlußbericht zum Forschungsvorhaben. IfADo, Dortmund/HVBG, Sankt Augustin
8. Kivi P, Mattila M (1991) Analysis and improvement of working postures in the building industry: Application of the computerized OWAS method. Appl Ergonom 22: 43-48
9. Kupfer J (1997) Vergleichende Berechnungen zur Lebensarbeitsdosis für typische Belastungskennziffern beruflicher Tätigkeiten im Bauwesen gemäß „Dokumentationen" und zugehöriger „Bewertungsliste" der Bau-Berufsgenossenschaften. Bericht im Auftrag der Arbeitsgruppe „Wirbelsäulenerkrankungen" der Arge der Bau-Berufsgenossenschaften, BIA
10. Kupfer J, Christ E (1996) Ergonomische Kennwerte als Grundlage der Prävention Heben und Tragen sowie extreme Rumpfbeugehaltungen. BG 2: 166-169

11. Kupfer J, Ellegast R (1997) Personenbezogene Bestimmung von Körperhaltung und Lastgewicht zur Prävention beim Heben und Tragen von Lasten sowie extremen Rumpfbeugehaltungen. 25. Internationaler Kongreß für Arbeitsschutz und Arbeitsmedizin (A + A '97), Düsseldorf, 4.–7. November 1997
12. Kupfer J, Ellegast R, Reinert D (1997) Personenbezogenes Meßsystem für die Risikoabschätzung beim Heben und Tragen von Lasten. 3. Internationaler Kongreß über medizinisch-rechtliche Aspekte von Arbeitsunfällen. München, 9. bis 12. März 1997. IVSS-Sonderheft (in Vorbereitung)
13. Kurtz P, Zweiling K, Pangert R, Kupfer J (1997) Prävention berufsbedingter Wirbelsäulenerkrankungen. BG 3: 127–129 (in Vorbereitung)

Rechtsprechungsüberblick über Entscheidungen zur BK 2108

F.-J. Vogt

Einleitung

Zum Jahresbeginn 1993 wurde die Liste der Berufskrankheiten erweitert um den Komplex der berufsbedingten Erkrankungen der HWS und LWS. Die daraufhin einsetzende Antragsflut bei den Berufsgenossenschaften bedingte eine Vielzahl von Verwaltungsentscheidungen und führte daraus resultierend zu zahlreichen gerichtlichen Streitverfahren. Viele davon sind inzwischen - auch in zweiter Instanz - rechtskräftig abgeschlossen; dabei haben einige - z.T. recht kontrovers entschiedene - LSG-Urteile für Diskussionsstoff gesorgt, so insbesondere die Fälle mit lediglich einsegmentalem Schaden im LWS-Bereich. Diese und weitere Verfahrensausgänge (vielfach aus dem Bereich der Berufsgenossenschaft Rheinland und Westfalen) sollen im folgenden mit ihren wesentlichen Kernaussagen dargestellt werden.

Aktuelle Rechtsprechungspraxis

Zunächst hatten gleich die ersten LSG-Entscheidungen die Problematik der isolierten Bandscheibenveränderung in den unteren LWS-Segmenten zum Gegenstand. Während die Gerichte in Niedersachsen [1], Rheinland-Pfalz und Hessen in diesen Fällen die Belastungskonformität verneinten, hat im Gegensatz dazu das LSG NRW [2] unter Anwendung eines „Erst-recht-Schlusses" die Berufsbedingtheit bejaht. Die hiergegen gerichtete Nichtzulassungsbeschwerde wurde zwar prozessual zurückgewiesen, zur sachlichen Problematik hat das BSG [3] jedoch nicht Stellung bezogen.

LSG NRW v. 26. 9. 1995 (Anerk. BK Nr. 2108)

I. Ausgangslage

	Jahrgang 43
Beruflich:	von 58 - 91 Maurer-Putz-Betonierarbeiten
Medizinisch:	Bandscheibenvorfall L5/S1 mit Operation 89, Zustand anderer WS-Abschnitte unbekannt

Ablehnungsgrund: Keine Korrelation zwischen Schadenslokalisation und beruflicher Exposition bei lediglich monosegmentalem Befall (lediglich mehrsegmentaler Befall belastungskonform).

II. Entscheidungsgründe

- Gesetzeswortlaut schließt bestimmte Erscheinungsformen (z.B. monosegmentalen Befall) nicht aus.
- Der untere LWS-Bereich ist medizinstatistisch ohnehin signifikant anfällig:
- Folglich drängt sich der Schluß auf, daß berufliche Belastungen nicht von untergeordneter Bedeutung sein können.
- Eine „herrschende" Meinung in der Literatur ist nicht auszumachen.

BSG-Beschluß vom 31. 5. 1996 (zu LSG-NRW)

Zurückweisung der Nichtzulassungsbeschwerde, keine Zulassung der Revision

Gründe

- Der Streit geht *nicht* um eine grundsätzlich bedeutsame *Rechtsfrage*; die richterliche Beweiswürdigung medizinischer Beurteilungen und Thesen ist nicht rügbar.
- Die BK 2108 ff. sind nicht wegen Unbestimmtheit verfassungswidrig, da die vorhandenen unbestimmten Rechtsbegriffe mit Hilfe anerkannter Auslegungsmethoden beantwortbar werden.

Anm.:
Das BSG hat nur prozessual, aber *nicht sachlich* das LSG-NRW bestätigt.

Zu den Ergebnissen und Tendenzen in den medizinischen Beurteilungen der BK 2108 wurde nicht Stellung bezogen („dies steht zur Entscheidung der Tatsachengerichte").

LSG Niedersachsen v. 6. 6. 1996 (Ablehn. BK Nr. 2108)

I. Ausgangslage
Jahrgang 41

Beruflich: bis 1992 Schweißer (im Schiffsbau)

Medizinisch: Bandscheibenvorfall L4/L5 (87 operativ behandelt);
Zustand anderer WS-Abschnitte bleibt unerwähnt.

Ablehnungsgrund: Bandscheibenbedingte Erkrankung der LWS setzt (stets) die Betroffenheit mehrerer Segmente voraus.

II. Entscheidungsgründe

- Das Vorliegen der arbeitstechnischen Voraussetzungen wurde offen gelassen.
- Das medizinische Erscheinungsbild (monosegmentaler Schaden) spricht gegen berufliche Verursachung.
- Insbesondere bei extremer Rumpfbeugehaltung ist auch der mittlere und obere LWS-Bereich belastet; folglich wären auch hier Veränderungen zu erwarten.
- Diese Beurteilung steht in Einklang mit der „herrschenden" Literaturmeinung (entgegen LSG NRW).

Anm.:
Ähnlich zur BK 2110 auch LSG Rheinland-Pfalz vom 26. 2. 1996 LSG Hessen vom 4. 6. 1996.

Nachfolgend hat jedoch nunmehr das Schleswig-Holsteinische LSG [4] mit Urteil vom 18. 9. 1996 ausdrücklich die Revision zugelassen, da „die BK 2108 viele in der Rechtsprechung des BSG bisher noch nicht geklärte Fragen aufwirft" (z.B. hinsichtlich Dauer und Stärke der Hebe- und Tragebelastung sowie der Art der zu fordernden Wirbelsäulenveränderungen). Man darf somit gespannt abwarten, ob die gesetzlichen Vorgaben, die allgemein für äußerst vage und unbestimmt gehalten werden, höchstrichterliche Präzisierung erfahren.

Ablehnung bei Stichtagsregelung

In weiteren Entscheidungen wurden Leistungsansprüche aufgrund der sog. Stichtagsregelung abgelehnt.

Rückwirkungsklausel/Stichtagsregelung

Mehrfach wurden Ansprüche abgelehnt, weil der Versicherungsfall infolge Unterlassens der schädigenden Tätigkeit vor dem *Stichtag* (31. 3. 1988) eingetreten wäre.

- Unschädlich sind mißglückte Arbeitsversuche von 2 Stunden sowie 2 Tagen nach dem Stichtag.
- Eine weitergehende geringe Teilzeitbeschäftigung (ca. 1 1/2 h täglich Ausbesserungs-/Reparaturarbeiten) stellt keine Belastung i.S. der BK 2108 dar und beseitigt den Unterlassenstatbestand nicht nachträglich.
- Auch eine zeitlich geringe Belastung in einem anderen Beruf (Maurer-Maschinenbediener, dabei 1 Hebe-/Tragevorgang je Stunde mit 25 kg) ist nicht von Bedeutung.

Als unschädlich betrachteten die Gerichte dabei spätere (mißglückte) Arbeitsversuche von 2 h sowie 2 Tagen; ebenso eine nachfolgende geringe Teilzeitbeschäftigung (ca. 1,5 h/Tag) oder eine zeitliche geringe Hebe-/Tragebelastung in einem neuen Beruf [5]. Das rechtliche Merkmal des „Unterlassens der schädigenden Tätigkeit" wurde in diesen Fällen als – vor dem Stichtag – erfüllt angesehen. Weitergehende berufliche Aktivitäten in nicht schädigungsrelevantem Umfang hindern somit die Bejahung dieses Tatbestandsmerkmals grundsätzlich nicht. Wo allerdings die Grenze liegt, wird sich anhand weiterer Gerichtsentscheidungen noch zeigen müssen.

Ablehnung bei altersentsprechenden Befunden

Mehrere Verfahrensbeendigungen kamen zustande, weil keine krankhaften Befunde vorlagen; hierbei nahmen die Gutachter lediglich altersentsprechende Befunde an.

Altersadäquate Einstufung

Gefestigt hat sich die Auffassung, daß das Merkmal „bandscheibenbedingte Erkrankung" Befunde verlangt, die deutlich über das *altersübliche Maß* der natürlichen Bandscheibendegeneration hinausgehen (sog. Linksverschiebung).

Anm.:
Befundet wurden in derartigen Fällen z.B.:

- leicht bis mittelgradige spondylotische Randausziehungen,
- leichte Verschmälerungen der Zwischenwirbelräume,
- geringe Protrusionen sowie leicht bis mittelgradige Veränderungen an den Grund- und Deckplatten (Osteochondrosen).

Folge:
Entsprechender Niederschlag in gerichtlichen Beweisfragen: „sind die Veränderungen als altersadäquat einzustufen oder sind sie deutlich vorauseilender Natur?"

Eine derartige Einstufung hat die Rechtsprechung akzeptiert [6]. Entsprechende Fragestellungen an den Gutachter finden sich inzwischen in vielen gerichtlichen Beweisbeschlüssen.

Ablehnung bei eindeutig außerberuflicher Kausalität

Übereinstimmende gutachtliche Verneinungen bandscheibenbedingter Erkrankungen erfolgten ferner in Fällen eindeutiger außerberuflicher Krankheitsbilder sowie in Fällen des Gesamtverschleißes (sog. polysegmentale Verteilung).

Meinungsverschiedenheiten der Sachverständigen über den jeweiligen Ausprägungsgrad kommen jedoch weiterhin vor.

Kausalkonkurrenz

Abgelehnt wurden Ansprüche übereinstimmend in solchen Fällen, in denen eindeutige *außerberufliche Krankheitsbilder* der Wirbelsäule bestanden, sowie in Fällen, in denen degenerative Veränderungen auch in nicht belasteten (HWS) oder aus der BeKV ausgeklammerten Bereichen (BWS) vorlagen (sog. *polysegmentale Verteilung*).

Ein derartiger - gegen eine Berufskrankheit sprechender - „Gesamtverschleiß" wurde beispielsweise angenommen bei Betroffensein jeweils der unteren Bereiche der HWS, der BWS und der LWS.

Außerberufliche Krankheitsbilder waren M. Forestier, M. Scheuermann sowie Verbiegungen der WS (insbesondere Skoliosen).

Eine beachtenswerte Gruppe bildeten zudem insbesondere die Fälle eines zwar isolierten Schadensbildes im LWS-Bereich, wobei jedoch außerberufliche Faktoren als wesentliche Ursache festgestellt wurden [7].

Kausalkonkurrenz (in Fällen isolierter LWS-Schädigung)

Im Hinblick auf die Eingangs dargestellten LSG-Urteile bilden diejenigen Verfahrensabschlüsse eine interessante Fallgruppe, in denen zwar im LWS-Bereich ein sog. *monosegmentales* Schadensbild bestand, dieses jedoch durch außerberufliche Faktoren/prädiskotische Deformitäten wesentlich verursacht war.

Hierunter fielen:

- Wirbelgleiten bei L5
- Spinalkanalstenose bei L5/S1
- Bogenschlußstörung (Sacrum acutum) bei L5/S1
- Einengung des Zwischenwirbelraumes L5/S1 infolge Skoliose
- Prolaps L5/S1 bei Operation mit 29 Jahren (Aspekt der Frühmanifestation)
- Degeneration bei L4/5 oder höher, aber Segment L5/S1 völlig intakt
- Erkrankung bei L4/L5 bzw. L5/S1, jedoch gleichfalls erhebliche Veränderungen in HWS und/ oder BWS (Aspekt des Gesamtverschleißes)

Anm.:
In diesen Fällen war eine Entscheidung auf der Grundlage des Theorienstreits (mono-/ mehrsegmental) entbehrlich.

Auch hier bleiben jedoch unterschiedliche gutachtliche Ansichten über die Wesentlichkeit an der Tagesordnung.

Fazit

Nach mehrjähriger Rechtsprechung sind inzwischen - zumindest in Teilbereichen - Übereinstimmungen zur Einschätzung des Schadensbildes bei der BK 2108 herausgearbeitet worden; auch im Bereich des Gutachterwesens sind - trotz weiterhin vorkommender Divergenzen - akzeptable Konsense erzielt worden, die den Verwaltungen immerhin bereits einen „roten Faden" liefern.

Anmerkungen

1. LSG Niedersachsen, Urteil v. 6. 6. 1996, AZ: L 6 U 250/95 in VB 84/96
2. LSG NRW, Urteil v. 26. 9. 1995, AZ: L 15 U 89/95 in VB 4/96
3. BSG Kassel, Beschluß vom 31. 5. 1996, AZ: 2 BU 237/95 in VB 63/96
4. Schleswig-Holstein, Urteil vom 18. 9. 1996, AZ: L 8 U 95/95 in HV-Info 10/97, S. 916
5. LSG NRW, Urteil v. 13. 11. 1996, AZ: L 17 U 108/95, HV-Info 17/97, S. 1609; LSG Saarland, Urteil v. 3. 12. 1996, AZ: L 2 U 89/93, HV-Info 10/97, S. 923; LSG Rheinland-Pfalz v. 22. 7. 1997, AZ: L 7 U 299/96
6. LSG NRW, Beschluß v. 3. 3. 1997, AZ: L 17 U 116/96; LSG Hessen, Urteil v. 15. 12. 1993, AZ: L 3 U 1031/92, HV-Info 7/94, S. 489
7. LSG-Rheinland-Pfalz, Urteil v. 28. 1. 1997, AZ: L 3 U 145/96; LSG NRW, Urteil v. 12. 3. 1997, AZ: L 17 U 244/96; LSG Niedersachsen, Urteil v. 29. 7. 1997, AZ: L 3 U 331/96

Beurteilungskriterien aus juristischer Sicht unter Berücksichtigung des § 9 Abs. 3 SGB VII

S. Brandenburg

Einleitung

Wer den Versuch unternimmt, die Fülle der Stellungnahmen von medizinischen, naturwissenschaftlichen, juristischen und Vertretern anderer Fachdisziplinen zur versicherungsrechtlich-medizinischen Beurteilung von Wirbelsäulenerkrankungen unter dem Gesichtspunkt der zum 1. 1. 1993 eingeführten BK-Tatbestände der Nrn. 2108 bis 2110 zu sichten und daraus Schlußfolgerungen zu ziehen, wird zweifelsfrei zu dem Ergebnis gelangen, daß der Einführung dieser neuen BK-Tatbestände eine bemerkenswerte Aufmerksamkeit von seiten der betroffenen Fachdisziplinen gewidmet worden ist. Eine Gesamtschau aller seit der Ankündigung der neuen BK-Tatbestände durchgeführten Fachtagungen und Diskussionsveranstaltungen [1] würde diese Feststellung mit Sicherheit bestätigen. Unter anderem ist im Rahmen des Duisburger Gutachtenkolloquiums schon frühzeitig und intensiv an der Entwicklung von Beurteilungskriterien gearbeitet worden.

Es darf insoweit auf die Tagungsbände zum 9. Gutachtenkolloquium 1992 [2] sowie zum 10. Gutachtenkolloquium [3] verwiesen werden. Es kann also weder auf eine mangelnde Beschäftigung mit der Materie noch auf eine mangelnde Sachkunde der an der Diskussion beteiligten Vertreter der verschiedenen Fachdisziplinen zurückzuführen sein, daß das Ergebnis der Bemühungen um eine Entwicklung von nachvollziehbar begründeten, juristisch abgesicherten, praktikablen und eine Gleichbehandlung der betroffenen Versicherten gewährleistenden Beurteilungskriterien bisher noch nicht zu befriedigen vermag. Kritische Reaktionen auf die Anerkennungspraxis der Unfallversicherungsträger bei den BK 2108–2110 [4] müssen in diesem Zusammenhang ernst genommen werden und geben Veranlassung zu einer selbstkritischen Würdigung des derzeitigen Standes der Beurteilungspraxis.

Aus der Vielzahl von Gesichtspunkten, welche die gegenwärtige Diskussion um die Formulierung sachgerechter Beurteilungskriterien prägen, können hier nur wenige, besonders bedeutsame hervorgehoben werden:

- Die aus der gutachtlichen Praxis und aus einer vertieften Auseinandersetzung mit den zur Verfügung stehenden epidemiologischen Untersuchungen abgeleiteten Schlußfolgerungen hinsichtlich der auf den Einzelfall anzuwendenden medizinischen Beurteilungskriterien ergeben aus der Sicht eines gutachtlichen Laien allenfalls in Teilbereichen eine wachsende Übereinstimmung; in wesentlichen Beurteilungsfragen, v.a. hinsichtlich der morphologisch zu postulierenden Schadensbilder und deren Lokalisation, ist heute wohl eine noch größere Meinungs-

vielfalt auszumachen als zu Beginn des Meinungsbildungsprozesses nach Einführung der neuen Berufskrankheiten.
Sowohl auf dem Forum zur Begutachtung der neuen Berufskrankheiten der Wirbelsäule im Rahmen des Kongresses der Deutschen Gesellschaft für Orthopädie im Oktober 1996 in Wiesbaden als auch auf dem Internationalen Symposium zum Thema der berufsbedingten Wirbelsäulenerkrankungen im März 1997 in Hamburg sind die unterschiedlichen Auffassungen deutlich geworden. Auf die demnächst erscheinenden Tagungsbände kann verwiesen werden.

- Die Rechtsprechung der Landessozialgerichte zeigt ebenfalls ein uneinheitliches Bild bei der Bejahung/Verneinung eines Ursachenzusammenhangs [5], wobei insoweit im Einzelfall sowohl unterschiedliche gutachtliche Auffassungen durchschlagen als auch unterschiedliche Rechtsauffassungen erkennbar sind.
- Stellungnahmen aus der Literatur belegen, daß die Schwierigkeiten des tatsächlichen Nachvollzuges von etwaigen Kausalprozessen zwischen bestimmten beruflichen Einwirkungen und einer bandscheibenbedingten Erkrankung auch hinsichtlich der Umsetzung in ein juristisches Beurteilungsschema streitige Fragen aufwerfen [6].
- Die Problematik der rechtlichen Beurteilung wird durch Unsicherheiten um die Bedeutung der zum 1. 1. 1997 zugleich mit der Novellierung des Unfallversicherungsrechts im SGB VII erstmals eingeführten speziellen Beweisführungsregelung für Berufskrankheiten in § 9 Abs. 3 SGB VII noch verstärkt. Erste Äußerungen im Schrifttum lassen erkennen, daß gerade im Zusammenhang mit den Wirbelsäulenberufskrankheiten besondere Erwartungen an diese Vorschrift geknüpft werden [7].

Bedeutung der Aufnahme von BK-Tatbeständen in die Anlage 1 zur BeKV für die Einzelfallprüfung

Mit der Aufnahme einer Krankheit in die Anlage 1 zur BeKV wird lediglich die generelle Eignung der in dem BK-Tatbestand definierten Einwirkungen zur Verursachung einer Erkrankung anerkannt. Im Einzelfall ist es für die Anerkennung einer Erkrankung als Berufskrankheit (Versicherungsfall nach § 9 Abs. 1 Satz 1 SGB VII) neben der Feststellung, daß die Merkmale eines Tatbestands der Anlage 1 zur BeKV erfüllt sind, außerdem erforderlich, daß der Versicherte diese Erkrankung im zum entscheidenden Einzelfall infolge einer versicherten Tätigkeit erlitten hat. Einer der Vorzüge des sog. Listensystems im deutschen Berufskrankheitenrecht ist u. a. darin zu sehen, daß die Feststellung des Ursachenzusammenhangs im Einzelfall durch die vorgeschaltete Prüfung des Verordnungsgebers bezüglich der generellen Eignung einer Einwirkung zur Krankheitsverursachung erleichtert wird. Erfahrungsgemäß sind allerdings einer detaillierten Festschreibung von Art und Intensität der belastenden Einwirkungen, aber auch des Krankheitsbildes in einem BK-Tatbestand gerade bei degenerativen Erkrankungen enge Grenzen gesetzt.

Der Verordnungsgeber muß insbesondere berücksichtigen, daß Intensität und Dauer der Einwirkungen in der Regel in einer komplexen Wechselbeziehung stehen, deren exakte Aufklärung, soweit dies überhaupt möglich erscheint, jedenfalls einen wesentlich umfangreicheren wissenschaftlichen Aufwand erfordert, als die Gewinnung von Erkenntnissen, welche für die Aufnahme eines allgemein umschriebenen BK-Tatbestands in der BK-Liste ausreichen. Eine wesentliche Bedeutung haben darüber hinaus konstitutionelle Faktoren, von denen es vielfach abhängt, ob sich überhaupt ein Krankheitsgeschehen entwickelt, ggf. innerhalb welcher Zeiträume und wie sich das genaue Schadensbild darstellt.

Epidemiologische Untersuchungen über Ursache-Wirkungs-Beziehungen vermögen, selbst wenn diese den Anforderungen des § 9 Abs. 1 Satz 1 SGB VII hinsichtlich der generellen Eignung bestimmter Einwirkungen zur Krankheitsverursachung sowie der besonderen Betroffenheit einer Personengruppe genügen [8], die komplexen Zusammenhänge zwischen bestimmten Einwirkungen und anlagebedingten Faktoren in der Regel nur ungenau wiederzugeben. Der generell zu beachtende Grundsatz, daß eine Erfüllung der Merkmale einer in der Anlage 1 zur BeKV genannten Berufskrankheit eine individuelle Kausalitätsprüfung nicht erübrigen kann, hat daher bei degenerativen Erkrankungen besondere Bedeutung. Dies gilt insbesondere für die Tatbestände der BK 2108–2110. In der Begründung der Bundesregierung zur zweiten Änderungsverordnung zur BeKV wurde ausdrücklich darauf hingewiesen, daß die Einführung dieser neuen Berufskrankheiten nicht von der individuellen Kausalitätsprüfung enthebt [9].

Wirbelsäulenverschleißerkrankungen sind typische Erkrankungen mit multifaktorieller Ätiologie, deren Entstehung oder Verschlimmerung durch das Zusammenwirken beruflicher, außerberuflicher und anlagebedingter Faktoren geprägt sein kann. Es ergibt sich daraus eine erhebliche Streubreite der unter die 3 BK-Tatbestände subsumierbaren Sachverhalte. Vor allem gilt dies für die auch statistisch im Vordergrund stehende BK 2108. Der 2. Senat des BSG hat aus den vorgenannten Gründen gegen die in der BK 2108 verwendeten, relativ unbestimmten Tatbestandsmerkmale (schwere Last, extreme Rumpfbeugehaltung, Langjährigkeit, bandscheibenbedingte Erkrankung) auch unter dem Gesichtspunkt des verfassungsrechtlichen Bestimmtheitsgebotes keine Bedenken erhoben [10].

Die neue Beweisführungsregelung des § 9 Abs. 3 SGB VII [11] stellt diesen Grundsatz nicht in Frage. Die Regelung hat folgenden Wortlaut:

(3) Erkranken Versicherte, die infolge der besonderen Bedingungen ihrer versicherten Tätigkeit in erhöhtem Maße der Gefahr der Erkrankung an einer in der Rechtsverordnung nach Abs. 1 genannten Berufskrankheit ausgesetzt waren, an einer solchen Krankheit und können Anhaltspunkte für eine Verursachung außerhalb der versicherten Tätigkeit nicht festgestellt werden, wird vermutet, daß diese infolge der versicherten Tätigkeiten verursacht worden ist.

Abweichend von den Vorschlägen des Bundesrates für die Formulierung einer Beweisführungsvorschrift bei Berufskrankheiten [12] stellt die zitierte Vorschrift keine echte Beweisvermutung dar, die es erlauben würde, einen Ursachenzusammenhang zu fingieren. Es wird vielmehr im Sinne eines Anscheinsbeweises das Bestehen eines wahrscheinlichen Ursachenzusammenhangs vermutet, wenn der Versicherte infolge der besonderen Bedingungen seiner versicherten Tätigkeit der Gefahr der Erkrankung an einer Listen-BK in erhöhtem Maße ausgesetzt war und eine solche Erkrankung tatsächlich erleidet.

Die Bundesregierung hat in ihrer Stellungnahme zu den weitergehenden Vorstellungen des Bundesrates hervorgehoben, daß der Grundgedanke der Gesetzlichen Unfallversicherung, wonach die Haftung des Unternehmers nur abgelöst werden soll, sofern dieser wegen der Wahrscheinlichkeit eines Kausalzusammenhangs für einen Gesundheitsschaden einstandspflichtig wäre, durch diese Regelung nicht berührt wird [13]. In den Materialien wird weiter klargestellt, daß die Voraussetzungen für die – widerlegbare – Beweisvermutung anhand der Umstände des Einzelfalles zu prüfen sind [14].

Da somit ausschließlich die medizinisch-wissenschaftlichen Erkenntnisse über die generellen Zusammenhänge zwischen definierten arbeitsplatzbezogenen Einwirkungen und bestimmten Erkrankungen dafür maßgeblich sind, wann die Voraussetzungen für eine widerlegbare Kausalitätsvermutung gegeben sind, handelt es sich bei dieser Beweiserleichterungsregelung letztlich um eine ausdrückliche Festschreibung einer bisher schon geltenden Verpflichtung der Unfallversicherungsträger zur Berücksichtigung des einschlägigen medizinischen Erfahrungswissens bei der Kausalitätsprüfung. Insbesondere bei degenerativen Erkrankungen, wie z. B. Wirbelsäulenerkrankungen, sind plausible Schlußfolgerungen über die Wahrscheinlichkeit von Ursachenzusammenhängen ohne Rückgriff auf diesbezügliche allgemeine Erkenntnisse ohnehin nicht möglich [15].

Für die Feststellung, ob der Versicherte in solchem Maß einer Erkrankungsgefahr ausgesetzt war, daß schon deshalb eine Kausalitätsvermutung gerechtfertigt ist, reichen die in den BK-Tatbeständen genannten allgemeinen Definitionen der Einwirkungen in der Regel nicht aus. Erforderlich sind vielmehr wissenschaftliche Erkenntnisse über das Schädigungspotential von nach Art, Intensität und Dauer genau definierten Einwirkungen. Dies gilt auch für die BK 2108.

Nach Auffassung des Arbeitskreises „Wirbelsäulenerkrankungen" beim Hauptverband der gewerblichen Berufsgenossenschaften sind die vorgenannten Bedingungen für eine Anwendung des § 9 Abs. 3 SGB VII bei den BK 2108–2110 jedenfalls derzeit nicht definierbar. Die vorhandenen epidemiologischen Untersuchungen liefern dazu in Ermangelung einer umfassenden, exakten Definition aller Differenzierungskriterien keine ausreichende Grundlage. Belastungstypische Krankheitsbilder konnten bisher nicht definiert werden; selbst über belastungsadäquate Befunde bestehen, wie eingangs erwähnt, unterschiedliche Auffassungen.

Speziell bei der BK 2108 ist noch offen, ob bestimmten näher definierten Einwirkungen (z. B. ruckartige Überbeanspruchungen in ungünstiger Körperhaltung) spezifische Schadensbilder zugeordnet werden können. Dies schließt eine verkürzte Kausalitätsprüfung im Sinne von § 9 Abs. 3 SGB VII aus. Für die Wahrscheinlichkeit eines Ursachenzusammenhangs ist daher in jedem Einzelfall auf alle relevanten Beurteilungskriterien abzustellen.

Beurteilungskriterien – Übersicht

Folgende Kriterien sind nach dem heutigen Erkenntnisstand bei der Kausalitätsbeurteilung wesentlich:

a) Krankheitsbild:
   - Art und Ausprägung
   - Lokalisation

b) Eignung der belastenden Einwirkung zur Verursachung (auch im Sinne einer Verschlimmerung) der Krankheit:
   - Schwere der Lasten (Durchschnitt, Spitzenwerte)
   - Gesamtzeit der belastenden Tätigkeiten im Arbeitsleben
   - Häufigkeit belastender Vorgänge pro Arbeitsschicht und durchschnittliche Dauer
   - Biomechanische Begleitumstände (insbesondere Körperhaltung, Hilfsmittel)
c) Individuelle Konstitution
d) Zeitliche Korrelation zwischen Erkrankungsverlauf und beruflichen Überbelastungen

Zu a. Ein wesentliches Kriterium für eine auf äußere Einwirkungen zurückzuführende bandscheibenbedingte Erkrankung ist ein Schadens- und Beschwerdebild, welches allein in altersüblichen Degerationsprozessen keine ausreichende Erklärung findet [16]. Ungeachtet der nach wie vor mit der Objektivierung gerade dieses Kriteriums verbundenen erheblichen Schwierigkeiten [17] handelt es sich dennoch um eine unverzichtbare Grundlage für eine schlüssige Beurteilung der Zusammenhangsfrage.

Zu b. Im Hinblick auf die gesetzlich geforderte individuelle Kausalitätsprüfung ist die Feststellung, daß der Versicherte einer Berufsgruppe angehört, für die nach epidemiologischen Untersuchungen ein erhöhtes Risiko für den Eintritt einer LWS-Erkrankung anzunehmen ist, allein nicht genügend. Vielmehr beinhaltet die verordnungsrechtliche allgemeine Umschreibung der belastenden Einwirkungen vorrangig eine Aufforderung an die Unfallversicherungsträger, gemeinsam mit medizinischen und technischen Sachverständigen die für eine Beurteilung des Schädigungspotentials bestimmter Tätigkeiten relevanten Parameter exakt zu definieren. Im Interesse einer interindividuellen Vergleichbarkeit sollten darüber hinaus die Möglichkeiten zur Ermittlung einer Gesamtbelastungsdosis sowie zu einer Bewertung nach Risikoabstufungen unter Berücksichtigung epidemiologischer Erkenntnisse ausgeschöpft werden.

Auf Initiative des Arbeitskreises „Wirbelsäulenerkrankungen" beim Hauptverband der gewerblichen Berufsgenossenschaften (HVBG) wurde im Juni 1996 im Rahmen eines verbandsinternen Fachgespräches ein unter der Federführung des berufsgenossenschaftlichen Instituts für Arbeitssicherheit entwickeltes Modell für eine einheitliche gewerbeübergreifende Belastungsanalyse und -bewertung bei der BK 2108 vorgestellt. Einzelheiten dieses Modells wurden bereits in dem Beitrag von Kupfer (s. S. 118) dargestellt, so daß hier nur noch einmal die wesentlichen Elemente zusammengefaßt werden sollen:

- Die zu untersuchenden Tätigkeiten werden soweit wie möglich in einzeln bewertbare Tätigkeitsabschnitte aufgesplittet.
- Für die bei den einzelnen Tätigkeitsabschnitten auftretenden Wirbelsäulenbelastungen werden nach dem Rechenmodell von Jäger [19] die Druckkräfte bei L5/S1 sowie L4/L5 ermittelt.
- Nach einem festgelegten Schema werden zusätzliche erschwerende Umstände, die die Wirbelsäulenbeanspruchung verstärken können, berücksichtigt, und zwar durch spezifische Korrekturfaktoren.

- Auf der Basis der Ermittlungen zur Häufigkeit der relevanten Tätigkeitsabschnitte innerhalb einer Tagesschicht kann festgestellt werden, ob ein sog. Tagesrichtwert (geschlechtsspezifisch) überschritten ist oder nicht.
- Soweit die Tagesrichtwerte überschritten sind, kann eine Aufaddition der gesamten beruflichen Belastung („Lebensdosis") erfolgen; die ermittelte Lebensdosis kann anhand eines Richtwertes bewertet werden.

Bezüglich der oben behandelten Beweisführungsregelung des § 9 Abs. 3 SGB VII wird allerdings zu beachten sein, daß eine Risikobewertung nach einem derartigen Modell allenfalls einen ersten Schritt in Richtung auf eine Konkretisierung dieser Vorschrift darstellen kann, da eine Anwendung der Beweisvermutung (s. oben) auch eine Definition des mit der Einwirkung korrelierenden typischen, zumindest belastungsadäquaten Krankheitsbildes erfordert. Darüber hinaus wird ungeachtet des § 9 Abs. 3 SGB VII auf eine Berücksichtigung der individuellen Konstitution sowie des konkreten Erkrankungsverlaufs grundsätzlich nicht verzichtet werden können.

Zu c und d. Besondere anlagebedingte prädisponierende Faktoren, wie z.B. die sog. prädiskotischen Deformitäten [18], können gegen, aber auch für die Annahme eines ursächlichen Zusammenhangs zwischen den beruflichen Einwirkungen und der festgestellten Erkrankung sprechen. Insoweit ist zunächst folgendes klarzustellen: Die Berücksichtigung einer besonderen individuellen Prädisposition im Rahmen der für die individuelle Kausalitätsbeurteilung geforderten Abwägung aller für oder gegen einen Ursachenzusammenhang sprechenden Umstände des Einzelfalles setzt nicht etwa den positiven Nachweis voraus, daß der betreffende individuelle Risikofaktor mit Wahrscheinlichkeit die Bandscheibenerkrankung mitverursacht hat [20]. Diese Voraussetzung muß erst dann erfüllt sein, wenn auf der nächsten Stufe der rechtlichen Prüfung zu bewerten ist, ob bei einem ursächlichen Zusammenwirken einer versicherten Einwirkung mit Ursachenfaktoren aus dem unversicherten Lebenskreis die Letztgenannten als rechtlich allein wesentlich anzusehen sind.

Bei der hier angesprochenen, vorrangig zu klärenden Frage, ob die berufliche Einwirkung mit Wahrscheinlichkeit für einen Bandscheibenschaden ursächlich geworden ist, ist dies anders. Schon das Vorhandensein einer – ebenfalls als Ursache der Bandscheibenerkrankung in Frage kommenden – Prädisposition kann dazu führen, daß die Wahrscheinlichkeit einer Verursachung bzw. Mitverursachung der Bandscheibenschädigung durch die beruflichen Einwirkungen nicht schlüssig zu begründen ist. Durch den medizinischen Sachverständigen ist die Frage zu beantworten, ob der Erkrankungsverlauf unter Berücksichtigung der im Einzelfall festgestellten prädisponierenden Faktoren der zu erwartenden schicksalsmäßigen Entwicklung entspricht oder ob eine wesentliche Mitverursachung des Erkrankungsgeschehens durch die beruflichen Wirbelsäulenbelastungen wahrscheinlich ist.

In dem Gutachten ist also eine eingehende Auseinandersetzung mit der Frage erforderlich, ob im Einzelfall im Hinblick auf die Eigenart der anlagebedingten Prädisposition nach der medizinischen Erfahrung davon auszugehen ist, daß beide Risikofaktoren, also die beruflichen Einwirkungen einerseits und die anlagebedingten Risikofaktoren andererseits, bei der Entstehung oder Verschlimmerung der bandscheibenbedingten Erkrankung wirksam geworden sind, so daß eine (Mit-) Ursächlichkeit der beruflichen Einwirkungen wahrscheinlich ist (ggf. bedarf es einer Wertung der zusammenwirkenden Ursachenfaktoren gemäß dem Prinzip der rechtlich wesentlichen Kausalität [21]. Es besteht der Eindruck, daß der Abwägung zwischen diesen alternativ in Frage kommenden Erklärungen des Erkrankungsgeschehens häufig in der gutachtlichen Praxis noch eine zu geringe Aufmerksamkeit geschenkt wird.

Für die Bejahung eines Ursachenzusammenhangs muß darüber hinaus der zeitliche Zusammenhang zwischen den nachgewiesenen, den Tatbestand der BK 2108 erfüllenden beruflichen Einwirkungen und der Erstmanifestation sowie dem Verlauf der bandscheibenbedingten Erkrankung nachvollziehbar sein. Zu beachten sind dabei insbesondere:

- Zustand vor Aufnahme der belastenden Tätigkeit im Vergleich zum heutigen Zustand;
- Zeitraum bis zur Erstmanifestation des Schadens;
- Erkrankungsverlauf während belastungsfreier Intervalle sowie ggf. nach Aufgabe der belastenden Tätigkeit.

Zusammenfassung

Die zum 1. 1. 1997 eingeführte Beweisführungsregelung in § 9 Abs. 3 SGB VII bedeutet keine Abkehr von einer individuellen Kausalitätsprüfung im BK-Recht. Die Bedingungen für eine Anwendung des § 9 Abs. 3 SGB VII bei den BK 2108–2110 sind derzeit in Ermangelung von hinreichend differenzierten epidemiologischen Erkenntnissen nicht definierbar. Ungeachtet dessen sind die Unfallversicherungsträger nach allgemeinen Grundsätzen des BK-Rechts verpflichtet, die vorhandenen wissenschaftlichen Erkenntnisse über generelle Zusammenhänge zwischen Einwirkungen im Sinne der BK 2108–2110 und im Auftreten von bandscheibenbedingten Erkrankungen bei den Einzelfallentscheidungen zu berücksichtigen.

Darüber hinaus sind bei der individuellen Kausalitätsbeurteilung insbesondere folgende Kriterien von Bedeutung: Art und Ausprägung sowie Lokalisation des Schadensbildes; die nachgewiesenen beruflichen und etwaigen außerberuflichen Einwirkungen; die individuelle Konstitution des Betroffenen und der Erkrankungsverlauf in bezug auf die beruflichen Einwirkungen. Anzustreben ist v.a. eine differenzierte Bewertung der beruflichen Einwirkungen nach Art, Intensität und Dauer, z.B. in einem Dosismodell.

Literatur und Anmerkungen

1. Rundschreiben des Hauptverbandes der gewerblichen Berufsgenossenschaften vom 17. 2. 1992, VB 20/92 und vom 5. 6. 1992 VB 56/92, VB 57/92
2. Hierholzer G, Heitemeyer U, Scheele H (Hrsg) (1993) Gutachtenkolloquium 8, Tagungsband zum 9. Duisburger Gutachtenkolloquium 1992, Teil I: Berufsbedingte Wirbelsäulenschäden. Springer, Berlin Heidelberg New York Tokyo
3. Hierholzer G, Kunze G, Peters D (Hrsg) (1994) Gutachtenkolloquium 9, Tagungsband zum 10. Duisburger Gutachtenkolloquium 1993, Teil II: Neue Berufskrankheiten Nr. 2108 bis Nr. 2110. Springer, Berlin Heidelberg New York Tokyo
4. Vgl. Arbeit & Ökologie-Briefe Nr. 7 vom 2. 4. 1997, Herausgeber AiB Verlag; Keller W, Bandscheibenleiden – bisher sind nur wenige Fälle entschädigt, SuP 1996, 84

5. Vgl. LSG Schleswig-Holstein, Urt. v. 18. 9. 1996 - L 8 U 95/95; LSG Niedersachsen, Urt. v. 6. 6. 1996 - L 6 U 250/95, HVBG-Info 1996, 2678; BSG, Beschluß v. 31. 5. 1996 - 2 BU 237/95, SozR 3, 3 - 5680 Art. 2 Nr. 1; LSG Nordrhein-Westfalen Urt. v. 26. 9. 1995 - L 15 U 89/95, Breithaupt 1996, 918; LSG Rheinland-Pfalz, Urt. v. 26. 2. 1996 - L 7 U 190/95, HVBG-Info 1996, 1484; SG Gießen, Urt. v. 22. 1. 1997 - S 1/U 509/95, HVBG-Info 1997, 1789
6. Vgl. Erlenkämper A, Sozialrechtliche Erwägungen zur Zusammenhangsbeurteilung der Berufskrankheiten Nr. 2108 bis 2110, BG 1996, 846; Becker P, Die neuen Wirbelsäulen-Berufskrankheiten Nr. 2108-2110 - Anmerkungen aus richterlicher Sicht, SozSich 1995, 100
7. Vgl. Plagemann H, Beweislastverteilung in der Gesetzlichen Unfallversicherung, VersR 1997, 9; Erlenkämper A (Anm. 6)
8. Vgl. Mehrtens G, Perlebach E, (1997) Die Berufskrankheitenverordnung (BeKV). Schmidt, Berlin, Abschnitt E § 9 Anm.
9. Begründung der BReg. BR-Drucks. 773/92 zu Art. I Nr. 4
10. BSG, Beschl. v. 31. 5. 1996 - 2 BU 237/95
11. Art. 1 Unfallversicherungs-Einordnungsgesetz, Siebtes Buch Sozialgesetzbuch vom 7. 8. 1996, BGBl. I, 1254
12. Stellungnahme des Bundesrats zum Entwurf eines Unfallversicherungs-Einordnungsgesetzes der Bundesregierung, BT-Drucks. 13/2333 Nr. 10
13. Gegenäußerung der Bundesregierung zur Stellungnahme des Bundesrates, BT-Drucks. 13/2333 zu Nr. 10
14. Begründung der Bundesregierung BRat-Drucks. 263/95, S. 222
15. Brandenburg, Anmerkung zu BSG, Urt. v. 20. 6. 1995 - 8 RKnU 2/94, SGb 1996, 433; LSG Nordrhein-Westfalen, Beschluß vom 3. 3. 1997 - L 17 U 116/96, HVBG-Info 1997, 1387
16. Siehe auch Schröter F (1995) Die Berufskrankheiten „Wirbelsäule" - Leitfaden zur Begutachtung, Unfallchirurg 1995, 87 LSG Nordrhein-Westfalen, Beschluß vom 3. 3. 1997 - L 17 U 116/96, HVBG-Info 1997, 1387
17. Dupuis H (1993) Zur Frage berufsbedingter Erkrankungen der Wirbelsäule durch Ganzkörperschwingungen aus arbeitsmedizinischer Sicht. In: Hierholzer G, Kunze G (Hrsg) Gutachtenkolloquium 8. Springer, Heidelberg, S. 53 (57); Rompe G (1994) Begutachtung der Wirbelsäule. In: Witt AN, Rettig H, Schlegel KF (Hrsg) Orthopädie in Praxis und Klinik, Bd V: Spezielle Orthopädie 5.18, Thieme, Stuttgart; Rompe G (1993) Probleme eines Orthopäden bei der Begutachtung bandscheibenbedingter Berufserkrankungen der Lendenwirbelsäule. ASP 28: 86; Ludolph E, Schröter F (1993) Die Berufskrankheiten „Wirbelsäule", BG 1993: 738-740; Scheuer I (1993) Erkrankungen der Lendenwirbelsäule aus gutachterlicher Sicht. In: Hierholzer G, Kunze G (Hrsg) Gutachtenkolloquium 8. Springer, Berlin Heidelberg New York Tokyo, S. 39
18. Krämer J, Brandenburg S (1995) Anerkennung von Wirbelsäulenschäden als Berufskrankheit. Dtsch Ärztebl 1995: 2482
19. Jäger M, Luttmann A, Laurig W (1990) Biomechanik der Lastenmanipulation. In: Konietzko J, Dupuis H (Hrsg) Handbuch der Arbeitsmedizin. ecomed, Landsberg, Abschn. V - 1.1.2.3
20. Abweichend Erlenkämper A, a. a. O. (Anm. 6)
21. Schönberger A, Mehrtens G, Valentin H (1993) Arbeitsunfall und Berufskrankheit. Schmidt, Berlin, S. 97

Fortschreibung der Beurteilungskriterien zur BK 2108 aus ärztlicher Sicht

P.-M. Hax

Einleitung

Von Juni 1993 bis Februar 1997 wurden an der Berufsgenossenschaftlichen Unfallklinik Duisburg-Buchholz 402 Begutachtungen in Wirbelsäulen-BK-Verfahren durchgeführt, 373mal wegen einer fraglichen Berufskrankheit nach Ziffer 2108 BeKV, 24mal wegen einer fraglichen BK 2108 und 2110, 5mal wegen einer fraglichen BK 2110 und in keinem Fall zur Frage des Vorliegens einer BK 2109. Die Anerkennung einer BK 2110 wurde keinmal vorgeschlagen, 15mal die einer BK 2108. In diesen Fällen hatten die Versicherten 9mal als Maurer bzw. Betonbauer gearbeitet und je 1mal als Fliesenleger, Möbelträger, Schlosser, Steinmetz, Tiefbauarbeiter und Waldarbeiter. Neben den Gutachten wurden im Rahmen der Vorermittlung 396 beratungsfachärztliche Stellungnahmen nach Aktenlage verfaßt, wobei in 116 Fällen (ca. 30%) die Vollermittlung und anschließende Begutachtung vorgeschlagen wurde. Zusätzliche Erfahrungen wurden gesammelt durch den Gedankenaustausch mit anderen medizinischen Sachverständigen und Juristen anläßlich zahlreicher Arbeitskreissitzungen und Symposien, die in den letzten Jahren zu diesem Thema abgehalten wurden, schließlich auch noch durch die Auseinandersetzung mit Fremdgutachten. Es erscheint nach etwa 4jähriger Praxis angebracht, Bilanz zu ziehen und die Frage zu stellen, ob inzwischen Kriterien herausgearbeitet werden konnten, die eine sicherere Zusammenhangsbeurteilung bei diesen äußerst schwierigen gutachtlichen Fragen ermöglichen.

Die ersten Monate nach Inkrafttreten der Zweiten Verordnung zur Änderung der BK-Verordnung waren aus heutiger Sicht der Autoren gekennzeichnet durch eine zu einseitige, mechanistische Sichtweise. Nachdem der Verordnungsgeber die möglichen ursächlichen Zusammenhänge zwischen jahrelangen Hebe- bzw. Tragebelastungen und degenerativen Wirbelsäulenleiden erst einmal offiziell bestätigt hatte, wurde in vermeintlicher Ermangelung jeglicher sonstiger Beurteilungskriterien versucht, ein belastungstypisches Schadensbild zu identifizieren und zu definieren. Die multifaktorielle Ätiologie der bandscheibenbedingten Wirbelsäulenerkrankungen und ihre weite Verbreitung in allen Berufs- und Bevölkerungsgruppen wurden in diesem Bemühen häufig außer acht gelassen. Der Streit um die Anerkennungsfähigkeit eines monosegmentalen Bandscheibenschadens an der unteren LWS als Berufskrankheit war ebenfalls ein Merkmal dieser Anfangszeit nach Einführung der neuen Berufskrankheiten der Wirbelsäule. Die bisher existierenden epidemiologischen Studien lassen nach Ansicht des Autors nur den Schluß zu, daß der mehrsegmentale Befall der oberen Bewegungssegmente der LWS bzw. der gesamten LWS am ehesten als belastungstypisch anzusehen ist, wobei die Manifestationsform der Spondylose im Vordergrund steht und der Mitbefall der unteren BWS-Segmente die Wahrscheinlichkeit der beruflichen Verursachung noch unterstreicht. Dagegen sinkt die Wahrscheinlichkeit des Zusammenhanges, je weniger Bewegungssegmente betroffen und je kaudaler die Veränderungen lokalisiert sind [25]. Diese Einschätzung wird inzwischen von einer zunehmenden Zahl von Gutachtern geteilt.

Die bisherigen eigenen Erfahrungen in der Begutachtung der Berufskrankheiten der Wirbelsäule geben Anlaß, 3 Themenkomplexe herauszustellen, deren konsequente Berücksichtigung die Zusammenhangsbeurteilung erleichtert.

- Vorerkrankungsverzeichnis
- TAD-Stellungnahmen
- Konkurrierende Faktoren

Vorerkrankungsverzeichnis

In einer vollständigen chronologischen Auflistung aller Arbeitsunfähigkeitszeiten mit den dazugehörigen Diagnosen spiegelt sich meistens sehr gut der Krankheitsverlauf wider. Der Zeitpunkt des erstmaligen Auftretens von Rückenbeschwerden ist, wenn er schon weiter zurückliegt, den meisten Versicherten nicht mehr genau erinnerlich und läßt sich nach dem Vorerkrankungsverzeichnis häufig genauer datieren. Erfahrungsgemäß liegt er – mitunter deutlich – vor dem vom Versicherten angegebenen Termin. Das Alter zum Zeitpunkt des Beginns der Rückenbeschwerden und dessen zeitlicher Abstand zur Aufnahme der wirbelsäulenbelastenden Tätigkeit können bei der Beurteilung der Zusammenhangsfrage Bedeutung erlangen.

Das Vorerkrankungsverzeichnis kann darüber hinaus bei der Beantwortung der Frage helfen, ob die wirbelsäulenbelastende Tätigkeit tatsächlich wegen einer bandscheibenbedingten Erkrankung bzw. wegen der damit verbundenen Beschwerden aufgegeben werden mußte. Bejaht werden kann diese Frage nur, wenn kurz vor der Tätigkeitsaufgabe gehäuft entsprechende Arbeitsunfähigkeitszeiten belegt sind. Nicht selten ergibt sich aber aus der Auflistung der Arbeitsunfähigkeitszeiten mit den dazugehörigen Diagnosen, daß ein Versicherter in den letzten Jahren vor Aufgabe der Tätigkeit wegen anderer Erkrankungen gehäuft krankgeschrieben war und allenfalls gelegentlich wegen eines Rückenleidens, so daß sich ein Unterlassungszwang wegen Wirbelsäulenbeschwerden nicht objektivieren läßt.

Das vertragliche Ende eines Arbeitsverhältnisses wird meistens gleichgesetzt mit dem Zeitpunkt der Tätigkeitsaufgabe, obwohl der Versicherte oft schon Monate vorher wegen Krankheit nicht mehr gearbeitet hat. Dies ist so lange unerheblich, wie beide Termine hinter dem 31. März 1988 liegen. Gelegentlich trifft man jedoch die Konstellation an, daß ein Arbeitsverhältnis zwar über den Stichtag hinaus andauerte, die rückenbelastende Tätigkeit jedoch schon vor dem 31. März 1988 aufgegeben wurde, so daß in einem solchen Fall die Rückwirkungsklausel nicht mehr greifen kann.

Bei der Durchsicht des Vorerkrankungsverzeichnisses ist nicht nur auf Ausfälle wegen Beschwerden oder Behandlungen an dem versicherten Wirbelsäulenabschnitt zu achten, sondern ebenso genau auf alle sonstigen Arbeitsunfähigkeiten. Einerseits können sie auf das Vorliegen konkurrierender Erkrankungen (s. unten) hinweisen. Andererseits kann sich aus der Gesamtheit aller krankheitsbedingten Ausfallzeiten ergeben, daß für bestimmte Zeiträume die arbeitstechnischen Voraussetzungen zur Anerkennung einer Berufskrankheit hinsichtlich der Regelmäßigkeit und Häufigkeit der Belastungen nicht mehr als erfüllt gelten können.

Aus datenschutzrechtlichen Erwägungen fordern einige Verwaltungen bei den Krankenkassen nur eine Auflistung derjenigen Arbeitsunfähigkeitszeiten an, die im Zusammenhang mit Wirbelsäulenleiden attestiert wurden. Sofern die Kassen dann trotzdem ein ungekürztes Leistungsverzeichnis schicken, werden die vermeintlich nicht relevanten Einträge von der Verwaltung geschwärzt. Aus dem zu Beginn dieses Abschnittes Gesagten und insbesondere aufgrund der Tatsache, daß viele internistische Krankheiten bzw. Symptome als konkurrierende Faktoren bei der Verursachung bandscheibenbedingter Erkrankungen einzustufen sind, worauf noch näher eingegangen werden soll, ergibt sich für den Gutachter die zwingende Notwendigkeit, ein wirklich lückenloses und unzensiertes Vorerkrankungsverzeichnis vorgelegt zu bekommen. Eine Zusammenhangsbegutachtung auf der Basis eines wirbelsäulenbezogenen Auszuges ist nach Ansicht der Autoren nicht möglich. Daraus ergibt sich zwangsläufig, daß datenschutzrechtliche Bedenken unberechtigt sind.

TAD-Stellungnahme

Bevor überhaupt die Frage des ursächlichen Zusammenhanges zwischen einer beruflichen Belastung und einer bandscheibenbedingten Erkrankung der Wirbelsäule aus medizinischer Sicht beantwortet werden kann, muß der Beweis über die Erfüllung der arbeitstechnischen Voraussetzungen geführt worden sein. Viele TAD-Stellungnahmen weisen nach Meinung der Autoren Mängel auf, die nachgebessert werden müssen, bevor sich der Gutachter zur Zusammenhangsfrage äußern kann. Es sind insbesondere die folgenden Kritikpunkte zu benennen.

- Unzulässige „Beweisführung“
- Nichtberücksichtigung von Ausfallzeiten
- Nichtberücksichtigung des Stichtags
- Fehlende Genauigkeit und Plausibilität
- Fehlender Konsens über einen Dosisgrenzwert

Unzulässige „Beweisführung“

Über die Erfüllung der arbeitstechnischen Voraussetzungen ist der Vollbeweis zu erbringen. Die nicht selten in TAD-Stellungnahmen zu findende Formulierung, daß für eine über einen bestimmten Zeitraum ausgeübte Tätigkeit die arbeitstechnischen Voraussetzungen „mit Wahrscheinlichkeit“ erfüllt seien, kann daher nicht akzeptiert werden. Ebensowenig genügt es den Ansprüchen an eine Beweisführung, wenn eine TAD-Stellungnahme ausschließlich oder überwiegend auf einer Befragung des/der Versicherten beruht, und erst recht nicht, wenn diese telefonisch erfolgt, was tatsächlich vorkommt. Es ist bekannt, daß die Betroffenen selbst auch bei dem

Bemühen um korrekte Angaben die Häufigkeit und Intensität von Belastungen retrospektiv deutlich überschätzen [64]. Darüber hinaus erscheint eine derartige Einbeziehung des Anspruchstellers grundsätzlich problematisch und dürfte gegenüber allen sonstigen Situationen, in denen im juristischen Sinn ein Beweis zu führen ist, einzigartig sein. Die Bezugnahme auf Belastungskataster ist nur bei Berufen mit typischen, einförmigen und nahezu während der gesamten Schichtdauer regelmäßig anfallenden Belastungen zu akzeptieren, nicht jedoch bei Berufen mit sehr unterschiedlichen Belastungs- und Tätigkeitsprofilen. Gerade in den Pflegeberufen werden in sehr unterschiedlichem Umfang auch nicht rückenbelastende Tätigkeiten verrichtet [49], so daß die pauschale Anerkennung der arbeitstechnischen Voraussetzungen unter Verweis auf allgemeine Erfahrungen in der Krankenpflege der für diese Berufskrankheiten nicht zulässigen Praktizierung des Anscheinsbeweises entspricht.

Nichtberücksichtigung von Ausfallzeiten

Zur Prüfung des Kriteriums der Langjährigkeit einer beruflichen Wirbelsäulenbelastung werden häufig nur die Beschäftigungszeiträume addiert. Ausfallzeiten durch Krankheit, Schwangerschaften und Erziehungsurlaub oder Phasen geringerer Belastung bei vorübergehender Teilzeitbeschäftigung bleiben nicht selten unberücksichtigt. Liegt nur ein wirbelsäulenbezogener Auszug aus dem Vorerkrankungsverzeichnis vor, sind u. U. längere Ausfallzeiten nicht einmal bekannt (s. Kritikpunkt Vorerkrankungsverzeichnis). Die vollständige Berücksichtigung aller Ausfallzeiten kann zur Folge haben, daß eine zunächst scheinbar über dem Grenzwert von 10 Jahren liegende Gesamtbelastungszeit doch nicht erreicht wird.

Nichtberücksichtigung des Stichtags

Viele TAD-Stellungnahmen enthalten lediglich eine pauschale Aussage dahingehend, daß über einen ausreichend langen Zeitraum eine überdurchschnittliche berufliche Wirbelsäulenbelastung vorgelegen hat, ohne nach dem zeitlichen Verlauf zu differenzieren. Ein Maurer mag über Jahrzehnte eine schädigungsrelevante Tätigkeit ausgeübt haben. Wenn er aber nach dem 31. März 1988 als Polier nur noch überwiegend Aufsicht geführt hat, kann eine Berufskrankheit auch bei Vorliegen eines einschlägigen Krankheitsbildes nicht anerkannt werden. Gleiches kann beispielsweise auch für eine Krankenschwester gelten, die vor dem Stichtag zur Stationsschwester befördert wurde oder in einen Bereich mit geringer oder gänzlich fehlender Wirbelsäulenbelastung gewechselt hat.

Fehlende Genauigkeit

Bei zeitlich sehr weit zurückliegenden Tätigkeiten wird sich der Umfang einer beruflichen Wirbelsäulenbelastung mangels entsprechender Aufzeichnungen kaum noch ermitteln lassen. Andererseits finden sich in TAD-Stellungnahmen häufig grob geschätzte Werte, obwohl unter Ausnutzung aller verfügbaren Datenquellen durchaus wesentlich genauere Zahlen hätten angegeben werden können. Für Belastungsanalysen im Pflegebereich lassen sich beispielsweise Belegungs- und Operationsstatistiken heranziehen. Alle meßbaren Parameter sollten nicht nur geschätzt, sondern tatsächlich durch Wiegen, Messen, Zählen usw. exakt erfaßt werden. Wo die bekannt schwierige medizinische Beurteilung der Zusammenhangsfrage durch präzise Daten erleichtert werden kann, muß dies – auch wenn es aufwendig ist – genutzt werden. Als beispielhaft haben sich in diesem Punkt die TAD-Stellungnahmen der landwirtschaftlichen Berufsgenossenschaften gezeigt.

Neben einer nicht ausreichenden Genauigkeit ist bei manchen TAD-Stellungnahmen eine fehlende Plausibilität zu beklagen. Es ist beispielsweise schwer nachvollziehbar, daß ein selbständiger Tierarzt im Durchschnitt pro Arbeitstag in 7 h 10 Pferde und anschließend noch in 3 h 50 Kleintiere mit 3 Operationen und 10 Röntgenuntersuchungen behandelt haben soll, wenn er gleichzeitig angibt, allein im Rahmen seiner beruflichen Tätigkeit pro Jahr mit seinem Auto 35 000 km zurückgelegt zu haben. Derartige Angaben sollten Skepsis hervorrufen und Anlaß geben, sie anhand von Behandlungs- und Abrechnungsunterlagen exakt zu überprüfen.

Fehlender Konsens über einen Dosisgrenzwert

Aus Sicht der Gutachter ist besonders zu beklagen, daß bei den verschiedenen Versicherungsträgern teilweise sehr unterschiedliche Dosisgrenzwerte gelten. Die Extreme reichen von 16 Hebevorgängen mit kritischem Lastgewicht bei der BGW bis zu einem Zeitanteil ausschließlich wirbelsäulenbelastender Tätigkeiten von 1/3 der Schichtdauer bei den Bau-Berufsgenossenschaften. Die sehr unterschiedlich angesetzten Dosisgrenzwerte sind ein Indiz dafür, wie wenig bisher überhaupt von den Zusammenhängen zwischen mechanischen Belastungen und degenerativen Wirbelsäulenerkrankungen bekannt ist. Es werden zwar große Anstrengungen unternommen, die Expositionsermittlung zu standardisieren. Angesichts der sehr verschiedenen und v. a. zu sehr unterschiedlichen Ergebnissen führenden Ansätzen zur Belastungsquantifizierung erscheint jedoch ein Konsens bisher in weiter Ferne [11, 24]. Ein Trend zu höheren Dosisgrenzwerten und insbesondere zu einer deutlich über der bisherigen Zehnjahresgrenze liegenden Gesamtbelastungszeit zeichnet sich allerdings ab [55].

Konkurrierende Faktoren

Es ist unbestritten, daß degenerative Wirbelsäulenerkrankungen eine multifaktorielle Genese haben. Der Einfluß beruflicher Belastungen ist durch zahlreiche epidemiologische Studien belegt. Diese sind aber nur eine von zahlreichen möglichen Ursachen. Aufgabe des Gutachters ist es, zu beurteilen und auch plausibel zu begründen, ob im Einzelfall zurückliegende berufliche Belastungen eine wesentliche Rolle für die Entstehung einer bandscheibenbedingten Erkrankung gehabt haben.

Dies setzt voraus, daß möglichst alle berufsfremden Ursachenkomponenten erkannt und in ihrer Bedeutung richtig eingeschätzt werden.

Belastungen in der Freizeit können nach Art, Intensität und Häufigkeit den beruflichen ähnlich sein oder sie sogar übersteigen. Möglich sind Belastungen durch Nebentätigkeiten, Gartenarbeit, Haushaltsarbeit, Pflege kranker Angehöriger oder bestimmte Sportarten. Sie werden sich zwar selten exakt ermitteln lassen, treten aber nichtsdestoweniger in Konkurrenz zu den beruflichen Einflüssen. Auf diese offensichtlichen berufsfremden Faktoren soll hier auch gar nicht näher eingegangen werden.

Ebenfalls nur am Rande soll auf konkurrierende Faktoren eingegangen werden, die in anlagebedingten oder berufsunabhängig erworbenen anatomischen Veränderungen an der Wirbelsäule zu sehen sind, wie Skoliosen, Folgezustände einer juvenilen Aufbaustörung, Wirbelgleiten oder Traumafolgen. Sie sind augenfällig, und es ist deshalb davon auszugehen, daß sie in einem Gutachten bei der Diskussion der Ursachenzusammenhänge berücksichtigt werden. Ob sie eine derart große Bedeutung haben, daß dagegen berufliche Einflüsse unbedeutend erscheinen, hängt von den konkreten individuellen Gegebenheiten ab und muß stets anhand des Einzelfalls und unter Würdigung des gesamten Krankheitsverlaufs beurteilt werden.

Schwerpunkt dieses Absatzes sollen vielmehr die weniger offensichtlichen, teilweise erst seit wenigen Jahren in ihrer Bedeutung erkannten und in vielen Gutachten bisher nicht berücksichtigten berufsfremden Ursachenkomponenten sein. Die Bedeutung dieser Faktoren ist allerdings teilweise wissenschaftlich noch nicht ausreichend geklärt. Insbesondere ist z. T. noch unklar, ob es sich um eigenständige oder nur um Kofaktoren anderer, möglicherweise noch nicht erkannter Phänomene handelt. Dies sind:

- Sitzen
- Autofahren
- Zahl der Schwangerschaften
- Übergewicht/Körpergröße
- Stoffwechselstörungen
- Zigarettenrauchen

Allenfalls für den Faktor Sitzen kann eine bandscheibenschädigende Wirkung als allgemein bekannt angenommen werden.

Sitzen

Prolongiertes Sitzen und Bewegungsarmut beeinträchtigen die Nährstoffaufnahme der Bandscheiben durch Diffusion mit der Folge der Bandscheibendegeneration [2, 66]. Es gibt zwar epidemiologische Studien, in denen beispielsweise bei Büroangestellten kein erhöhtes Risiko bezüglich des Auftretens von Rückenbeschwerden bzw. Bandscheibenvorfällen festgestellt wurde [58]. Büroangestellte üben jedoch häufig eine relativ abwechslungsreiche Tätigkeit aus, in denen Sitzperioden immer wieder unterbrochen werden können. Bei Untersuchungen an wirklich fast ausschließlich im

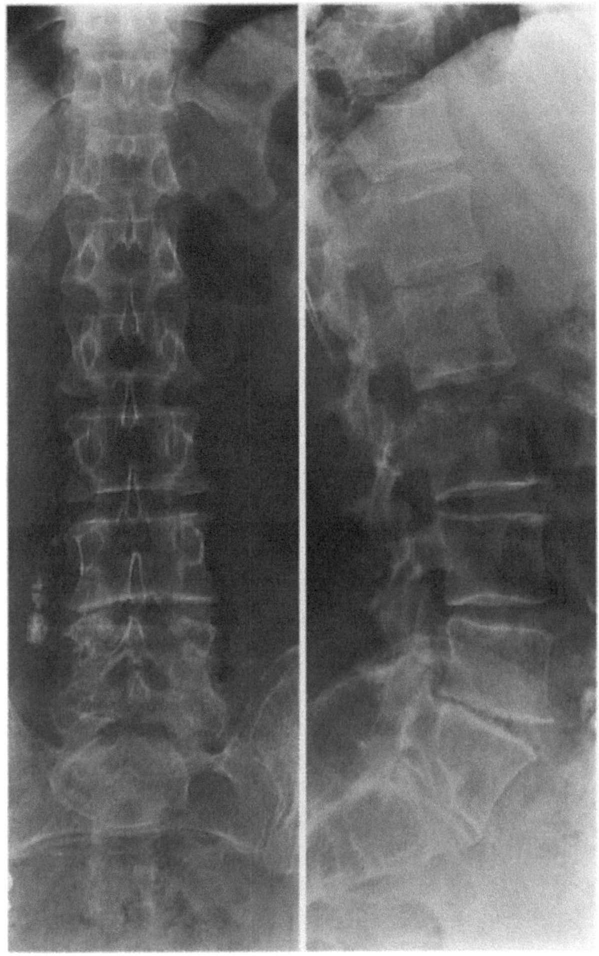

Abb. 1. LWS einer 57jährigen Frau, 4 Kinder, über 10jährige, ausschließlich sitzende Tätigkeit (visuelle Qualitätskontrolle in der Leiterplattenfertigung). Fortgeschrittene isolierte Osteochondrose L5/S1

Sitzen Beschäftigten, beispielsweise an Bildschirmarbeitsplätzen, wurde dagegen sehr wohl eine Häufung von Rückenbeschwerden beobachtet [60] (Abb. 1).

Videman obduzierte 86 Leichen von Männern unter 64 Jahren, bei denen nachträglich von den Familienangehörigen eine genaue Arbeits- und Krankheitsanamnese erhoben werden konnte. Er wies darauf hin, daß für degenerative Veränderungen an der Wirbelsäule wie im übrigen auch für viele andere Phänomene in der Biologie keine lineare Abhängigkeit von exogenen Einflüssen gegeben sei, sondern eine J- oder U-förmige. Eine Bandscheibendegeneration wurde von ihm beinahe genauso häufig bei Männern mit einem Sitzberuf wie bei Männern mit schwerer körperlicher Arbeit gefunden. Osteophyten wurden dagegen bei Männern mit schwerer körperlicher Arbeit deutlich häufiger gefunden als bei sitzend tätigen [66]. Schon Junghanns hatte im übrigen auf verschiedene Erscheinungsformen degenerativer Wirbelsäulenerkrankungen hingewiesen und eine differenziertere Betrachtung vorgeschlagen [35].

Ähnliche Schlüsse wie aus der Studie von Videman lassen sich aus den Ergebnissen von Evans ziehen. Er untersuchte die Prävalenz lumbaler Bandscheibendegeneration im MRT bei 38 Beschäftigten einer Firma mit einer überwiegenden Gehtätigkeit (mindestens 6 Meilen pro Tag) und 21 Beschäftigten desselben Unternehmens mit sitzender Tätigkeit (80% Zeitanteil am Schreibtisch). Degenerative Bandscheibenveränderungen fanden sich generell am häufigsten bei L5/S1. Bemerkenswert sind die Ergebnisse der geschlechtsspezifischen Auswertung: Gehende weibliche Beschäftigte hatten in keinem Fall eine Degeneration der präsakralen Bandscheibe, dagegen sitzend beschäftigte Frauen in signifikant höherer Zahl. Bei den Männern wurde diesbezüglich keine statistisch signifikante Differenz gefunden [16].

Autofahren

Wenn hier vom Risikofaktor Autofahren gesprochen wird, ist damit nicht der Einfluß vertikaler Ganzkörperschwingungen im Sitzen gemeint. Es geht vielmehr um das Autofahren in normalen PKW auf Verkehrsstraßen. In den letzten 20 Jahren sind mehrere epidemiologische Studien veröffentlicht worden, in denen u. a. die Zusammenhänge zwischen regelmäßigem, längerem Autofahren und Rückenbeschwerden bzw. Bandscheibenvorfällen untersucht wurden. Alle diese Studien wiesen eine signifikante Häufung von lumbalen Rückenbeschwerden, teilweise auch von Bandscheibenvorfällen nach [4, 7, 18–20, 27, 29, 41, 43, 57, 67]. Die wesentliche schädigende Komponente beim Autofahren ist möglicherweise das bewegungsarme Sitzen über längere Zeit. Andererseits stellte Kelsey Abhängigkeiten von den gefahrenen Automarken bzw. vom Alter der Automodelle fest [43]. Sowohl für das Sitzen als auch für das Autofahren gilt, daß man auch in Ausübung seines Berufes bzw. auf den Wegen zur und von der Arbeitsstelle diesen Einflüssen unterliegen kann. Gleichwohl müssen sie bei der Begutachtung als berufsfremde, weil nicht versicherte Einflüsse gelten.

Zahl der Schwangerschaften

Lumbale Bandscheibenvorfälle treten bei Frauen am häufigsten bei L5/S1 auf. Isolierte Osteochondrosen bei L5/S1, teilweise mit keinen oder nur geringen Beschwerden verbunden, werden relativ häufig auch bei Frauen gesehen, die keine rückenbelastende Tätigkeit ausgeübt haben. Auf eine geschlechtsspezifische Komponente sowie eine mögliche Abhängigkeit von der Zahl der Schwangerschaften wurde in der Literatur schon mehrfach hingewiesen. Diskutiert werden hormonelle Einflüsse während der Schwangerschaft. Der Einfluß der Zahl der Schwangerschaften bzw. der Zahl der Geburten auf die Häufigkeit von Rückenleiden wurde in mehreren epidemiologischen Studien der letzten Jahre untersucht, wobei jedoch eine signifikante Abhängigkeit nicht immer nachgewiesen wurde [19, 28, 42, 43, 52–54, 63, 65].

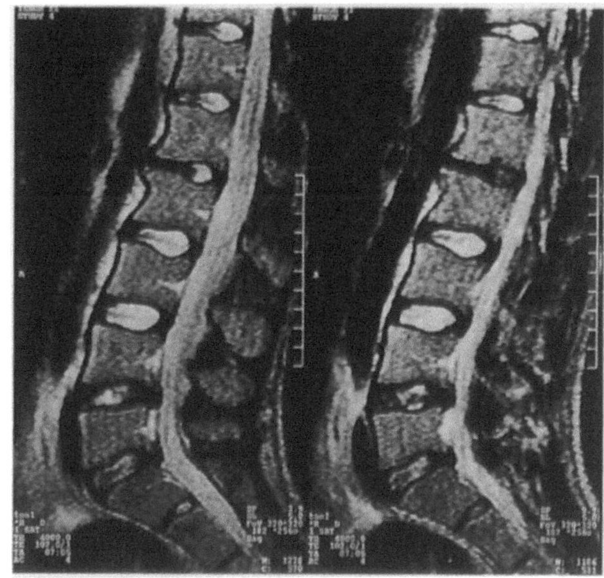

Abb. 2. MRT-Bilder eines 29jährigen Arztes, 204 cm groß, idealgewichtig. Dehydratation mehrerer Lendenbandscheiben und Bandscheibenprotrusionen bei L4/5 und L5/S1. Zufallsbefund bei dem beschwerdefreien Probanden einer wissenschaftlichen Untersuchung

Übergewicht/Körpergröße

Wenn man davon ausgeht, daß regelmäßige Hebe- und Tragebelastungen bandscheibenbedingte Erkrankungen verursachen können, so müßte folgerichtig auch Übergewicht eine risikofördernde Wirkung haben, bedeutet es doch nichts anderes als eine - wenn auch eng am Körper, aber dafür ständig getragene - zusätzliche Last. Trotzdem konnten entsprechende Zusammenhänge epidemiologisch nicht immer nachgewiesen werden. Ähnliches gilt für die Körpergröße, wobei eine Risikoerhöhung offensichtlich eher für Männer als für Frauen anzunehmen ist [9, 10, 13, 21, 26, 29, 31, 43] (Abb. 2).

Wesentlich häufiger wird in der Literatur über eine Häufung von Kniegelenkarthrosen bei Übergewichtigen berichtet [30]. Der Nachweis solcher Ursachen-Wirkungs-Beziehungen ist jedoch dadurch erschwert, daß gerade Übergewicht häufig mit anderen Faktoren kombiniert ist, denen ebenfalls eine arthrosefördernde Wirkung zugesprochen wird. Eine wissenschaftliche Klärung der Beziehungen zwischen Übergewicht und degenerativen Wirbelsäulenveränderungen erscheint um so bedeutsamer, als sich daraus gleichzeitig die Beantwortung der Frage ergeben könnte, inwieweit mechanische Fraktoren dabei überhaupt eine Rolle spielen.

Stoffwechselstörungen

Die diffuse idiopathische Skeletthypertrophie (Syn.: Spondylosis hyperostotica bzw. M. Forestier) ist häufig assoziiert mit Stoffwechselstörungen, meistens einem Diabetes mellitus. Es ist dabei von untergeordneter Bedeutung, ob es sich um einen

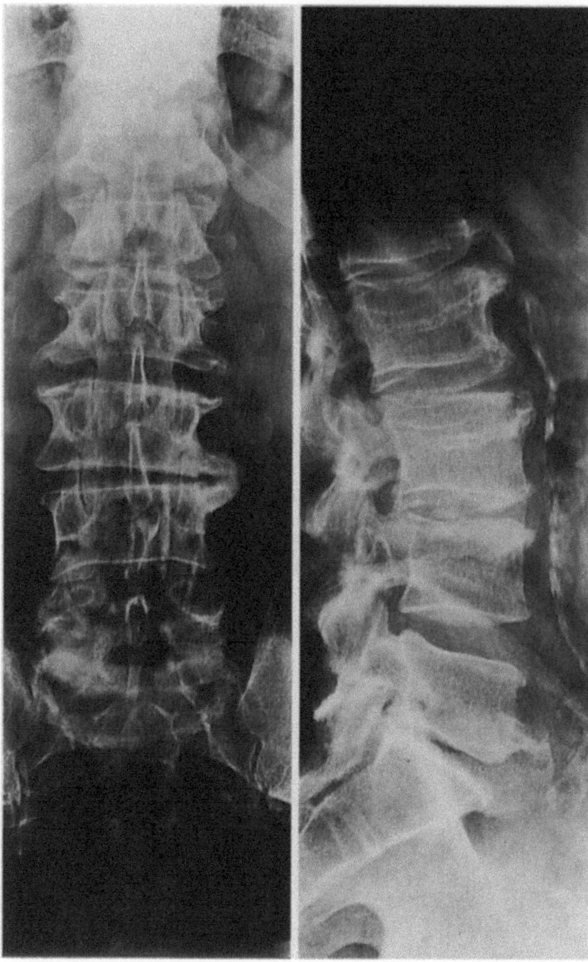

Abb. 3. LWS eines 56jährigen Maurers mit familiärer Hypercholesterinämie. Ausgeprägte diffuse Degeneration der LWS, hochgradige Aortenverkalkung

manifesten Diabetes mit Insulinabhängigkeit oder nur um eine subklinische Erkrankung mit pathologischem Glukosetoleranztest handelt. Ähnliches gilt bekanntlich auch für die diabetische Angiopathie. Neu ist die Erkenntnis, daß auch Arteriosklerose und Fettstoffwechselstörungen eine nicht unbedeutende Rolle spielen. Bei ausgeprägten degenerativen Wirbelsäulenveränderungen fallen nicht selten im LWS-Röntgenbild Gefäßverkalkungen auf, die dann meistens auch mit einem erhöhten Cholesterinspiegel kombiniert sind (Abb. 3). Sowohl epidemiologisch als auch autoptisch wurde eine signifikante Abhängigkeit des Grades der Degeneration lumbaler Bandscheiben vom Ausmaß atheromatöser Gefäßveränderungen gefunden [36–39].

Seltener kann auch eine Gicht für Rückenbeschwerden und Bandscheibenvorfälle verantwortlich sein. Es kommen sowohl Gichtarthropathien der Facettengelenke als auch Uratkristallablagerungen in den Bandscheiben selbst vor [17, 46].

Zigarettenrauchen

Rauchen wird seit Jahrzehnten für eine Vielzahl von Erkrankungen mitverantwortlich gemacht. Daß es auch als ein bedeutender Risikofaktor für Wirbelsäulenbeschwerden und insbesondere die Bandscheibendegeneration gelten muß, ist allerdings erst seit einigen Jahren bekannt [14]. Erste Hinweise in der Literatur gab es Anfang der 80er Jahre. Inzwischen gibt es zahlreiche epidemiologische Studien, die u.a., teilweise auch ausschließlich diese Frage untersucht haben, außerdem einige experimentelle Untersuchungen, in denen direkt oder indirekt der Einfluß des Rauchens auf die Bandscheibendegeneration nachgewiesen wurde. Bemerkenswert ist, daß alle Autoren, die dieser Frage nachgegangen sind, auch entsprechende Zusammenhänge gefunden haben [1, 3, 5, 8, 12, 13, 18, 19, 23, 29, 33, 43, 47, 48, 56, 58, 59, 61, 62]. Lediglich für Pfeifen- und Zigarrenraucher scheint das Risiko nicht signifikant erhöht zu sein [44].

Es werden verschiedene Pathomechanismen diskutiert. Ob eine wiederholte Druckerhöhung in den Bandscheiben durch den bei Rauchern häufig zu beobachtenden chronischen Husten eine Rolle spielt, erscheint fraglich, weil sich die Erhöhung des relativen Risikos, einen Bandscheibenvorfall zu erleiden, auch auf die HWS bezieht. Teilweise wurde sogar für die HWS eine deutlichere Risikoerhöhung festgestellt als für die LWS [1]. Es scheint sich also eher um einen systemischen Effekt zu handeln. Eine wesentliche Rolle spielt dabei offensichtlich wiederum die nutritive Unterversorgung. Auch experimentell läßt sich der negative Einfluß des Rauchens auf die Bandscheibenernährung belegen [22, 51]. Holm u. Nachemson wiesen im Tierexperiment nach, daß bei Inhalation von Zigarettenrauch die Nährstoffdiffusion an den Bandscheiben signifikant herabgesetzt wird [32]. Dies ist im wesentlichen durch die Vasokonstriktion von Transportgefäßen zu erklären. Das relative Risiko einer Bandscheibenerkrankung bei Rauchern wurde von An et al. mit 3,0 für die LWS und 3,9 für die HWS ermittelt. Es liegt damit beispielsweise deutlich über dem relativen Risiko eines lumbalen Bandscheibenvorfalles bei Angehörigen von Krankenpflegeberufen, das in der Regel mit knapp über 2 angegeben wird [1]. Kelsey schätzt, daß das Risiko, einen lumbalen Bandscheibenvorfall zu erleiden, pro 10 am Tag im Durchschnitt konsumierten Zigaretten um 20% ansteigt [43].

Diabetes mellitus, Fettstoffwechselstörungen und Rauchen sind kardiovaskuläre Risikofaktoren. Ihr Einfluß auf die Bandscheibendegeneration läßt sich pathophysiologisch durch die damit verbundenen Gefäßveränderungen erklären, also durch eine chronische Unterversorgung der Bandscheiben mit Nährstoffen. Bestätigt wird dies durch experimentelle Untersuchungen, die gezeigt haben, daß der Bandscheibendegeneration stets eine Minderdurchblutung der angrenzenden Wirbelkörper, über die die Bandscheibe ernährt wird, vorausgeht [36].

Kombination mehrerer Risikofaktoren

Dem einen oder anderen der hier angesprochenen berufsfremden Faktoren mag jeweils für sich genommen nur eine nachrangige Bedeutung zukommen. Andererseits ist sehr häufig eine Kombination mehrerer dieser Risikofaktoren zu beobachten. Deren Wirkungen dürften sich zumindest addieren, wenn nicht gar potenzieren.

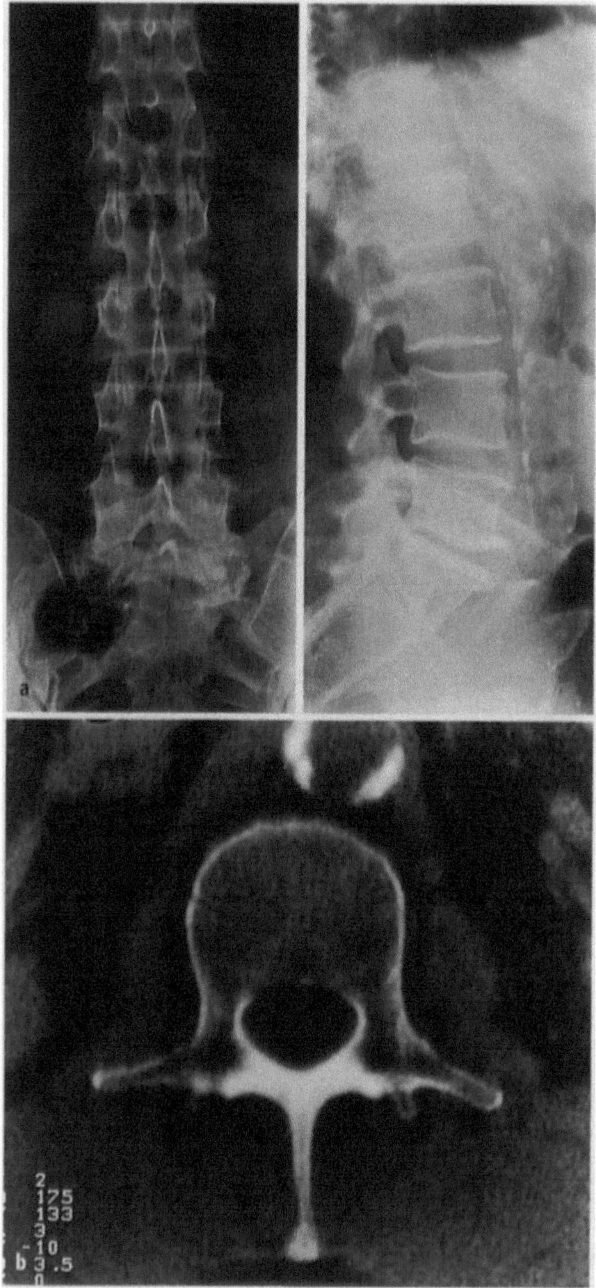

Abb. 4. LWS eines 57jährigen Maurers mit arterieller Verschlußkrankheit (familiär gehäuft), ca. 30 kg Übergewicht, Nikotinabusus seit der Jugend. **a** Monosegmentale Osteochondrose L5/S1, ausgedehnte Aortenverkalkung. **b** Schnitt mit deutlicher Darstellung der Gefäßverkalkungen

Deyo fand ein deutlich erhöhtes Risiko für einen lumbalen Bandscheibenvorfall bei der Kombination von Rauchen und Übergewicht [13] (Abb. 4). Welche Teilfaktoren einer bandscheibenbedingten Erkrankung letztlich als wesentlich ursächlich und welche als unerheblich anzusehen sind, kann immer nur im Einzelfall nach sorgfältigem Abwägen aller Verursachungskomponenten und unter Berücksichtigung des gesamten Krankheitsverlaufs und der möglichst genau ermittelten Gesamtbelastungsdosis entschieden werden. Eine Zusammenhangsbeurteilung ist jedoch nur dann schlüssig und vollständig, wenn sie die oben angesprochenen berufsfremden Faktoren einbezieht. Insbesondere aus der nicht seltenen Kombination mehrerer dieser Faktoren kann sich eine erhebliche Gefährdung ergeben.

Zusammenfassung

Wenngleich in der Begutachtung der Berufskrankheiten der Wirbelsäule auch heute noch sehr viele Fragen offen sind, zeichnen sich nach 4jähriger Erfahrung doch in einigen Punkten Fortschritte ab.

- Neuere Erkenntnisse sprechen dafür, daß die kritische Belastungsdosis höher anzusetzen ist als bisher, daß also eher 20 als 10 Jahre Tätigkeit mit einer regelmäßigen und überdurchschnittlichen Wirbelsäulenbelastung gefordert werden müssen.
- Die Belastungen in den Pflegeberufen sind offenbar geringer als zunächst vermutet und v.a. sehr unterschiedlich. Für einen großen Teil der Tätigkeitsbereiche in der Krankenpflege kann das Vorliegen der arbeitstechnischen Voraussetzungen nicht mehr generell unterstellt werden, sondern es ist um so mehr eine kritische Prüfung in jedem Einzelfall erforderlich.
- Ein mehrsegmentales Schadensbild in der überwiegenden Manifestationsform der Spondylose mit Beteiligung des thorakolumbalen Überganges erscheint typisch für eine langjährige Hebe- und Tragebelastung zu sein. Mono- oder bisegmentale Chondrosen der beiden unteren Bewegungssegmente sind eher als schicksalhaft anzusehen.
- Nachdem man sich lange Zeit fast ausschließlich mit mechanischen Faktoren auseinandergesetzt hat, rückt eine differenziertere, ganzheitliche Sichtweise jetzt allmählich wieder in den Vordergrund. Neue Risikofaktoren der Bandscheibendegeneration, wie Stoffwechselstörungen, Rauchen, Autofahren und mehrfache Schwangerschaften, wurden identifiziert. Psychosoziale und genetische Faktoren gewinnen wieder an Bedeutung. Zu dieser veränderten Sichtweise haben nicht zuletzt Kontakte mit ausländischen Wissenschaftlern beigetragen. Namhafte amerikanische und skandinavische Forscher zeigten sich erstaunt über die ihrer Meinung nach in Deutschland praktizierte Überbewertung mechanischer Einflüsse.
- Während man Übergewicht und selbst nur mäßige Skoliosen in der Anfangszeit als konkurrierende Verursachungskomponenten überbewertet hat, werden diese mechanischen Faktoren inzwischen anders gewichtet. Damit stellt sich aber gleichzeitig die Frage, inwieweit sie überhaupt eine Rolle bei der Bandscheibendegeneration spielen.

Wenig Lösungschancen zeichnen sich z. Z. noch gerade in den folgenden Problembereichen ab.

- Außerberufliche Faktoren wie Belastungen in der Freizeit durch Haus- bzw. Gartenarbeit, Autofahren, Sport, sonstige Freizeitaktivitäten und evtl. Nebentätigkeiten sind kaum quantifizierbar und bleiben sogar meistens unbekannt.
- Degenerative Veränderungen an der meist unbelasteten HWS entwickeln sich fast immer parallel zu Verschleißerscheinungen an der LWS. Es ist schwer, sie ätiologisch einzuordnen. Die generelle Ablehnung des Vorliegens einer Berufskrankheit der LWS bei Nachweis degenerativer Veränderungen an der HWS wird dem Problem sicher auch nicht gerecht.
- Die positive Begründung des Ursachenzusammenhanges fällt nach wie vor außerordentlich schwer. Die Feststellung einer Berufskrankheit der Wirbelsäule bleibt damit im wesentlichen eine Ausschlußdiagnose.

Literatur

1. An HS, Silveri CP, Simpson JM, File P, Simmons C, Simeone FA, Balderston RA (1994) Comparison of smoking habits between patients with surgically confirmed herniated lumbar und cervical disc disease and controls. J Spinal Disord 7: 369 - 373
2. Andersson GB (1981) Epidemiologic aspects of low-back pain in industry. Spine 6: 53
3. Andersson GB (1992) Factors important in the genesis and prevention of occupational back pain and disability. J Manipul Physiol Ther 15: 43 - 46
4. Backman AL (1983) Health survey of professional drivers. Scand J Work Environ Health 9: 30 - 35
5. Battié MC, Bigos SJ, Fisher LD et al. (1989) A prospective study of the role of cardiovascular risk factors and fitness in industrial back pain complaints. Spine 14: 141 - 147
6. Battié MC, Videman T, Gill K, Moneta GB, Nyman R, Kaprio J, Koskenvuo M (1991) Smoking and lumbar intervertebral disc degeneration: An MRI study of identical twins. Spine 16: 1015 - 1021
7. Biering-Sorensen F, Thomsen C (1986) Medical, social and occupational history as risk indicators for low-back trouble in a general population. Spine 11: 720 - 725
8. Biering-Sorensen F, Thomsen C, Hilden J (1989) Risk indicators for low back trouble. Scand J Rehabil Med 21: 151 - 157
9.Böstman OM (1993) Body mass index and height in patients requiring surgery for lumbar intervertebral disc herniation. Spine 18: 851 - 854
10. Böstman OM (1994) Prevalence of obesity among patients admitted for elective orthopaedic surgery. Int J Obes 18: 709 - 713
11. Brüggemann GP (1997) Analyse verschiedener Ansätze zur Belastungsquantifizierung der lumbalen Wirbelsäule bei Trage- und Hebebewegungen. In: Radandt S, Grieshaber R, Schneider W (Hrsg) Prävention von arbeitsbedingten Gesundheitsgefahren und Erkrankungen - 3. Erfurter Tage. Dokumentation des 3. Symposiums der Erfurter Tage der Berufsgenossenschaft Nahrungsmittel und Gaststätten (BGN). Monade, Leipzig, S. 234 - 248
12. Cox JM, Trier KK (1987) Exercise and smoking habits in patients with and without low back and leg pain. J Manipul Physiol Ther 10: 239 - 245
13. Deyo RA, Bass JE (1989) Lifestyle and low-back pain. The influence of smoking and obesity. Spine 14: 501 - 506
14. Ernst E (1992) Rauchen ist ein Risikofaktor für Wirbelsäulenbeschwerden. Wien Klin Wochenschr 104: 626 - 630
15. Ernst E, Matrai A, Schmölzl C, Magyarosy I (1987) Dose-effect relationship between smoking and blood rheology. Br J Haematol 65: 485 - 487
16. Evans W, Jobe W, Seibert C (1989) A cross-sectional prevalence study of lumbar disc degeneration in a working population. Spine 14: 60 - 64
17. Fenton P, Young S, Prutis K (1995) Gout of the spine - two case reports and a review of the literature. J Bone Joint Surg Am 77: 767 - 771
18. Frymoyer JW (1992) Lumbar disk disease: Epidemiology. Instr Course Lect 41: 217 - 223

19. Frymoyer JW, Pope MH, Costanza MC, Rosen JC, Goggin JE, Wilder DG (1980) Epidemiologic studies of low-back pain. Spine 5: 419-423
20. Frymoyer JW, Pope MH, Clements JH, Wilder DG, MacPherson B, Ashikaga T (1983) Risc factors in low-back pain. J Bone Joint Surg Am 65: 213-218
21. Gyntelberg F (1974) One year incidence of low back pain among male residents of Copenhagen aged 40-59. Dan Med Bull 21: 30-36
22. Hambly MF, Mooney V (1992) Effect of smoking and pulsed electromagnetic fields on intradiscal pH in rabbits. Spine 17: 583-585
23. Hanley EN, Shapiro DE (1989) The development of low-back pain after excision of a lumbar disc. J Bone Joint Surg Am 71: 719-721
24. Hartung E, Dupuis H (1994) Beurteilung der beruflichen Belastung der Wirbelsäule durch Heben und Tragen. BG 7: 452-458
25. Hax PM (1995) Formen berufsbedingter LWS-Erkrankungen - derzeitiger Kenntnisstand mit besonderer Berücksichtigung der epidemiologischen Studien. Langenbecks Arch Chir Suppl II (Kongreßbericht 1995): 948-953
26. Heliövaara M (1987) Body height, obesity and risk of herniated lumbar intervertebral disc. Spine 12: 469-472
27. Heliövaara M (1987) Occupation and risk of herniated lumbar intervertebral disc or sciatica leading to hospitalisation. J Chronic Dis 40: 259-264
28. Heliövaara M, Knekt P, Aromaa A (1987) Incidence and risk factors of herniated lumbar intervertebral disc or sciatic leading to hospitalisation. J Chronic Dis 40: 251-258
29. Heliövaara M, Mäkelä M, Knekt P, Impivaara O, Aromaa A (1991) Determinants of sciatica and low-back pain. Spine 16: 608-614
30. Hinz G, Pohl W (1977) Die Bedeutung des Körpergewichtes bei degenerativen Skeletterkrankungen. Z Orthop 115: 12-20
31. Hirsch C, Jonsson B, Lewin T (1969) Low-back symptoms in a swedish female population. Clin Orthop 63: 171-176
32. Holm St, Nachemson A (1988) Nutrition of the intervertebral disc: Acute effects of cigarette smoking. Upsala J Med Sci 93: 91-99
33. Järvinen P, Aho K (1994) Twin studies in rheumatic diseases. Semin Arthritis Rheum 24: 19-28
34. Jayson MI, Keegan A, Million R, Tomlinson I (1984) A fibrinolytic defect in chronic back pain syndromes. Lancet 8413: 1186-1187
35. Junghanns H (1979) Die Wirbelsäule in der Arbeitsmedizin. Teil II - Einflüsse der Berufsarbeit auf die Wirbelsäule. Hippokrates, Stuttgart
36. Kauppila LI (1995) Ingrowth of blood vessels in disc degeneration - angiographic and histological studies of cadaveric spines. J Bone Joint Surg Am 77: 26-31
37. Kauppila LI, Tallroth K (1993) Postmortem angiographic findings for arteries supplying the lumbar spine: Their relationship to low back symptoms. J Spinal Disord 6: 124-129
38. Kauppila LI, Penttilä A, Karhunen PJ, Lalu K, Hannikainen P (1994) Lumbar disc degeneration and atherosclerosis of the abdominal aorta. Spine 19: 923-929
39. Kauppila LI, McAlindon T, Evans S, Wilson PWF, Kiel D, Felson DT (1997) Disc degeneration/back pain and calcification of the abdominal aorta. Spine 22: 1642-1649
40. Kelsey JL (1975) An epidemiological study of the relationship between occupations and acute herniated lumbar intervertebral discs. Int J Epidemiol 4: 197-205
41. Kelsey JL, Hardy RJ (1975) Driving of motor vehicles as a risk factor for acute herniated lumbar intervertebral disc. Am J Epidemiol 102: 63-73
42. Kelsey JL, Greenberg RA, Hardy RJ, Johnson MF (1975) Pregnancy and the syndrome of herniated lumbar intervertebral disc; an epidemiological study. Yale J Biol Med 48: 361-368
43. Kelsey JL, Githens PB, O'Connor T et al. (1984) Acute prolapsed lumbar intervertebral disc. An epidemiologic study with special reference to driving automobiles and cigarette smoking. Spine 9: 608-613
44. Kelsey JL, Githens PB, Walter SD et al. (1984) An epidemiological study of acute prolapsed cervical intervertebral disc. J Bone Joint Surg Am 66: 907-914
45. Kelsey JL, Githens PB, White AA 3d et al. (1984) An epidemiologic study of lifting and twisting on the job and risk for acute prolapsed lumbar intervertebral disc. J Orthop Res 2: 61-66
46. King JC, Nicholas C (1997) Gouty arthropathy of the lumbar spine - A case report and review of the literature. Spine 22: 2309-2312
47. Leigh JP, Sheetz RM (1989) Prevalence of back pain among fulltime United States workers. Br J Ind Med 46: 651-657

48. Manniche C, Asmussen KH, Vinterberg H, Rose-Hansen EB, Kramhöft J, Jordan A (1994) Analysis of preoperative prognostic factors in first-time surgery for lumbar disc herniation, including Finneson's and modified Spengler's score systems. Dan Med Bull 41: 110-115
49. Morlock M, Bonin V, Hansen I, Schneider E, Wolter D (1997) Die Rolle der Muskulatur bei bandscheibenbedingten Erkrankungen der Wirbelsäule. In: Radandt S, Grieshaber R, Schneider W (Hrsg) Prävention von arbeitsbedingten Gesundheitsgefahren und Erkrankungen - 3. Erfurter Tage. Dokumentation des 3. Symposiums der Erfurter Tage der Berufsgenossenschaft Nahrungsmittel und Gaststätten (BGN). Monade, Leipzig, S. 210-231
50. Mustard JF, Murphy EA (1963) Effect of smoking on blood coagulation and platelet survival in man. Br Med J 1: 846-849
51. Ohshima H, Urban JPG (1992) The effect of lactate and pH on proteoglycan and protein synthesis rates in the intervertebral disc. Spine 17: 1079-1082
52. Ostgaard HC, Andersson GB (1992) Postpartum low-back pain. Spine 17: 53-55
53. Ostgaard HC, Andersson GB, Karlsson K (1991) Prevalence of back pain in pregnancy. Spine 16: 549-552
54. Ostgaard HC, Andersson GB, Schultz AB, Miller JA (1993) Influence of some biomechanical factors on low-back pain in pregnancy. Spine 18: 61-65
55. Pangert R, Hartmann H (1994) Kritische Dosis für die berufliche Belastung der Lendenwirbelsäule als gutachtliche Entscheidungshilfe. Zentralbl Arbeitsmed 44: 124-130
56. Penttinen J (1987) Back pain and sciatica in Finish farmers. Helsinki Publication of the Social Insurance Institution, Finland ML: 71
57. Riihimäki H, Tola S, Videman T, Hänninen K (1989) Low-back pain and occupation. A cross-sectional questionnaire study of men in machine operating, dynamic physical work, and sedentary work. Spine 14: 204-209
58. Riihimäki H, Viikari-Juntura E, Moneta GB, Kuha J, Videman T, Tola S (1994) Incidence of sciatic pain among men in machine operating, dynamic physical work, and sedentary work. Spine 19: 138-142
59. Roncarati A, McMullen W (1988) Correlates of low back pain in a general population sample: A multidisciplinary perspective. J Manipul Physiol Ther 11: 158-164
60. Rossignol AM, Morse EP, Summers VM (1987) Video display terminal use and reported health symptoms among Massachusetts clerical workers. J Occup Med 29: 112
61. Ryden LA, Molgaar CA, Bobbit S, Conway J (1989) Occupational low-back injury in a hospital employee population. An epidemiologic analysis of multiple risk factors of a high-risk occupational group. Spine 14: 315-329
62. Svensson HO, Vedin A, Wilhelmsson C, Andersson GB (1983) Low-back pain in relation to other diseases and cardiovascular risk factors. Spine 8: 277-285
63. Svensson HO, Andersson GB, Hagstad A, Jansson PO (1990) The relationship of low-back pain to pregnancy and gynecologic factors. Spine 15: 371-375
64. Uhl JE, Wilkinson WE, Wilkinson CS (1987) Occupational hazards in the work place. Back injuries among nursing personnel. Proceedings 22. International Congress on Occupational Health, Sydney, Australia
65. Videman T, Nurminen T, Tola S, Kuorinka I, Vanharanta H, Troup JDG (1984) Low-back pain in nurses and some loading factors of work. Spine 9: 400-404
66. Videman T, Nurminen M, Troup JDG (1990) Lumbar spinal pathology in cadaveric material in relation to history of back pain, occupation, and physical loading. Spine 15: 728-740
67. Walsh K, Varnes N, Osmond C (1989) Occupational causes of low-back pain. Scand J Work Environ Health 15: 54

Die bandscheibenbedingten BK 2108–2110 – Messung der Funktionsbeeinträchtigung

F. Schröter

Einleitung

Moderne bildgebende Verfahren mit zunehmender Detaildarstellung stellen für den untersuchenden Arzt eine Verführung sondergleichen dar, nämlich der Faszination des „erleuchteten" Bildes – im wahrsten Sinne des Wortes – zu erliegen und deshalb die klassischen diagnostischen Methoden zu vernachlässigen. Als Beratungsarzt einer Berufsgenossenschaft muß man in der Tat die Feststellung von Hansis [5] bestätigen, daß besonders bei Wirbelsäulenbegutachtungen eine notleidende klinische Diagnostik und Befunddokumentation zu beklagen ist, insbesondere Funktionsbefunde sich erschöpfen mit Beiworten wie „endgradig ... mäßig ... deutlich ... erheblich ..." etc., die schon deshalb keine validen Befunddaten sein können, weil ihre Interpretation im hohen Maße untersucherabhängig – und nicht patientenabhängig – ist.

Diese notleidende Situation mag mitbegünstigt worden sein durch das Fehlen eines standardisierten Meßblattes nach der Neutral-0-Methode für die Wirbelsäule, welches bei Untersuchungen der Extremitäten zweifelsohne zu einer sukzessiven Besserung der durchschnittlichen Validität der funktionellen Befunddaten geführt hat.

Entschuldigend ist immer wieder zu hören, wie schwierig und wie ungenau eine klinische Wirbelsäulenuntersuchung sei. Dieser Auffassung wird man – gerade als Orthopäde – mit Nachdruck widersprechen müssen, da es auch im Zeitalter der modernen bildgebenden Verfahren, nicht zuletzt mit ihren vielen Möglichkeiten falsch-positiver Befunde, mit relativ geringem technischem wie auch zeitlichem Aufwand ohne weiteres möglich ist, eine solide klinische Wirbelsäulendiagnostik durchzuführen, deren Ergebnis im Grunde erst die richtigen Entscheidungen zu einer weiterführenden bildgebenden Diagnostik erlaubt. Zahllose Röntgenuntersuchungen, CT und insbesondere MRT – mit entsprechend hohen Kosten – könnten auf diesem Wege ohne Verlust an diagnostischer Sicherheit eingespart werden.

Vorbereitung der Untersuchung

Dient die klinische und funktionelle Diagnostik der Klärung eines gutachtlichen Problems, beginnt der Untersuchungsvorgang bereits im Vorfeld, nämlich mit sorgfältiger Aufarbeitung des Akteninhaltes, nicht zuletzt auch deshalb, um bereits

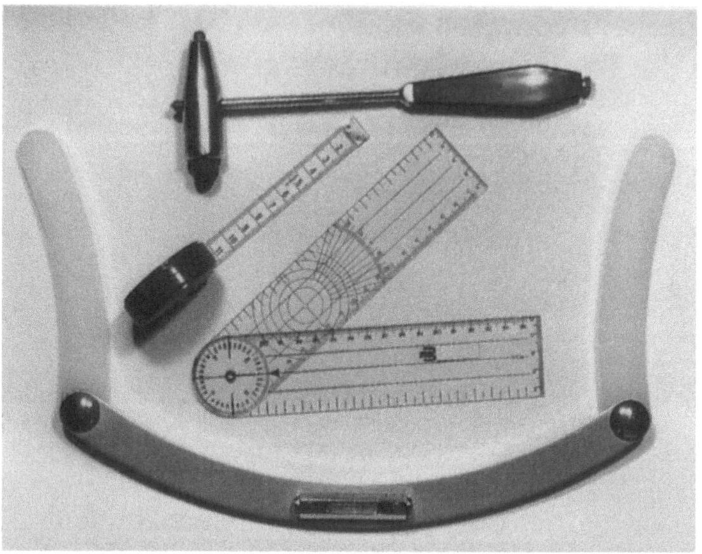

Abb. 1. Das diagnostische Handwerkszeug zur klinischen Funktionsdiagnostik: Beckenwasserwaage, Winkelmesser, Maßband, Reflexhammer

vorhandene Bilddokumente zwecks Meidung von Doppeluntersuchungen - und Strahlenbelastungen - beiziehen zu können.

Die Detailkenntnisse des Akteninhaltes - nicht selten mit Widersprüchen behaftet - erlauben zudem eine zielgerichtete Befragung des Probanden, was fast regelhaft die Ursachen solcher Widersprüche aufdeckt und zu einem widerspruchsfreien anamnestischen Gesamtbild führt.

Das Wort von Reischauer, der Orthopäde sollte - besonders in der Wirbelsäulendiagnostik - zum „Fanatiker der Anamnese" werden [9], hat nach wie vor - besonders in der Begutachtung - seine Berechtigung, da Lesen und Zuhören schon häufig die Ursache einer Wirbelsäulensymptomatik erkennen läßt, so daß es dann lediglich noch der Absicherung durch eine zielgerichtete Diagnostik bedarf. Speziell bei den Berufskrankheiten an der Wirbelsäule sind es manchmal bedeutungslos anmutende Details, die entscheidende Aspekte liefern: Wer aktiv Golf spielt oder gar dem Surfsport nachgeht, hat mit Sicherheit keine lumbale Bandscheibenerkrankung, auch wenn dies scheinbar der Röntgenbefund suggeriert!

Jede klinische Wirbelsäulenuntersuchung muß die Bestimmung der Körpergröße und des Körpergewichtes beinhalten. Die Körpergröße hat Einfluß auf die Entfaltungsparameter, das Körpergewicht - indirekt - Einfluß z. B. auf die Möglichkeit zur Hüfteinbeugung und zur Atembeweglichkeit des Brustkorbes. Die sog. „Normbreite" kann sich in Abhängigkeit von diesen einfachen Meßgrößen geringfügig verschieben. Die klinische Diagnostik beginnt bereits mit der visuellen Kontaktaufnahme, d. h. der Beobachtung des spontanen Bewegungsflusses des Probanden auf dem Weg ins Sprechzimmer, der Beobachtung der spontanen Kopfbewegungen bei den anamnestischen Schilderungen und nicht zuletzt der ärztlichen Wahrnehmung komplexer Bewegungsabfolgen, wie sie beim Auskleiden notwendig sind. Fehlt es an diesen

Wahrnehmungen, können Widersprüche zwischen spontanen Bewegungsabfolgen und nachfolgend dargebotenen Bewegungsmustern nicht erkannt werden.

Klinische und funktionelle Untersuchung

Die zielgerichtete ärztliche Untersuchung beginnt mit der Betrachtung des entkleideten Probanden sowohl im ruhigen Zweibeinstand als auch beim Auf- und Abgehen im Untersuchungszimmer. Letzteres ist bereits eine erste funktionelle neurologische Untersuchung, die – zumindest gröbere – motorische Defizite erkennen läßt.

Untersuchungen im Stehen

Im Zweibeinstand empfiehlt sich der Gebrauch der Beckenwasserwaage (Abb. 1) zur sicheren Beurteilung des Beckenstandes. Ein Beckenschiefstand und die zugrundeliegende Beinlängendifferenz läßt sich – mittels Brettchenunterlage – auf diesem Wege relativ genau bestimmen (Abb. 2). Nur die Adipositas setzt dieser diagnostischen Möglichkeit Grenzen.

Die Aufsicht auf den Rücken läßt – zumindest gröbere – skoliotische Verbiegungen erkennen, nicht selten einhergehend mit einem Schulterschiefstand und Asymmetrien, die sich bis in den Kopfbereich fortsetzen können. Ein Abfahren der Dornfortsatzreihe zwischen den Fingerbeeren erlaubt das Erkennen von weniger gravierenden Seitausschwingungen und muskulären Vorwulstungen.

Die Untersuchung im Zweibeinstand schließt mit der Bitte an den Probanden, sich auf die Zehenspitzen hochzuschwingen und anschließend ungebremst auf die Fersen fallen zu lassen. Wird dies korrekt befolgt und bleibt diese Prüfung frei von jeglicher Schmerzreaktion, kann man so gut wie sicher sein, daß keine aktuelle Segmenterkrankung am Achsenorgan vorliegt. Das monopedale Hüpfen sowie die Prüfung der

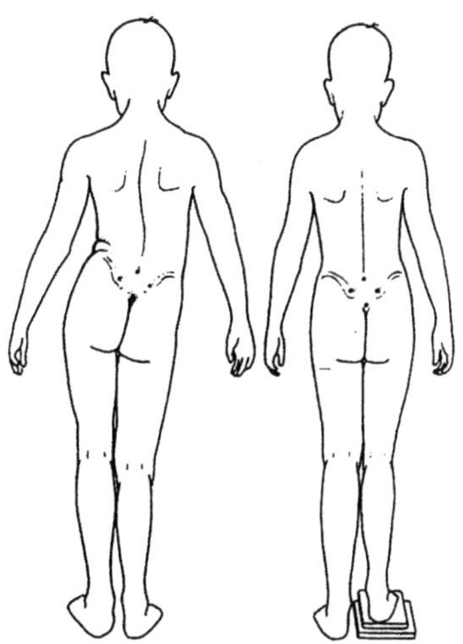

Abb. 2. Rumpfasymmetrie und Wirbelsäulenverbiegung infolge einer Beinlängenverkürzung

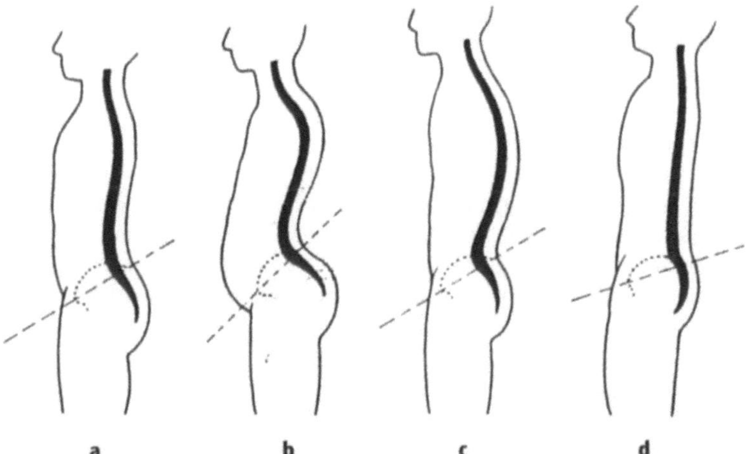

Abb. 3. Haltungsvarianten: **a** „Normale Haltung", **b** Muskelschwache Haltung („Hohlrundrücken"), **c** Rundrücken, **d** Flachrücken

Gang- und Standvarianten (z.B. Fußspitzen- und Hackengang) ergeben weitere Detailinformationen zu den motorischen Funktionen der lumbalen Nervenwurzeln.

Die Betrachtung im Seitprofil (Abb. 3) gibt Auskunft über die ventrale Beckenkippung, die hiermit evtl. verknüpfte Vertiefung der LWS-Lordose, den kompensatorischen - oder isolierten - Rundrücken und die hiermit regelhaft verbundene ausgleichende Hyperlordose der HWS, besonders bei älteren Probanden häufig verknüpft mit dem sog. „Stiernacken" durch die akzentuierte Prominenz des Dornfortsatzes C7.

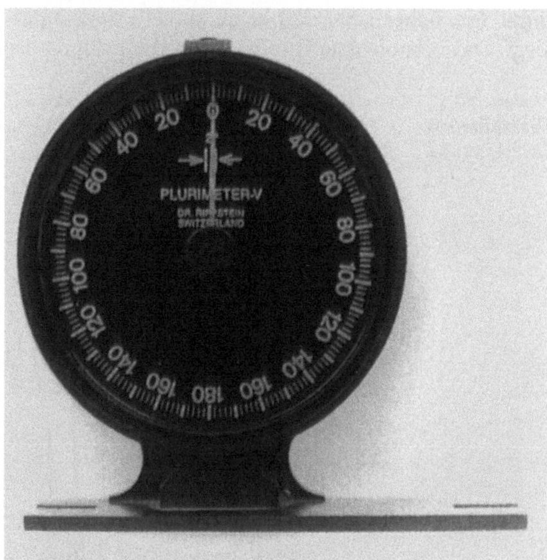

Abb. 4. Plurimeter nach Rippstein

Abb. 5. Messung der Kopfvor- und -rückneigung mit Schwankungsbreite der Meßwerte

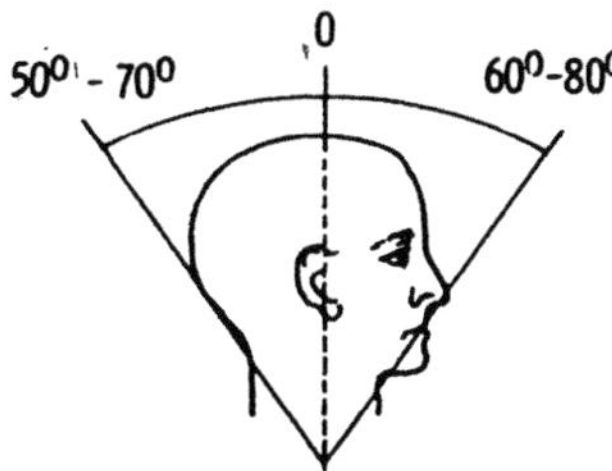

Dieser optischen Prüfung des Seitprofils schließt sich die Überprüfung der aktiven und passiven Aufrichtbarkeit der BWS-Kyphose an, die eine weit bessere Auskunft gibt über die noch bestehende Funktionstüchtigkeit dieses Wirbelsäulenabschnittes als die Prüfung des Ott-Index: Eine fehlende aktive Aufrichtbarkeit dokumentiert – wird sie nicht aggraviert – die muskeldynamische Insuffizienz. Ist auch die passive Aufrichtbarkeit aufgehoben, ist es das Achsenorgan selbst, welches krankhaft verändert sein muß.

HWS

Die Funktionsuntersuchung der HWS läßt sich am sichersten im Stehen durchführen, wegen der dabei besseren muskelaktiven Rumpfaufrichtung als im Sitzen. Mit einem einfachen, die Schwerkraft nutzenden Zeigerwinkelmesser – Plurimeter nach Rippstein (Bezugsnachweis: FA. W. J. Teufel, Neckarstr. 189, 70190 Stuttgart) (Abb. 4) – gelingt es problemlos, relativ genaue und reproduzierbare Meßwerte der Kopfvor- und -rückneigung – immer aus der aufrechten Neutralstellung heraus (Abb. 5) – zu gewinnen. Das Plurimeter wird hierzu an der Stirn angelegt, und in aufrechter Kopfhaltung auf 0° eingestellt; dann werden die Bewegungsausschläge – möglichst aktiv – überprüft und dabei mit der auf dem oberen Rücken aufgelegten zweiten Hand die Beibehaltung der aufrechten Rumpfhaltung gesichert. Bei dem gleichen Vorgang kann der Untersucher – seitlich neben dem Probanden stehend – unschwer beobachten, ob ein harmonisch-normaler Bewegungsfluß gezeigt wird, oder ob der Proband Neigungen zur Befundakzentuierung erkennen läßt.

Wird der Kopf und Hals erst zurückversetzt, um sodann nur noch den Kopf – in den Kopf-Hals-Gelenken – nach vorn zu beugen, verbleibt also ein erheblicher Kinn-Jugulum-Abstand bei aktiv aufgerichteter HWS und stehen dem keine plausiblen röntgenanatomischen Befunde gegenüber, verbleiben an einer bewußtseinsnahen Befundakzentuierung keine berechtigten Zweifel.

Abb. 6. Messung der HWS-Seitneigung

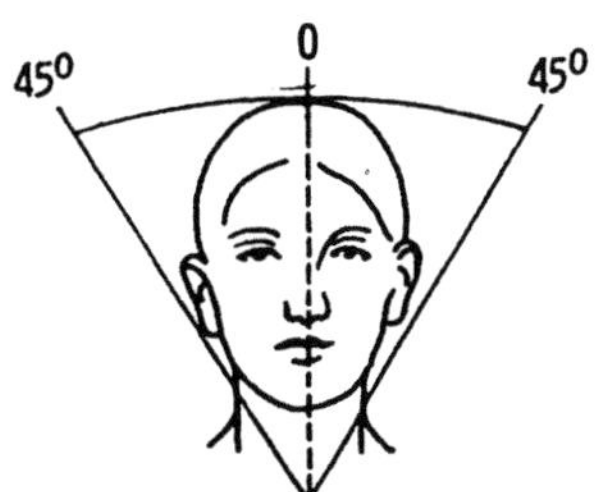

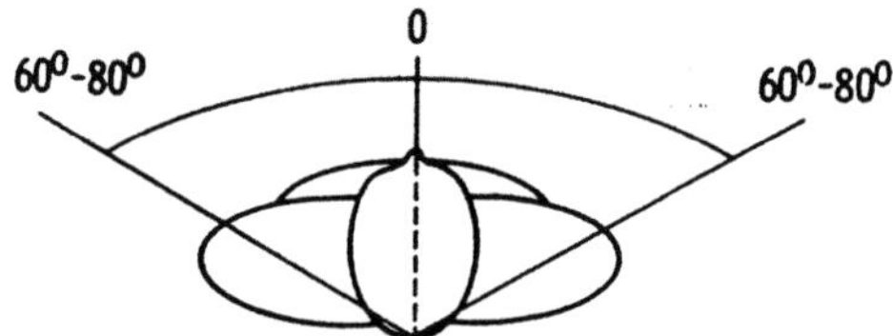

Abb. 7. Messung der HWS-Rotation mit Schwankungsbreite der Meßwerte

In ähnlicher Weise gelingt die Überprüfung der Seitneigung (Abb. 6) mit angelegtem Plurimeter an der Schläfe. Hierbei empfiehlt es sich, mit beiden Händen - jeweils an den Schläfen - die aktiv erwünschte Bewegung sanft zu führen, um kombinierte Seitrotationsbewegungen zu vermeiden, aber auch um zu erkennen, wenn der Proband muskulär sperrt. Nach eigenen Beobachtungen neigt der akzentuierende Patient besonders gerne dazu, die Seitneigung als aufgehoben oder zumindest erheblich gestört darzubieten, und er bewegt - um ein „Befolgen" der Aufforderung zu dokumentieren - nur die Augen in die gewünschte Richtung.

Die Untersuchung der aktiv möglichen Rotationsbewegung der HWS - und damit des Kopfes (Abb. 7) - gelingt am ehesten im Sitzen, da es dem Patienten bei fixiertem Becken besser gelingt, den Schultergürtel über dem Rumpf muskulär festzustellen und eine reine Kopf-HWS-Rotation zu vollführen. Benutzt wird nunmehr der normale Winkelmesser (Abb. 1), dessen einer Schenkel an der Schulterachse ausgerichtet wird; der andere Schenkel orientiert sich an der Ausrichtung der Nasenspitze. Das Finden des Drehpunktes ist bei dieser Untersuchung die einzige Schwierigkeit, die man jedoch nach einiger Übung rasch und sicher bewältigen kann. Die Rotationsmöglichkeit des Kopfes zu einer Seite hin erreicht beim Gesunden regelhaft fast das Doppelte des bei der Seitneigung gemessenen Winkelgrades.

Rotationsprüfungen in maximaler Kopfvor- und -rückneigung können weitergehende Auskünfte geben. In Vorneigung wird die HWS unterhalb der Kopf-Hals-Gelenke weitestgehend festgestellt, so daß die Drehbewegung so gut wie nur in den Kopf-Hals-Gelenken erfolgt [4] und die hierbei - allerdings schwierig - zu messenden Bewegungsausschläge entsprechend zu deuten sind. In Kopfrückneigung werden weitestgehend die Kopf-Hals-Gelenke festgestellt, so daß die nunmehr mögliche Rotation den Bewegungsumfang unterhalb C2 dokumentiert [4]. Liegt die Summe der möglichen Rotationsbewegungen in Kopfvor- und -rückneigung unterhalb der gemessenen Gesamtrotation in aufrechter Kopfhaltung, ist auch dies ein Hinweis auf eine bewußtseinsnahe Befundbeeinflussung.

Es sollte eine Selbstverständlichkeit sein, daß jede Funktionsuntersuchung der HWS auch eine manuelle segmentale Untersuchung beinhaltet, zumindest - sofern manualmedizinische Techniken nicht beherrscht werden - dahingehend, daß die einzelnen Gelenkverbindungen von der Schädelbasis abwärts auf eine evtl. bestehende Druckdolenz hin geprüft werden, da auf diesem Wege eine Eingrenzung der Höhenlokalisation einer evtl. bestehenden Störung möglich ist.

Die Überprüfung einer Zug- und Stauchungsbelastung darf nicht fehlen: Bleibt eine Stauchungsbelastung schmerzfrei, ist die Wahrscheinlichkeit einer akut bestehenden HWS-Erkrankung äußerst gering. Bewirkt hingegen die Zugbelastung eine Schmerzentlastung, spricht dies für eine aktuell vorliegende Segmenterkrankung, meist mit neurogener Irritation. Grundsätzlich ist dem eine neurologische Unter-

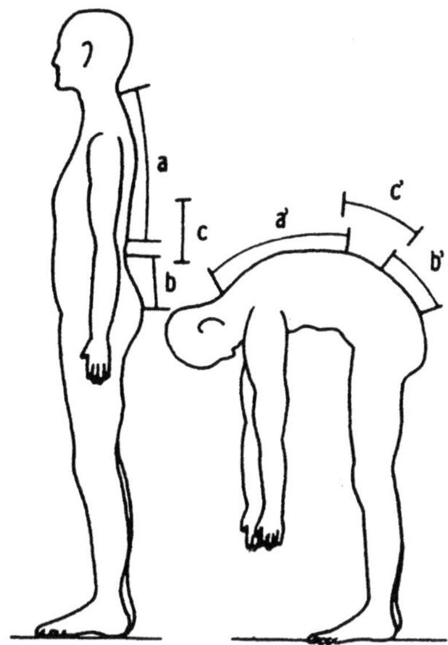

Abb. 8. a Ott-Index, **b** Schober-Index, **c** Meßstrecke (Erläuterungen s. Text)

suchung mit Überprüfung eines evtl. vorliegenden Nervendehnungsschmerzes, der Reflexe, der Motorik und Sensibilität an den oberen Extremitäten hinzuzufügen.

Schließlich gilt es noch zu prüfen, ob ein behaupteter „zervikaler" Schwindel und/oder Hörstörungen und/oder Kopfschmerz durch entsprechende Funktionsbelastungen auslösbar ist [3, 7]. Nur dann kann dies ernsthaft diskutiert werden und bedarf ggf. einer weiterführenden (fachärztlichen) Diagnostik.

BWS

Im Bereich der BWS lassen sich isoliert nur 2 Bewegungsparameter bestimmen. Der Ott-Index (Abb. 8) entspricht einer Zunahme der Rückenrundung in der Rumpfeinkrümmung nach vorn („Katzenbuckel"). Gemessen wird ab dem markierten Dornfortsatz C7 zunächst in aufrechter Rumpfhaltung 30 cm nach unten. Auch hier wird eine Markierung gesetzt und die Distanz beider Markierungen in der maximal möglichen aktiven Rumpfeinkrümmung bestimmt. Ein Ott-Index unterhalb von 30–32 cm kann auch beim alten Menschen als pathologisch aufgefaßt werden, während der junge gesunde Mensch bis zu 30–38 cm entfalten kann. Beim gesunden Erwachsenen sind Werte um 30–34 cm zu erwarten.

Die Bestimmung der Atembreite – gemessen in Höhe der Mamillen mit maximaler Ein- und Ausatmung durch den offenen Mund – sollte grundsätzlich nicht fehlen, da auch hier ein Wert von weniger als 2 cm – bei guter Mitarbeit des Probanden – ein einsteifendes Wirbelsäulenproblem signalisiert, nicht selten den ersten diagnostischen Hinweis auf eine Bechterew-Erkrankung darstellt. Die Seitneigung und Rotation der BWS kann nur in Verbindung mit der gleichartigen Bewegung der LWS – im Sinne der Rumpfwirbelsäulenbeweglichkeit – bestimmt werden. Diese Untersuchung erfolgt im Sitzen nach der – noch nicht abgeschlossenen – Untersuchung im Stehen.

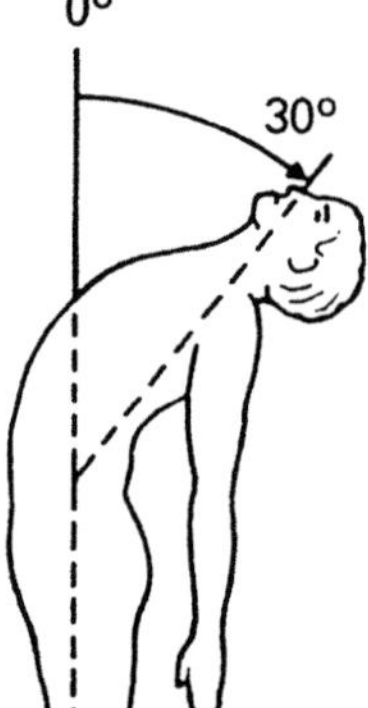

Abb. 9. Messung der Reklination

LWS

Im Stehen wird zunächst die Entfaltbarkeit der LWS in der Rumpfvorneigung – der Proband soll mit möglichst gestreckten Kniegelenken die Fingerspitzen dem Fußboden annähern – geprüft, dabei wird der Schober-Index als Maß der Entlordosierung der LWS (Abb. 8) bestimmt. Es wird zunächst die Dornfortsatzspitze S1 markiert, dann wird im aufrechten Stand 10 cm oberhalb eine 2. Markierung gesetzt, und danach in der Rumpfeinkrümmung die Zunahme dieser Distanz gemessen. Von einem mittleren „Schober" von 10/15 cm kann beim Gesunden ausgegangen werden, beim alten Menschen ca. 1 cm weniger, beim jungen Menschen ca. 1–2 cm mehr.

Nach einer Wirbelkörperfraktur kommt der „Meßstrecke" (Abb. 8) eine besondere Bedeutung zu, da sie die Entfaltbarkeit des meist betroffenen thorakolumbalen Überganges zu dokumentieren vermag [10]. Markiert wird im aufrechten Stand eine 10 cm lange „Meßstrecke", deren Mittelpunkt die Dornfortsatzspitze L1 bildet. Bei eingekrümmtem Rumpf sollte sich diese „Meßstrecke" auf durchschnittlich 14 cm erweitern. Sie bewegt sich nach einer Kompressionsfraktur regelhaft unterhalb dieses Wertes.

Bei der Rumpfeinkrümmung (Inklination) läßt sich die Entfaltbarkeit der gesamten Rumpfwirbelsäule in Winkelgraden mit dem Plurimeter nach Rippstein bestimmen, sie bedarf zweier Meßvorgänge:

1. Im aufrechten Stand wird das Plurimeter auf die Dornfortsätze der oberen BWS aufgelegt und in Nullposition gebracht. Zunächst mißt man die mögliche Rückneigung (Reklination) des Rumpfes (Abb. 9), sodann die Gesamtvornüberneigung, möglichst mit Annäherung der Fingerspitzen an den Fußboden. Dieser totale Bewegungsausschlag (Abb. 10: T) nach vorn beinhaltet jedoch auch die Hüftanwinklung.
2. Im aufrechten Stand wird nunmehr das Plurimeter auf das Kreuzbein aufgelegt, in die Nullposition gebracht und die Rumpfeinkrümmung nach vorn wiederholt. Der so gewonnene Wert entspricht der reinen Hüftanwinklung (Abb. 10: H) und kann nunmehr von der Gesamteinkrümmung – erste Messung – abgezogen werden, um die alleinige Einkrümmung der Rumpfwirbelsäule rechnerisch zu bestimmen.

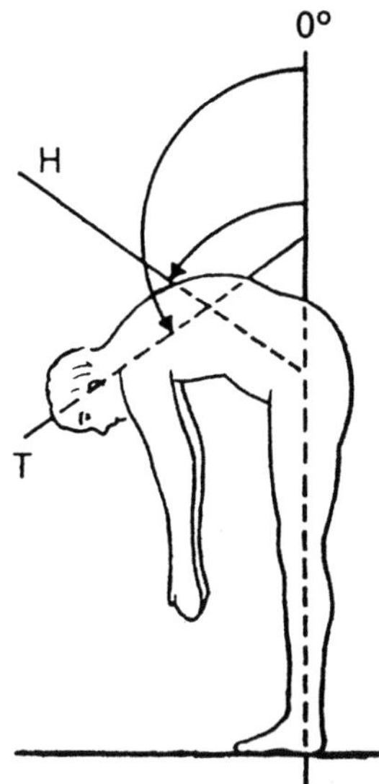

Abb. 10. Messung der Inklination: *T* totaler Bewegungsausschlag, *H* nur Hüftanwinklung, *T-H* nur Inklination der Wirbelsäule

Wenig aussagekräftig ist hingegen die Bestimmung des minimalen Finger-Boden-Abstandes (FBA), da gleiche Werte bei geringer Rumpfeinkrümmung und maximaler Hüftanwinklung einerseits, aber auch geringer Hüftanwinklung und maximaler Rumpfeinkrümmung andererseits erreichbar sind (Abb. 11). Nur in Verbindung mit den mittels Plurimeter gewonnenen Winkelgraden zur Hüftanwinklung und Rumpfeinkrümmung kann der FBA eine ergänzende Auskunft zur funktionellen Situation geben.

Untersuchung im Sitzen

Bestimmung der Seitneigung und Rotation der gesamten Rumpfwirbelsäule

Zur Bestimmung der Seitneigung (Abb. 12) wird beim aufrecht sitzenden Probanden das Plurimeter in Schulternähe außenseitig am Oberarm angelegt und in die Nullposition gebracht, der Rumpf jetzt – mitgeführt von den Händen des Unter-

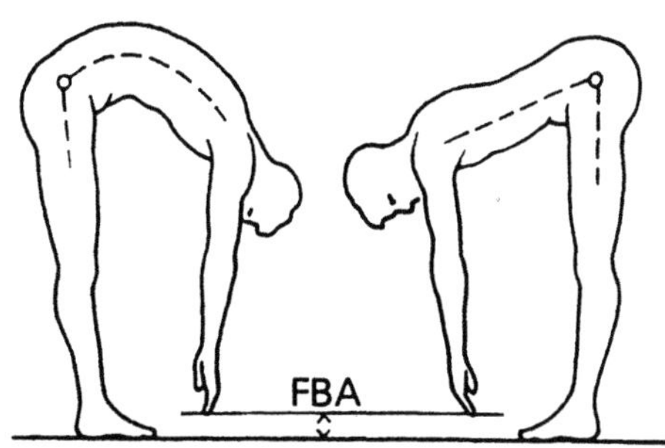

Abb. 11. Der Finger-Boden-Abstand (*FBA*) ergibt allein keine eindeutige Aussage zur Wirbelsäulenentfaltbarkeit (s. Text)

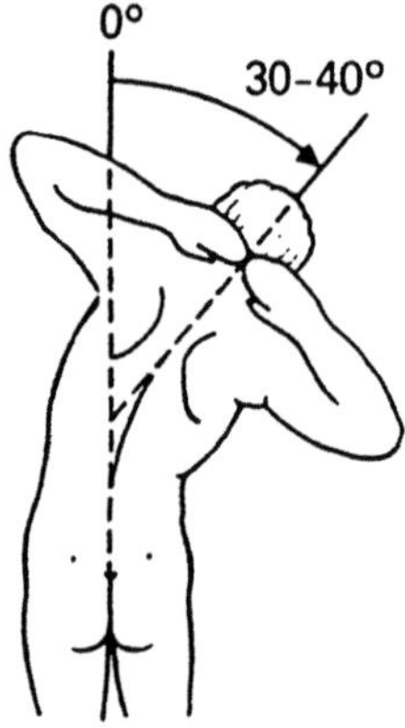

Abb. 12. Messung der Wirbelsäulenseitneigung

suchers – in eine aktiv bewirkte Links- und Rechtsseitneigung gebracht. Die Fixierung des Gesäßes auf der Sitzunterlage garantiert dabei relativ zuverlässige Meßergebnisse.

Die Rotationsbewegung (Abb. 13) kann schließlich wieder mit dem Winkelmesser gemessen werden. Bei fixiertem Gesäß mißt man die Achse der verdrehten Schultern gegenüber dem verharrenden Becken. Auch diese Messung gelingt im Sitzen relativ zuverlässig mit einer Meßfehlerbreite, die bei sorgfältiger Untersuchung unterhalb von 10° zu liegen kommt. Als Faustregel kann man davon ausgehen, daß die Gesamtrotation der gesunden Rumpfwirbelsäule knapp doppelt so ergiebig ausfällt wie der bei der Seitneigung gemessene Winkelausschlag.

Im Sitzen zeigt sich zudem relativ rasch ein evtl. bestehender muskeldynamischer Haltungsverfall durch die eingesackte obere Rumpfhaltung. Die Untersuchung in sitzender Position wird abgeschlossen mit einem Beklopfen des Achsenorgans zur Aufdeckung schmerzhafter Abschnitte, z. B. bedingt durch eine Osteoporose im BWS-Bereich.

Untersuchungen im Liegen

Bauchlage

Der nächste Untersuchungsschritt erfolgt in Bauchlage mit parallel am Rumpf anliegenden Armen. Der Aufforderung, den oberen Rumpf aktiv ohne Zuhilfenahme der Arme anzuheben, kann nur der Proband folgen, der über eine hinreichend

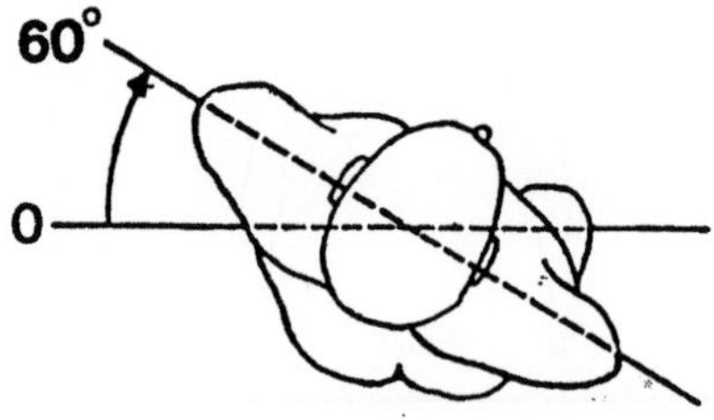

Abb. 13. Bestimmung der Wirbelsäulenrotation im Sitzen

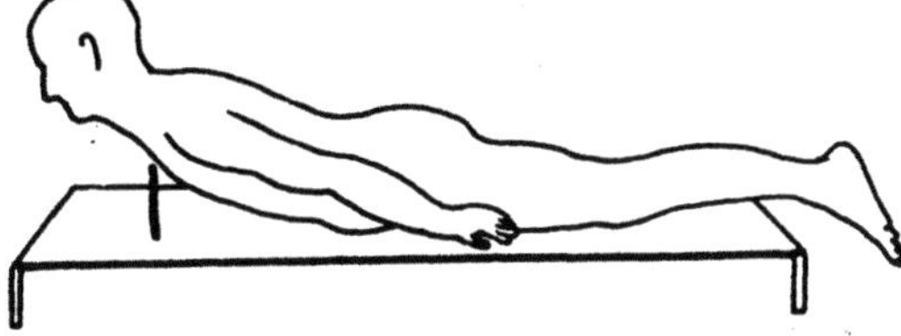

Abb. 14. Die aktive obere Rumpfanhebung aus der Bauchlage heraus mit Messung des Jugulum-Liegen-Abstandes

suffiziente Rückenstreckmuskulatur verfügt. Gemessen werden kann der Liege-Jugulum-Abstand (Abb. 14), der beim Gesunden je nach Körpergröße mindestens 8–10 cm betragen sollte.

In der Bauchlage ist eine erste orientierende Segmentuntersuchung möglich zur Aufdeckung der anatomischen Lokalisation eines evtl. bestehenden segmentalen Reizpotentials. Beginnend bei S1 werden sämtliche Dornfortsätze mit dem Daumen einem kräftigen, zum Bauch hin gerichteten Druck ausgesetzt und die (Schmerz-) Reaktion des Patienten beobachtet. Zumindest leichtere Schmerzreaktionen bei L5 und L4 sind in den mittleren Lebensdekaden fast obligat anzutreffen infolge der meist leicht vorauseilenden diskotischen Gefügelockerungen in den untersten LWS-Segmenten.

Erfolgt eine heftige Schmerzreaktion, sollte die Untersuchung zunächst nach oben hin fortgesetzt und sodann unter Ablenkung im Gespräch – z.B. über den Beruf, die Hobbies und die Kinder – wiederholt, evtl. auch andere, anatomisch bedeutungslose Punkte überprüft werden. Auf diesem Wege läßt sich eine relativ verläßliche Aussage über die Lokalisation eines bestehenden Störpotentials ermitteln.

Seitlage

Die nachfolgend durchgeführte Untersuchung in Seitlage erlaubt eine Untersuchung der Kreuzdarmbeingelenke (Test nach Mennell):

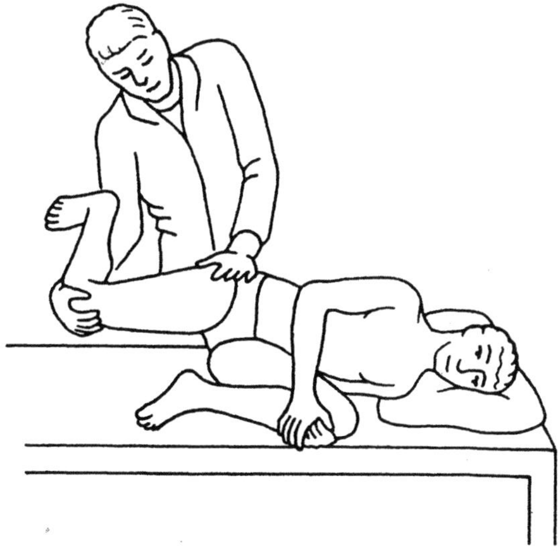

Abb. 15. Test nach Mennell am Iliosakralgelenk: Positiv bei Schmerzprovokation

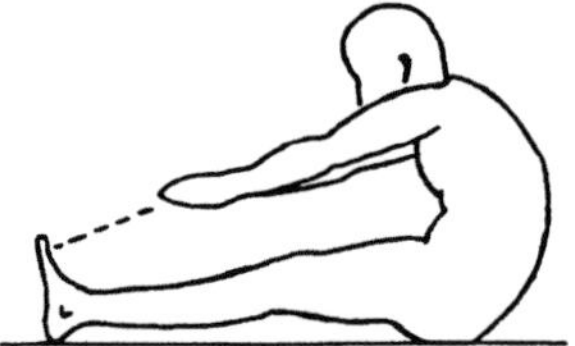

Abb. 16. Rumpfaufrichtung aus der Rückenlage mit Bestimmung des Fingerspitzen-Fußspitzen-Abstandes

Bei dem durch die Hand oder das Kniegelenk des Untersuchers fixierten Kreuzbein wird das oben liegende Bein passiv abrupt überstreckt (Abb. 15), dabei die noch vorhandene Bewegungsmöglichkeit des Kreuzdarmbeingelenkes genutzt, die bei Erkrankungen dieser Gelenkstruktur schmerzhaft ausfallen wird. In Seitlage läßt sich - von dem, der dies beherrscht - die manuelle Segmentuntersuchung durchführen, die jedoch auch einer hinreichenden Mitwirkungsbereitschaft des Probanden bedarf, um zu reproduzierbaren Segmentbefunden zu gelangen.

Rückenlage

Es folgt die Untersuchung in Rückenlage, zunächst mit aktiver Aufrichtung des Oberkörpers bei nach vorn ausgestreckten Armen. Der gut mitarbeitende Proband wird stets zunächst den Kopf und oberen schulternahen Rumpf anheben können, auch dann, wenn ihm die Kraft der Bauch- und Psoasmuskulatur fehlen sollte, um die Rumpfaufrichtung zu komplettieren. Nur der weitgehend eingesteifte Rückenpatient wird dies nicht können. Ansonsten ist dieses „Nicht-Können" der Kopf- und oberen Rumpfanhebung ein relativ sicheres Zeichen für eine bewußtseinsnahe Befundakzentuierung. Auf diesem Wege verkürzt sich nämlich die Hebellänge des Rumpfes, was die weitere Aufrichtung über die Bauch- und Psoasmuskulatur erleichtert. Wird die angebotene Hilfestellung des Untersuchers - mit Zug an den Armen des Probanden - dann noch dahingehend genutzt, den Untersucher auf die Liege herunterzuziehen - möglich durch eine muskuläre Feststellung des gesamten Rumpfes auch in den Hüftgelenken -, so ist der Beweis der Aggravation erbracht.

Bei regulärer Mitarbeit des Patienten erreichen die Fingerspitzen leichter die - sogar in einer gewissen Plantarflexion befindlichen - Fußspitzen, als bei der Rumpfeinkrümmung nach vorn aus dem Stand heraus (Abb. 16).

Patienten mit einem schmerzgereizten Bewegungssegment pflegen bevorzugt die Aufrichtung aus der Rückenlage bis zur Senkrechtstellung des Rumpfes als schmerzhaft zu schildern, während die weitere Vorbewegung des Rumpfes aus der sitzenden Position heraus besser toleriert wird. Ist letzteres nicht der Fall und wird hierbei eine Schmerzausstrahlung in ein Bein - oder gar in beide Beine - angegeben, so ist im Rahmen der nachfolgenden neurologischen Untersuchung besonders sorgfältig das Laségue- und Bragard-Phänomen zu überprüfen. Fällt dies aber positiv aus, obwohl zuvor der Langsitz schmerzfrei toleriert wurde, ist dem „positiven" Laségue-Phänomen mit Argwohn zu begegnen, wenngleich stets auch schmerzhafte Dehnungseffekte der ischiokruralen Muskulatur zu bedenken sind.

Neurologische Untersuchung

Die neurologische Untersuchung, die in der beschriebenen Form grundsätzlich auch der Chirurg/Orthopäde beherrschen sollte, schließt mit einer Prüfung des Reflexstatus, der im Liegen prüfbaren motorischen Funktionen (z. B. Heber und Senker der Großzehe und des Fußes) und der Oberflächensensibilität, möglichst mit exakter Bestimmung der Grenzen zwischen gestörtem und intaktem Areal. Dabei sollte man sich nicht scheuen, diese Grenzen mit einem – leicht abwaschbaren – Stift zu markieren, da auf diesem Wege eine segmentale Störung sehr leicht erkennbar, nötigenfalls auch mittels Photo dokumentierbar ist.

Dokumentation der Funktionsbefunde

Nicht zuletzt zur Gewährleistung eines ordnungsgemäßen und stets kompletten funktionellen Untersuchungsvorganges erscheint am ehesten ein Meßbogen geeignet, der sich methodisch an die Neutral-0-Methode anlehnt, aber auch die Möglichkeit beinhaltet, statische Probleme – häufig eine entscheidende Ursache für vorauseilende segmentale Verschleißveränderungen – skizzenhaft festzuhalten. Letzteres ist möglich mit einem 1984 eingeführten „Meßblatt der Wirbelsäule nach der Neutral-0-Methode“ [11], das sich in der gutachtlichen Praxis bewährt hat, aus eigener Initiative von zahlreichen gutachtlich tätigen Kollegen übernommen, jedoch – zumindest bisher – nicht von den berufsgenossenschaftlichen Verbänden und Verwaltungen allgemein akzeptiert wurde.

Dieser Meßbogen (Abb. 17) spiegelt – weitgehend auch in der beschriebenen Reihenfolge – den Untersuchungsvorgang wider; er erfaßt sämtliche gewonnenen Meßdaten, die nunmehr in ihrer Übersichtlichkeit einem erfahrenen (Beratungs-) Arzt rasch signalisieren, wie es um die Wirbelsäule funktionell – auch nach Frakturschäden – bestellt ist. Die im Rahmen der klinischen Diagnostik gewonnenen Meßdaten unterliegen ohne jeden Zweifel einer – schon von der Körpergröße abhängigen – individuellen, aber auch altersabhängigen Schwankungsbreite, was jedoch die Interpretation nur scheinbar zu beeinträchtigen vermag.

Besteht eine – meist bei schlankwüchsigen jungen Frauen anzutreffende – allgemeine konstitutionelle Hypermobilität, so wird dem erfahrenen Untersucher der unterdurchschnittliche Einzelwert auffallen, der die Einordnung als „pathologisch“ erlaubt, während der gleiche Wert beim älteren Menschen mit allgemein reduzierter Bewegungsbreite als „normal“ aufzufassen ist. Dieses Beispiel läßt erkennen, daß eine genügende Erfahrung des Gutachters eine unabdingbare Voraussetzung zur richtigen Interpretation der Befunde darstellt. Diese Erfahrung läßt sich durch kein noch so genaues Meßverfahren ersetzen!

Die absoluten Daten sind somit nicht so entscheidend, sondern ihre Relativität zu den anderen gewonnenen Daten, aber auch eventuelle Seitdifferenzen bei den Einmessungen der Seitneigung und der Rotation im HWS- und Rumpfbereich. Besonders im HWS-Bereich korrelieren diese Asymmetrien im Bewegungsmuster fast regelhaft mit röntgenanatomischen Besonderheiten, z. B. einer einseitig fortgeschrittenen Unkovertebral- oder Spondylarthrose. Im Rumpfbereich lassen sich gar

Meßblatt für die WIRBELSÄULE (nach der Neutral-O-Methode)

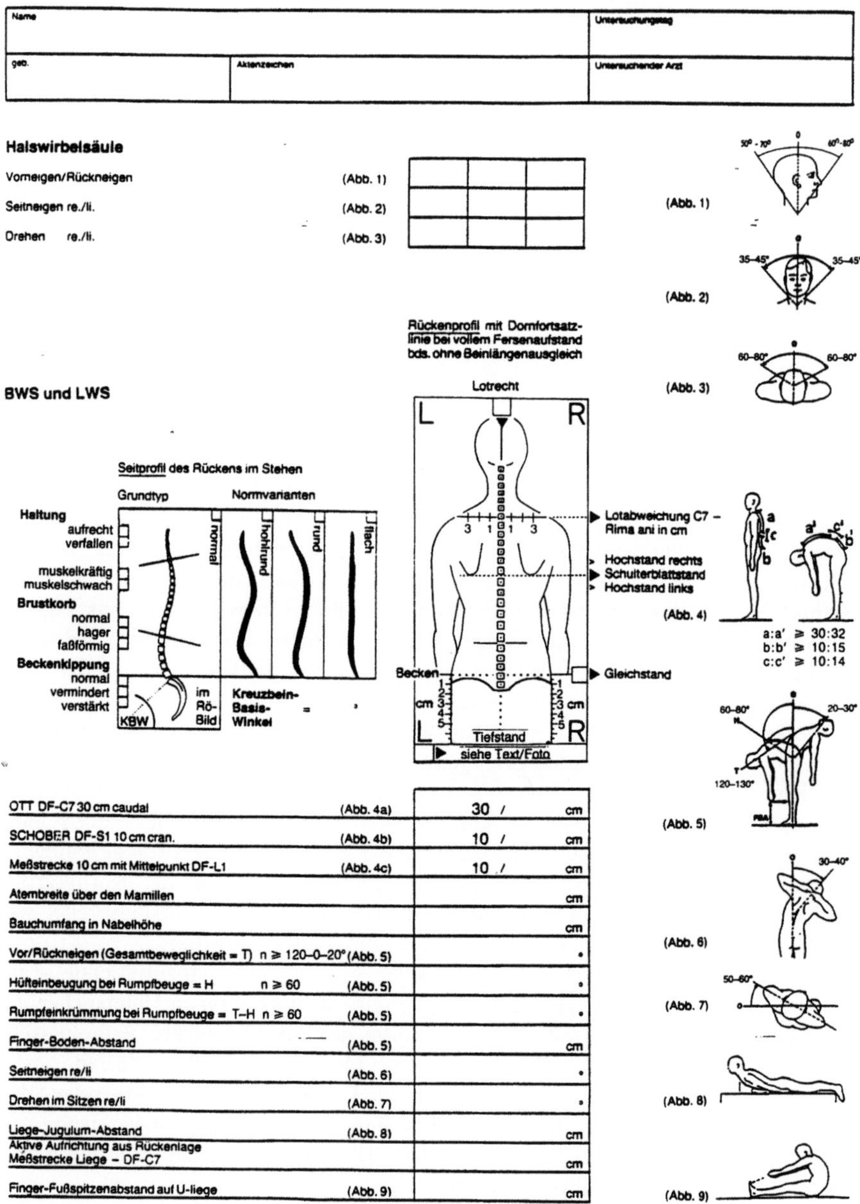

Name		Untersuchungstag
geb.	Aktenzeichen	Untersuchender Arzt

Halswirbelsäule

Vorneigen/Rückneigen	(Abb. 1)			
Seitneigen re./li.	(Abb. 2)			
Drehen re./li.	(Abb. 3)			

Rückenprofil mit Dornfortsatzlinie bei vollem Fersenaufstand bds. ohne Beinlängenausgleich

BWS und LWS

OTT DF-C7 30 cm caudal	(Abb. 4a)	30 /	cm
SCHOBER DF-S1 10 cm cran.	(Abb. 4b)	10 /	cm
Meßstrecke 10 cm mit Mittelpunkt DF-L1	(Abb. 4c)	10 /	cm
Atembreite über den Mamillen			cm
Bauchumfang in Nabelhöhe			cm
Vor/Rückneigen (Gesamtbeweglichkeit = T) n ≥ 120–0–20°	(Abb. 5)		°
Hüfteinbeugung bei Rumpfbeuge = H n ≥ 60	(Abb. 5)		°
Rumpfeinkrümmung bei Rumpfbeuge = T–H n ≥ 60	(Abb. 5)		°
Finger-Boden-Abstand	(Abb. 5)		cm
Seitneigen re/li	(Abb. 6)		°
Drehen im Sitzen re/li	(Abb. 7)		°
Liege-Jugulum-Abstand	(Abb. 8)		cm
Aktive Aufrichtung aus Rückenlage Meßstrecke Liege – DF-C7			cm
Finger-Fußspitzenabstand auf U-liege	(Abb. 9)		cm

Abb. 17. Meßblatt für die Wirbelsäule (nach der Neutral-0-Methode)

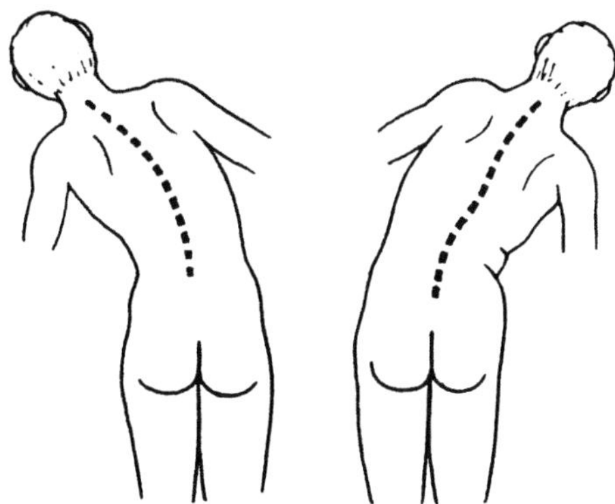

Abb. 18. Harmonischer und disharmonischer Bewegungsfluß der Rumpfwirbelsäule bei Prüfung der Seitneigung

nicht selten auch Disharmonien im Bewegungsfluß – sowohl in der Seitneigung (Abb. 18) wie in der Rotation – erkennen, was zumindest dem Auge des erfahrenen Untersuchers nicht entgeht.

All diese Beobachtungen und Einzelbefunde erlauben noch keine definitive Diagnose zur vorliegenden Störung, sind aber geeignet, die weitere, nunmehr bildgebende Diagnostik zielgerichtet einzusetzen.

Zusammenfassung

Die Möglichkeiten, der Wert und damit die Aussagekraft der klinisch-funktionellen Wirbelsäulendiagnostik wird häufig unterschätzt. Die Gründe hierfür sind vielfältig: Ausbildungsmängel, Überschätzung bildgebender Verfahren, keine Mindestanforderungen der Berufsgenossenschaften, z. B. mit Einführung eines Meßblattes etc.

Eine sorgfältig durchgeführte klinische Diagnostik, die der erfahrene Gutachter durchaus in ca. 10 min bewältigen kann, ergibt jedoch bereits vielfältige Informationen, z. B. zur Statik und Dynamik, zur Einengung einer Funktionsleistung inklusive der Lokalisation der Störung. Erkennbar sind segmentale Instabilitäten und neurogen wirksame Raumforderungen, Residuen systemischer (z. B. rheumatischer) Erkrankungen, aber auch nicht wirbelsäulenbedingte Beschwerden, z. B. an den ISG-Gelenken [1]. Insbesondere erlaubt die Segmentdiagnostik eine solide Beurteilung, ob ein röntgenanatomisch auffällig veränderter Bandscheibenraum eine schmerzhafte Störquelle darstellt oder sich „klinisch stumm“ verhält, somit am aktuellen Krankheitsgeschehen nicht beteiligt ist. Auch bewußtseinsnahe Akzentuierungen müssen bei dem kompletten Untersuchungsprogramm auffallen.

Unter diesen Aspekten ist die sorgfältig durchgeführte klinische Diagnostik eine unabdingbare Voraussetzung, um überhaupt die nachfolgenden, anhand der klinischen Daten gezielt erstellten Bilddokumente richtig interpretieren und abschließende differentialdiagnostische Erwägungen durchführen zu können [2].

Allein die klinische Diagnostik ist in der Lage, die Frage zu beantworten, ob Rückenbeschwerden dem Achsenorgan – im engeren Sinne – zuzuordnen sind, oder ob es sich um reine Weichteilbeschwerden myotendinotischer Art handelt. Somit ist ein Gutachten ohne einen sorgfältig erhobenen klinisch-funktionellen Befund – mit entsprechender Befunddokumentation – zur Beurteilung der Frage nach einer evtl. vorliegenden berufsbedingten Bandscheibenerkrankung schlicht wertlos, auch dann, wenn noch so aufwendige bildgebende Verfahren mit ihren unzähligen Detailbefunden, z.B. gewonnen mittels der Kernspintomographie – berücksichtigt wurden. Gleiches gilt für die Bemessung der MdE, die prinzipiell immer dann mit 0% zu beziffern ist, wenn der klinisch-funktionelle Status dem Lebensalter entspricht und segmentale Störungen – als Ursache der Beschwerden – im klinischen Bild fehlen. Letzteres kann aber nur mit der klinisch-funktionellen Untersuchung festgestellt werden. Nur dann kann im Gutachten die Hamburger Konsensformel [12] – mit der Frage nach der „Kongruenz des Schadensbildes" – angewandt werden.

Die Wertigkeit der klinisch-funktionellen Diagnostik darf aber auch nicht überschätzt werden. Abgesehen von den abgrenzbaren myotendinotischen Beschwerdebildern – regelhaft ohne auslösbaren Stauchungsschmerz, ohne Klopfschmerzhaftigkeit und ohne schmerzhafte Segmentbefunde – läßt sich die abschließende differentialdiagnostische Klärung stets nur unter Einbeziehung der Bildbefunde vornehmen.

Wenngleich der klinisch-funktionelle und neurologische Befund entscheidend sind für die evtl. anstehende Bemessung einer MdE darf dem sog. „Blockierungsbefund" dennoch keine überragende Bedeutung zugemessen werden: Allein eine solche dysfunktionelle Segmentstörung – ohnehin selbst durch erfahrene Manualmediziner nicht immer bezüglich Segmenthöhe und Meßgröße reproduzierbar [8] – rechtfertigt keine meßbare MdE von mindestens 10%. So wertvoll die manuelle Diagnostik in der Hand des Erfahrenen sein kann, muß sie sich begreifen als Teil eines komplexen Untersuchungsvorganges, dessen Ergebnisse in der Gesamtheit aller Befunde einer abwägenden Beurteilung [6] bedürfen.

Literatur

1. Debrunner AM (1983) Orthopädie – Die Störung des Bewegungsapparates in Klinik und Praxis. Huber, Bern
2. Debrunner HU (1978) Orthopädisches Diagnostikum. Thieme, Stuttgart
3. Feldmann H (1987) Die Begutachtung des Beschleunigungstraumas der Halswirbelsäule aus der Sicht des Hals-Nasen-Ohren-Arztes. Med Sach 93 (5): 149–152
4. Frisch H (1983) Programmierte Untersuchung des Bewegungsapparates. Springer, Berlin Heidelberg New York
5. Hansis M (1993) Unvollständige Befunderhebung und Befundbeschreibung als Ursache gutachtlicher Probleme nach Unfallverletzungen. Versicherungsmedizin 45 (5): 152–155
6. Ludolph E, Schröter F (1997) Die professionelle chirurgisch-orthopädische Begutachtung. Med Sach 93 (4): 112–120
7. Pöllmann W, Keidel M, Pfaffenrath V (1996) Kopfschmerzen und die Halswirbelsäule. Nervenarzt 67: 821–836
8. Psczolla M (1997) Die Versorgungssituation der manuellen Medizin und manuellen Therapie in Deutschland. In: Dvorak J, Dvorak U, Tritschler T (Hrsg) Manuelle Medizin – Therapie. Thieme, Stuttgart, S. 230–237
9. Reischauer F (1949) Untersuchungen über den lumbalen und cervicalen Wirbelbandscheibenvorfall. Thieme, Stuttgart
10. Rompe G, Erlenkaemper A (1992) Begutachtung der Haltungs- und Bewegungsorgane. Thieme, Stuttgart
11. Schröter F (1984) Begutachtung der Wirbelsäule mit Verwendung eines Meßblattes. Med. Sach 80: 114–116
12. Wolter D, Seide K, Grosser V (1994) Kriterien zur Beurteilung berufsbedingter Lendenwirbelsäulenerkrankungen (BK 2108). Eigen-Verlag, Hamburg

Bedeutung des subjektiven Beschwerdebildes

G. Hörster

Die rechtssystematisch festgeschriebene Gleichstellung von Berufserkrankung und Berufsunfall setzt in beiden Fällen das Vorliegen schlüssiger medizinisch-naturwissenschaftlicher Grundlagen als Bedingung versicherungsrechtlicher Akzeptanz eines Schadens voraus. Die Entscheidung darüber, welche Fakten in einem derartigen Zusammenhang als gesichert gelten dürfen, fällt durch fachlichen Konsens der sachverständig Beteiligten. Ein derartiger Konsens ist gefährdet, wenn die vorhandenen Datenmengen gering sind oder aber unterschiedliche Deutungsmöglichkeiten bestehen. Die sachverständig Beteiligten werden aufgrund ihrer „gewachsenen, ärztlich gesicherten Erfahrung" tätig; in der Regel werden dabei schulmedizinisch geprägte Gedankengänge zum Tragen kommen.

Medizinisch-naturwissenschaftliche Erkenntnisse unterliegen bekanntermaßen einer ständigen Entwicklung, so daß sich schon von daher auch die Beurteilungskriterien zu einer BK einer permanenten Fortschreibung unterziehen müssen. Fortgeschriebenes muß dabei im oben beschriebenen Sinne konsensfähig sein.

Die im vorliegenden Fall (BK 2108) gegebene geradlinige Ausrichtung der versicherungsrechtlichen Akzeptanz des Krankheitsbildes an Pathophysiologie und Klinik eines Bandscheibenschadens hat zur zwangsläufigen Folge, daß sich - besonders die ärztlichen - Entscheidungsstellen gutachtlich an einer mit diesem in direktem Zusammenhang stehenden Symptomatik orientieren. Liegen chronische Erkrankungen der Wirbelsäule vor, bestehen allerdings in ganz besonderem Maße Schwierigkeiten, die verschiedenen Symptomkomplexe mit klinischen und technischen Untersuchungsbefunden und damit schlüssig nachweisbaren krankhaften Gewebeverbindungen in einen logischen Konsens zu bringen. Dieses betrifft sowohl die lokalen, als - mehr sogar noch - die nichtlokalen Veränderungen.

Bei dieser heute gängigen Verfahrensweise wird offensichtlich vernachlässigt, daß die im Sinne der haftungsbegründenden Kausalität über viele Jahre geleistete Tätigkeit naturgemäß zunächst verschiedene aktive und passive Haltestrukturen *funktionell* beeinträchtigen muß, ehe schließlich eine *morphologische* Schädigung im Bereich der Bandscheibe eintritt. Damit erscheint die Frage berechtigt, ob auch außerhalb des Bandscheibenbereiches klinisch relevante *tätigkeitsabhängige* Gesundheitsstörungen existieren und bestimmte Symptombilder erklärbar machen könnten. Dabei geht es zunächst nicht um die Ausweitung versicherungsrechtlicher Zuständigkeiten, sondern um einen der Kenntnis der medizinischen Alltagserfahrung folgenden pathophysiologischen Erklärungsversuch zur Entstehung der verschiedenen, immer wieder vorkommenden Symptombilder im Rahmen einer versicherten chronischen Erkrankung im Bereich der LWS.

Allgemeines: versicherungsrechtliche Aspekte

Die Gesetzliche Unfallversicherung ist zum Eintritt verpflichtet, wenn im Rahmen einer versicherten Tätigkeit eine Beschädigung der körperlichen Integrität eingetreten ist. Eine bedeutsame Festlegung ist dabei insoweit getroffen, als die Gesundheitsstörung *somatisch* oder *psychisch* bedingt sein kann. Auch mittelbare psychische Schäden im Rahmen chronischer Erkrankungen sind damit – soweit die Zuordnung eindeutig ist – mitversichert; insoweit ist der Versicherungsrahmen, z.B. gegenüber privaten Unfallversicherungsträgern – wohl mit Absicht – deutlich weiter gesteckt.

Die BK 2108 wurde durch Verordnung der Bundesregierung am 21.12. 1992 in offensichtlicher zeitlicher und inhaltlicher Anbindung an das in der ehemaligen DDR existente Berufskrankheitsbild „Verschleißkrankheiten der Wirbelsäule" ins Leben gerufen. Aus „Verschleißkrankheiten der Wirbelsäule" ist damit eine „bandscheibenbedingte Erkrankung" geworden. Anspruchsbegründend sind schweres Heben und Tragen sowie Arbeiten in extremer Rumpfbeuge. Die Tätigkeit muß im Stehen – überwiegend bei Flexion im Hüft- und Kniegelenk – ausgeführt werden. Für die in den einzelnen Berufen gefährdenden Arbeitsabläufe sind Profile in Merkblättern festgehalten, nur wenige Berufszweige erfüllen heute noch die Voraussetzungen [19].

Haftungsausfüllende Kausalität

Die naturwissenschaftlichen Zusammenhänge zwischen dem Hebe- und Tragevorgang sowie resultierenden Bandscheibenschäden sind letztlich nicht eindeutig geklärt. Aus evolutionärer Sicht ist die Wirbelsäule für Arbeiten in der Vorhalte konstruiert. Die der BK zugrundeliegenden biomechanischen Simulationsstudien weisen zwar Belastungsspitzen in den Bandscheibenzwischenräumen auf, können allerdings keinerlei Aussage über die biologischen Zusammenhänge im Einzelfall machen [14]. Schadensanlagen (klinisch bisher stumm) sowie Vorschäden (klinisch bereits relevant) sind nur schwer zu differenzieren. Aufmerksamkeit verdient in diesem Zusammenhang auch die Tatsache, daß in den verschiedenen Berufsgruppen die insgesamt durchaus ähnlichen belastenden Tätigkeiten nicht etwa zu einem uniform lokalisierten Schädigungsbereich führen, auch wenn gewisse Prädilektionsstellen vorhanden sind. Eine echte Verursachung der Erkrankung bei zuvor normalen funktionellen und morphologischen Bandscheibenverhältnissen ist daher wohl eher die Ausnahme; richtunggebende Verschlimmerungen in Form einer Destabilisierung vorgeschädigter Segmentabschnitte dürften häufiger vorliegen.

Ausgeschlossen ist versicherungsrechtlich naturgemäß nicht, daß die der BK zugrundeliegende Tätigkeit auch an anderer Stelle als der LWS funktionelle und morphologische Gewebeschäden mit entsprechender Symptomatik hervorrufen kann. Entscheidend ist, daß der körperliche Schaden durch die gefährdende Tätigkeit in rechtlich wesentlichem Ausmaß verursacht wurde, unabhängig von der Lokalisation. Die „hinreichende Wahrscheinlichkeit" reicht zur Akzeptanz im Einzelfall, d.h. bei vernünftigem Abwägen aller Umstände müssen die auf das Vorliegen eines Zusammenhanges so stark überwiegen, daß darauf eine positive Entscheidung gestützt werden kann.

Angesichts der den ärztlichen Sachverständigen immer wieder Probleme bereitenden Defizite in bezug auf das Vorliegen nachvollziehbarer Fakten mag die Existenz der BK 2108 überraschen. Sie ist im wesentlichen statistisch begründet durch die folgende, in 2 Gerichtsurteilen explizit bestätigte Formulierung:

Liegt das Risiko für dem Alter deutlich vorauseilende bandscheibenbedingte Erkrankungen in einer exponierten Berufsgruppe um mehr als den Faktor 2 über der übrigen Bevölkerung, ist die Wahrscheinlichkeit der beruflichen Verursachung gegeben (LSG Bayern AZ: L 2/KN 14/77 U vom 5. 12. 1984 sowie LSG NW AZ: L 1 45/87 vom 5. 12. 1991) [5].

Trotz der durch die Statistik gestützten Zuordnung sind die klinischen Zweifel geblieben; dieses führt dazu, daß z.B. Segmentinstabilitäten oder Wirbelgelenkarthrosen unter das Krankheitsbild subsumiert wurden, ohne daß hier eine eindeutigere pathophysiologische Grundlage oder aber eine wirklich nachvollziehbare klinische Differenzierungsmöglichkeit vorhanden wäre.

Der vorgegebene Rechtsrahmen beinhaltet über den Tatbestand des Vorhandenseins eines Bandscheibenschadens hinaus vor Anerkennung der BK eine über mindestens 10 Jahre durchgeführte belastende Tätigkeit. Dieser streng limitierend vorgegebene Tätigkeitszeitraum entspricht den Merkmalen der in der ehemaligen DDR festgeschriebenen Berufserkrankung. Sie hat keinen streng wissenschaftlichen, sondern lediglich empirischen Hintergrund; die Erfahrungswerte dazu sind durchaus unterschiedlich, so daß in dieser Beziehung hier eine Fortschreibung innerhalb der nächsten Jahre durchaus denkbar ist.

Unerläßlich ist schließlich die „Unterlassung“ der belastenden Tätigkeit. Diese muß eindeutig medizinisch-objektiv begründet und inhaltlich an den Tatbestand der gesundheitlichen Gefährdung des Versicherten geknüpft sein.

Haftungsausfüllende Kausalität

Nach Klärung der haftungsbegründenden Kausalität muß im Einzelfall festgelegt werden, ob eine durch die versicherte Tätigkeit entstandene oder aber wesentlich mitverursachte Krankheit vorliegt. Im Rahmen dieses Entscheidungsvorganges spielen die subjektiven Angaben des Patienten naturgemäß eine entscheidende Rolle. Der Patient ist dabei versicherungsrechtlich zur sachgerechten Mitwirkung am Verfahren verpflichtet, damit auch zur Abgabe korrekter subjektiver Schilderungen.

Die Diagnose der durch die belastende Tätigkeit verursachten Bandscheibenschädigung wird aufgrund klinischer sowie röntgentechnischer Untersuchungsbefunde gestellt; gefordert wird das Vorliegen einer durch mechanischen Druck auf die zugehörige Nervenwurzel entstandenen und mittels klinischer Untersuchung leicht abgrenzbaren radikulären Symptomatik mit schmerzhafter Funktionseinschränkung im Bereich der dem geschädigten Segment zugeordneten Wirbelsäulenmuskulatur sowie speziellen sensiblen und motorischen Ausfällen im betroffenen Nervenausbreitungsgebiet. Das Krankheitsbild ist typisch und leicht zu erfassen, Einzelheiten sind dazu in speziellen Lehrbüchern festgehalten und nicht Gegenstand dieses Beitrags.

Mehr noch als *verletzungsbedingte* Schäden (besonders der HWS) zeigen *haltungsabhängige* Erkrankungen der Wirbelsäule allerdings diffuse Symptombilder, welche sich bei oberflächlicher Betrachtung nicht in einen direkten Zusammenhang mit der zugrundeliegenden Haupterkrankung (Bandscheibenschaden) bringen lassen. Besonders häufig werden Beschwerden im Bereich der HWS (u. U. verbunden mit Funktionsänderungen der Kaumuskulatur) und der inneren Organe geschildert, darüber hinaus stehen vegetative Krankheitszeichen in statistisch relevanter Weise im Vordergrund. Da kaum naturwissenschaftlich begründbare Hinweise über rechtlich zu akzeptierende pathophysiologische Zusammenhänge vorliegen, entstehen trotz statistischer Häufung (welche allerdings den oben zitierten Faktor 2 nicht erreichen) versicherungsrechtliche Probleme für den Entscheidungsträger. Befinden sich subjektive Angaben und objektives Krankheitsbild nach medizinischer Auffassung nicht in Übereinstimmung, so existieren allerdings juristische Hilfen, um die Verfahrensweise zu kanalisieren.

Lassen sich subjektive Angaben zu gesundheitlichen Problemen nach allgemeiner ärztlicher Erfahrung nicht ohne vernünftige Zweifel in das Krankheitsbild einordnen, geht die Entscheidung zu Lasten des Leistungserstrebenden [18]. Damit ist die versicherungstechnische Grenze gezogen, mit Hilfe derer ungerichtete Wunschvorstellungen eingegrenzt werden sollen; die normalen Schwankungsbreiten subjektiven Empfindens bedürfen damit nicht einer ständigen rechtlich neuen Bewertung. Stehen sich subjektiver und objektiver Befund unversöhnlich gegenüber, besteht dementsprechend eine Rangordnung in der Wertigkeit der Befunde zur Sicherung des Schadens, wobei objektive vor subjektiven Befunden einzuordnen sind [18]. Nur glaubhafte Beschwerden mit klarer Korrelation zu pathomorphologischen Vorgängen der betroffenen Gewebestrukturen können als relevant anerkannt werden; Schmerzen ohne positiven krankhaften Untersuchungsbefund sind als Beweismittel ungeeignet [18]. Dementsprechend ist auch bei etwaiger Feststellung einer MdE der Entschädigungssatz unter Einschluß des üblichen subjektiven Bildes bemessen [25]. Für einfache Störungen des körperlichen Wohlbefindens ist keine versicherungsrechtliche Akzeptanz vorgesehen – Ausnahmen bilden die seltenen Fälle, in welchen ein Einfluß auf das Erwerbsleben nachgewiesen werden kann [25].

Mit den genannten juristischen Vorgaben ist die Wertigkeit subjektiver Angaben in versicherungsrechtlicher Hinsicht deutlich eingegrenzt, entscheidend ist in jedem Fall die notwendige Verbindung zwischen subjektivem Bild und pathophysiologisch nachweisbarem Strukturschaden. Die Schwierigkeit, diese Vorgaben zu erfüllen, wird besonders beim Vorliegen vegetativ-zerebraler mittelbarer Krankheitssymptome deutlich. Diese Symptome sind in aller Regel unspezifisch, in keinem Fall *direkt* LWS-bezogen und naturwissenschaftlich kaum einer Überprüfung zugänglich. Sie beeinträchtigen das Zustandsbild des Patienten allerdings häufig mehr als die eigentlichen lokalen Probleme im Bereich der LWS.

Unabhängig von den oben herausgestellten Verfahrensprinzipien hat sich allerdings der Unfallversicherungsträger prinzipiell verpflichtet, aufgrund der vorgegebenen Richtlinien auch psychische Folgen somatischer Erkrankungen anzuerkennen, sobald eine eindeutige Abgrenzung von vorbestehenden (unabhängigen) Krankheitsbildern sowie von Aggravation und Simulation erfolgt ist. Die Zuständigkeit ist in SGB VII § 56/2 eindeutig – allerdings MdE-bezogen – festgelegt: „Die MdE richtet sich nach dem Umfang, der sich aus der Beeinträchtigung des körperlichen und *geistigen* Leistungsvermögens ergebenden verminderten Arbeitsmöglichkeiten auf dem gesamten Gebiet des Erwerbslebens." Besonders das BSG hat sich einer Bewertung psychischer Folgeschäden bei somatischen Krankheiten angenommen;

es akzeptiert sogar ausdrücklich eine rechtlich wesentliche ursächliche Verknüpfung, wenn die Fähigkeit zur freien Willensbildung durch Auswirkungen des Unfalles wesentlich beeinträchtigt war - auch wenn damit Begehrensvorstellungen verbunden sind [8, 9, 25]. Damit sieht das BSG bereits Zusammenhänge, welche klinisch-empirisch zwar vorhanden sein mögen, allerdings durchaus noch des bindenden naturwissenschaftlich-ärztlichen Nachweises im pathophysiologischen Sinne bedürfen. Der Unfallversicherungsträger ist in jedem Fall rechtlich verpflichtet, bei begründetem Verdacht auf das Vorliegen einer mittelbaren psychischen Unfallfolge sachgerechte Aufklärung über Einholung entsprechender sachverständiger Aussagen zu betreiben. Die erforderliche Objektivierung im Einzelfall geschieht durch ärztliche Fachgutachten.

Zusammenfassend muß der Grundsatz, daß „typischerweise mit einem Körperschaden verbundene Probleme mit dessen Benennung vollständig erfaßt sind", als Verpflichtung angesehen werden, in jedem Einzelfall vernünftige Zweifel an der Akzeptanz des gesamten Schadens durch Verbesserung der Kenntnis der funktionellen Anatomie der betroffenen Organe auszuräumen. Das wiederkehrende Auftreten spezifischer Beschwerdebilder erzwingt daher aus ärztlicher und juristischer Sicht den Versuch einer Objektivierung, auch wenn die Komplexität der pathophysiologischen Zusammenhänge eine Klärung offenbar erschwert.

Die nachfolgenden Gedankengänge können daher naturgemäß nur bruchstückhaft sein. Sie sollen als Versuch gewertet werden, einzelne Aspekte der reaktiven Vorgänge im Organismus im Rahmen der BK 2108 darzustellen und als Anregung, die Sachzusammenhänge weiter zu erforschen. Die zentrale Annahme besteht dabei zunächst darin, daß für alle biologischen Gewebestrukturen - besonders auch des Halte- und Bewegungsapparates - eine evolutionär bestimmte Grundregulation vorgegeben ist. Das Verlassen einer für jedes Organ rezeptorisch vorgegebenen Ausgangsstellung wird lokal erfaßt und erzeugt nach Meldung an das ZNS korrigierende Gegenimpulse. Aus hier - z.B. haltungsbedingt - andauernden Veränderungen des Muskeltonus entstehen so nach frustranem Korrekturversuch zunächst funktionelle, später morphologische lokale Gewebeschäden sowie Funktionsverluste der zugeordneten Steuerstruktur.

Das LWS-belastende Bewegungsmuster

Die Merkmale der versicherten Tätigkeit sind in Arbeitsprofilen für die verschiedenen Berufszweige relativ genau erfaßt; sie ähneln sich und enthalten folgende Bewegungsanteile:

a) Vorneigen und Körpergewicht bei deutlicher Rumpfbeugung stabilisieren
b) Gewicht mit den Armen aufnehmen und Oberkörper aufrichten
c) Das Gewicht - u.U. unter Rumpfrotation - transportieren
d) Vorneigen und Gewicht ablegen
e) Aufrichten ohne Gewicht

Zu a. Zu Beginn des Arbeitsvorganges wird beim Vorneigen der gesamte Rumpf unter gleichzeitiger Beugung von Knie- und Hüftgelenk kyphosiert. Der Körperschwerpunkt verlagert sich dabei automatisch nach ventral; zum Erhalt des Körpergleichgewichtes bei unveränderter Fußstellung ist eine Anspannung der dorsalseitigen Wirbelsäulen- und Becken-/Beinmuskulatur erforderlich, das Becken wird zusätzlich nach dorsal verlagert. Die langen Rückenstrecker werden passiv gedehnt, die monosegmentalen Wirbelsäulenhaltemuskeln wirken als Stabilisatoren der Wirbelkörper mit der dorsalen Becken-/Beinmuskulatur zusammen. Der Kopf zeigt zum optischen Erfassen des Arbeitsraumes nach unten; die Arme werden in Vorhalte gebracht.

Zu b. Die höchsten muskulären Spannungsspitzen treten in der 2. Arbeitsphase auf, wenn das Gewicht vom Boden abgehoben werden muß. Dieses bedeutet eine weitere deutliche Verlagerung des Schwerpunktes aus der gerade erreichten Gleichgewichtslage heraus nach ventral mit einer entsprechend der Größe der Last zunehmenden muskulären Haltetätigkeit. Beim weiteren Anheben des Gewichtes richtet sich der Oberkörper unter gleichzeitiger Beugung der Ellbogengelenke und Anspannung der Oberarm- und Schultergürtelmuskulatur auf. Da die Schultergürtelmuskulatur am knöchernen Schädel und der HWS fixiert ist, werden die Kräfte von der oberen Extremität dort auf den Rumpf übertragen. Zur Aufrichtung der LWS werden die langen Rückenstrecker tätig, ebenso die Extensoren von Hüft- und Kniegelenk. Der Kopf wird in Rekurvation gebracht, um das optische Feld zu erweitern und den neuen Arbeitsbereich anzusteuern. Die dorsale HWS-Muskulatur muß den Kopf in dieser unphysiologischen Stellung längere Zeit positionieren, gleichzeitig die Kaumuskulatur den Unterkiefer fixieren. Aufgrund der allgemeinen muskulären Anspannung im Gesamtorganismus wird der Druck im knöchernen Schädel sowie im Thorax- und Abdominalraum erhöht.

Zu c. Unter Rotation von LWS und insbesondere der Hüftgelenke bei gleichzeitigem Ausstellen des gleichseitigen Beines kommt es zur Verlagerung der Last vor dem Körper in mittlerer Höhe.

Zu d. Das Gewicht wird unter erneuter Beugung von Hüft- und Kniegelenk sowie Kyphosierung der Wirbelsäule und Dehnung der langen Rückenstrecker am Boden abgelegt.

Zu e. Unter weiterer Rekurvation der HWS wird abschließend die BWS und LWS zum normalen Stand bei gleichzeitiger Extension von Hüft- und Kniegelenk aufgerichtet. Zeitlich am längsten arbeiten dabei die Muskeln im Bereich von BWS und HWS, da diese Abschnitte der Wirbelsäule erst zum Schluß des Bewegungsablaufes die Ausgangsposition wieder erreichen.

Der geschilderte Bewegungsablauf ist damit von 2 unterschiedlichen Anteilen gekennzeichnet, nämlich dem als eigentliches Tätigkeitsziel anzusehenden Anheben des Gewichtes vom Boden (Funktion der Beugemuskulatur) sowie der damit notwendigerweise verbundenen Stabilisierung des Körpers gegen die Schwerkraft (Funktion der Haltemuskulatur). Der 2. Funktionsanteil ist der muskulär bei weitem belastendere, daher wird automatisch versucht, durch Verbesserung der Ausführungstechnik die Auslenkung des Körperschwerpunktes nach ventral zu minimieren. Dadurch wird sowohl eine deutliche Abnahme der belastenden muskulären Haltearbeit, als auch der Bewegungsarbeit der Wirbelsäule bewirkt. In der Bewegungsoptimierung liegt damit ein bedeutsamer Punkt der Primärprävention.

Reaktionsgrundlagen des Organismus bei Haltung und Bewegung

Biologische Organismen sind – wie alle übrigen materiellen Strukturen – permanent mit der Umwelt reagierende Gebilde, welche nach dem allgemeinen naturwissenschaftlichen Prinzip arbeiten, auf energetisch niedrigstmöglichem Niveau höchstmögliche Homöostase zu erreichen. Homöostase bedeutet die zunächst rein reflektorische, später auch teilweise gesteuerte Konstanterhaltung von Regelgrößen unterschiedlicher Systeme – z. B. auch des Muskeltonus. Jede Organstruktur – auch das Gehirn als Organ selbst – besitzt somit eine peripher festgelegte und zentral gesicherte funktionelle Grundposition, aus welcher heraus sie nach reizbedingter Auslenkung zur Sicherung der Funktion des Gesamtorganismus tendenziell zurückkehren will. Die Benennung der „Nullstellung" der jeweiligen Organrezeptoren ist dabei Gegenstand naturwissenschaftlicher und philosophischer Diskussion. Das Ausmaß der impulsbedingten Rezeptorauslenkung sowie die sich daraus entwikkelnden ZNS- und peripheren Gewebeantworten sind individuell unterschiedlich und genetisch geprägt, sie bestimmen als „Disposition" die Potenz der reaktiven Grundfähigkeiten zur Beseitigung von Störschäden.

Durch Darwin wurde eindeutig dargelegt, daß angesichts einer evolutionär geprägten Entstehung hochentwickelter biologischer Organismen auch die für uns heute relevanten Reaktionsweisen aus einfachen, zunächst automatisierten physikalisch-chemischen Grundeigenschaften entstanden sind. Alte Reaktionsmuster werden so im Langzeitverlauf durch neuere überlagert, welche durch die systemtheoretisch gebildeten Fähigkeiten sich entwickelnder Gewebestrukturen verstanden werden müssen. Alle Reaktionen folgen jedoch zwangsläufig den Grundgesetzen der elektromagnetischen Naturkraft bei gleichzeitig einwirkender – durch näheres und weiteres Umfeld bestimmter – Gravitation.

Zu den entwicklungsgeschichtlich ältesten Reaktionsweisen gehören dementsprechend die – quantentheoretischen Prinzipien folgenden – rein physikalisch-chemischen, heute besonders in der Molekularbiologie erforschten Grundreaktionen; schon jüngeren Datums sind die Reaktionsabläufe auf zellulärer Ebene, während die unseren heutigen Alltag bestimmenden jüngsten Reaktionsweisen mit Aufbau und Tätigkeit des Haltungs- und Bewegungsapparates (HBA) sowie dessen Steuerung durch das Zentralnervensystem (ZNS) – sowie den dazu notwendigen komplexen Abläufen der Energiegewinnung durch die inneren Organe – eng verbunden sind.

Das Zentralnervensystem (ZNS)

Ein den Organismus im Sinne des Aufrechterhaltens da Homöostase steuerndes Organ bedarf der aktivierenden Impulse aus der Peripherie. Diese werden von exogenen und endogenen Rezeptoren aufgenommen und nerval zum ZNS geleitet. Die Rezeptoren melden eine periphere Zustandsänderung und lösen eine genetisch und durch individuelle Erfahrungswerte gesteuerte Reaktion aus, welche den „Störherd“ zu beseitigen versucht.

Die auf das Gehirn eintreffenden Impulse lassen sich je nach Ursprungsort in somatisch-organische (Haut, HBA), vegetativ-organische (innere Organe), exogene (Sinnesorgane) sowie psychische aufteilen. Alle Impulse sind an elektrische Aufnahme, Weiterleitung und Verarbeitung unter Nutzung spezifischer Neurotransmitter gebunden. Die nervale Efferenz bedient sich – praktisch ausschließlich – verschiedener Muskelstrukturen (somatisch: HBA; vegetativ: Gefäße, Hohlorgane). Das Gehirn kann sich ohne von ihm aktivierte Muskelstruktur funktionell nicht ausdrücken.

Besonders im Wirbelsäulenbereich sind die nervalen Bahnen des somatischen und vegetativen Nervensystems eng verschaltet und bedingen einen intensiven funktionellen Kontakt der mit den Nerven verbundenen Gewebestrukturen. Auch die gemischten Hirnnerven sehen von ihrem Aufbau her eine derartige enge funktionelle Koppelung vor. Durch Zusammenführen von nervalen Impulsen verschiedener Ursprungsgebiete im Bereich afferenter Rückenmarkkernzellen kann das Gehirn bei Aktivierung der aufsteigenden Bahn den ursprünglichen Impulsgebungsort nicht mehr differenzieren; bei der resultierenden Efferenz kommt es daher zwangsläufig zu einer „pauschalen“, sich auch nach evolutionär-segmentalen Gegebenheiten richtenden Antwort, welche nicht nur die ursprünglich rezeptorisch aktive Struktur, sondern eine Vielzahl weiterer erreicht und reaktiv beeinflußt. Die aus dem klinischen Alltag bekannte reaktive Ankoppelung auf gleicher segmentaler Höhe gelegener innerer Organe mit den zugehörigen Wirbelsäulenmuskeln ist damit einfach erklärbar. Erst vor ca. 100 Jahren hat Head aufgrund dieser neurophysiologischen Gegebenheiten bestimmte Krankheitsbilder beschrieben, erklärt und Therapievorschläge gegeben. In der östlichen Medizin hat eine derartige, auf reflektorischen Vorstellungen beruhende Vorgehensweise bereits eine vieltausendjährige medizinische Tradition.

Ein spezifisches Charakteristikum des ZNS und damit ein markantes Kennzeichen entwickelter biologischer Organismen besteht darin, daß die von peripher einströmenden Impulse nicht mehr automatisiert nach einem stereotypen Muster zu einer direkt folgenden deterministischen muskulären oder psychischen Reaktion führen. Die Fähigkeit zur Speicherung und Koppelung verschiedenster, nach und nach aufgenommener Impulse ermöglicht eine verzögerte und an die Erfordernisse der jeweiligen Anforderung angepaßte Verhaltensweise. Spontan aufgenommene Reize werden also zunächst gespeichert und nicht spontan reflexiv, sondern erst bei Bedarf wieder abgegeben. Der Bedarf wird unter Berücksichtigung der bereits gespeicherten Gedächtnisinformationen und nach Rückkopplung mit der impulsgebenden Peripherie im Einzelfall bestimmt. Die Reaktionen sind im Sinne der Redundanz von über die Hypophyse geleiteten hormonellen Reaktionen begleitet.

Eine „angepaßte“ Reaktion bedarf der vorherigen intrazerebralen Bearbeitung. Das Gehirn bedient sich dazu verschiedener Gedächtnisformationen, welche mit unterschiedlichen (somatischen, vegetativen, emotionalen, kognitiven) unter genetischer Einwirkung gespeicherten Erfahrungswerten versehen sind. Jeder zentral eingehende Reiz wird automatisch über diese Gedächtnisschleife geführt; so ist jeder das Bewußtsein erreichende Impuls bereits emotional bewertet, womit zwangsläufig das Verhalten wesentlich beeinflußt wird.

Allerdings erreicht nur ein geringer Teil der auf den Organismus einströmenden Impulsarten – nach Durchlaufen der skizzierten Gedächtnisstrukturen – das Bewußtsein. Die Frage, welcher periphere Impulsanteil mit welchem Gedächtnisinhalt aufbereitet in jedem einzelnen Augenblick das Bewußtsein bilden soll, ist individuell nicht – oder zunächst nur gering – beeinflußbar. Steuerbar ist nach unseren derzeitigen Erkenntnissen lediglich die Fähigkeit, aus den im Bewußtsein jeweils schon vorhandenen Informationen Begriffe zu formen, Zielvorstellungen zu entwickeln und anschließend u.U. motorische Zellgruppen zu aktivieren, welche über efferente nervale Leitungssysteme die muskulär-somatische Peripherie zur Ausführung der gewünschten Aktivitäten erreichen.

Mit dem Bewußtsein wird der ansonsten weitgehend automatisierte Gestaltungsfreiraum deutlich erweitert bis hin zur Fähigkeit, Impulse aus sich selbst zu generieren und in Aktionen umzusetzen. Ob unsere Vorstellung von einem damit verbundenen „freien Willen“ tatsächlich substantiell ist, muß allerdings mit einem Fragezeichen versehen werden, da die Argumente, welche das Bewußtsein zur Zusammensetzung eines eigenen gestalterischen Handlungsaufbaues benötigt, vom Betroffenen nicht ausgesucht werden können – damit ist der Handlungsrahmen deutlich eingeengt. Dieser Gedankengang mag u.U. für das Auftreten mittelbarer psychischer Folgen einer BK eine gewisse Rolle spielen, wie ja auch bereits vom BSG festgehalten.

Der Haltungs- und Bewegungsapparat (HBA)

„Halten“ und „Bewegen“ sind 2 sehr unterschiedliche Funktionen, welche mit den gleichen Gewebestrukturen ausgeführt werden müssen. Der Halteapparat ist verantwortlich für die Sicherung der äußeren Form des elektromagnetisch gebundenen Gesamtorganismus gegenüber der Schwerkraft, der Bewegungsapparat für die reaktive Vermittlung bewußt oder unbewußt von zentral aus initiierten Bewegungen. Die Haltemuskulatur ist daher eher für Dauerarbeit, die Bewegungsmuskulatur für schnellere, kurzdauernde Tätigkeit geeignet; beide Tätigkeitsmerkmale addieren sich im Einzelfall. Die aus der Peripherie des HBA entstammenden Impulse werden teils reflexiv über das Rückenmark, teils über das ZNS verarbeitet.

Die *Haltemuskulatur* hat dementsprechend durch das Schaffen spezieller muskulärer Tonusbedingungen in den verschiedenen Körperregionen für den Erhalt einer Grundpositionierung unter dem Prinzip „aufrecht“ zu sorgen. Jedes aktiv oder passiv initiierte Auswandern des Körperschwerpunktes aus dem Gleichgewichtszentrum führt zur sofortigen Aktivierung von Mechanorezeptoren (Lagesinn), welche in den Gelenken, dem Knochen und dem zentralen Gleichgewichtsorgan lokalisiert sind. Die Mechanorezeptoren arbeiten unter Erfassung von Druck- bzw. Zugspannungen im betroffenen Gewebe, generieren bei Überschreiten einer gewissen Schwelle einen Impuls, welcher zur ausgleichenden Gegenreaktion führt. Es existieren zentrale Aktivierungsmuster, welche automatisch über Lokalisation und Ausmaß der notwendigen muskulären Ausgleichsaktivität bestimmen. Die betroffene Muskulatur erfährt dadurch eine Spannungs- bzw. Längenänderung, welche über Rückkoppelungsmechanismen in den Sehnenspindeln geglättet wird.

Die Wirbelsäule spielt in bezug auf die Haltetätigkeit bei Menschen naturgemäß eine große Rolle, dementsprechend findet sich in der zugehörigen Muskulatur ein permanent hohes Aktivitätsniveau mit dauernden ZNS-gekoppelten Zustandsänderungen. In diesem Zusammenhang ist die Stabilisierung des Kopfes besonders bedeutsam; im Bereich der HWS finden sich ausgedehnte rezeptive Felder, welche für eine Feinjustierung sorgen, um Störwirkungen von den Sinnesorganen fernzuhalten. Chronische Änderungen des muskulären Grundtonus im Bereich der Wirbelsäule führen zu einer ständigen Rezeptorimpulseinwirkung auf das ZNS.

Während die Haltemuskulatur also von Mechanorezeptoren in ihrem Tonus und damit ihrer Funktionalität gepegelt wird, entsteht eine Aktivierung der *Bewegungsmuskulatur* nerval-efferent über das ZNS, darüber hinaus auch im Sinne evolutionär alter Schutzreflexe über das Rückenmark (z. B. Flucht). Die bereits benannte Fähigkeit des ZNS, dort eintreffende Impulse nicht unmittelbar wieder an die Muskulatur abzugeben, befreit den Bewegungsapparat von einem deterministischen Automatismus und ermöglicht einen aktiv gesteuerten Handlungsablauf. Der Effekt tritt dabei überwiegend durch Änderungen der muskulären Länge bei gleichzeitiger Mitbewegung des knöchernen Fixpunktes auf. Wie bei der Haltetätigkeit kommt es auch hier zur gegenregulierenden Aktivierung von Sehnenspindelrezeptoren und über dadurch bewirkte gleichzeitige Tätigkeit der Gelenkantagonisten zum Versuch, sowohl die veränderte muskuläre Tonuslage als auch die Gelenkstellung wieder in die Grundposition zurückzubringen. Da jede muskuläre Tätigkeit, welche zur Ausführung einer Bewegung beiträgt, auch gleichzeitig den Körperschwerpunkt verändert, wird im Zusammenhang mit jeder aktiven Bewegung automatisch auch die durch Mechanorezeptoren gesteuerte Haltemuskulatur tätig.

Auch wenn die Details der komplizierten, mit dem ZNS rückgekoppelten Tätigkeit des HBA noch nicht annähernd naturwissenschaftlich erfaßt sind, gibt es gewisse Grundsätzlichkeiten, die auch im Rahmen der BK 2108 bedeutsam sind.

Muskuläre Tätigkeit im Bereich der LWS:

- beeinflußt reflektorisch die muskuläre Tätigkeit in anderen anatomischen Regionen zum Gleichgewichtserhalt,
- hat enge funktionale Verbindungen zu gleichsegmentalen inneren Organen,
- hat enge Verbindungen zum ZNS und damit u. a. auch zur Psyche.

Eine Beeinflussung ist immer auch gegensinnig möglich; so führen Lageveränderungen (z. B. im Bereich der Extremitäten) ebenso wie Erkrankungen gleichsegmentaler innerer Organe und psychische Veränderungen (z. B. Streß) zur reflektorischen Anspannung der LWS-Muskulatur.

Nichtlokale körperliche Dispositionsfaktoren haben damit beim Auftreten von LWS-Beschwerden pathogenetisch große Bedeutung. Besonders ist an einem Zusammenhang zwischen körperlicher Peripherie und steuerndem ZNS nicht zu zweifeln. Die dem französischen Philosophen Descartes (zu unrecht) überantwortete gedankliche Trennung zwischen Körper und Geist darf im naturwissenschaftlich-medizinischen Kontext dementsprechend keinen Bestand haben. Somatopsychisch oder auch psychosomatisch sind – auch und gerade im Rahmen der BK 2108 – nicht etwa Synonyme für Aggravation, Simulation, Rentenbegehren, Gelegenheitsursache oder aber ansonsten sich außerhalb der Schulmedizin befindliche Krankheitsbilder, sondern eher ein Hinweis für integrativen, funktionell-organischen Zusammenhang, dessen naturwissenschaftliche Details allerdings aufgrund der Komplexität noch weiterer Klärung bedürfen.

Organische Veränderungen im Rahmen der Überbelastung

„Der Gebrauch bestimmt die Funktionsweise" [1, 7]. Dieses für alle biologischen Strukturen gleichermaßen geltende Prinzip hat für den HBA besondere Bedeutung. Sowohl die aktiven, als auch die passiven Gewebeanteile verfügen über eine hohe Toleranz mechanischen Belastungen gegenüber, sie sind trainierbar. Durch entsprechend ausgerichtetes Training wird damit die Belastungsfähigkeit des betroffenen Gewebes erhöht, eine Schädigung durch Überbelastung vermieden. Die Grenze zwischen Training und Überbelastung muß dabei im Detail beachtet werden, sie folgt im Zusammenhang mit der BK 2108 zwangsläufig nur empirischen Kenntnissen. Genauere Details, wie sie z.B. durch die Trainingslehre in verschiedenen Leistungssportdisziplinen ausgearbeitet werden konnten, fehlen.

Überbelastung bedeutet Gewebeermüdung. Diese ist ein allen biologischen Geweben eigenes Phänomen und resultiert ganz allgemein dann, wenn die evolutionär für ein bestimmtes Gewebe ausgerichtete Regelbelastung für längere Zeit ohne zwischenzeitliche Möglichkeit der Erholung (Erreichen des Grundzustandes) überschritten wird. Es kommt dadurch – wohl aufgrund energetischer Defizite im Gewebe – zu einer zunächst reversiblen Abnahme der Fähigkeit mechanischer Kraftübernahme, darüber hinaus zur strukturellen Insuffizienz, der Degeneration. Die zentrale Regulationsfähigkeit nimmt ab – auch das Gehirn als Organ neigt unter den gleichen Gesichtspunkten zur zunehmenden Erschöpfung.

Passives System

Im Rahmen der BK 2108 sind diese Grundsätze besonders auf den Bandscheibenzwischenraum zu übertragen. Durch die *bewußt intendierte* Kyphosierung der Wirbelsäule besteht kaum eine steuertechnische Möglichkeit der lokalen Entlastung, da sich die beiden Bewegungsziele (Vorneigen bzw. Aufrichten) widersprechen; auch fehlen der Bandscheibe nervale Rezeptoren zur direkten Belastungsmeldung. Bei kyphosierungsbedingter lokaler Überbelastung des Bandscheibenzwischenraumes wäre eine Verbesserung nur durch Änderung der Wirbelsäulenposition erreichbar, dazu müßte die Haltemuskulatur ihren Tonus vermindern, also die Kyphosierung aufgegeben werden. Derartige Vorgänge, bei denen mechanisch überbelastetes Gewebe durch reflektorischen Tonusabfall der zugehörigen Muskulatur vor einer Schädigung bewahrt wird, konnten bisher allerdings nicht nachgewiesen werden.

Die – im Grunde hohe – Belastungstoleranz der Bandscheibe auch asymmetrischen Belastungen gegenüber wird durch Zusammensetzung der Interzellularsubstanz über die Anhäufung von Proteoglykanen und einer damit verbundenen hohen H_2O-Bindungsfähigkeit bestimmt. Sie bewirkt die entscheidende viskoelastische Funktion und das damit verbundene spezifische Deformationsverhalten bei Belastung. Das Ausmaß der Deformation ist von Richtung, Ausmaß und Zeitdauer der einwirkenden Kraft sowie der zyklischen Erholungsmöglichkeit abhängig. Bei eintretender Gewebeschädigung kommt es zu Stoffwechselveränderungen mit Verminderung der H_2O-Bindungsfähigkeit, zur Fibrosierung der Interzellularsubstanz und Verminderung der mechanischen Druck- und Zugfestigkeit des Bandscheibengewebes [24]. Die Veränderungen entsprechen prinzipiell denen des Alterns, schreiten jedoch – einmal eingetreten – offensichtlich erheblich schneller voran.

Mit den mikroskopischen Veränderungen des Bandscheibengewebes sind verschiedene makroskopische Bilder verbunden. Durch die asymmetrische, ventral lokalisierte Druckerhöhung im Bandscheibenzwischenraum kann es bereits primär zur nach dorsal gerichteten Verlagerung des Nucleus pulposus mit funktioneller Beeinträchtigung benachbarter Nerven und den typischen radikulären Zustandsbildern kommen. Durch Fibrosierung bedingte Höhenminderung des Bandscheibenzwischenraumes erleichtert dieses und führt darüber hinaus zur Überbelastung der zugehörigen Facettengelenke, zur reaktiven lokalen Muskelschädigung und damit zur segmentalen Instabilität. Diese ist zwar definitorisch nicht eindeutig gefaßt, spielt jedoch im Rahmen einmal eingetretener Bandscheibenschädigungen (wohl aber nur außerhalb der BK 2108!) eine bedeutsame schmerzauslösende Rolle.

Es überlagern sich also klinisch und röntgenologisch verschiedene Zustandsbilder, wobei die angeführte pathogenetische Kausalitätskette durchaus für eine Abhängigkeit zwischen asymmetrischer, repetitiver hoher Druckeinwirkung mit zu kurzen Erholungspausen einerseits und den eingetretenen Gewebeveränderungen andererseits sprechen könnten. Demgegenüber bleiben jedoch durchaus noch offene Fragen:

- Eine im Grunde polysegmental angelegte Belastung führt trotz sich ähnelnder Arbeitsabläufe zu unterschiedlich lokalisierten monosegmentalen Veränderungen.
- Die durch Beugung intradiskal auftretenden Strukturschäden werden unterschiedlich lokalisiert und pathophysiologisch erklärt [22].
- Das Vorliegen einer im Rahmen von Bandscheibenschäden ansonsten klinisch bedeutsamen „segmentalen Instabilität“ kommt angesichts des zuvor mindestens 10jährigen tätigkeitsbedingten Trainings der Haltemuskulatur wohl kaum in Betracht.
- Mit dem 50. Lebensjahr finden sich bei 97% aller Menschen degenerative Substanzveränderungen an der Bandscheibe, also besteht eine hohe Disposition [20].
- Auch beim Leistungssport geht man davon aus, daß Extrembelastungen (z. B. Marathonlauf mit entsprechendem Training) bei biologisch intakten Gelenkstrukturen nicht zum Schaden führen.
- Niedrige Erfolgs- und hohe Rezidivquoten nach Bandscheibenoperationen sprechen eher *gegen* als *für* eine radikuläre Genese eines derartigen Beschwerdebildes.
- Morphologisch verschiedene Bandscheibenschäden führen klinisch zu völlig unterschiedlichen Bildern, häufig sind sie asymptomatisch.
- Nur 2% aller LWS-Symptombilder sind mit einem morphologisch nachgewiesenen Bandscheibenschaden in Verbindung zu bringen [10].

Die Unwägbarkeiten in bezug auf einen wirklich naturwissenschaftlich nachvollziehbaren Zusammenhang sind also relativ groß, ein dispositiver Faktor dürfte eine große Rolle spielen. Bei akzeptiertem „Faktor 2“ käme der versicherten Tätigkeit damit auslösende Funktion im Sinne einer „richtunggebenden Verschlimmerung“ zu. Die hohe Varianz der Veränderungen in den betroffenen Bewegungssegmenten könnte ein Hinweis dafür sein, daß die subjektiven Beschwerden nicht ausschließlich bandscheibenbedingt entstehen.

Aktives System

Genau wie die versicherungsrechtlich im Rahmen der BK 2108 im Vordergrund stehenden passiven Bandscheibengewebestrukturen verändert sich die Muskulatur unter Dauerbelastung ohne ausreichende Erholung. Die für den passiven Anteil des HBA geltenden Prinzipien der Gewebeermüdung spielen im Bereich der Muskulatur allerdings keine bedeutsame Rolle, da die energetische Potenz des Muskelgewebes und damit die Erholungsfähigkeit außerordentlich groß ist. Damit sind strukturelle degenerative Veränderungen innerhalb der Muskelsubstanz selbst kaum zu erwarten. Zunächst entsteht demgegenüber - ebenso wie beim sportlichen Training - eine Gewebehypertrophie, welche bei gleichzeitiger relativer Unterfunktion der zugehörigen Antagonisten zu einer asymmetrischen Mehrbelastung der zugehörigen Gelenke führt. In diesem Stadium ist die Muskulatur bei entsprechendem Ausgleichstraining noch in der Lage, in ihren ursprünglichen Funktionszustand zurückzukehren.

Wird nach eingetretener muskulärer Hypertrophie der auslösende Belastungsfaktor nicht beseitigt, kommt es im nächsten Stadium sowohl bei den Halte- als auch bei den Bewegungsmuskeln zur dauerhaften muskulären Verkürzung. Bestimmte Bewegungssegmente der zugeordneten Gelenke können damit nicht mehr bedient werden, die motorischen Stereotype ändern sich zwangsläufig [1, 7, 22]. Die spastische Muskulatur sendet über die permanent aktivierten Sehnenspindeln Impulse aus, um die unphysiologische Tonuserhöhung zu beseitigen.

Verkürzte Muskeln sind nicht nur funktionell minderwertig, sondern auch gegenüber äußeren Einflüssen (Streß, Temperatur) außerordentlich empfindlich, so daß in einem derartig vorgeschädigten Gebiet bereits durch geringfügige zusätzliche Noxen akute, klinisch relevante Krankheitsbilder auftreten können. Es kommt zur verkürzungs- und schmerzbedingten Schonhaltung mit weiterer Zunahme der muskulären Spastik und Abnahme der Beweglichkeit. Abgesehen von der tastbaren Spannungserhöhung im Muskel und der meßbaren Bewegungseinschränkung finden sich im wesentlichen lokale Beschwerden an den Ansatzpunkten zwischen Sehnen und Knochen. Das klinische Bild ist typisch und läßt sich durch spasmolytische Medikation beeinflussen.

Im Bereich der LWS sind von der schmerzhaften Funktionseinschränkung sowohl die monosegmentalen Haltemuskeln als auch die langen Streckmuskeln betroffen. Besonders die letzteren besitzen erhebliche Muskelmasse und sind in der Lage, die knöchernen Ansatzpunkte im Bereich der Wirbelsäule und des Beckens in ihrer Stellung zu verlagern, wodurch sekundäre, kompensatorische Muskelaktivitäten an anderer Stelle erforderlich werden. Auch im Bereich dieser Sekundärherde kommt es auf Dauer zur gleichen Überbelastung. In die Erkrankung können somit nach und nach mehrere Wirbelsäulenabschnitte einschließlich auch der Extremitäten einbezogen werden. Die Sekundärherde können klinisch relevanter sein als das eigentlich auslösende Krankheitsbild, so daß sich ohne Kenntnis der funktionellen Zusammenhänge u. U. keine kausale Therapie durchführen läßt.

Ein derartiges – durch im Rahmen einer Dauerbelastung unter Verkürzung der belasteten Muskelstrukturen entstandenes – Krankheitsbild wurde von Brügger ausführlich beschrieben, die zugehörigen funktionellen Grundlagen sind hier detailliert aufgelistet [7]. Die „sterno-symphysale Belastungshaltung" korrespondiert mit dem Krankheitsbild bei existenter BK 2108. Besonders die zwangsläufig innerhalb von Jahren auftretenden Sekundärfolgen (Verkürzung der Schultergürtelmuskulatur, Innenrotation der Schultern, Überlastung der HWS- und Kaumuskulatur, zentrale kognitive und vegetative Regulationsstörungen usw.) lassen sich in Kenntnis der oben skizzierten Reaktionsgrundlagen des biologischen Organismus einfach nachvollziehen.

Sind derartige Symptome im Rahmen der BK 2108 vorhanden, haben sie selbstverständlich versicherungsrechtlich nur dann Bedeutung, wenn sie *zusätzlich* zur geforderten Bandscheibenschädigung auftreten, nicht *alternativ* dazu. Es muß allerdings berücksichtigt werden, daß in der Regel muskuläre Probleme zeitlich *vor* Bandscheibenschäden auftreten, so daß sich Frühsymptome bereits bemerkbar machen können, wenn versicherungsrechtlich weder der Zehnjahreszeitraum abgelaufen ist, noch die geforderte nachweisbare Bandscheibenschädigung besteht. Besonders in diesen Vorstadien, in welchen die muskuläre Fehlhaltung noch kompensierbar ist, muß allerdings eine intensive muskelstabilisierende Therapie (Sekundärprävention) betrieben werden, da sich so u. U. das Auftreten von Spätfolgen noch verhindern läßt.

Steuerungssystem

Ebenso wie die Gewebestrukturen des HBA ist auch das Gehirn als Organ den biologischen Vorgängen einer möglichen Überbelastung unterworfen; es zeigt – allerdings in variablem Rahmen – die Merkmale der Trainierbarkeit und Ermüdung. Wie in der körperlichen Peripherie hängen diese gehirnorganischen Reaktionen von Ausmaß, Intensität und Zeitdauer der einwirkenden Belastungsfaktoren ab. Diese können rezeptorinitiiert (Haut, Muskulatur, innere Organe, Sinnesorgane) oder aber psychisch bedingt sein. Die Stressoren sind dabei weitgehend austauschbar und beeinflussen sich gegenseitig. Streß (eigentlich: Disstreß) ist dementsprechend ein durch spezielle Symptome charakterisierter Zustand des ZNS, bei welchem störende Einwirkungen durch Gegensteuerung nicht beseitigt werden können. Es werden dadurch spezifische periphere Symptome hervorgerufen, die sich zum ursprünglichen, auslösenden Krankheitsbild addieren [1–4, 7, 11, 13, 16]. Im umgekehrten Sinne kann somatisch-muskuläres Training zur zentralen Normalisierung genutzt werden [2, 11].

Angesichts der ganz überwiegend muskulären Anbindung des ZNS an die körperliche Peripherie machen sich zentralnervöse Regulationsstörungen im Bereich der somatisch bzw. der vegetativ versorgten Muskulatur bemerkbar. Die Reaktionen sind jeweils durch spastische Zustandsänderungen charakterisiert. Im Bereich der Wirbelsäule addieren sie sich zu den bereits vorhandenen Veränderungen, können auch bei – noch – subklinischen Zustandsbildern eine Dekompensation hervorrufen [21]. Im Körperinneren werden die Muskeln der Hohlorgane (Herz, Lunge, Magen-Darm-Trakt) sowie insbesondere die Gefäßmuskeln betroffen. Über diese kommt es zum

Auslösen einer „Entzündungsreaktion" (arterieller Spasmus, Gewebeödem, Fibrosierung). Die resultierenden Veränderungen laufen zunächst im Interzellularsystem ab, klinische Krankheitsbilder sind Ausdruck dieser Gewebevorgänge und entwickeln sich in ihrer Symptomatologie je nach sekundär betroffenem Organ [15]. Wird der Heilvorgang, z. B. durch arteriellen Dauerspasmus, gestört (permanenter Sympathikotonus), kommt es zur Ausbildung chronischer Erkrankungen, da aufgrund der einmal eingeleiteten Veränderungen kein „heilender" Abschluß folgen kann. Aufgrund der Austauschbarkeit der im Bereich des ZNS wirksamen Stressoren sowie der engen, wirbelsäulennahen Verschaltungen der impulsvermittelnden Nerven reagieren somatische und vegetative Muskulatur immer zusammen.

Die psychische (hier undifferenziert synonym zu „geistige") Leistungsfähigkeit des ZNS ist zweifelsfrei ebenfalls an die intakte Funktion von Nervenzellen gebunden. Dementsprechend müssen sich Steuerungsdefizite auch hier beeinträchtigend auswirken. Wir hätten damit (neben dem somatisch-muskulären, vegetativ-muskulären und hormonellen) einen weiteren Efferenzbereich des Gehirns vor uns.

Die Einflußnahme auf psychische Verhaltensweisen dürfte wohl in enger Beziehung zum Bewußtsein zu suchen sein: Sowohl eine geänderte Selektion der diesem zur Verfügung gestellten Eindrücke als auch eine darüber hinaus gehende Änderung der Sinngebung bereits im Bewußtsein vorhandener Inhalte wäre als Erklärungsversuch realistisch. Damit würden sich – dann mehr oder weniger willensabhängig – die einzelne psychische Leistung und das resultierende Verhalten ändern.

Da die individuelle Verhaltensweise mehr als andere körperliche Fähigkeiten neben genetischen Faktoren von – naturgemäß im Einzelfall sehr unterschiedlichen – persönlichen Erfahrungswerten beeinflußt wird, ist die Disposition als Element der Krankheitsentstehung erheblich bedeutungsvoller. Durch Unfall bzw. chronische Erkrankung wird jeweils eine spezifische Persönlichkeit betroffen mit der ihr eigenen Veranlagung zur Konfliktbewältigung. Daraus entstehen individuell unterschiedliche Verhaltensstrategien, welche sich jedoch in der Regel nach einem an ärztlicher Erfahrung orientierten „Normalmuster" bewerten lassen. Verlassen die demonstrierten Verhaltensweisen die Norm, muß abgeklärt werden, ob eine derartige, dann krankheitsbedingte Wesensveränderung von Normvarianten, versicherungsunschädlichen Schadensanlagen oder aber schlichtem Rentenbegehren hervorgerufen wird. Kenntnisse normaler und pathologischer Persönlichkeitsstrukturen sind in diesem Zusammenhang unerläßlich [26]. Vorbestehende neurotische Fehlhaltungen müssen unter Anlegung eines strengen Maßstabes abgegrenzt werden, um nicht einer unbegründeten Anspruchsausweitung Vorschub zu leisten. Andererseits darf dem Patienten kein Nachteil durch spezifische seelische Veranlagung entstehen; ein Patient ist nicht automatisch Simulant, wenn er ZNS-abhängige Störungen im psychischen Bereich ausweist.

Wunschbedingtes Begehren ist nur dann rentenschädlich, wenn die Möglichkeit für den Patienten bestand, dieses durch einen Willensakt zu unterdrücken – bei *unbewußt* wunschbedingtem Begehren ist dieses nicht möglich, da Unbewußtes keinen reaktiven Willensakt auslösen kann. Ob eine chronische LWS-Erkrankung funktionelle Veränderungen im psychischen Bereich des ZNS – u. U. auch mit unbewußt hervorgerufener Begehrensvorstellung – hervorrufen kann, muß letztlich der Sachverständige individuell entscheiden. Eindeutig ist, daß ein statistischer Zusammenhang zwischen chronischen Wirbelsäulenbeschwerden und psychischen

Begleitsymptomen besteht [12, 17, 21, 23]. Berücksichtigt werden muß dabei auch, daß ein chronisches Schmerzerleben das ZNS funktionell beeinträchtigen kann, insbesondere wenn nach langjähriger persönlicher Erfahrung keine somatische Heilchance in Aussicht steht. Der Schmerz kann dann im engen Zusammenhang mit dem bereits chronisch veränderten Muskeltonus als zusätzlicher regulativer Störfaktor wirken.

Das Auftreten psychischer Zusatzsymptome im Rahmen der BK 2108 hat eine direkte Korrelation zur BK 2301 (Lärmschwerhörigkeit). Bei dieser Berufskrankheit wird die Möglichkeit eines Zusammenhanges von Grunderkrankung und parallel vorhandenen psychovegetativen Symptomen grundsätzlich gesehen und damit eine versicherungsrechtlich interessante Diskussion eröffnet [21].

Zusammenfassung

Die juristischen Vorgaben zur BK 2108 sind eindeutig formuliert. Die Verwaltung erwartet in bezug auf die der Berufskrankheit zugrundeliegenden medizinischen Zusammenhänge die gleiche Klarheit der Definition.

Angesichts defizitärer naturwissenschaftlicher Grundlagen entstehen in dieser Hinsicht immer wieder Diskrepanzen, welche in der Diskussion zu Mißverständnissen führen. Die Ursache liegt darin, daß die klar formulierbaren, den erforderlichen Kausalitätsansprüchen berufsgenossenschaftlicher Tätigkeit genügenden juristischen Vorgaben sich nicht ohne weiteres durch monokausale Denkabläufe im Rahmen biologischer Vorgänge ergänzen lassen. Besonders organische Strukturen mit einem hohen Maß an Steuerungs- und Rückkoppelungseinflüssen sind bei Vorliegen chronischer Krankheitsbilder in ihrer funktionellen Komplexität nicht mehr eindimensional zu erfassen. Der gerade im Bereich der Wirbelsäule gegebene enge funktionelle Zusammenhang zwischen körperlicher – hier besonders muskulärer – Peripherie und zentralnervöser Steuerung erfordert die Beschäftigung mit den medizinischen Alltag bisher kaum berührenden Themenfeldern. Biomechanik ist durch Biologie, Morphologie durch Funktion, Reflex durch Steuerung und Statik durch Dynamik zu ergänzen. Das subjektive Beschwerdebild weist dabei den Weg zu den pathophysiologischen Zusammenhängen.

Gefordert ist in diesem Zusammenhang ein mit Augenmaß weiterentwickelter ärztlich-sachverständiger Konsens, welcher unter den vorgegebenen juristischen Rahmenbedingungen die naturwissenschaftlichen Zusammenhänge im Bereich noch offener Problemkreise weiter klären hilft, um durch zunehmendes Verständnis von speziellen Symptombildern die verwaltungstechnisch geforderte und ärztlicherseits erwünschte konsequente Abgrenzung zwischen versicherten und nicht versicherten Gesundheitsschäden zu erleichtern.

Literatur und Anmerkungen

1. Alexander F (1951) Psychosomatische Medizin. de Gruyter, Berlin
2. Becker H (1989) Konzentrative Bewegungstherapie. Thieme, Stuttgart New York
3. Bernstein NA (1988) Bewegungsphysiologie. Barth, Leipzig

4. Bobath B (1986) Abnorme Haltungsreflexe bei Gehirnschäden. Thieme, Stuttgart New York
5. Bolm-Audorf, U (1993) Standortbestimmung aus der Sicht des Gewerbearztes. In: Hierholzer G, Ludolph E, Kunze G (Hrsg) 9. Gutachten-Kolloquium. Springer, Berlin Heidelberg New York Tokyo
6. Brandenburg St (1966) Psychogene Störungen nach physischen Traumen - aus juristischer Sicht. Vortrag: Heidelberger Gespräche, Heidelberg
7. Brügger A (1980) Die Erkrankungen des Bewegungsapparates und seines Nervensystems. Fischer, Stuttgart New York
8. BSG 29. 1. 86 9b RU 56/84
9. BSG 5. 8. 87 9b RU 36/86
10. Falkenburg HA, Haanen HCM (1982) The epidemiology of low back pain. In: White AA (ed) AAOS Symposium on idiopathic low back pain. Mosby, St. Louis
11. Feldenkrais M (1958) Bewußtheit durch Bewegung. Suhrkamp, Frankfurt
12. Fordyce WE, MacMahan R, Rainwater G (1981) Pain complaint exercise performance relationship in chronic pain. Pain 10: 311
13. Gustavsen R (1991) Trainingstherapie im Rahmen der manuellen Medizin. Thieme, Stuttgart New York
14. Halm H, Liljenquist U (1996) Biomechanik und Pathophysiologie der Wirbelsäule. In: Jerosch J, Witting U, Brunsmann D (Hrsg) Berufsbedingte Erkrankungen der Wirbelsäule. Enke, Stuttgart
15. Heine H (1997) Lehrbuch der biologischen Medizin. Hippokrates, Stuttgart
16. Helmrich HE (1985) Die Bindegewebsmassage. Haug, Heidelberg
17. Keidel M, Yagüez L, Wilhelm H, Diener HC (1997) Neuropsychologische Defizite nach HWS-Schleudertrauma im prospektiven Verlauf. In: Graf-Baumann T, Lohse-Busch H (Hrsg) Weichteildistorsionen der oberen Halswirbelsäule. Springer, Berlin Heidelberg New York Tokyo
18. Ludolph E (1991) Das subjektive Beschwerdebild in Therapie und Begutachtung. BG 1: 43
19. Ludolph E, Schröter F (1996) Anmerkungen zur Beurteilung und Begutachtung der Berufskrankheiten Nr. 2108 und 2110 der Anl. 1 zur BeKV. Arbeitsmed Sozialmed Umweltmed 31: 333, 8
20. Miller JAA, Schmatz C, Schultz AB (1988) Lumbar disc degeneration: correlation with age, sex and spine level in 600 autopsy specimens. Spine 13 (2): 173
21. Müller R (1993) Zur Berücksichtigung von Ohrgeräuschen (Tinnitus) als Berufskrankheit. Sozialversicherung 9: 232
22. Nachemson A, Elfstrom GA (1970) Intravital dynamic pressure measurement in lumbar disc. Scand J Rehabil Med Suppl 1: 5
23. Nentwig CG (1996) Psychologische Ursachen für Wirbelsäulenbeschwerden am Arbeitsplatz. In: Jerosch J, Witting U, Brunsmann D (Hrsg) Berufsbedingte Erkrankungen der Wirbelsäule. Enke, Stuttgart
24. Pospiech J, Wilke HJ, Stolke D (1996) Experimentelle Untersuchungen zum intradiskalen Druckverhalten zervikaler Bewegungssegmente. In: Schmitt E, Lorenz R (Hrsg) Die Bandscheibe und ihre Erkrankungen. Enke, Stuttgart
25. Schönberger A (1970) Zur Begutachtung „Subjektiver Symptome“ unter besonderer Berücksichtigung des Schmerzproblems. Schriftenreihe „Unfallmedizinische Tagung“ Mainz 21./22. 11. 1970
26. Venzlaff U (1958) Die psychoreaktiven Störungen nach entschädigungspflichtigen Ereignissen (Die sogenannten Unfallneurosen). Springer, Berlin Göttingen Heidelberg

Ergebnisse der Begutachtung zur BK 2108 bei Pflegekräften

V. Grosser, K. Seide und D. Wolter

Einleitung

Die besondere Problematik der BK 2108 ist, daß einerseits bandscheibenbedingte Erkrankungen der LWS in der Bevölkerung auch ohne berufliche Belastungen häufig sind, andererseits schädigende berufliche Belastungen keineswegs obligat eine bandscheibenbedingte Erkrankung der LWS zur Folge haben. Die Abwägung, ob im Einzelfall die beruflichen Belastungen eine wesentliche Ursache oder Teilursache für die Entstehung oder Verschlimmerung einer bandscheibenbedingten Erkrankung der LWS sind, ist deshalb schwierig. Von besonderer Bedeutung ist dabei die Frage, ob sich berufsbedingte und schicksalhafte Schadensbilder an der LWS radiologisch voneinander unterscheiden lassen.

Diese Arbeit berichtet über die Begutachtungsergebnisse bei Pflegekräften unter besonderer Berücksichtigung des Verteilungsmuster der Bandscheibenschäden bei belasteten und nicht belasteten Antragstellern.

Patientengut und Methode

Die Auswertung bezieht sich auf 500 konsekutive Begutachtungen zur BK 2108 bei Angehörigen des Pflegeberufes, welche im Rahmen des BGW-Forschungsprojektes „Berufsbedingte Erkrankungen der Wirbelsäule bei Beschäftigten im Gesundheitswesen" am Berufsgenossenschaftlichen Unfallkrankenhaus Hamburg (BUKH) durchgeführt wurden. Bevor eine Begutachtung am BUKH veranlaßt wurde, erfolgten zunächst umfangreiche Vorermittlungen des Unfallversicherungsträgers zu den arbeitstechnischen Voraussetzungen und zum medizinischen Sachverhalt. Bei der hier begutachteten Population handelt es sich also um ein selektiertes Patientengut.

Im Rahmen des Forschungsprojektes wurde ein standardisiertes Verfahren erarbeitet, das für die Gutachter eine einheitliche Erfassung der beruflichen Anamnese, der Krankheitsgeschichte, des Befundes und der Beurteilung ermöglicht [45]. Hierzu wurde ein 20seitiger Erhebungsbogen entwickelt. Die Daten wurden durch den Gutachter markiert und mit dem Computer unter Verwendung des Statistikprogrammpaketes SAS ausgewertet. Die Röntgenuntersuchungen erfolgten nach einem einheitlichen Schema. Es wurden Aufnahmen der HWS, BWS und LWS in 2 Ebenen im Stehen, eine Beckenübersichtsaufnahme sowie Funktionsaufnahmen der LWS und eine Zielaufnahme des lumbosakralen Überganges durchgeführt. In 335 der 500 Fälle wurde ein CT durchgeführt.

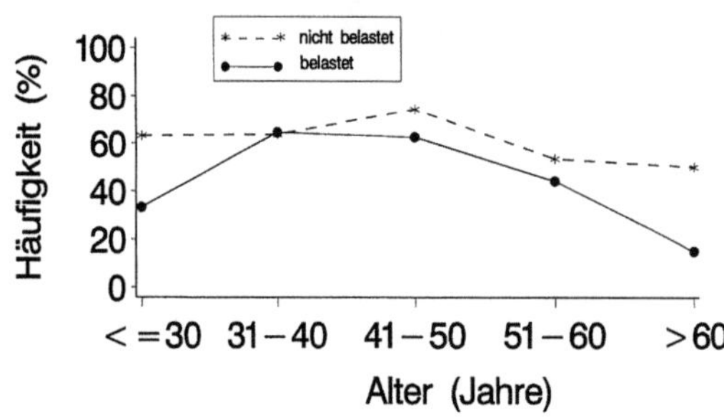

Abb. 1. Prolaps: Altersverteilung für den Befall mindestens eines Segments

Die Beurteilung der Belastung erfolgte nach den Richtlinien des technischen Aufsichtsdienstes der BGW: Mindestens 16 schwere Hebevorgänge am Patienten pro Schicht in mindestens 120 Schichten pro Jahr für mindestens 10 Jahre [45].

Ergebnisse

Langjährige berufliche Belastungen im Sinne der BK 2108 lagen in 357 Fällen vor. In 143 Fällen waren die arbeitstechnischen Voraussetzungen der BK 2108 nicht erfüllt. Von insgesamt 400 begutachteten Frauen (mittleres Alter 48 Jahre) hatten 286 langjährige berufliche Belastungen (mittleres Alter 50 Jahre), 114 erfüllten die arbeitstechnischen Voraussetzungen der BK 2108 nicht (mittleres Alter 43 Jahre). Von insgesamt 100 begutachteten Männern (mittleres Alter 47 Jahre) hatten 71 langjährige berufliche Belastungen (mittleres Alter 49 Jahre), 29 erfüllten die arbeitstechnischen Voraussetzungen der BK 2108 nicht (mittleres Alter 43 Jahre). Die Mehrzahl der Antragsteller kam aus den Bereichen Altenpflege (28%), der inneren Medizin (18%) und der Chirurgie (16%).

In 81,4% der Fälle wurde eine Bandscheibenerkrankung der LWS, davon in 66,5% ein Bandscheibenvorfall, diagnostiziert. Die Manifestationsform und das Verteilungsmuster zeigten bei alterskorrigierter Auswertung keine signifikanten Unterschiede zwischen der belasteten und nicht belasteten Gruppe. Aufgrund der Vorselektion lag die Häufigkeit von Chondrosen mit etwa 80% in allen Altersgruppen auf hohem Niveau. Bandscheibenvorfälle waren in den Altersgruppen zwischen 30 und 50 Jahren gehäuft (Abb. 1). Die Spondylose zeigte sowohl in der belasteten als auch in

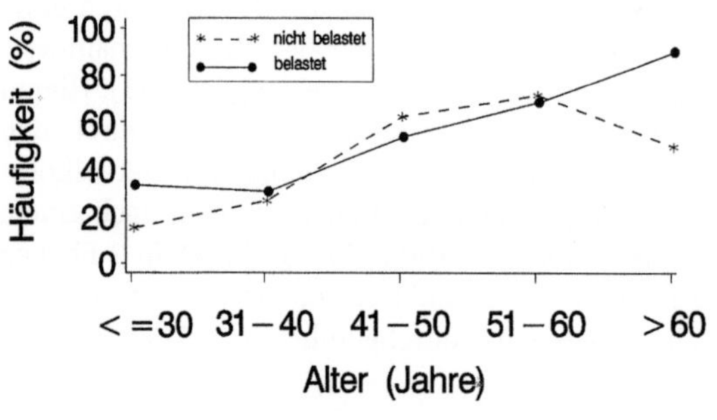

Abb. 2. Spondylose: Altersverteilung für den Befall mindestens eines Segments

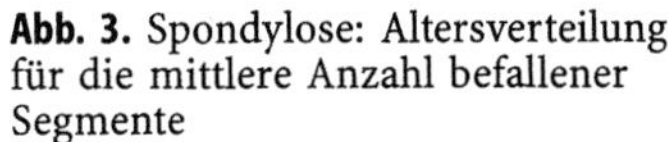

Abb. 3. Spondylose: Altersverteilung für die mittlere Anzahl befallener Segmente

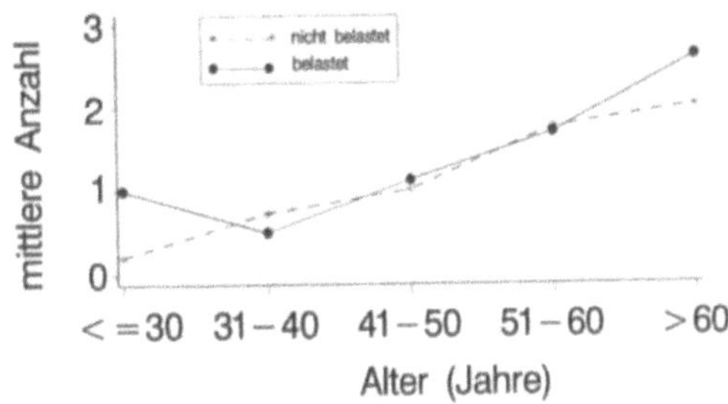

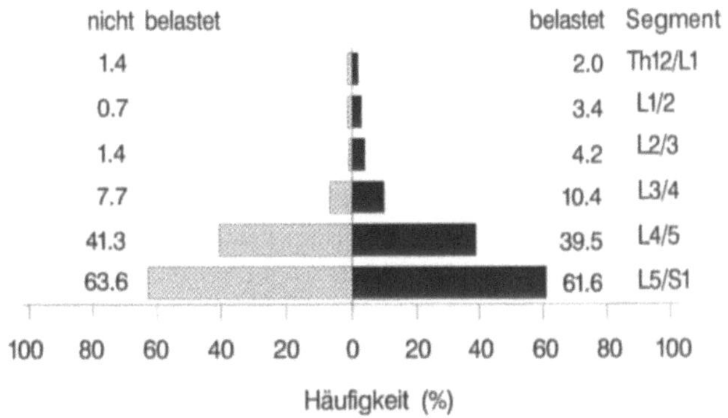

Abb. 4. Chondrose: Häufigkeit in Abhängigkeit von der Lokalisation

der nicht belasteten Gruppe eine deutliche statistisch signifikante Altersabhängigkeit ($p < 0{,}0001$). Dies gilt sowohl für die Häufigkeit des Auftretens mindestens eines spondylotisch veränderten Segments als auch für die mittlere Anzahl der betroffenen Segmente (Abb. 2 und 3).

Chondrosen und Bandscheibenvorfälle betrafen überwiegend die unteren beiden LWS-Segmente (Abb. 4 und 5). Spondylosen wurden auch an der mittleren und oberen LWS häufiger gesehen (Abb. 6). Die Spondylosen der unteren LWS waren in

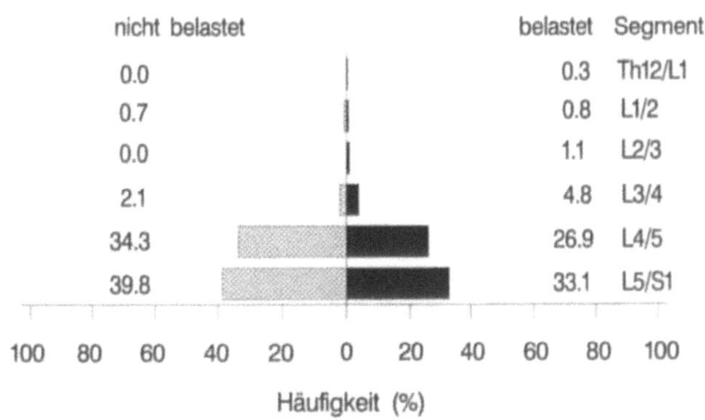

Abb. 5. Prolaps: Häufigkeit in Abhängigkeit von der Lokalisation

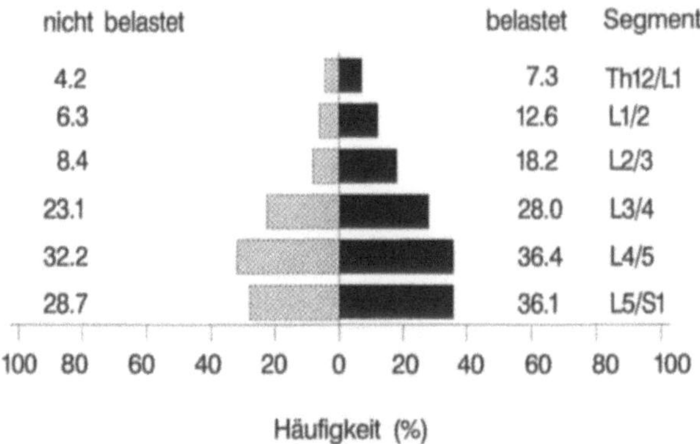

Abb. 6. Spondylose: Häufigkeit in Abhängigkeit von der Lokalisation

der Regel mit chondrotischen Veränderungen vergesellschaftet. Bei monosegmentalem Befall hatte der Kreuzbeinbasiswinkel einen signifikanten Einfluß darauf, ob die Erkrankung das Segment L4/5 oder das Segment L5/S1 betraf ($p < 0{,}01$). Bei einem Kreuzbeinbasiswinkel von > = 35 Grad war in 71% das Segment L5/S1 betroffen und in 29% das Segment L4/5, bei einem Winkel von >35 Grad in 58% das Segment L5/S1 und in 42% das Segment L4/5.

In der Mehrzahl der Fälle betrafen die degenerativen Veränderungen der LWS die unteren beiden Segmente mono- bzw. bisegmental. Die mehrsegmentale Manifestationsform - definiert als Befall von mindestens 3 LWS-Segmenten durch Chondrose, Prolaps und/oder Spondylose - nahm mit dem Alter deutlich zu ($p = 0{,}0047$). Degenerative Veränderungen der HWS und BWS nahmen ebenfalls mit dem Alter deutlich zu und hatten einen signifikanten Einfluß auf die Häufung der Mehrsegmentalität (Abb. 7: HWS alterskorrigiert: $p = 0{,}019$; BWS alterskorrigiert: $p = 0{,}01$; HWS plus BWS alterskorrigiert: $p = 0{,}002$). Die beruflichen Belastungen zeigten keinen signifikanten Einfluß auf die Häufigkeit der Mehrsegmentalität an der LWS.

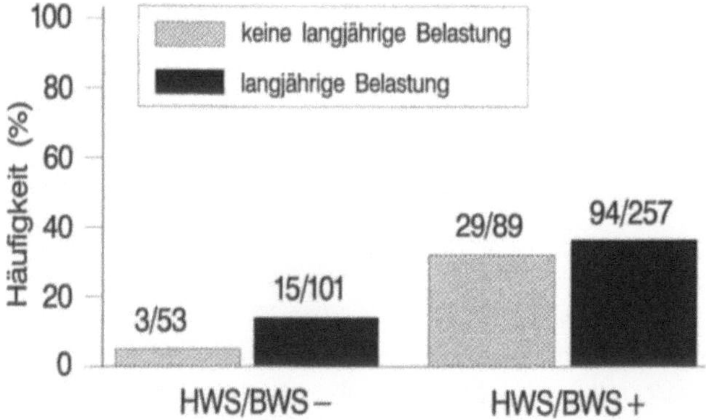

Abb. 7. Häufigkeit des mehrsegmentalen Befalls der LWS in Abhängigkeit von den beruflichen Belastungen und vom Degenerationszustand der HWS und BWS

Lediglich in der Untergruppe ohne wesentliche HWS- und BWS-Veränderungen war ein Trend zu erkennen (alterskorrigiert: p = 0,1). Insbesondere war bei Vorliegen von degenerativen HWS- und/oder BWS-Veränderungen kein signifikanter additiver Effekt unter den Bedingungen des Kollektivs festzustellen.

Bei 14% der untersuchten Antragsteller wurde die Anerkennung einer Berufskrankheit mit einer MdE von 10%, in 7,6% mit einer MdE von 20% und in 2,2% mit einer MdE von 30% empfohlen. In einem Fall mit außergewöhnlich schwerwiegenden Erkrankungsfolgen wurde die MdE auf 40% geschätzt. Maßnahmen nach § 3 wurden in 16,2% der Fälle empfohlen.

Diskussion

Epidemiologie

Grundlage für die Anerkennung einer BK 2108 in der Begutachtung war die Wertung des epidemiologischen Kenntnisstandes durch den ärztlichen Sachverständigenbeirat des Bundesministeriums für Arbeit und Sozialordnung [5]. Es gibt eine Vielzahl von Arbeiten, welche über eine zweifache und höhere Häufung von Kreuzschmerzen und Lumboischialgien bei Krankenschwestern berichten [1, 4, 7–11, 15, 26, 32, 33, 39, 40]. Heuchert et al. [20] stellten kein erhöhtes Risiko chronischer Gesundheitsstörungen durch degenerative Wirbelsäulenerkrankungen bei Krankenschwestern fest. Wenige Untersuchungen beschäftigen sich mit der Aufschlüsselung nach Fachgebieten. Jensen [24] schließt, daß das Fachgebiet keinen Einfluß auf die Krankheitshäufigkeit hat, er findet jedoch einen deutlichen Einfluß bei der Untersuchung verschiedener durchzuführender Tätigkeiten. Tan [38] und Mandel [28] finden eher geringe Einflüsse des Fachgebietes, Venning [39] jedoch sehr deutliche Unterschiede.

Nach arbeitsmedizinischen Untersuchungen von Ljungberg [27] unter Verwendung von Holzschuhen mit Drucksensoren sind auf technisch modern eingerichteten Stationen die Belastungen um ca. 50% vermindert, die Häufigkeit lumbaler Beschwerden ist auf traditionell ausgerüsteten Stationen gegenüber Stationen mit modernstem technischem Standard verdoppelt. Die Studien beruhen auf Befragungen, teilweise auch auf der Auswertung von Arbeitsunfähigkeitszeiten und vorzeitigen Berentungen oder arbeitsmedizinischen Vorsorgeuntersuchungen. Aufgrund des starken Einflusses psychosozialer Faktoren [6, 30] auf das Symptom Kreuzschmerz und der Häufigkeit muskulär bedingter Rückenbeschwerden [29] einerseits, sowie der Möglichkeit einer belastungsabhängigen Beschwerdeauslösung bei berufsunabhängig entstandener Bandscheibenerkrankung andererseits besteht ein Konsens, daß aus derartigen Studien lediglich indirekte Rückschlüsse auf eine berufsbedingte Bandscheibenschädigung gezogen werden können. Diese Vorsicht ist auch beim erfragten Merkmal Lumboischialgie geboten.

In der Freiburger Querschnittsstudie zur Prävalenz von LWS-Erkrankungen [32] war die erfragte Punktprävalenz Lumboischialgie/Ischialgie bereits in den ersten Berufsjahren bei den Pflegekräften 6,5fach höher als im unbelasteten Bürokollektiv, also zu einem Zeitpunkt, zu dem die beruflichen Belastungen noch nicht zu einer klinisch relevanten Bandscheibenschädigung geführt haben können. Die bereits in den ersten Berufsjahren deutliche Häufung von Beschwerden ist dennoch bedeutsam, da sie auf ein Mißverhältnis zwischen Belastung und Belastbarkeit bei den betroffenen Pflegekräften hinweist.

Eine Häufung von Bandscheibenvorfällen/-protrusionen bei Pflegekräften fand sich in 2 Fallkontrollstudien. Nach Heliövaara [19] ist das Risiko von Krankenschwestern, wegen eines lumbalen Bandscheibenvorfalls stationär behandelt zu werden, um das 1,8fache erhöht. Statistische Signifikanz wurde nicht erreicht. Nach Hofmann [22] sind Pflegekräfte mit mehr als 10 Berufsjahren bei kernspintomographisch diagnostizierten Bandscheibenvorfällen/-protrusionen 3,4fach überrepräsentiert ($p < 0{,}05$).

Berufliche Belastung

Das Expositionsmuster im Pflegeberuf unterscheidet sich deutlich von anderen belasteten Berufen, wie z. B. dem Maurerberuf. Bereits zu Beginn des Forschungsprojektes gingen wir davon aus, daß die Häufung von bandscheibenbedingten Erkrankungen der LWS bei Pflegekräften nicht durch eine Dauerbelastung erklärt werden kann, sondern durch wiederholte Spitzenbelastungen, die zu einer Mikrotraumatisierung der Bandscheibe führen. Wichtig ist dabei, daß die axiale Kraftübertragung nicht nur über Knochen- und Bandscheibenstrukturen der Wirbelsäule erfolgt, sondern auch über die Muskulatur und die übrigen Weichteilstrukturen, wobei im Bereich der LWS die Bauchmuskulatur und der intraabdominelle Druck eine entscheidende Rolle spielen. Die entlastende und schützende Funktion der „Weichteilsäule" ist eine Voraussetzung dafür, daß eine Höchstleistung ohne Schädigung erbracht werden kann.

Der muskuläre Trainingszustand des Pflegepersonals ist häufig ungenügend und die Muskulatur vor Spitzenbelastungen in der Regel nicht ausreichend vorbereitet [46]. Die Diskussion auf dem zum Abschluß des Forschungsprojektes ausgerichteten internationalen Symposium „Berufsbedingte Wirbelsäulenerkrankungen" am 17./18. März 1997 in Hamburg ergab, daß diese Überlegungen heute als bestätigt angesehen werden können.

Hartmann et al. [16] ermittelten auf einer gynäkologischen Station einen Schichtanteil belastender Tätigkeiten – definiert als Rumpfvorbeugen mit mehr als 60 Grad sowie Körperhaltungen, bei denen das Produkt von Last L und Rumpfbeugewinkel alpha einen Wert von mindestens 400 erreicht – von 6%. Morlock u. Schneider [2] fanden bei kontinuierlichen Messungen mit der Methode der inversen Dynamik auf chirurgischen Stationen, daß am lumbosakralen Übergang Druckkräfte von 3400 N in 8% der Schicht erreicht bzw. überschritten wurden. Die für die klassischen Schwerarbeiterberufe typische Dauerbelastung liegt im Pflegeberuf nicht vor. Die Gesamtbelastungsdosis nach dem linearen Dosismodell von Hartung [17] ist bei Pflegekräften – zumindest bei den heute üblichen Arbeitsbedingungen – in der Regel deutlich unter dem dort angegebenen Grenzwert von $12{,}5 \times 10^6$ Nh für Männer bzw. $9{,}5 \times 10^6$ Nh für Frauen.

Biomechanische Messungen von Dereutzbacher u. Rehder [2] zeigten, daß es bei pflegerischen Tätigkeiten zu hohen Belastungen in Rumpfvorbeuge und Torsion kommt. So können beim Transfer eines hilfebedürftigen Patienten von der Bettkante in den Rollstuhl in Abhängigkeit von der Hebetechnik und vom Körperbau Kompressionskräfte am lumbosakralen Übergang auftreten, die höher als das Doppelte des gefährdenden Grenzwertes für Frauen von 2600 N sind, selbst wenn der Hebevorgang planmäßig erfolgt. Vergleichbare Werte werden auch in der internationalen Literatur angegeben [12–14]. Im Notfall anfallende Spitzenbelastungen sind noch einmal deutlich höher anzusetzen.

Die biomechanischen Modellrechnungen der Arbeitsgruppe Dereutzbacher und Rehder ergaben, daß beim Heben in Rumpfvorbeuge die höchsten Kompressionskräfte in den unteren beiden LWS-Segmenten auftreten [2]. Darüber hinaus sind die unteren beiden LWS-Segmente durch die frontaler gestellten Wirbelgelenke weniger gegen Torsionsbelastungen geschützt [31, 44]. Im Rahmen des Forschungsprojektes durchgeführte experimentelle Pilotstudien unterstützen die Auffassung, daß die „Weichteilsäule" eine wichtige Bedeutung für die axiale Kraftübertragung im Bereich des Rumpfes hat [2, 29]. So stieg der intraabdomonelle Druck beim Heben einer 47 kg Hantel um bis zu 175 mm Hg, beim Heben einer 27 kg Hantel um bis zu 150 mm Hg. Hieraus kann geschlossen werden, daß der Weichteileinfluß eine relevante Größenordnung erreicht.

Weitere Messungen sind vorgesehen, um dann in Simulationsrechnungen die Lastverteilung zwischen der Wirbelsäule und den Weichteilen unter Berücksichtigung der Muskelzugkräfte und wirksamen Hebelarme zu berechnen. Pathophysiologisch ist plausibel, daß wiederholte kurzzeitige Überlastungen zu Mikrotraumen des Faserrings führen und somit eine Wegmacherfunktion für die Bandscheibenschädigung haben können [43]. Wäre die Dauerbelastung der allein wesentliche pathogenetische Faktor, so müßte bei Personen mit erheblichem Übergewicht eine deutliche Häufung degenerativer Wirbelsäulenveränderungen im Bereich der LWS beobachtet werden. Tatsächlich ist der Einfluß des Übergewichtes an der Wirbelsäule – im Gegensatz z.B. zu arthrotischen Veränderungen am Kniegelenk – jedoch nur gering [37] bzw. wird von einigen Autoren ganz bestritten [21].

Schneider u. Morlock [35] vertreten die Auffassung, daß eine physiologische Struktur, die über Jahre hinweg konstant trainiert und belastet wurde, in der Lage ist, höhere Belastungen ohne Schädigung zu ertragen als ohne entsprechende Adaptation. Das Verletzungsrisiko sei daher eher bei intermittierenden und Spitzenbelastungen erhöht.

Krankheitsbild

Statistisch signifikante Unterschiede im Verteilungsmuster der Bandscheibenveränderungen zwischen den Antragstellern mit und ohne langjährige berufliche Belastungen wurden nicht festgestellt. In beiden Gruppen betraf die Bandscheibenerkrankung überwiegend mono- oder bisegmental die Segmente L5/S1 und L4/5. Bandscheibenvorfälle waren eine typische Manifestationsform. Dies ist erklärbar, da Spitzenbelastungen in Rumpfvorbeuge und mit Verdrehung des Rumpfes v.a. den Faserring der Bandscheibe beanspruchen [43]. Die Abhängigkeit des zuerst befallenen Segmentes vom Kreuzbeinbasiswinkel und damit von der Orientierung der Bandscheibe im Raum unterstreicht die Bedeutung mechanischer Faktoren für die Entstehung monosegmentaler Erkrankungen. In anderen belastenden Berufen sind berufsbedingte Chondrosen ebenfalls in den unteren beiden LWS-Segmenten am häufigsten, ein mehrsegmentaler Befall wird dabei in den klassischen Schwerarbeiterberufen öfter gesehen [3, 23, 34, 36, 41, 42].

In der Begutachtungspopulation korrelierte ein mehrsegmentaler Befall der LWS signifikant mit dem Alter und belastungsfernen degenerativen Veränderungen. Die Mehrsegmentalität kam dabei im wesentlichen durch Spondylosen der mittleren und oberen LWS zustande, während Chondrosen und Vorfälle überwiegend auf die unteren beiden LWS-Segmente beschränkt blieben. Ein statistisch signifikanter Zusammenhang zwischen den beruflichen Belastungen und der Mehrsegmentalität bestand bei den untersuchten Antragstellern aus dem Pflegebereich nicht. Die Begriffe mono- bzw. mehrsegmental relativieren sich, wenn außer nativ-radiologischen auch kernspintomographische [18] oder pathologisch-anatomische [41] Veränderungen berücksichtigt werden. Hier finden sich auch bei nativ-röntgenologisch monosegmentalem Befall in den Nachbarsegmenten häufig ebenfalls Bandscheibenveränderungen.

Die Korrelation zwischen degenerativen HWS- und/oder BWS-Veränderungen und einem mehrsegmentalen Befall der LWS unterstützt die herrschende Meinung, daß belastungsferne degenerative Wirbelsäulenveränderungen auf eine eigenständige Wirbelsäulenerkrankung innerer Ursache hinweisen, welche sich auch an der LWS manifestiert. Nach Hult [23] verlaufen in einem Normalkollektiv ohne schwere körperliche Arbeit die Häufigkeiten spondylotischer Veränderungen über alle Altersgruppen und chondrotischer Veränderungen bis zur Mitte des 5. Lebensjahrzehntes an der HWS und LWS parallel. Ab dem 45. Lebensjahr nimmt die Häufigkeit chondrotischer Veränderungen an der HWS schneller zu als an der LWS.

Junghans [25] fand in einem nicht selektierten Sektionsgut, daß Spondylosen der BWS – Chondrosen waren nicht Gegenstand der Arbeit – im jüngeren Lebensalter nur mäßig ausgeprägt sind und meist ohne entsprechende Veränderungen der LWS einhergehen. Ab dem 40. Lebensjahr überwiegt ein kombinierter Befall der BWS und LWS. Diese Ergebnisse zur Spondylose werden durch die Untersuchungen von Hult bestätigt. Im Gegensatz zu den Spondylosen sind nativ-röntgenologisch erkennbare Chondrosen der BWS selten, auch in der Altersgruppe von 55–59 Jahren wurden sie von Hult nur in unter 10% gesehen.

Schlußfolgerungen für die Begutachtungspraxis

Als Kriterium der Belastungskonformität ist für LWS-Erkrankungen durch schweres Heben und Tragen bei Pflegekräften zu fordern, daß die Veränderungen im Bereich der unteren LWS betont sind. Belastungskonform sind deshalb monosegmentale und bisegmentale Erkrankungen der Segmente L5/S1 und L4/5 sowie mehrsegmentale LWS-Erkrankungen mit Betonung in den unteren beiden LWS-Segmenten. Eine Aussparung der unteren LWS spricht gegen einen Ursachenzusammenhang.

Degenerative Veränderungen der HWS, die ähnlich oder gar stärker als an der LWS ausgeprägt sind, schließen es in der Altersgruppe bis Mitte 40 in der Regel aus, einen rechtlich wesentlichen Ursachenzusammenhang mit den beruflichen Belastungen als wahrscheinlich anzuerkennen. Mäßige spondylotische Veränderungen der BWS haben in dieser Altersgruppe keinen wesentlichen Einfluß auf das Ergebnis der

Begutachtung, nativ-röntgenologisch erkennbare Chondrosen der BWS sprechen gegen einen Ursachenzusammenhang.

Bei älteren Antragstellern kann trotz gleichartig ausgeprägter degenerativer Veränderungen an HWS und LWS eine rechtlich wesentliche Teilursächlichkeit der beruflichen Belastung diskutiert werden, wenn die beruflichen Belastungen besonders langjährig und intensiv waren. Knapp erfüllte arbeitstechnische Voraussetzungen sind bei dieser Konstellation nicht ausreichend. Degenerative Veränderungen der HWS, welche stärker ausgeprägt sind als an der LWS, oder ein Mitbefall der BWS sprechen auch bei beruflich stark belasteten Antragstellern dagegen, daß sich die beruflichen Belastungen wesentlich ausgewirkt haben.

Schwierig ist die Frage, wie ein klinisch relevanter lumbaler Bandscheibenvorfall – gemeint ist hier nicht der kleine Bandscheibenvorfall als „Zufallsbefund" im CT oder MRT – im Vergleich zu nativ-röntgenologisch dargestellten degenerativen Veränderungen der HWS oder BWS zu bewerten ist. Sofern der allgemeine Degenerationsprozeß zum Zeitpunkt des Vorfalles noch nicht fortgeschritten ist, wäre es durchaus denkbar, daß auch bei Anlage zum vorzeitigen Verschleiß die beruflichen Belastungen eine wesentliche Teilursache für das Vorfallereignis sein können, da ohne berufliche Belastungen eine entsprechende Schädigung des Faserringes möglicherweise erst eingetreten wäre, wenn der Quelldruck der Bandscheibe für einen klinisch relevanten Vorfall nicht mehr ausgereicht hätte. Eine eindeutige wissenschaftliche Klärung dieser Frage steht noch aus.

Für die Begutachtung ist von Bedeutung, daß sich das Vorfallereignis als solches in der Mehrzahl dieser Fälle nur vorübergehend auf den Verlauf auswirkt, während für den Gesamtverlauf der Erkrankung die Ausprägung und Entwicklung des allgemeinen Degenerationsprozesses der LWS bestimmend ist. Hier kann die Abwägung anhand der Nativröntgenaufnahmen der gesamten Wirbelsäule nach den oben genannten Kriterien erfolgen.

Eine andere Situation ergibt sich jedoch, wenn das Vorfallereignis als solches bleibende Schäden hinterlassen hat, insbesondere auf neurologischem Gebiet. Je ausgeprägter derartige Folgezustände sind, desto mehr gewinnt die Frage, inwieweit die beruflichen Belastungen für das Eintreten des Vorfalles ursächlich waren, wesentliche Bedeutung für die Beurteilung des Ursachenzusammenhanges in bezug auf das gesamte Krankheitsbild. Hier muß der Gutachter aufgrund der Gesamtkonstellation des Einzelfalles entscheiden. Häufig liegt der Vorfall zum Zeitpunkt der Begutachtung bereits mehrere Jahre zurück. Falls dann anhand von Fremdröntgenaufnahmen festgestellt werden kann, daß zum damaligen Zeitpunkt die Veränderungen der HWS oder BWS noch nicht nachweisbar oder nur gering ausgeprägt waren, spricht dies für ein Vorauseilen des Bandscheibenschadens an der LWS und unterstützt die Annahme eines Ursachenzusammenhanges.

Literatur

1. Abenheim L, Suissa S, Rossignol M (1988) Risk of recurrence of occupational back pain over three follow up. Br J Indust Med 45: 829
2. Abschlußbericht des Forschungsprojektes der BGW „Berufsbedingte Erkrankungen der Wirbelsäule bei Beschäftigten im Gesundheitswesen" (1997)

3. Anders G (1997) Berufstypik bestimmter WS-Schäden? Bericht über die Auswertung von 2 Kollektiven im Sinne einer Pilotstudie zur Begutachtungsproblematik. Fachgespräch über die Berufskrankheit 2108 der Anlage 1 zur Berufskrankheitenverordnung am 17./18. 1. 1997 in der Schulungsstätte der Bau-Berufsgenossenschaft Rheinland und Westfalen
4. Baldasseroni A, Tartaglia R, Biggeri K (1991) Lombalgia da sforzo: studio caso-controllo tra i lavoratori dei servizi sanitari di una unita sanitaria locale. Med Lav 82: 515-520
5. Berufskrankheitenverordnung, Merkblatt zur BK 2108
6. Bigos SJ (1998) Minimizing of low back pain in industrial workers. In: Wolter D, Seide K (Hrsg) Berufsbedingte Wirbelsäulenerkrankungen. Springer, Berlin Heidelberg New York Tokyo (im Druck)
7. Burgmeier AC, Blindauer B, Heckt MT (1988) Les lombalgies en milieu hospitalier: aspects épidémiologiques et role des divers facteurs de risque. Rev Epidem Santé Publ 36: 128-137
8. De Gaudemaris R, Blatier JF, Quinton D, Piazza E, Gallin-Martel C, Perdix A, Mallion JM (1986) Analyse du risque lombalgique en milieu professionel. Rev Epidem Santé Publ 34: 308-317
9. Engkvist IL, Hagberg M, Linden A et al. (1992) Over-exertion back accidents among nurses aides in Sweden. Safety Sci 15: 97-108
10. Estryn-Behar M, Azonlay S, Lesevre A, Rouand C, Truffe P, Teigne E (1990) Strenous working conditions and musculosceletal disorders among femal hospital workers. J Occup Med 27 (7): 518
11. Ferguson D (1970) Strain injuries in hospital employees. Med J Aust 2: 376-379
12. Garg A, Owen B, Beller B, Banaag J (1991 a) A biomechanical and ergonomic evaluation of patient transferring tasks: bed to wheelchair and wheelchair to bed. Ergonomics 34: 289-312
13. Garg A, Owen B, Beller B, Banaag J (1991 b) A biomechanical and ergonomic evaluation of patient transferring tasks: wheelchair to shower chair and shower chair to wheelchair. Ergonomics 34: 407-419
14. Garg A, Owen B, Beller B, Banaag J (1992) An ergonomic evaluation of nursing assistants job in a nursing home: Ergonomics 35: 979-995
15. Harber PH, Billet E, Gutowski M, SooHoo K, Lew M, Roman A (1985) Occupational low back pain in hospital nurses. J Occup Med 27 (7): 518-524
16. Hartmann H, Schardt A und Pangert R (1995) Analyse über die Häufigkeit und Dauer wirbelsäulenbelastender Tätigkeiten bei Krankenschwestern. In: Hofmann F, Reschauer, Stößel U (Hrsg) Arbeitsmedizin im Gesundheitsdienst, Bd 8. Edition FFAS, Freiburg
17. Hartung E (1993) Standardisiertes Erhebungsverfahren zur Bestimmung der beruflichen Belastung durch Heben und Tragen schwerer Lasten oder extreme Rumpfbeugung. Arbeitsmedizinische Herbsttagung 1993 des Verbandes Deutscher Betriebs- und Werksärzte e.V. vom 12. bis 15. 10. 1993
18. Hartwig E, Kinzl L, Eisele R, Katzmeier P (1995) Bisherige Erfahrungen bei Bauarbeitern und Pflegeberufen mit der Begutachtung gemäß BK 2108. In: Wolter D, Seide K (Hrsg) Berufskrankheit 2108, Kausalität und Abgrenzungskriterien. Springer, Berlin Heidelberg New York Tokyo, S 169
19. Heliövaara M (1987) Occupation and risk of herniated lumbar intervertebral disc or sciatia leading to hospitalisation. J Chron Dis 40 (3): 259
20. Heuchert G, Bräunlich A, Enderlein E et al. (1989) Fahndung nach Interventionsschwerpunkten zur Prävention chronischer Krankheiten bei im Gesundheitsdienst beschäftigten Frauen. Z Ges Hyg 35: 693-696
21. Heuchert G, Enderlein G, Stark H (1992) Beziehungen zwischen physischer Belastung, Alter, Körpergewicht und Prävalenz degenerativer Befunde am Bewegungsapparat. Bericht über die 32. Jahrestagung der DGAM. Gentner, Stuttgart, S 141
22. Hofmann F, Michaelis M, Siegel A, Stößel U, Stroink U (1995) Bandscheibenbedingte Erkrankungen der Wirbelsäule - Untersuchungen zur Frage der beruflichen Verursachung. In: Wolter D, Seide K (Hrsg) Berufskrankheit 2108, Kausalität und Abgrenzungskriterien. Springer, Berlin Heidelberg New York Tokyo, S 47-61
23. Hult L (1954) Cervical, dorsal, and lumbar spine syndromes. A field investigation of non-selected material of 1200 workers in different occupations with special reference to disc degeneration and so-called muscular rheumatism. Acta Orthop Scand [Suppl] 17: 1-120
24. Jensen R (1986) Work related injuries among nursing personnel in New York. Proceedings of the human factor society - 30th annual meeting
25. Junghanns H (1931) Altersveränderungen der menschlichen Wirbelsäule (mit besonderer Berücksichtigung der Röntgenbefunde). III. Häufigkeit und anatomisches Bild der Spondylosis deformans. Arch Klin Chir 166: 120

26. Kaplan JL, Deyo RA (1988) Back pain in health care workers. Occupational medicine. State of the Art Rev 3: 61-73
27. Ljungberg AS, Kilbom A, Hägg GM (1989) Occupational lifting by nursing aides and warehouse workers. Ergonomics 32 (1): 59
28. Mandel JH, Lohmann W (1987) Low back pain in nurses: the relative importance of medical history, work factors, exercise, and demographics. Res Ñurs Health 10: 165
29. Morlock M, Bonin V, Hansen I, Schneider E, Wolter D (1996) Die Rolle der Muskulatur bei bandscheibenbedingten Erkrankungen der Wirbelsäule. In: Radandt S, Grieshaber R, Schneider W (Hrsg) Prävention von arbeitsbedingten Gesundheitsgefahren und Erkrankungen. 3. Erfurter Tage. Monade, Leipzig, S 209-231
30. Nachemson AL (1998) Low back pain - the end of the welfare state? In: Wolter D, Seide K (Hrsg) Berufsbedingte Wirbelsäulenerkrankungen. Springer, Berlin Heidelberg New York Tokyo (im Druck)
31. Niethard FU (1981) Die Form-Funktionsproblematik des lumbosakralen Überganges. Eine morphologische, experimentelle und röntgenologisch-klinische Studie. In: Junghanns H (Hrsg) Die Wirbelsäule in Forschung und Praxis, Bd 90. Hippokrates, Stuttgart, S 1-82
32. Nübling M, Michaelis M, Hofmann F, Stößel U (1996) Prävalenz von Lendenwirbelsäulenerkrankungen in Pflege- und Büroberufen - Eine Querschnittsstudie. In: Hofmann F, Reschauer, Stößel U (Hrsg) Arbeitsmedizin im Gesundheitsdienst, Bd 9. Edition FFAS, Freiburg, S 177-187
33. Prezant B, Demers P, Stand K (1987) Back problems, training experience, and use of lifting aids among hospital nurses. In: Asfour SS (ed) Trends in ergonomics/Human factors IV. Elsevier, Amsterdam, pp 839-842
34. Riihimäki H, Wickström G, Hänninen K, Mattson T, Waris P, Zitting A (1989) Radiographically detectable lumbar degenerative changes as risk indicators of back pain. A cross sectional epidemiologic study of concrete reinforcement workers and house painters. Scand J Work Environ Health 15: 280-285
35. Schneider E, Morlock M (1995) Biomechanische Analyse der Belastungen im LWS-Bereich. In: Wolter D, Seide K (Hrsg) Berufskrankheit 2108, Kausalität und Abgrenzungskriterien. Springer, Berlin Heidelberg New York Tokyo, S 73
36. Schreiner CH, Steffen R, Krämer J (1995) Stellenwert bildgebender Verfahren in der Bewertung einer Berufskrankheit nach Nr. 2108. Arbeitsmed Sozialmed Umweltmed 30: 317-320
37. Siegel A, Michaelis M, Hofmann F, Stößel U (1993) Projektzwischenbericht Wirbelsäulenerkrankungen im Pflegeberuf - eine Querschnittserhebung - Freiburger Forschungsstelle Arbeits- und Sozialmedizin, Sudermannstr. 2, Freiburg
38. Tan C (1991) Occupational health problems among nurses. Scand J Work Environ 26 (8): 755
39. Venning P, Walter SD, Sitti LW (1987) Personal and job - related factors as determinants of incidence of back injuries among nursing personnel. J Occup Med 29 (10): 820
40. Videman T, Nurminen T, Tola S, Kuorinka I, Vanharanta H, Troup JDG (1984) Low-back pain in nurses and some loading factors of work. Spine 9 (4): 400
41. Videman T, Nurminen M, Troup J (1990) Lumbar spinal pathology in cadaveric material in relation to history of back pain, occupation, and physical loading. Spine 8: 728
42. Weber M (1998) Die spontane Entwicklung der Osteochondrose und Spondylose im Röntgenbild. In: Wolter D, Seide K (Hrsg) Berufsbedingte Wirbelsäulenerkrankungen. Springer, Berlin Heidelberg New York Tokyo (im Druck)
43. White AA, Panjabi MM (1990) Clinical biomechanics of the spine. Lippincott, Philadelphia
44. Wiltse L (1971) The effect of common anomalies of the lumbar spine upon disc degeneration and low back pain. Orthop Clin North Am 2: 569
45. Wolter D, Mehrtens G, Seide K, Brandenburg St, Remé Th, Grosser V (1995) Zusammenhangsbegutachtung Berufskrankheit 2108. Prävention - Rehabilitation - Begutachtung 1
46. Wolter D, Seide K, Grosser V (1995) Ist die monosegmentale Manifestation bandscheibenbedingter Erkrankungen der Wirbelsäule mit dem Vorliegen einer Berufserkrankung zu vereinbaren? In: Wolter D, Seide K (Hrsg) Berufskrankheit 2108, Kausalität und Abgrenzungskriterien. Springer, Berlin Heidelberg New York Tokyo, S 47-61

Begutachtungsergebnisse der Arbeitsgruppe Kassel

F. Schröter und P. Tändler

Einleitung

Die Frage nach berufsbedingten Erkrankungen an der Wirbelsäule wurde mit Änderung der BKVO am 18. 12. 1992 zu einem zentralen Thema in der orthopädisch-traumatologischen Begutachtung. Obgleich diese Thematik seit Jahrzehnten – z. B. auch durch die rechtlichen Vorgaben in der ehemaligen DDR – im Raume stand und rückblickend auch zahlreiche ernsthafte wissenschaftliche Ansätze – z. B. bei Junghanns [10, 11] – zu finden sind, blieben diese Erkenntnisse eigentümlicherweise bei der Erweiterung der BKVO vom 18. 12. 1992 weitgehend unbeachtet. Den in der Aussage teils recht problematischen und in orthopädischen/chirurgischen Fachkreisen weitgehend unbekannt gebliebenen epidemiologischen Untersuchungen wurde der Vorzug eingeräumt [1].

Die systematischen Untersuchungen von Dupuis [3–5] führten in den 80er Jahren zu einem Aufleben der Diskussion zumindest in engen Zirkeln sozialmedizinisch-gutachtlich tätiger Arbeitsmediziner und Orthopäden. Begutachtungen über vibrationsbedingte Wirbelsäulenschäden waren in der zweiten Hälfte der 80er Jahre keineswegs eine Seltenheit, jedoch fast ausnahmslos außerhalb der BKVO, nämlich im Rahmen von Prüfungsverfahren der Wehrbereichsgebührnisämter bei Bundeswehrsoldaten, die langjährig LKW und Panzerfahrzeuge gefahren oder Hubschrauber geflogen hatten. Bereits in dieser Phase begann – auch in Fachkreisen weitgehend unbemerkt – eine Diskussion zur Frage, ob eine hieraus resultierende Erkrankung an der Wirbelsäule monosegmental vorliegen könne oder aber ein mehrsegmentales Bild aufweisen müsse. Im eigenen Archiv findet sich hierzu ein Briefwechsel mit Dupuis aus dem Jahre 1988, der die Diskussion der letzten Jahre im Grunde bereits vorweggenommen hat.

Die Vereinigung der Sozialsysteme beider deutschen Staaten brachte es Anfang der 90er Jahre mit sich, daß sich zumindest einzelne Sachverständige der alten Bundesländer mit den Rechtsgrundlagen der BK 70 (ehemalige DDR) vertraut machen mußten und dabei schnell erkannten, wie durchdacht, leicht handhabbar und daher auch problemlos anwendbar diese Vorschriften in ihrer zuletzt gültigen Fassung vom 6. 5. 1981 waren.

Für den derart Eingeweihten war es eine Überraschung, daß der Verordnungsgeber eine dreiteilige Systematik (BK 2108–2110) inaugurierte, dabei den eigentlich schon damals überkommenen „Röhrenblick" auf die Bandscheibe zementierte, ohne eine klare Definition des anerkennungsfähigen Schadensbildes vorzugeben, andererseits die BWS bezüglich eines berufsbedingten Schadensbildes sozusagen als „nicht existent" ansah, was selbst mit den epidemiologischen Daten kaum hinreichend zu begründen war. Eine derartige, an Erkenntnissen der orthopädischen Wissenschaft vorbeigehende Verordnung mußte zu einer kontroversen Diskussion führen. Statt Rechtssicherheit war damit eine uneinheitliche Begutachtungspraxis und letztendlich auch widersprüchliche Rechtsprechung vorprogrammiert.

Dieser problematischen Situation im gutachtlichen Bereich sollte seinerzeit mit frühzeitig publizierten [13] und später nochmals weiter konkretisierten [18] Plausibilitätskriterien entgegengewirkt werden. Dies hatte zur Folge, daß sich die weitere Diskussion auf die Anerkennungsfähigkeit des monosegmentalen Schadensbildes verengte, was jedoch in der gutachtlichen Praxis – die nachfolgenden Ausführungen werden dies zeigen – kaum von Bedeutung war. Mit zunehmend differenzierterer Betrachtungsweise, nämlich der Auftrennung zwischen einem eigentlichen krankheitsrelevanten Schadensbild einerseits und belastungsadaptiven – nur röntgenanatomisch nachweisbaren – Reaktionen andererseits, geriet die Diskussion in ein ruhigeres Fahrwasser, zumal auf diesem Wege auch die Ergebnisse der epidemiologischen Studien sinnvoll genutzt werden konnten.

Gutachtliche Untersuchungen

Die gutachtliche Praxis wurde mitbestimmt von den Erfahrungen aus den Vorjahren (Bundeswehrsoldaten, WDB-Folgen), aber auch von den vorhandenen validen wissenschaftlichen Erkenntnissen, wie sie z.B. von Junghanns [12] bereits 1980 publiziert wurden. Die Verfasser dieses Beitrages räumen dabei freimütig ein, daß sie bei ihren gutachtlichen Beurteilungen die vom Gesetzgeber bei den neuen Berufskrankheiten maßgeblich zugrundegelegten epidemiologischen Untersuchungen nur insoweit berücksichtigt haben, als diese Arbeiten konkrete Aussagen über definierbare Schadensbilder an der Wirbelsäule beinhalten, was jedoch nur in ganz wenigen Publikationen – z.B. von Hult [8, 9] – der Fall war.

Die weit überwiegende Zahl der epidemiologischen Studien beschäftigte sich nicht mit einem definierten Schadensbild, sondern mit den subjektiven Beschwerden in Abhängigkeit von der beruflichen Belastung. Dies ist jedoch – wie heute aus vielen Untersuchungen, z.B. von Frymoyer [7], bekannt ist – in einem relativ hohen Maße abhängig von der Zufriedenheit am Arbeitsplatz und anderen Faktoren des psychosozialen Umfeldes. Zwischenzeitlich vorliegende Publikationen, z.B. von Weber et al. [20], lassen erkennen, daß dieser eingeschlagene Weg der gutachtlichen Beurteilung richtig war. Dies hat mittlerweile auch zu einer Annäherung des Meinungsbildes in der gutachtlichen Beurteilung bei verschiedenen Arbeitsgruppen geführt.

Diese von den Verfassern genutzten Beurteilungsgrundlagen sind letztendlich auch der Grund dafür, daß unsererseits keine einzige Anerkennungsempfehlung bei den Heilberufen, aber auch keine Anerkennungsempfehlung bei den handwerklich tätigen Frauen erfolgte, da sie ausnahmslos keine Veränderungen erkennen ließen, die einer Linksverschiebung bei den sog. „degenerativen Veränderungen" entsprachen. In diesen Untersuchungsgruppen fanden sich keine belastungsadaptiven Reaktionen, die nach jüngeren Publikationen mit einer „Proximalisierung der Spondylose" und einer „Distalisierung der Osteochondrose" [19] einhergehen sollten.

Diese belastungsadaptiven Phänomene sind nicht gleichzusetzen mit dem Schadensbild, also der Erkrankung der Bandscheibe selbst oder den hieraus resultierenden sekundären krankhaften Veränderungen (segmentale Gefügelockerung, Raumforderung mit neurogenen Defiziten etc.). Allein als „Bildbefunde" haben diese Anpassungsreaktionen auf jahre- und jahrzehntelange Belastungseinwirkungen keine Krankheitsrelevanz, jedoch eine positive Signalwirkung hinsichtlich einer möglichen Berufskrankheit [14].

Material und Methoden

Ausgewertet wurden nur Gutachten, die mit Untersuchung der Probanden nach Jahresbeginn 1993 erstellt wurden, ausnahmslos Fälle, die nach der erweiterten BKVO zu beurteilen waren. Nicht berücksichtigt wurden WDB-Fälle (Bundeswehrsoldaten), auch nicht die Altfälle der (ehemaligen) DDR gemäß den Vorgaben der BK 70. Nicht mitberücksichtigt wurden auch die überaus zahlreichen Aktengutachten, die seitens der berufsgenossenschaftlichen Verwaltungen zur Überprüfung bereits vorliegender gutachtlicher Beurteilungen in Auftrag gegeben wurden.

Zur Auswertung kamen somit 593 Fälle, untersucht im Zeitraum 1/93 bis 4/97. Beteiligt waren insgesamt 4 Gutachter (3 Orthopäden und 1 Chirurg). Sämtliche Fälle mit einer nicht ganz eindeutigen Entscheidungsgrundlage wurden im Konsil besprochen und gemeinsam das Pro und Kontra abgewogen. Bei den untersuchten Personen handelte es sich um insgesamt 514 Männer und 79 Frauen. In 54 Fällen - ausnahmslos Männer - erfolgte eine Anerkennungsempfehlung, was einer Quote von 9,1% entspricht (nur bezogen auf die Männer 10,5%). Die weitere Aufschlüsselung und die Besonderheiten der anerkannten Fälle werden im weiteren noch ausgeführt.

Untersuchte Berufsgruppen

Die Häufigkeit der einzelnen Berufe dürfte kein Indiz für die berufsbezogene Belastungsgröße sein. Bei diesen Zahlen spielen sicherlich Präferenzen der Berufsgenossenschaften bei der Vergabe von Gutachten eine Rolle. Eine Rückfrage bei den auftraggebenden Berufsgenossenschaften ergab zudem, daß im erheblichen Umfange im Vorfeld der Begutachtung Vorprüfungen sowohl durch den TAD wie auch den beratungsärztlichen Dienst erfolgten. Nur die Fälle, bei denen zumindest die Möglichkeit einer berufsbedingten Wirbelsäulenerkrankung bestand, wurden der Begutachtung zugeführt. In dieser Verwaltungspraxis dürfte auch der Grund für die relativ hohe Anerkennungsquote von nahezu 10% zu suchen sein, die sich im Rahmen der beratungsärztlichen Vorprüfung bei einer bundesweit tätigen Berufsgenossenschaft auf weniger als 1% reduzieren würde, falls alle Antragsteller seitens der auftraggebenden BG zur Untersuchung vorgestellt worden wären.

Die Bauberufe dominierten mit weitem Abstand (301 Fälle, davon 1 Frau), desgleichen auch bei den Anerkennungen mit 43 Fällen (= 16,7%). Es folgten die Heilberufe (72 Fälle, davon 47 Frauen, keine Anerkennung), Land- und Forstarbeiter (59 Fälle, davon 9 Frauen) mit 6 Anerkennungsempfehlungen (ca. 10,2%). Es folgten

Tabelle 1. Berufe der untersuchten Personen

Männer			
Bauberufe	300×	Hubschrauberpilot	2×
Land- und Forstwirtschaft	50×	Lüftungsmonteur	1×
Metallberufe	41×	Fußbodenleger	1×
Heilberufe	25×	Bestatter	1×
Kraftfahrer	15×	Ballettänzer	1×
Bäcker	13×	Polsterer	1×
Müller	9×	Diplomingenieur	1×
Lagerarbeiter	8×	Unternehmer	1×
Elektriker	6×		
Fleischer	6×		
Küchenmonteur	5×	*Frauen*	
Koch/Kellner	5×	Heilberufe	47×
Schreiner	3×	Gastwirtin	13×
Müllwerker	3×	Land- und Forstwirtschaft	9×
Bierfahrer	3×	Putzfrau	2×
Installateur	3×	Verkäuferin	2×
Gemeindearbeiter	2×	Postangestellte	2×
Textilarbeiter	2×	Bauberufe	1×
Büromaschinenmechaniker	2×	Metallberufe	1×
Verkäufer	2×	Laborassistentin	1×
Handelsvertreter	2×	Ballettänzerin	1×

die Metallberufe (41 Fälle, davon 1 Frau, 2 Anerkennungsempfehlungen), die Kraftfahrer (15 Fälle, keine Frau, keine Anerkennung) und die Bäcker (13 Fälle, keine Frau, keine Anerkennung).

Im Gaststättengewerbe waren es ausschließlich Frauen (13 Fälle ohne Anerkennung). Die restlichen 85 Fälle verteilten sich auf 28 Berufe (Tabelle 1), betrafen 8 Frauen, in diesem Bereich insgesamt 3 Anerkennungen (selbständiger Müller, Lagerarbeiter und Bierwagenfahrer).

Altersverteilung der untersuchten Personen

Interessante Aspekte vermittelt die Altersverteilung der untersuchten Personen. Mehr als $1/3$ der Untersuchten war zum Zeitpunkt der Untersuchung zwischen 55 und 60 Jahre alt, $1/5$ zwischen 50 und 55 Jahren, ca. $1/6$ oberhalb des 60. Lebensjahres. Interessanter erscheint jedoch die Altersverteilung im Vergleich zwischen den anerkannten mit den nicht anerkannten Fällen, letztere nochmals aufgeteilt nach Geschlecht sowie nach Handwerksberufen einerseits und Heilberufen andererseits (Abb. 1).

Hierbei zeigt sich, daß die meisten anerkannten Fälle in der 6. Lebensdekade lagen, während bis zum 40. Lebensjahr keine einzige Anerkennungsempfehlung zu finden ist. Diese Beobachtung aus der gutachtlichen Praxis korreliert mit der zwischenzeitlich weitgehend unstreitigen Erkenntnis, daß in jungen Jahren eine gesunde, auch durch berufliche Belastungen gut trainierte Muskulatur das Achsenorgan vor schädigenden Einflüssen schützt [16].

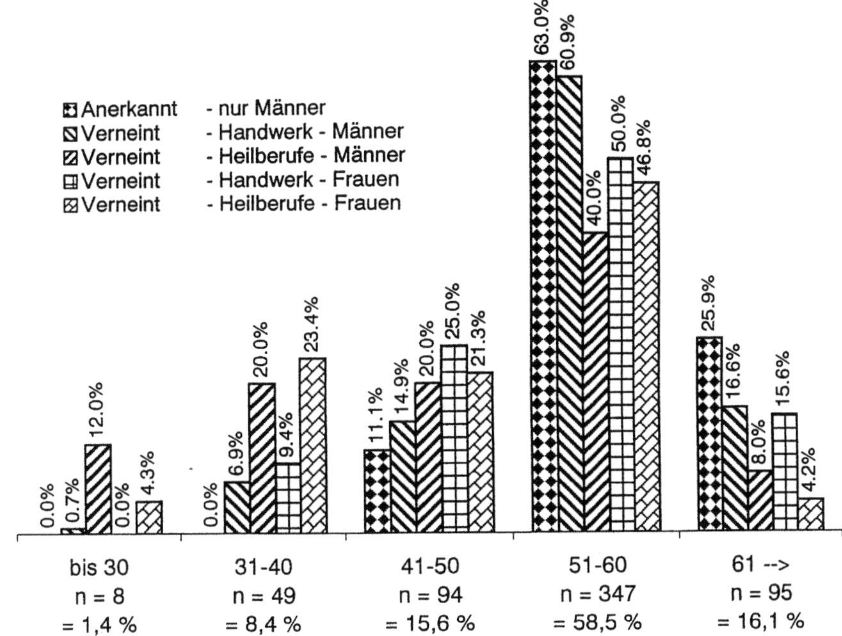

Abb. 1. Altersverteilung der untersuchten 593 Fälle

Darstellung der Belastungsjahre

Die Überprüfung der Belastungsjahre spiegelt weitgehend diese Altersverteilung wider (Abb. 2), wenngleich in einzelnen Fällen die belastete Tätigkeit erst in der 4. oder gar 5. Lebensdekade aufgenommen wurde. Mehr als 90% der Anerkennungsempfehlungen erfolgten bei Probanden mit mehr als 30jähriger Ausübung der belastenden Tätigkeit, während in der Gruppe mit bis zu 20 Belastungsjahren nur 9,3% der Anerkennungsempfehlungen zu finden sind. In diesem Bereich liegt der Häufigkeitsgipfel bei allen Frauen (Handwerk und Heilberufe/keine Anerkennung), und bei den Männern aus den Heilberufen, was möglicherweise ein Grund für das Fehlen eines anerkennungsfähigen Schadensbildes bei diesen Probanden war.

Überprüfungen durch den Technischen Aufsichtsdienst

Eine Überraschung ergab sich bei der Frage, bei wievielen Fällen – und mit welchem Ergebnis – eine Überprüfung durch den TAD der gesetzlichen Versicherungsträger (Abb. 3) erfolgt war. Rund 1/6 der Fälle (16,8%) war überhaupt nicht geprüft worden, dies besonders häufig (ca. 60%) bei den Heilberufen, gefolgt von den handwerklich tätigen Frauen mit knapp 22%. Immerhin wiesen 5,6% dieser vom TAD nicht überprüften Probanden (ausnahmslos Bauberufe) ein anerkennungsfähiges Schadensbild auf.

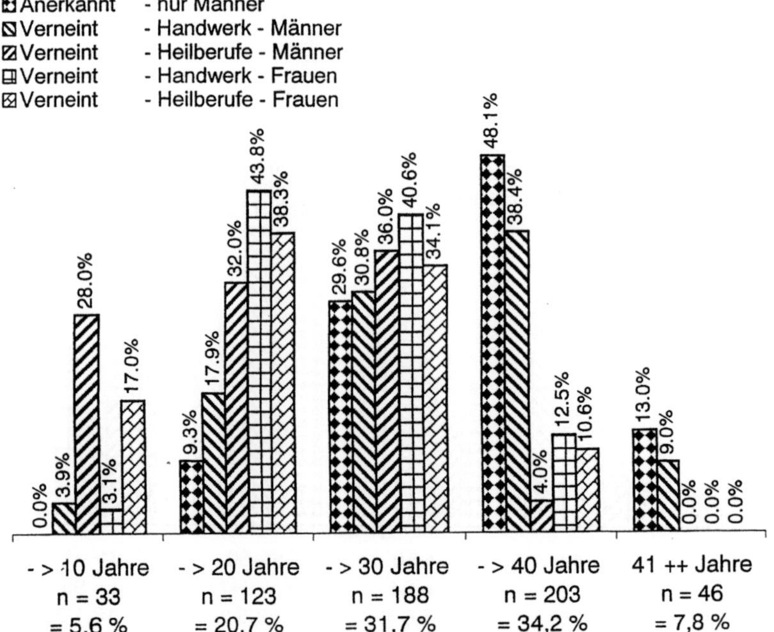

Abb. 2. Häufigkeit der Belastungsdekaden bei 593 Fällen

In den vom TAD überprüften Fällen, die dann unsererseits zur Anerkennung vorgeschlagen wurden, bestand beim TAD einerseits und beim ärztlichen Gutachter andererseits im hohen Maße eine übereinstimmende Einschätzung zu den erfüllten beruflichen Anspruchsvoraussetzungen. Bei den abgelehnten Fällen war hingegen – bei den Heilberufen zu 100% – ärztlicherseits eine hinreichende berufliche Gesamtbelastung nicht zu erkennen (Abb. 4), während dies seitens des TAD in einer recht unterschiedlichen Weise teils bejahend, teils verneinend gesehen wurde, in Einzelfällen sogar wiederholte TAD-Überprüfungen zu wechselnden Ergebnissen führten. Der Grund mag darin liegen, daß – besonders im Bereich der Heilberufe – außerordentliche Schwierigkeiten bestehen, im Einzelfall die stattgehabten Belastungen zu ermitteln [15].

Vorschäden

Zu den altanamnestischen Daten fanden sich hinreichend sichere – und damit verwertbare – Aussagen zu früheren Kurheilverfahren (Abb. 5) mit dem überraschenden Ergebnis, daß mehr als die Hälfte der zur Anerkennung vorgeschlagenen Fälle noch nie eine Kur absolviert hatte. Weitergehende Aussagen ließen sich aus diesen Zahlen nicht ableiten.

Bei der Frage nach vorausgegangenen Operationen (Abb. 6) dominierte die Gruppe der anerkennungsfähigen Fälle mit 27,8% einer operativen Intervention.

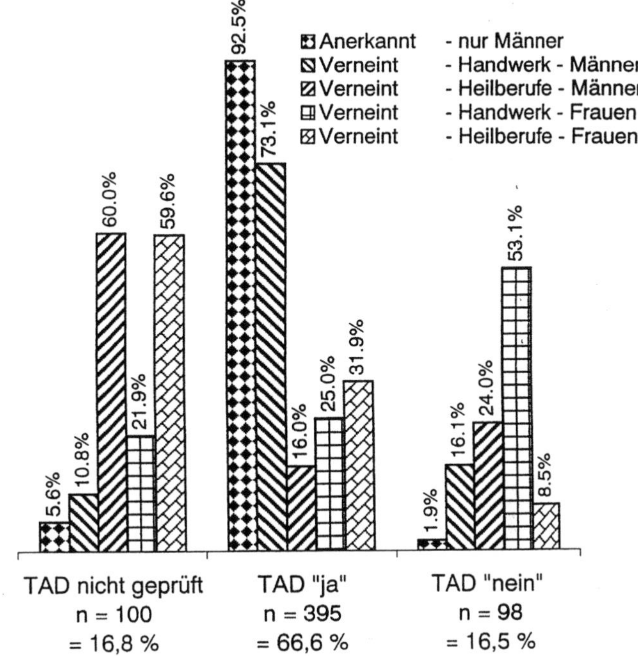

Abb. 3. Ergebnisse der TAD-Vorprüfungen

Ein Fall mit mehreren Operationen war in der Anerkennungsgruppe nicht zu verzeichnen, sondern relativ häufig bei den handwerklichen Frauenberufen, die jedoch ausnahmslos nicht zur Anerkennung vorgeschlagen werden konnten.

Klinische Befunde

Die Auswertung der klinischen Befunde ergab, daß in der zur Anerkennung vorgeschlagenen Gruppe bei mehr als der Hälfte eine zum Untersuchungszeitpunkt objektiv nachweisbare Wirbelsäulensymptomatik vorhanden war, in fast 39% auch ein neurogenes Defizit aufgezeigt werden konnte (Abb. 7). Bei den nicht zur Anerkennung vorgeschlagenen Fällen dominierten Probanden ohne aktuelle Wirbelsäulensymptomatik, insbesondere – zu 80% und mehr – ohne neurogene Defizite, dies mit besonders hoher Inzidenz bei den Heilberufen.

Befunde der bildgebenden Diagnoseverfahren

Bei den bildgebenden Verfahren (Röntgen, CT und MRT) wurde einerseits zielgerichtet nach evtl. bestehenden Höhenminderungen einer oder mehrerer Bandscheiben gefahndet, da es sich hierbei nach Brinckmann [2] um das einzige wirklich

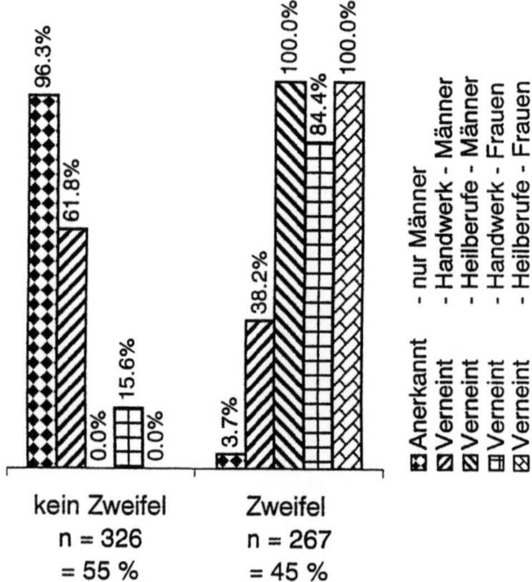

Abb. 4. Einschätzungen des Gutachters zu den beruflichen Anspruchsvoraussetzungen

sichere röntgenanatomische Phänomen einer krankheitsrelevanten Bandscheibenveränderung handelt. Andererseits wurde geprüft, ob bei den sog. „degenerativen Veränderungen", also den osteochondrotischen Verdichtungen der Deck- und Tragplatten sowie den spondylotischen Kantenreaktionen, eine „Linksverschiebung", damit also definitionsgemäß „belastungsadaptive Phänomene" festzustellen waren.

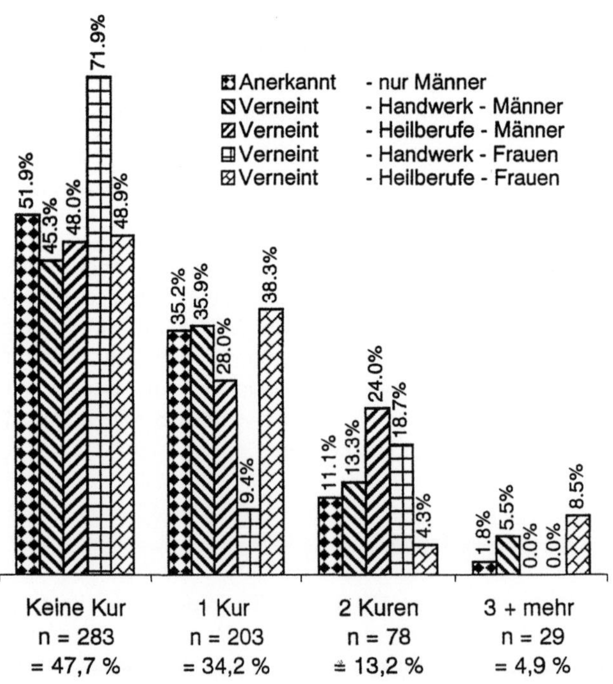

Abb. 5. Häufigkeit und Verteilungsmuster der Kurheilverfahren

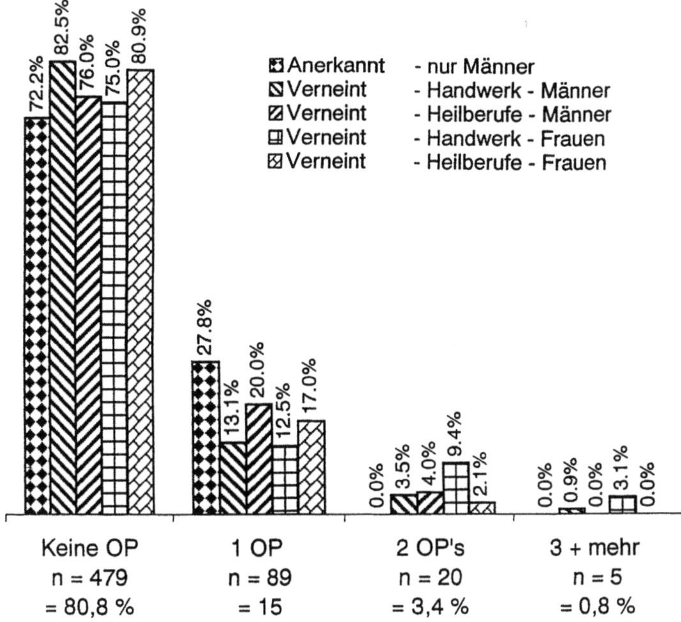

Abb. 6. Häufigkeit und Verteilungsmuster der Bandscheibenoperationen

Eine Höhenminderung zumindest eines Bandscheibenraumes fand sich in 81,5% der Anerkennungsgruppe (Abb. 8), ähnlich häufig auch bei den handwerklich tätigen Frauen, weniger den Krankenschwestern, deutlich geringer bei den nicht anerkannten Männern.

Bei der Prüfung der „Linksverschiebung" ergab sich - nach dem methodischen Ansatz unserer Untersuchungen kaum anders zu erwarten - in fast 95% der anerkannten Fälle eine Bestätigung von belastungsadaptiven Reaktionen auch in den Segmenten, die kein Krankheitsbild im eigentlichen Sinne aufwiesen. Bei den nicht anerkannten Männern war dies nur in 1,1% der Fälle zu verzeichnen. Die Anerkennung blieb in diesen Fällen nur deshalb versagt, weil kein krankheitswertiges Schadensbild an mindestens einer Bandscheibe festzustellen war. Ein gänzliches Fehlen dieser „Linksverschiebung" war bei sämtlichen Probanden aus den Heilberufen, aber auch bei sämtlichen handwerklich tätigen Frauen zu beobachten.

Die Bildbefunde wurden außerdem dahingehend überprüft, ob anderweitige normwidrige Auffälligkeiten - ganz gleich welcher Art - festgestellt werden konnten, die keinen Kausalitätsbezug zu einer bandscheibenbedingten Erkrankung haben.

Diagnosen

Am häufigsten, nämlich in 72,7% aller Untersuchten, fand sich eine lumbosakrale Übergangsstörung, häufig mit Asymmetrien, sehr häufig auch mit verstärkter

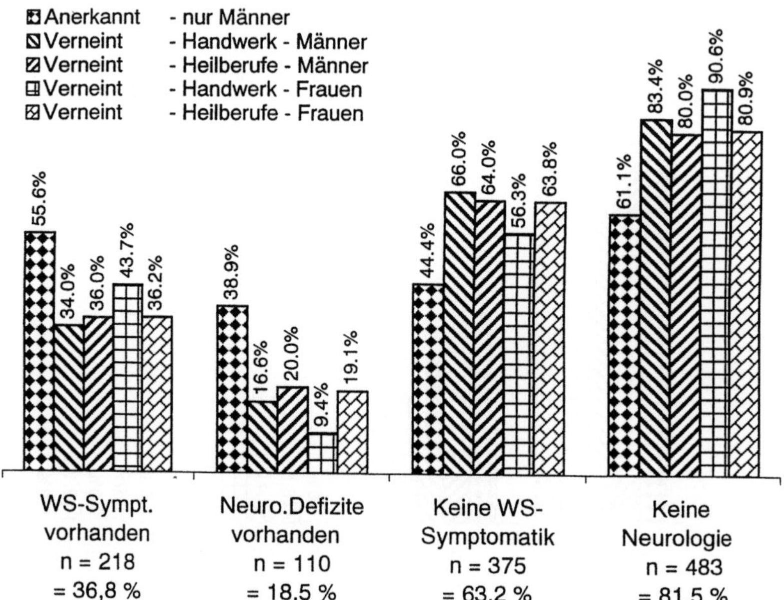

Abb. 7. Häufigkeit und Verteilungsmuster der klinischen und neurologischen Symptomatik

ventraler Kreuzbeinkippung. Betroffen waren mehr als 70% der nicht anerkannten Fälle, während in den anerkannten Fällen immerhin noch knapp 43% solche Auffälligkeiten erkennen ließen (Abb. 9).

Gerade diese lumbosakralen Übergangsstörungen waren häufig verknüpft mit einer Spondylarthrose bevorzugt der unteren LWS-Etagen. Insgesamt ergab sich bei

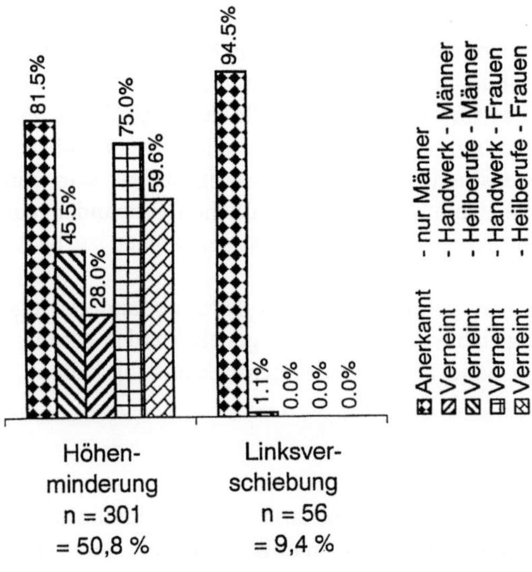

Abb. 8. Häufigkeit und Verteilungsmuster radiologischer Befundbeobachtungen (Höhenminderung der Bandscheibe und Linksverschiebung der sog. „degenerativen Veränderungen")

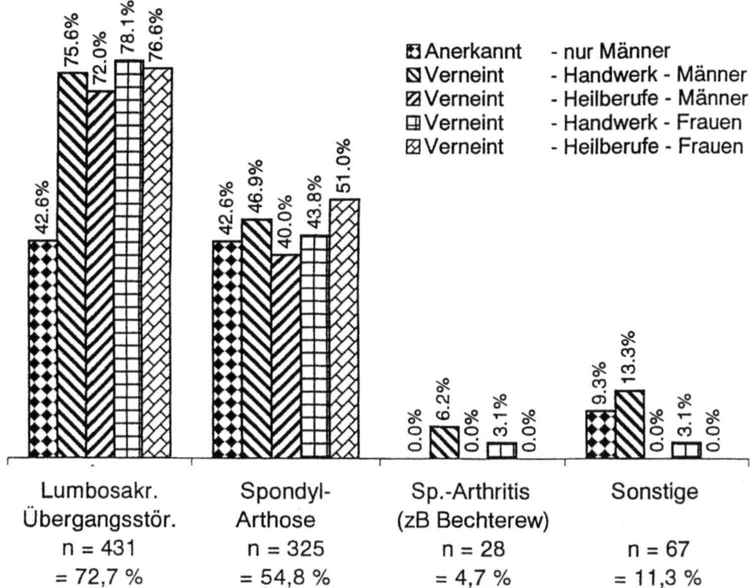

Abb. 9. Häufigkeit und Verteilungsmuster nicht anerkennungsfähiger krankhafter Substrate

dieser Zielfrage nach dem Vorliegen einer Spondylarthrose – unabhängig von ihrer Ursache – ein relativ uniformes Verteilungsmuster zwischen den einzelnen Gruppen. Zeichen einer generalisierten Erkrankung aus dem rheumatischen Formenkreis (Spondylarthritis) fanden sich nur in der Gruppe der nicht Anerkannten, bei den handwerklich tätigen Männern doppelt so häufig wie bei den handwerklich tätigen Frauen. Bei den Heilberufen wurde kein derartiger Fall beobachtet.

Insgesamt handelte es sich um 28 Fälle mit solchen Erscheinungsbildern, von denen einige in der weiteren Diagnostik als Spondylitis ankylosans (M. Bechterew) erkannt wurden. Anderweitige Veränderungen, wie z.B. funktionelle Seitverbiegungen der LWS mit reaktiven Abstützungsreaktionen nur in der Konkavität, Scheuermann-Erkrankungsfolgen der BWS oder Veränderungen der HWS, fanden sich relativ gleichförmig verteilt in allen Gruppen (Abb. 10). Rückschlüsse lassen sich hieraus kaum ableiten. Auffällig war lediglich, daß in der zur Anerkennung vorgeschlagenen Gruppe mit knapp 15% nur relativ wenige nicht-bandscheibenbedingte LWS-Veränderungen zu finden waren, während in den nicht anerkannten Fällen die Inzidenz sich bei ca. 40% und mehr bewegte.

Psychogene Beeinträchtigungen

In insgesamt 6 Fällen konnte – weder klinisch noch radiologisch – irgendein Wirbelsäulenbefund objektiviert werden. In allen diesen Fällen fanden sich auffällige Merkmale einer psychogenen Symptomenbildung.

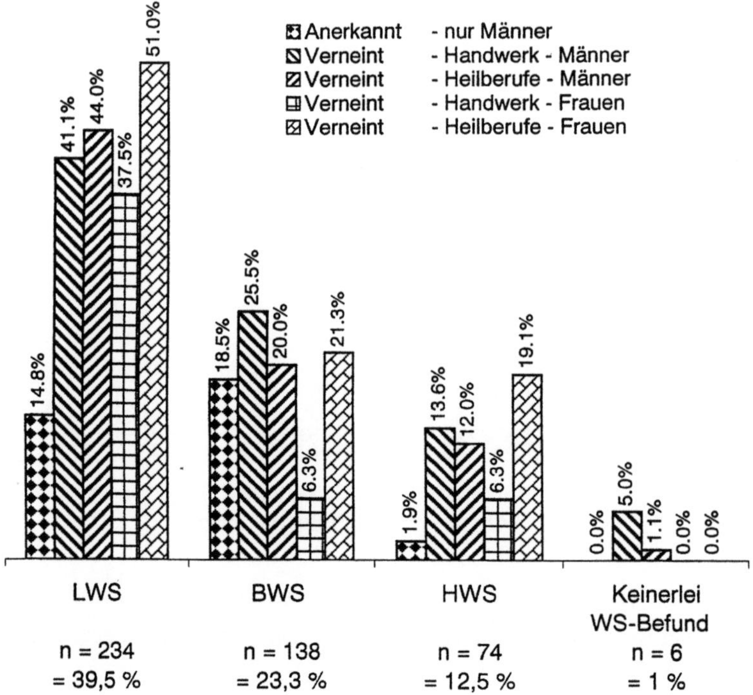

Abb. 10. Häufigkeit und Verteilungsmuster sonstiger, nicht anerkennungsfähiger radiologischer Wirbelsäulenauffälligkeiten (s. Text)

Bei sämtlichen gutachtlichen Untersuchungen wurde auch die verbale Selbstdarstellung registriert und die Art der Beschwerdenschilderung dahingehend geprüft, ob sie mehr für eine organische oder mehr für eine psychogene Symptomenbildung spricht. Auch wenn diese Beobachtungen seitens nicht-nervenärztlicher Sachverständiger mit gebotener Zurückhaltung zu werten sind, erscheint es nicht überraschend, daß bei den anerkannten Fällen – mit zweifellos bestehenden organischen Substraten – in nahezu 100% der Fälle keine psychischen Komponenten beobachtet wurden, während bei den nicht anerkannten Fällen der Anteil der Frauen mit auffälligen psychogenen Komponenten dominierte (Abb. 11).

Aufgabe einer belastenden Tätigkeit

Versucht wurde grundsätzlich auch eine Klärung der Frage, ob der Betroffene noch seine belastende Tätigkeit ausübte, eine Aufgabe beabsichtigt war oder bereits diese Tätigkeit beendet wurde. Letzteres war bei mehr als der Hälfte der anerkannten Fälle zu verzeichnen (Abb. 11), während bei den handwerklich tätigen Frauen in der Mehrzahl die berufliche Tätigkeit noch ausgeübt wurde, sich dies in den Heilberufen in etwa die Waage hielt.

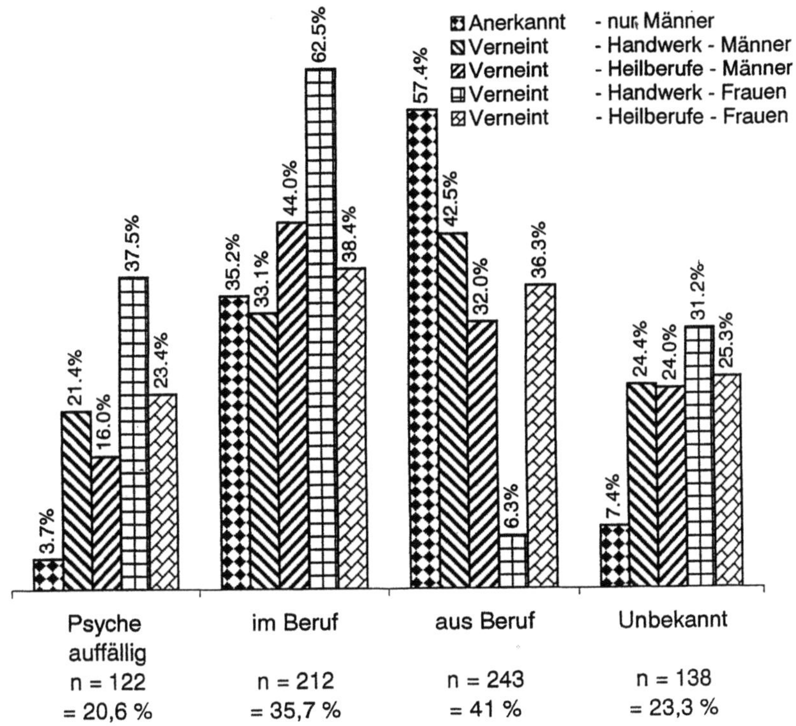

Abb. 11. Die psychosoziale Situation

In etwa 1/3 der nicht anerkannten Fälle blieb trotz unserer Bemühungen unklar, wie die Situation - z.B. nach langjähriger Arbeitslosigkeit - einzuschätzen war. In diese Gruppe gehören auch die Fälle mit einer auffällig wechselhaften beruflichen Biographie, häufig verknüpft mit psychischen Auffälligkeiten, z.B. einer sehr unscharfen, nicht bewegungs- und belastungsabhängigen Beschwerdeschilderung, so daß der psychosoziale Hintergrund - nach Reck [17] der häufigste Grund für Rückenschmerzen - recht deutlich erkennbar wurde.

Analyse der zur Anerkennung vorgeschlagenen Fälle

Es handelt sich ausnahmslos um männliche Probanden, in der Überzahl aus den Bauberufen (Tabelle 2).

Die weit überwiegende Zahl der Anerkennungen erfolgte im Sinne einer BK 2108 (Tabelle 3). Eine Anerkennungsempfehlung nur nach BK 2109 fehlt in unserem Untersuchungsgut gänzlich.

Eine isolierte Anerkennungsempfehlung gemäß BK 2110 erfolgte in einem Fall (Baumaschinenfahrer im Steinbruch) mit einem Verteilungsmuster des Schadensbildes, wie es den von Dupuis [6] anhand von Diagrammen mitgeteilten Segment-

Tabelle 2. Berufe der Probanden in anerkannten Fällen

Maurer	36×
Artverwandte Berufe	7×
Landwirte	6×
Metallberufe	2×
Bierfahrer	1×
Müller	1×
Lagerarbeiter	1×

Tabelle 3. Fallzahlen nach Prüfungsauftrag und Anerkennungen

	Fallzahl (n)		Anerkannt
BK 2108:	483		45
BK 2109:	0		0
BK 2110:	6		1
BK 2108/09:	50	beide:	2
		nur 2108:	4
BK 2108/10:	44		2
BK 2108/09/10:	10		0
Gesamt:	593		54 (9,1%)
Männer:	514		54 (10,5%)
Frauen:	79		0

belastungen bei Schwingungseinwirkungen entspricht. In 50 Fällen wurde im Gutachtenauftrag die Prüfung gemäß BK 2108 und 2109 vorgegeben. Hiervon wurden 2 Fälle mit beiden Berufskrankheiten zur Anerkennung vorgeschlagen. In diesen beiden Fällen wurden über jeweils ca. 4 Jahrzehnte Lagerarbeiten mit sehr häufigem Tragen schwerer Säcke durchgeführt. Einer der Betroffenen war z.B. Auslieferungsfahrer für einen Bäckereigroßhandel, der andere selbständiger Müller. In beiden Fällen lag das Belastungsmaximum in der 3. und 4. Lebensdekade.

Ansonsten wurden von den 50 zur BK 2108 und 2109 überprüften Fällen weitere 4 nur gemäß BK 2108 zur Anerkennung vorgeschlagen. Hierbei handelte es sich ausnahmslos um Versicherte aus den Bauberufen. Seitens der berufsgenossenschaftlichen Verwaltungen wurden insgesamt 44 Fälle nach BK 2108 und 2110 zur Überprüfung vorgestellt. In dieser Gruppe dominierten die Land- und Forstwirte. Eine solche Doppelanerkennung erfolgte in 2 Fällen (beides Landwirte mit zusätzlicher Holzrückertätigkeit). In dieser Gruppe wurde kein einziger Fall nur gemäß BK 2108 zur Anerkennung vorgeschlagen.

Nur eine kleine Gruppe von insgesamt 10 Probanden wurde mit der Zielfrage nach allen 3 Berufskrankheiten an der Wirbelsäule (BK 2108/2109/2110) vorgestellt. Keiner dieser Fälle wurde zur Anerkennung vorgeschlagen, auch nicht im Sinne der Anerkennung nur einer der 3 Berufskrankheiten.

Gutachtliche Beurteilung

In jedem Einzelfall wurde im Rahmen der ärztlichen Begutachtung der Versuch unternommen, sich ein eigenes Bild von den beruflichen Belastungen des Betroffenen zu machen. Verwandt wurden dazu aktenkundig gewordene, Arbeitsplatzbeschreibungen und die Ermittlungen des TAD, aber auch Angaben der Betroffenen, häufig ergänzt durch Zielfragen, aber auch „Stolperfragen“, um sich einen Eindruck von der Zuverlässigkeit dieser Angaben machen zu können. In der Gruppe der zur Anerkennung vorgeschlagenen Probanden bestand der Eindruck einer relativ guten Übereinstimmung zwischen aktenkundigem Sachverhalt und eigenen Angaben, während - teils sehr grobe - Abweichungen zwischen den Ermittlungen und den Eigenangaben bei den Frauen zu erkennen waren.

Dies gilt insbesondere auch für die Heilberufe, bei denen sich naturgemäß auch die Untersucher auf eigene Erfahrungen aus der klinischen Tätigkeit stützen konnten. Das Einbringen solcher Erfahrungen war gerade in dieser Berufsgruppe auch notwendig, da hier besonders häufig keine Vorermittlungen zu den Belastungseinwirkungen vorlagen. Die in dieser Berufsgruppe auffällig häufige Diskrepanz zwischen dem - manchmal wechselnden - Votum des TAD und der ärztlichen Einschätzung ist vermutlich auch auf diese eigenen Berufserfahrungen der Untersucher zurückzuführen. Hierin spiegelt sich auch die noch nicht abgeschlossene Diskussion zur prinzipiellen Frage, ob die Heilberufe überhaupt ernsthaft für eine Anerkennung in Betracht kommen [15].

Für die ärztlich-gutachtliche Beurteilung war jedoch letztendlich die Befundsituation maßgeblich, was daran erkennbar wird, daß auch in Fällen ohne TAD-bestätigte berufliche Anspruchsvoraussetzungen Anerkennungsempfehlungen ausgesprochen wurden. Im einzelnen wurden folgende Fragen in jedem Einzelfall abgeprüft:

1. Liegt überhaupt eine bandscheibenbedingte Erkrankung vor?
2. Sind begleitend belastungsadaptive Reaktionen an den Deck- und Tragplatten der benachbarten - nicht erkrankten - Segmente erkennbar?

Eine bandscheibenbedingte Erkrankung wurde immer dann unterstellt, wenn ein hierauf hinweisender Bildbefund, ein positiver klinischer Segmentbefund und evtl. auch eine segmentbezogene Neurologie festgestellt werden konnten. Diese Kombination der Befunde ist von ganz herausragender Bedeutung, da ohne diese Kongruenz zwischen Klinik und Bildbefund eine Anerkennungsempfehlung nicht möglich erscheint. Nur dann, wenn neben dem Bildbefund auch ein klinisch relevanter Segmentbefund nachweisbar ist, kann von einer krankheitsrelevanten Situation im Bewegungssegment ausgegangen werden. Der Bildbefund allein reicht hierzu nicht aus. Der Verordnungsgeber hat schließlich vorgegeben, daß nur die bandscheibenbedingten Erkrankungen, nicht jedoch nur bildtechnisch erkennbare Bandscheibenveränderungen anzuerkennen sind.

An dieser Hürde scheiterte die weit überwiegende Zahl der nicht anerkannten Fälle, da ein nicht vorhandenes krankhaftes Substrat naturgemäß nicht zur Anerkennung vorgeschlagen werden konnte. Sofern ein solches Substrat im Sinne einer bandscheibenbedingten Erkrankung zu sichern war, jedoch keine „Linksverschiebung“ bei den sog. „degenerativen Veränderungen“ festgestellt werden konnte, erfolgte konsequenterweise keine Anerkennungsempfehlung. Ausnahmen von dieser Regel wurden in den ersten Monaten des Jahres 1993 aufgrund seinerzeit noch sehr unsicherer Beurteilungsgrundlagen gemacht. Insgesamt handelt es sich um 12 solcher Fälle, von denen 6 bei retrospektiver Prüfung mit Sicherheit nicht mehr zu einer Anerkennungsempfehlung geführt hätten.

Tabelle 4. Verteilungsmuster der Bandscheibenerkrankungen bei den anerkannten Fällen

	n	%
Grenzwertig	3	5,6
Monosegmental	13	24,1
Bisegmental	18	33,3
Oligosegmental	20	37,0
Gesamt	54	100

Bei den Fällen eines krankheitsrelevanten Schadensbildes ohne belastungsadaptive Reaktionen fand sich so gut wie ausnahmslos eine definierbare anderweitige Ursache für die Segmenterkrankung. Der Fehlstatik am lumbosakralen Übergang, gar nicht selten einer asymmetrischen Entwicklungsstörung, kommt dabei zahlenmäßig eine herausragende Bedeutung zu. In zahlreichen Fällen ließen sich die beklagten Rückenbeschwerden anderweitigen krankhaften Veränderungen zuordnen, was ebenfalls gemäß den Vorgaben des Verordnungsgebers keine Anerkennungsempfehlung ermöglichte. Besonders bei Frauen dominierten dabei die myostatischen Weichteilbeschwerden bei unbefriedigendem muskulärem Trainingszustand.

Durchleuchtet man die zur Anerkennung vorgeschlagenen Fälle dahingehend, wie das Erkrankungsmuster aussah, so wurden zwar überwiegend bisegmentale und oligosegmentale Erkrankungsbilder zur Anerkennung vorgeschlagen (Tabelle 4), jedoch auch 13 Fälle (24,1% der Anerkennungsempfehlungen) mit monosegmentalem Krankheitsbild. In der Frühphase (1993) wurden auch 3 Fälle mit einem grenzwertigen Krankheitsbefund zur Anerkennung vorgeschlagen. Diese 3 Fälle gehören zu der Gruppe von 6 Fällen, die bei heutiger nochmaliger Überprüfung nicht mehr zur Anerkennung vorgeschlagen werden könnten.

Dem ist jedoch unmißverständlich hinzuzufügen, daß eine große Zahl monosegmentaler Erkrankungsbilder nicht zur Anerkennung vorgeschlagen werden konnte, dies allein schon resultierend aus dem medizinischen Prüfungsergebnis, nämlich zum einen wegen einer definierbaren schicksalshaften Ursachenkomponente, zum anderen wegen des Fehlens der „Linksverschiebung", also der belastungsadaptiven Reaktionen, die in diesen Fällen fast regelhaft auch im erkrankten Bewegungssegment nicht zu sichern waren.

Bedenkt man die fast ausnahmslos bestätigten 2 oder 3 Belastungsjahrzehnte und die damit verknüpften abertausendfachen Belastungseinwirkungen auf alle Bewegungssegmente der LWS, so entsprechen unsere Ergebnisse mit mehr als 70% bi- und oligosegmentalen Schadensbildern in den Anerkennungsfällen eher einer naheliegenden Plausibilität, da solche Belastungseinwirkungen schwerlich einzelne Segmente überspringen können. Dies gilt insbesondere für die Ganzkörpervibrationseinwirkungen (BK 2110), die – die Selbstversuche in der Arbeitsgruppe um Dupuis haben dies bestätigt – zu einem Aufschwingen der gesamten unteren Rumpfwirbelsäule führt und sämtliche Bewegungssegmente in die Belastungen einbezieht.

Zusammenfassung

Die mehr als 3jährigen Erfahrungen mit gutachtlichen Untersuchungen zur Prüfung berufsbedingter Bandscheibenerkrankungen an der Wirbelsäule haben zu dem Ergebnis geführt, daß nicht ein oder zwei Kriterien die Beantwortung der Zusammenhangsfrage bestimmen, sondern zahlreiche Einzelaspekte in den Prüfungsvorgang einfließen. Bei der Frage zu den Anerkennungsvoraussetzungen zeichnet sich ab, daß Fallgestaltungen mit nur 1 Belastungsjahrzehnt kaum in Betracht kommen, sondern 2–4 Belastungsjahrzehnte die Voraussetzung zur Entstehung einer berufsbedingten Bandscheibenerkrankung darstellen dürften. Das Auftreten einer bandscheibenbedingten Erkrankung vor dem 40. Lebensjahr spricht bereits mit relativ hoher Wahrscheinlichkeit für eine schicksalshafte Genese.

Sind die anspruchsbegründenden beruflichen Belastungen gesichert und läßt sich bildtechnisch die Linksverschiebung der sog. „degenerativen Veränderungen" – also die belastungsadaptiven Reaktionen an den Deck- und Tragplatten – nachweisen, so spielt die Frage des Verteilungsmusters bei den Segmenterkrankungen keine entscheidende Rolle mehr.

Entscheidender ist vielmehr die Frage, ob überhaupt ein segmentales Erkrankungsbild – im Sinne der bandscheibenbedingten Erkrankungen – vorliegt, die allein mittels bildgebender Verfahren nicht zu beantworten ist. Vielmehr muß in jedem Einzelfall der Bildbefund anhand des klinischen und insbesondere segmentalen Befundes auf seinen Krankheitswert hin geprüft werden. Nur dann gelingt die sinnvolle Anwendung der prinzipiell richtigen „Hamburger Konsensformel" mit der Frage nach der Kongruenz zwischen Belastungseinwirkung und Lokalisation der Symptomatik, zwischen Bildbefund und klinischem Segmentbefund [21].

Die dabei gewonnenen Ergebnisse lassen erkennen, daß – wie bei allen sog. „chirurgischen Berufskrankheiten" – nur ein sehr kleiner Teil der in den belastenden Berufen tätigen Probanden auch eine anerkennungsfähige Erkrankung entwickelt, sich insofern die gesicherte orthopädische Erkenntnis bewahrheitet, daß die Verschleißerkrankungen an der Wirbelsäule einer allgemein weit verbreiteten „Volkskrankheit" entsprechen. Vor diesem Hintergrund bedarf es einer soliden Qualifikation des Gutachters, um in jedem Einzelfall zu einer plausiblen, damit auch nachprüfbaren Kausalitätsbeurteilung zu finden.

Literatur

1. Bolm-Audorff U (1992) Bandscheibenbedingte Erkrankungen durch Heben und Tragen von Lasten. Med Orthop Tech 112: 293–296
2. Brinckmann P (1997) Mechanisch verursachte Schäden lumbaler Bandscheiben. In: Weber M, Valentin H (Hrsg) Begutachtung der neuen Berufskrankheiten der Wirbelsäule. Fischer, Stuttgart, S. 39–45
3. Dupuis H, Zerlett G (1987) Whole-body vibration and disorders of the spine. Int Arch Occup Environ Health 59: 323–336
4. Dupuis H (1988) Zur Gefährdung der Wirbelsäule unter Belastung durch mechanische Schwingungen und mitwirkende Faktoren. Wehrmed Wehrpharm 3: 81–85
5. Dupuis H (1990) Über die Wirkung mechanischer Schwingungen auf die Wirbelsäule. Orthopäde 19: 140–145

6. Dupuis H (1993) Zur Frage berufsbedingter Erkrankungen der Wirbelsäule durch Ganzkörperschwingungen aus arbeitsmedizinischer Sicht. In: Hierholzer G, Kunze G, Peters D (Hrsg) Gutachtenkolloquium 8. Springer, Berlin Heidelberg New York Tokyo, S 53–59
7. Frymoyer JW (1992) Predicting disability from low back pain. Clin Orthop 279: 101–109
8. Hult L (1954) The munkfors investigation. Acta Orthop Scand Suppl 16
9. Hult L (1954) Cervical, dorsal and lumbar spinal syndromes, a field investigation of an non-selected material of 1200 workers in different occupations with special reference to disc degeneration an so-called muscular rheumatism. Acta Orthop Scand Suppl 17
10. Junghanns H (1979) Die Wirbelsäule in der Arbeitsmedizin. Teil I: Biomechanische und biochemische Probleme der Wirbelsäulenbelastung. Hippokrates, Stuttgart
11. Junghanns H (1979) Die Wirbelsäule in der Arbeitsmedizin. Teil II: Einflüsse der Berufsarbeit auf die Wirbelsäule. Hippokrates, Stuttgart
12. Junghanns H (1980) Wirbelsäule und Beruf. In: Die Wirbelsäule in Forschung und Praxis. Bd 92. Hippokrates, Stuttgart
13. Ludolph E, Schröter F (1993) Die Berufskrankheiten „Wirbelsäule" – gutachtliche Überlegungen. Arbeitsmed Sozialmed Umweltmed 28: 457–461
14. Ludolph E, Schröter F (1997) Überlegungen zur Begutachtung der neuen Berufskrankheiten der Wirbelsäule. In: Weber M, Valentin H (Hrsg) Begutachtung der neuen Berufskrankheiten der Wirbelsäule. Fischer, Stuttgart, S 80–85
15. Morlock M, Bonin V, Schneider E (1998) Biomechanische Untersuchungen zur Quantifizierung der Belastung der Wirbelsäule im Pflegeberuf. In: Wolter D (Hrsg) Berufsbedingte Erkrankungen in der Lendenwirbelsäule. Springer, Berlin Heidelberg New York Tokyo (im Druck)
16. Porter RW (1987) Does hard work prevent disc protrusion? Clin Biomech 2: 196–198
17. Reck R (1996) Psychosomatische Aspekte bei orthopädischen Leiden. Z Orthop 134: 10–13
18. Schröter F, Tändler P (1995) Die Berufskrankheiten „Wirbelsäule" – Leitfaden zur Begutachtung. Unfallchirurg 98: 87–92
19. Weber M (1998) Gibt es das typische berufsbedingte Schadensbild? Empirische Erkenntnisse. In: Kügelgen B, Schröter F (Hrsg) Lumbale Bandscheibenkrankheit. Zuckschwerdt, München, S 277–288
20. Weber M, Morgenthaler M (1996) Röntgenologische Veränderungen der Wirbelsäule von Schwerarbeitern. Med Sach 92: 112–116
21. Wolter D, Seide K, Grosser V (1994) Kriterien zur Beurteilung berufsbedingter Lendenwirbelsäulenerkrankungen (BK 2108). Eigen-Verlag, Hamburg

Diskussion*

Zusammengefaßt und redigiert von H. Scheele und G. Hierholzer**

Es wurde zunächst über die vorgestellten Methoden zur Ermittlung der beruflichen Exposition diskutiert und über eine entsprechende Bewertung. Mit der Anwendung des Dosismodells nach Hartung kann, aus Sicht der Verwaltung, ein Maßstab zur Messung beeinträchtigender Einflüsse gewonnen werden. Dieses sei im Sinne einer Objektivierung zu begrüßen. Das Modell sei plausibel und gut zu überprüfen. Über die Berücksichtigung der relevanten Bezugsgrößen könnten die effektiven Belastungen ermittelt werden.

Für eine realitätsnahe Darstellung von beruflichen Belastungen ist die gestaffelte qualitative und quantitative Erfassung der Einflüsse z.B. über Fragebögen bis hin zur Simulation der Arbeitssituation im Labor erforderlich (Kupfer). Das Modell zur Bestimmung der Dosisbelastung nach Hartung erfaßt nur einen Teilaspekt, da meistens mehrere schädigende Mechanismen existieren. Die korrekte Anwendung setzt eine sorgfältige Analyse der bewegten Lasten und der gearbeiteten Zeit voraus. Wenn unterschiedliche Einflußgrößen berücksichtigt werden sollen, weist das Modell jedoch Defizite auf, z.B. wird der Trainingszustand des Betroffenen nicht ausreichend berücksichtigt. Es sei zudem nur für die Beurteilung gleichförmiger Arbeitsabläufe geeignet, eine Übertragung z.B. auf Arbeitsprozesse der Krankenpflege, sei nicht ohne Probleme möglich. Zur Bestimmung inhomogener Belastungen sind differenziertere Modelle erforderlich.

Bei bandscheibenbedingten Erkrankungen können Dosismodelle zur Erfassung der Arbeitsleistung zur Quantifizierung relevanter Einflußgrößen herangezogen werden. Sie sind jedoch nicht auf alle belastenden Tätigkeiten gleich gut anwendbar.

Dosismodelle ermöglichen im Vorfeld der Untersuchungen eine grobe Orientierung, ob überhaupt eine den Anspruch begründende Belastung vorliegt. Dieses entspricht dem Bemühen der Berufsgenossenschaften, den Gutachtern quantifizierte Anhaltspunkte zur Verfügung zu stellen. Voraussetzung für die Akzeptanz des linearen Schädigungsmodells nach Hartung ist, daß die schädigenden Ursachen geklärt werden. Wenn als Ursache Ernährungsstörungen anerkannt werden, kann es ange-

* Zu den Beiträgen von S. 117–222.

** Teilnehmer: S. Brandenburg, N. Erlinghagen, K.-J. Gerstmann, C. Gissel, V. Grosser, P.-M. Hax, G. Hierholzer, G. Hörster, G. Kunze, J. Kupfer. J. Lehmann, M. Meyer-Clement, D. Peters, W. Römer, G. Rompe, U. Spink, F. Schröter und J. Schürmann.

wandt werden. Bei ursächlichen Mikrotraumen wird das Schädigungspotential nicht mehr zutreffend erfaßt (Grosser).

Auch Vertreter der Bau-Berufsgenossenschaften halten grundsätzlich die Anwendung eines einheitlichen Modells für wünschenswert. Bei den sehr unterschiedlichen Arbeitsspektren des Baugewerbes würden jedoch Pausen und Spitzenbelastungen nicht ausreichend berücksichtigt. Einige Berufsgruppen mit erheblichen Belastungen, wie etwa Transportarbeiter am Flughafen, würden zudem in die allgemeinen Überlegungen nur ungenügend einbezogen. Ursächlich sei ein noch nicht optimaler Austausch über die Problematik mit den jeweils zuständigen Berufsgenossenschaften.

Es wird über Erfahrungen, ein entsprechendes Berechnungsmodell für Bergarbeiter zu optimieren, berichtet. Die theoretischen Modelle sind aufgrund ihrer Komplexität z.Z. noch nicht geeignet, einem Gericht die Zusammenhänge und die Beweiskraft darzulegen. Die vor Gericht anwesenden Sachbearbeiter müssen die angewendeten Modelle erläutern können. Diese Auffassung findet allgemeinen Konsens. Vor Gericht überzeugen z.Z. noch mehr praktische Anschauungen als theoretische Modellrechnungen. Für die Bereiche Lärm und Vibration ist das Dosismaß inzwischen durch die Gerichte überwiegend anerkannt (Kupfer). Bedeutsam sei, daß nun ein Modell verwendet wird, das durch stetige Weiterentwicklung optimiert wird und auch Gerichte durch Plausibilität zu überzeugen vermag. Hierbei sei es wesentlich, daß die Eingangsgrößen nach einheitlichen Kriterien sorgfältig erfaßt würden.

Dosismodelle zur Erfassung der Arbeitsleistung müssen plausibel sein und bezüglich ihrer Beweiskraft vor Gericht erläutert werden können.

In der Diskussion wird darauf hingewiesen, daß die Entwicklung bandscheibenbedingter Erkrankungen der Wirbelsäule in der Regel nicht monokausal ist. Es sollte dabei eher von berufsbedingten Erkrankungen der Wirbelsäule, als von bandscheibenbedingten Erkrankungen, gesprochen werden. Eine Verschlimmerung eines vorbestehenden Leidens kann nur dann festgestellt werden, wenn der Vorzustand, der sich verschlimmert hat, auch rückwirkend bestimmt werden kann. Die Konstellation der Verschlimmerung eines vorbestehenden Leidens sei eher selten gegeben. Oft sei es schwierig zu unterscheiden, ob eine auftretende Erkrankung von einer nicht exakt zu erkennenden Prädisposition oder von konkurrierenden Kausalitäten beeinflußt wird (Brandenburg). Diese Unterscheidung gelinge nur aufgrund ärztlicher Erfahrung.

Wenn kein Hinweis für eine außerberufliche Belastung vorliege, könne nicht automatisch der Umkehrschluß gezogen werden, daß eine kausale Verknüpfung von Schaden und Beruf bestehe. Umgekehrt sollte nicht über außerberufliche Risikofaktoren spekuliert werden. Es muß nachgewiesen werden, daß ein in Frage kommender Risikofaktor tatsächlich kausal bedeutsam ist. Für die Qualität des Gutachtens sei entscheidend, daß die Argumentationsketten zur Begründung der unterstützten These den Argumenten der Antithese korrekt und nachvollziehbar gegenübergestellt würden, um nach rechtlichen Kriterien fundierte Entscheidungen zu ermöglichen.

Bei der Beurteilung von bandscheibenbedingten Erkrankungen der Wirbelsäule müssen die Grundlagen der Kausalität bei der Erstellung von Argumentationsketten zur Abwägung der Thesen und Antithesen berücksichtigt werden. Spekulationen sind nicht zu akzeptieren.

Es wird vor einer schematischen Abfassung der Gutachten gewarnt. Im Einzelfall sei es erforderlich, ein Argument möglichst mit dem Gegenargument abzuwägen, um bereits den Begründungen der folgenden Instanz entgegenzutreten. Die Richter müssen die Gutachten verstehen können. Es wird durch Vertreter der Verwaltung angeführt, daß berufsbedingte Belastungen nicht generell eine spezifische Schädigung erzeugen. Der Gutachter muß durch medizinische und naturwissenschaftliche Argumente nachweisen und begründen, daß ein typischer Schaden durch eine bestimmte Belastung hervorgerufen wurde. Der Beweis muß zwingend geführt werden.

Eine Beweisführung ist nach der allgemein vertretenen Auffassung des Gremiums häufig nur schwer möglich. Die Einführung der Berufskrankheitenverordnung BK 2108 wurde durch den Verordnungsgeber vorgegeben und war nicht durch stichhaltige wissenschaftliche Erkenntnisse gestützt. Der Nachweis, daß bestimmte Gruppen von Versicherten tatsächlich häufiger an BK 2108 erkranken, ist noch nicht erbracht worden. Die Vorgaben des § 9 Abs. (3) SGB VII setzen diesbezüglich für eine entsprechende Anwendung die umfassende Prüfung der anspruchsbegründenden kausalen Zusammenhänge voraus.

Der ärztliche Gutachter kann bei der Beurteilung einer BK 2108 in Beweisnot kommen, da die Verordnung der Berufskrankheit nicht an wissenschaftlich fundierte Erkenntnisse gebunden war. Die Kausalität muß trotzdem gewahrt werden.

Es wird die Möglichkeit eines pragmatischen Weges für den Gutachter zur Lösung des Kausalitätsproblems dargestellt (Schröter). Wenn die anspruchsbegründenden Tatsachen durch die Verwaltung anerkannt werden, sollte überprüft werden, ob eine bandscheibenbedingte Erkrankung vorliegt. Unter Berücksichtigung von außerberuflichen Belastungen muß dann festgelegt werden, ob zusätzlich eine „Linksverschiebung“ vorliegt. Diese weist auf eine die Kompensationsmöglichkeiten des Körpers überschreitende Belastung hin. Diese Konstellation ermöglicht einen positiven Kausalitätsbeweis. Übereinstimmend wird festgestellt, daß dieser Weg nur den Ausschlußkriterien folgen und nicht wissenschaftlich kausal sein kann. Er dient einzig der Umsetzung der vorgegebenen Verordnung. Entsprechende Bedenken sollten im Anschluß an die schriftliche Begründung im Gutachten festgehalten werden.

In der Zusammenhangsbegutachtung kann die klinische Untersuchung eine eher nachgeordnete Bedeutung erlangen, da die Aufgabe der belastenden Tätigkeit bereits erhebliche Zeit zurückliegt und zudem durch die Untersuchung nur eine Momentaufnahme des Zustandes erfolgt. Dennoch können durch die klinische Untersuchung konkurrierende Ursachen für die Erkrankung der Wirbelsäule aufgedeckt werden.

Durch eine klinische Untersuchung ist nur die Schädigung von Segmenten der Wirbelsäule, nicht die einer einzelnen Bandscheibe, nachzuweisen (Schröter).

Es wird für eine weitere Anwendung der Meßblätter auch bei der Beurteilung der Wirbelsäule plädiert. Diese helfen, wenn sie sorgfältig ausgefüllt werden, bei einer standardisierten Befunderhebung. Probleme können sich ergeben, wenn Einschränkungen der Beweglichkeit scheinbar vorgetäuscht werden. Nach der allgemein vertretenen Auffassung ist ein erfahrener Gutachter jedoch in der Lage, durch verschiedene alternative und sich überschneidende Untersuchungen ein überlagerungsfreies objektives Untersuchungsbild zu ermitteln.

Bei der Begutachtung von Erkrankungen der Wirbelsäule sollte in der klinischen Untersuchung ein standardisiertes Schema zur Befunderhebung angewandt werden. Sie ist bedeutsam zur Ermittlung konkurrierender Ursachen und ermöglicht bei entsprechender Technik auch die Ermittlung objektiver Daten.

Berufsbedingte Erkrankungen der Wirbelsäule können psychische Schäden hervorrufen. Ein ganzheitlicher Denkansatz zur Beurteilung der Probleme wird begrüßt. Es wird darauf hingewiesen, daß auch psychische Erkrankungen ihrerseits zu Rükkenproblemen führen können. Zur Anerkennung eines inneren Zusammenhanges zwischen schädigendem Ereignis und psychischen Folgen muß die hinreichende Wahrscheinlichkeit naturwissenschaftlich korrekt nachgewiesen werden. Eine solche Beurteilung ist nach der übereinstimmenden Auffassung nur schwer möglich.

Für die Anerkennung möglicher psychischer Folgen einer Berufskrankheit muß der Zusammenhang mit hinreichender Wahrscheinlichkeit kausal korrekt nachgewiesen sein.

Es wird angemerkt, daß eine Anerkennungsquote von 10–20% bei BK 2108 deutlich über den allgemein üblichen Erfahrungswerten liege. Einige Berufsgenossenschaften führen Vorselektionen nach Eingang der Anträge durch, so daß nur eine ausgewählte Gruppe zur Begutachtung gelangt. Daraus resultiert eine entsprechend hohe Anerkennungsquote. Die dargestellten Werte stellen untersucherspezifische Ausreißer dar. Zudem liegt in Nord- bzw. in Süddeutschland generell eine geringere Quote der Anerkennung vor als in anderen Teilen Deutschlands.

Die Anerkennungsquote von bandscheibenbedingten Erkrankungen der Wirbelsäule als Berufskrankheit ist in den Bundesländern unterschiedlich und von der Selektion des begutachteten Kollektivs abhängig.

Der Hauptverband der gewerblichen Berufsgenossenschaften stellt umfangreiches Material zur Information über Urteile der verschiedenen Gerichtsebenen bereit. Auch können Lernhefte zu verschiedenen Problembereichen der Begutachtung der BK 2108 und anderer Berufskrankheiten bezogen werden.

Der Hauptverband der gewerblichen Berufsgenossenschaften vermittelt ein breites Literaturangebot zu Gerichtsurteilen, Fragen der Begutachtung und Beurteilung von Berufskrankheiten.

Teil III

Begutachtung nach Fußverletzungen

Teil III

Funktionelle Anatomie des Fußes

J. Koebke

Einleitung

Der menschliche Fuß ist ein an die dem Menschen eigene, echte Bipedie funktionell angepaßtes Organ.

Der ursprüngliche Säugerfuß (inklusive der der Primaten) ist primär ein Kletterfuß, d.h. er ist ein Greiforgan, wie es auch die Hand ist. Daumen und Großzehe sind abspreiz- und durch Rotation den übrigen Strahlen opponierbar. Hand und Fuß sind in Gestalt und Funktion einander sehr ähnlich (Abb. 1).

In der Phylogenese der Wirbel- und Säugetiere ist die Bipedie als Fortbewegung mittels des hinteren Exteremitätenpaares mehrfach und in spezifischer Weise erworben worden [6]. So sind beispielsweise auch die Menschenaffen in der Lage, für eine gewisse Dauer auf den hinteren Extremitäten zu stehen und zu laufen. Von daher lassen sich beim Anthropoidenfuß erste Anzeichen einer Anpassung des Fußes an die bipede, terrestrische Fortbewegung aufzeigen.

Die bei den Anthropoiden einsetzenden Umbauprozesse sind beim menschlichen Fuß zu Ende geführt: Durch die ausschließlich bipede Fortbewegungsweise sind in die Fußkonstruktion Eigenschaften eingebracht, die ihm gleichermaßen große Festigkeit wie auch Mobilität verleihen.

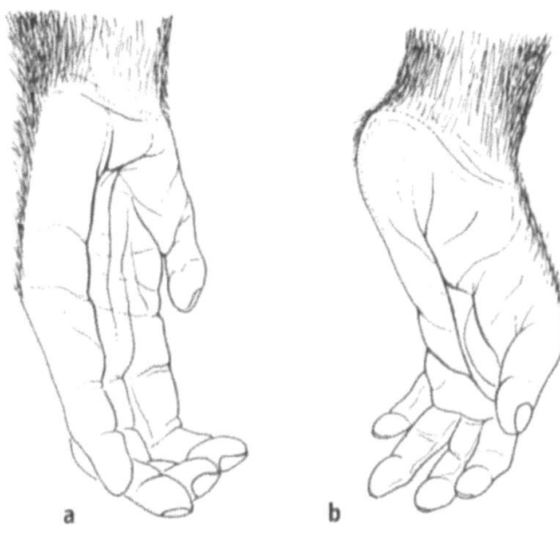

Abb. 1. a Hand und **b** Fuß eines erwachsenen Schimpansen. (Gezeichnet nach [12])

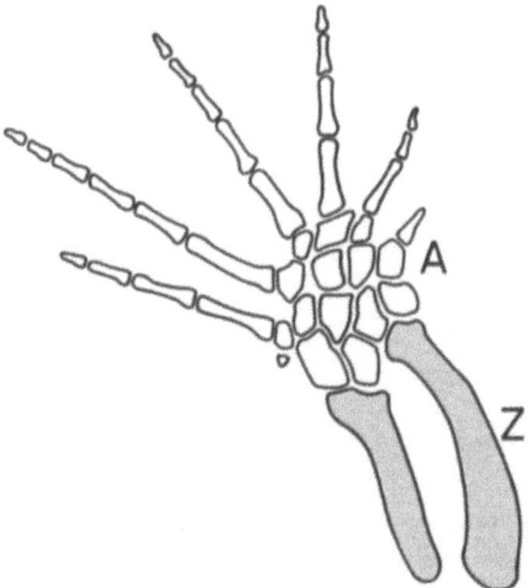

Abb. 2. Schema des Skeletts von Zeugopodium (*Z* Unterarm, Unterschenkel) und Autopodium (*A* Hand, Fuß) der ursprünglichen Tetrapodenextremität. Die Knochenelemente liegen sämtlich in einer Ebene. (Nach [14])

Skelett und Gelenke

Der Sohlengang des Menschen erfordert prinzipiell eine Abwinklung des Fußes gegen den Unterschenkel (90 Grad in Neutralnullstellung). Somit wird der talokrurale Übergang zum wesentlichen kinematischen wie auch kinetischen Verbindungszentrum zwischen Zeugo- und Autopodium, die an der oberen Extremität noch in einer Ebene liegen [14] (Abb. 2).

Die Articulatio talocruralis (oberes Sprunggelenk: OSG) ist morphologisch einerseits (1) auf die Notwendigkeit der dorsal und plantar gerichteten Bewegung des gesamten Fußes sowie (2) andererseits auf die Aufgabe der Übertragung hoher mechanischer Kräfte ausgelegt.

1. In erster Annäherung kann das obere Sprunggelenk als ein Scharnier angesehen werden (Abb. 3). Die Achse verläuft quer durch die Malleolen. Bei genauerer Analyse ist allerdings festzustellen, daß die Lage der Achse individuell schwankt und sie in keinem Fall ortsfest ist [1, 3]. Plantarflexion und Dorsalextension sind schraubenartiger Natur, wobei den inneren Artikulationsflächen der Malleolen Steuerungsfunktion zukommt [11]. Zudem werden bei den nach plantar oder dorsal gerichteten Bewegungen des Fußes gegenüber dem Unterschenkel laterale und proximodistale Kompensationsbewegungen der Fibula beobachtet, die durch die Form der Trochlea tali erzwungen werden [10].

Insgesamt sind die Bewegungsabläufe im OSG komplexer Natur, was erklären mag, daß eine prothetische Versorgung des Gelenks bislang nur zu wenig befriedigenden Ergebnissen führt.

2. Neben der Bewegung des gesamten Fußes gegen den Unterschenkel kommt dem OSG des weiteren die Aufgabe zu, belastungsbedingte, u. U. sehr hohe mechanische Kräfte vom Bein auf den Fuß sicher zu übertragen. Die Morphologie des OSG und des Rückfußes trägt dem Rechnung, indem nur noch der Talus mit dem Unterschenkelskelett artikuliert und der große und stabile Kalkaneus das Sprungbein unterfängt (Talus und Kalkaneus sind phylogenetische Verschmelzungsprodukte

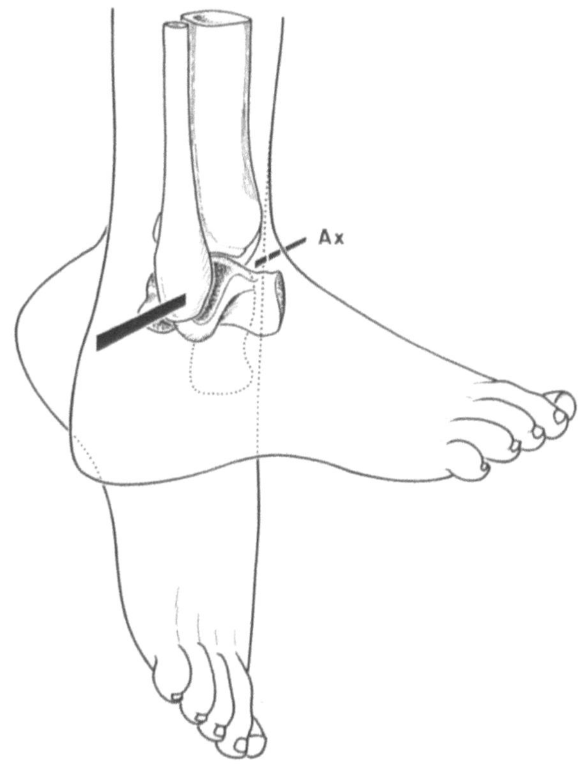

Abb. 3. Verlauf der Achse (*Ax*) des OSG durch die beiden Malleolen. (Nach [5])

mehrerer, kleinerer Einzelknochen [13, 14]; durch diese Verschmelzung wird die Zahl der tarsalen Elemente reduziert; Sprung- und Fersenbein bekommen dadurch stabile Größe).

Das Ruhen des Sprungbeins auf dem Fersenbein ist das Ergebnis eines für das menschliche Fußskelett elementaren Entwicklungsprozesses, der nachgeburtlich noch lange andauert und wesentlich zur Reifung des Fußes beiträgt [8, 9]. Indem der Talus auf den Kalkaneus positioniert wird, kommt es förmlich zu einer Verwringung des gesamten Fußskeletts (Abb. 4). Die 3 medialen, tibialen Strahlen laufen über die Ossa cuneiformia und das Os naviculare hin zum angehobenen Talus. Über das Os cuboideum erreichen die beiden lateralen, fibularen Strahlen den Kalkaneus.

Für das Aufnehmen von Druckkräften im OSG und deren Weiterleitung in das Fersenbein sowie in den Vorfuß ist allein der Talus verantwortlich. Seine interne, spongiöse Architektur, analysiert man sie radiologisch an sagittalen Schnitten (Abb. 5), ist funktionell an diese Schlüsselfunktion angepaßt. Die Druckspannungen aufnehmenden, dicht stehenden Knochentrabekel ziehen im rechten Winkel von der superioren Artikulationsfläche zum einen nach subtalar und zum anderen über den Hals in den Taluskopf. Aufgrund der dicht formierten Spongiosabälkchen unterhalb der posterioren Gelenkfläche des Kalkaneus sowie innerhalb des Os naviculare läßt auf eine relativ hohe Beanspruchung sowohl der hinteren als auch der vorderen Kammer des OSG schließen.

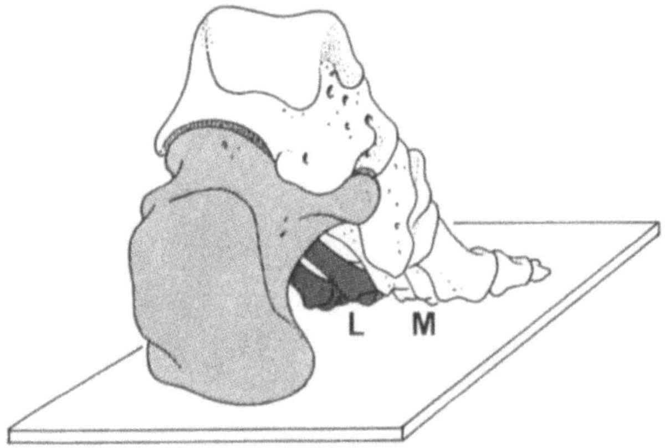

Abb. 4. Durch die Lage des Sprungbeins auf dem Fersenbein wird das Fußskelett verwrungen; die 3 medialen Strahlen (*M*) schließen sich dem Talus an, die beiden lateralen Strahlen (*L*) laufen im Kalkaneus aus. (Nach [5])

Das Fersenbein als das größte tarsale Knochenelement liefert mit seinem Tuber einen der 3 Stützpunkte des Fußes (Abb. 6). Dies bedeutet, daß der Kalkaneus neben der Belastung seitens seiner Artikulationen mit dem Talus und dem Os cuboideum auch Reaktionskräfte aufzunehmen hat. Durch morphoradiologische Analysen und spannungsoptische Modellversuche konnte für das Sprungbein gezeigt werden [2], daß dieses, obwohl es sich makromorphologisch um einen kurzen Knochen handelt, physiologischerweise auf Biegung beansprucht wird.

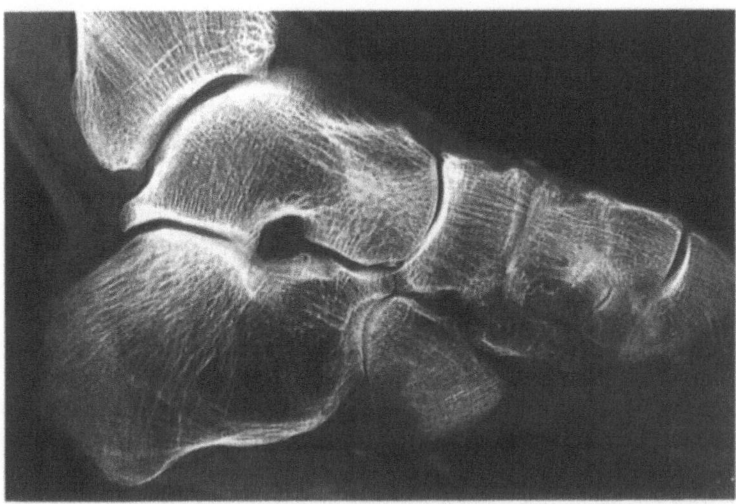

Abb. 5. Radiographie eines sagittalen Schnittes durch den Rückfußbereich eines Erwachsenen (Erläuterungen im Text)

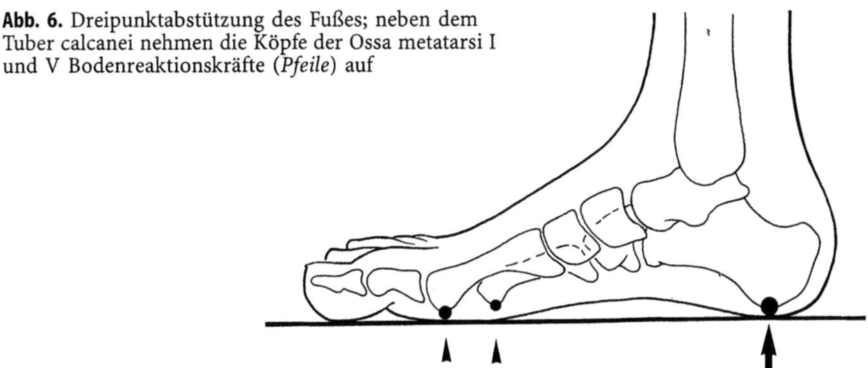

Abb. 6. Dreipunktabstützung des Fußes; neben dem Tuber calcanei nehmen die Köpfe der Ossa metatarsi I und V Bodenreaktionskräfte (*Pfeile*) auf

Bänder und Muskeln

Nach allgemeiner Beschreibung ist der menschliche Fuß eine Bogenkonstruktion. Das Skelett trägt mit der Form und der Anordnung seiner Elemente entscheidend dazu bei (vgl. Abb. 4). Die Aufrechterhaltung der Längs- und Querwölbung allerdings (von Gewölben zu sprechen, ist nicht ganz korrekt, da ein technisches Gewölbe anderen Konstruktionsprinzipien folgt) ist an die Existenz und Funktion von

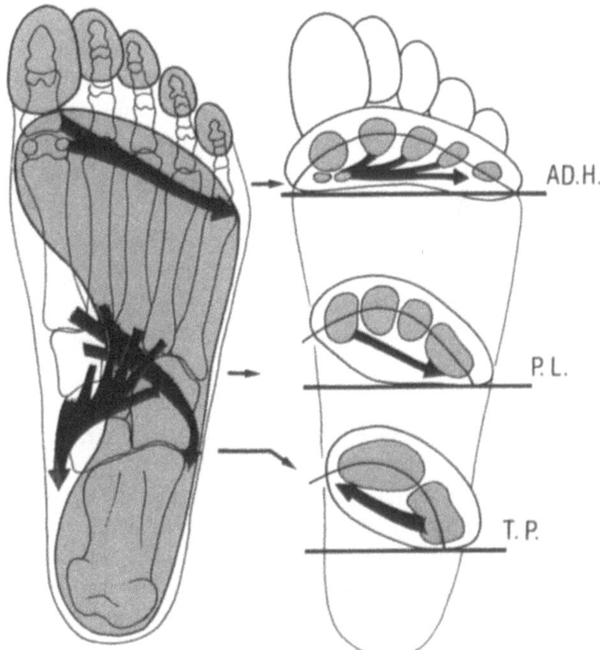

Abb. 7. Verlauf des Caput transversum des M. adductor hallucis (*AD. H.*), der Sehne des M. peronaeus longus (*P. L.*) und der Sehne des M. tibialis posterior (*T. P.*) in der Planta pedis. Diese 3 Muskeln verklammern aktiv in erster Linie die Querwölbung des Fußes. (Nach [4])

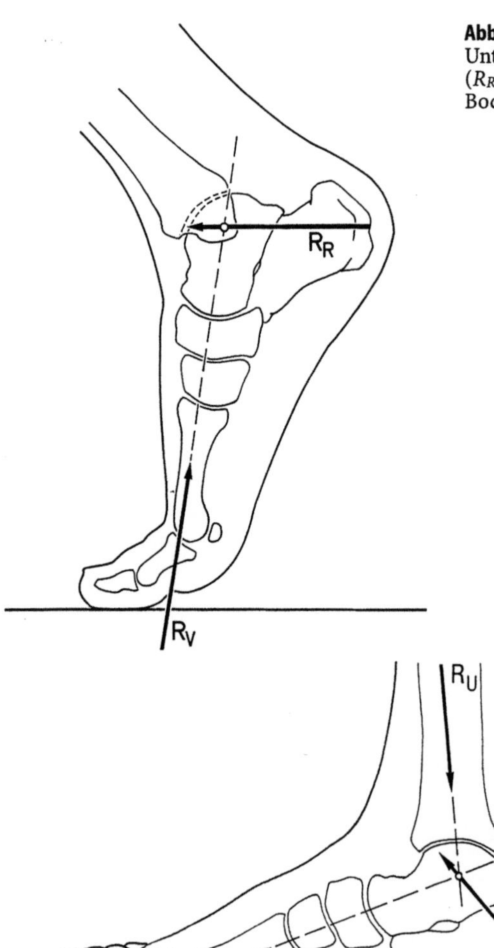

Abb. 8. Verlauf der Resultierenden von Unterschenkel (R_U), Vor- (R_V) und Rückfuß (R_R) beim Zehenstand und vollständigem Bodenkontakt der Planta pedis. (Nach [7])

Bändern und Muskeln gebunden. Passiver und aktiver Bewegungsapparat des Fußes bilden eine funktionelle Einheit.

Für die Unterstützung und Aufrechterhaltung der Längs- und Querwölbung des Fußes können nur die Band- und Muskelelemente von Bedeutung sein, die sich im Bereich der Planta pedis befinden [15]. Unter diesem Gesichtspunkt wichtige, passive Längsverspannungen sind das Pfannenband, das Lig. plantare longum und die Plantaraponeurose, wobei letztere die effektivste Längsverspannung darstellt [15]. Ausfall oder Insuffizienz eines dieser Bänder kann Ursache eines Pes planus sein.

Während im plantigraden Stand die Unterstützung der Fußwölbungen seitens des Bandsystems offensichtlich ausreichen, müssen beim Gehen und Laufen aktive Stabilisatoren, d.h. Muskeln, eingesetzt werden [3]. Deren Wirkung auf die Längs-

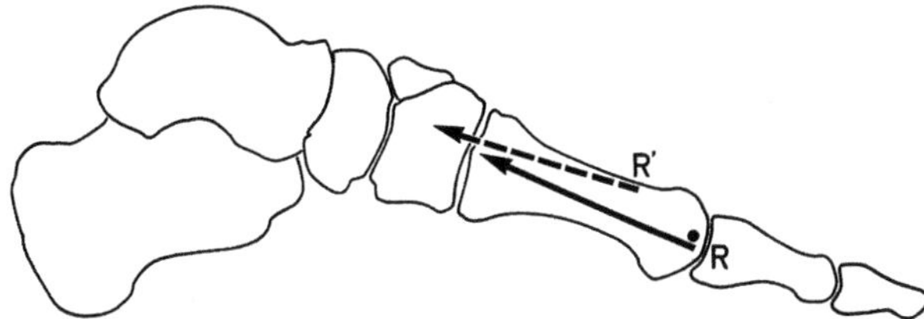

Abb. 9. Lageänderung der Vorfußresultierenden R nach R'. R' liegt in bezug auf die Längsachse des Mittelfußknochens wesentlich exzentrischer, so daß es zu einer erhöhten Biegungsbeanspruchung des Röhrenknochens kommt. (Nach [7])

oder Querwölbung des Fußes hängt von ihrer Verlaufsrichtung im Bereich der Planta pedis ab (Abb. 7).

Generell wirken Muskel- und Bandkräfte auf das Skelett des Fußes ein, um Bewegungen in den Gelenken zu bewirken oder um in ihnen ein Gleichgewicht herzustellen. Wichtig ist zu erkennen, daß aus der Aktion von Muskeln und Bändern Teilkräfte resultieren, die den Fuß, zusätzlich zu der zu tragenden Körperlast, beanspruchen. Soll ein Gelenk ins Gleichgewicht gebracht werden, müssen die sich aus den Teilkräften (Körperlast zum einen und Band- und Muskelkräfte zum anderen) ergebenden Resultierenden (Abb. 8) durch das Drehzentrum des betrachteten Gelenks ziehen [7]. Hierbei ist es gleichgültig, in welcher Phase des Abrollzyklus der Fuß sich befindet. Für den Rückfuß wie für den Vorfuß wirkt jeweils eine solche resultierende Kraft. Während die Rückfußresultierende in bezug auf den Kalkaneus eine exzentrische Lage hat (was dessen physiologische Biegebeanspruchung erklärt; vgl. mit obigen Ausführungen), verläuft die Vorfußresultierende nahezu in Achsenrichtung der Ossa metatarsi. Diese unterliegen als typische Röhrenknochenelemente zwar auch einer Biegebeanspruchung, die aber klein gehalten werden muß. Bei Schwächung oder Ausfall von plantaren Verspannungen kann sich die Biegebeanspruchung der Mittelfußknochen durch Richtungsänderung der Vorfußresultierenden erheblich vergrößern (Abb. 9), so daß die Gefahr der Spontanfraktur gegeben ist [7].

Literatur

1. Debrunner HU (1985) Biomechanik des Fußes. Enke, Stuttgart (Bücherei des Orthopäden, Bd 49)
2. Gierse H (1976) The cancellous structure in the calcaneus and its relation to mechanical stressing. Anat Embryol 150: 63-83
3. Inman VT (1976) The joints of the ankle. Williams & Wilkins, Baltimore
4. Kapandji IA (1977) Physiologie articulaire. Fasc III, membre inferieur, 4. edn. Maloine, Paris
5. Koebke J (1996) Biomechanik des Sprunggelenkes. In: Stahl CH, Zeidler H, Koebke J, Lorenz R (Hrsg) Klinische Arthrologie 13 (Erg Lfg). ecomed, Landsberg
6. Kummer B (1965) Das mechanische Problem der Aufrichtung auf die Hinterextremität im Hinblick auf die Evolution der Bipedie des Menschen. In: Heberer G (Hrsg) Menschliche Abstammungslehre. Fischer, Stuttgart

7. Kummer B (1967) Funktionelle Anatomie des Vorfußes. Verh Dtsch Ges Orth Traum 53: 482-493
8. Lanz T v, Wachsmuth W (1972) Praktische Anatomie, I. Bd 4. Teil: Bein und Statik. Springer, Berlin Heidelberg New York
9. Maier E (1980) Die Reifung des Kinderfußes. 67. Tag Dtsch Ges Orth Traum (Sonderheft zur wissenschaftl. Ausstellung) Münster
10. Reimann R, Anderhuber F (1980) Kompensationsbewegungen der Fibula, die durch die Keilform der Trochlea tali erzwungen werden. Acta Anat 108: 60-67
11. Reimann R, Anderhuber F, Gerold J (1988) Modelle zur Geometrie der menschlichen Sprungbeinrolle: Zwei Reihen geometrischer Modelle zur Veranschaulichung der Biomechanik des oberen Sprunggelenks. Gegenbaurs Morphol Jahrb 134: 351-380
12. Schultz AH (1972) Die Primaten. Rencontre, Lausanne
13. Starck D (1975) Embryologie. Ein Lehrbuch auf allgemein biologischer Grundlage. Thieme, Stuttgart
14. Steiner H (1935) Beiträge zur Gliedmaßentheorie: Die Entwicklung des Cheiropterygium aus dem Ichthyopterygium. Rev Suisse Zool 42: 715-729
15. Tillmann B (1977) Beitrag zur funktionellen Anatomie des Fußes. Orthop Prax XIII (7): 504-509

Systematik der Fußverletzung

R. Grass und H. Zwipp

Der Fuß ist vielfach ein vergessener und vernachlässigter Skelettabschnitt des menschlichen Körpers. Diese Vernachlässigung ist unerklärlich und mutet sogar grotesk an, denn laut Statistiken der gewerblichen Berufsgenossenschaften 1990 ist er von allen Verletzungen des menschlichen Körpers die meist betroffene Problemregion (Analyse von 131 582 Unfällen).

Danach rangieren Verletzungen an Knöchel und Fuß mit 18,4% aller notwendigen stationären Behandlungsfälle an erster Stelle. Von allen Komplikationen steht mit 19,3% diese Körperregion an der Spitze. Für den Umfang von rehabilitativen Maßnahmen nehmen Knöchel- und Fußverletzungen mit 21,2% den ersten Platz ein. In der selben Statistik weist von allen Brüchen des menschlichen Körpers der Fersenbeinbruch den höchsten MdE-Index auf: d.h. 72,3% aller Patienten, die jemals einen Fersenbeinbruch erleiden, sind dauergeschädigt mit einer MdE um 25,5% im Mittel [5].

Um diese Situation zu verbessern, benötigt jeder Unfallchirurg ein klares Konzept zur Behandlung von komplexen und relevanten Fußtraumen.

Talusfrakturen

Die Talusfraktur ist eine relativ seltene Verletzung (0,32–3,4% aller Fußfrakturen [2]).

Als häufigste Ursachen für diese Fraktur gelten der Sturz aus großer Höhe mit 45% und der Verkehrsunfall mit 47%. Nur 8% aller Talusfrakturen gehen auf eine indirekte Gewalt zurück, 32% aller Talusfrakturen sind mit einem Polytrauma assoziiert [5].

Pathomechanisch entsteht beim dorsal flektierten Fuß im Augenblick der deformierenden Energie beim Sturz oder Pkw-Bremsvorgang, die sehr häufige Talushalsfraktur (Abb. 1). Zentrale Berstungsfrakturen sind Ausdruck einer linearen axialen Stauchungsgewalt.

Periphere Frakturen des Processus posterior tali oder des Processus fibularis werden häufig als Teilaspekt einer subtalaren Luxation gesehen (Abb. 2), während Abscherfrakturen an der lateralen oder medialen Trochlea tali meistens auf einen Varus- oder Valgusstreß, im Rahmen einer Luxatio supinatoria mit axialer Stauchungskomponente, zurückgehen. Taluskopffrakturen werden sehr häufig in Verbindung mit einer Chopart-Gelenkverletzung gesehen.

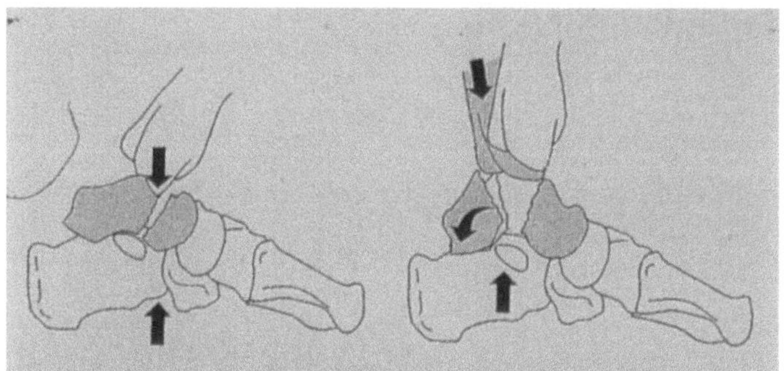

Abb. 1. Pathomechanismus der Talushalsluxationsfraktur (*links*), wobei das Sustentaculum tali bei relativer Dorsalflexion des Fußes als Hypomochlion fungiert. Taluscorpusluxationsfrakturen (*rechts*) bei relativer Plantarflexion mit Abdrängung des Corpus nach dorsal durch die hintere Tibiakante. [5]

Diagnostik

Als Standarddiagnostik werden Aufnahmen des OSG in 2 Ebenen sowie eine a.-p.-Aufnahme des Fußes in maximaler Plantarflexion mit Zentrierung auf den Talus gefordert. Eine Tomographie in 2 Ebenen, Schrägaufnahmen und/oder eine Computertomographie koronar und axial bei offenen oder geschlossenen Luxationsfrakturen zur Festlegung der operativen Zugangswege, zur Beurteilung der Rekonstruierbarkeit und des Ausmaßes der Gelenkzerstörung sind häufig erforderlich.

Klassifikation

Periphere Frakturen im Sinne der osteochondralen Taluskantenfraktur werden nach Berndt u. Harty (zitiert nach [5]) unterteilt. Die zentralen Frakturen werden als Halsbrüche nach Hawkins, als Corpusfrakturen nach Weber u. Marti klassifiziert [4] (Abb. 3).

Die neue, noch unveröffentlichte Klassifikation der AO beschreibt mit A die extraartikulären, mit B die intraartikulären und mit C die Luxationsfrakturen, wobei in der Unterteilung der Gruppen B und C, durch die Ordnungszahlen 1–3 die Anzahl der betroffenen Gelenke wiedergegeben wird.

Indikation

Bei allen Luxationsfrakturen besteht bei fehlender Kontraindikation die Indikation zur raschen, offenen Reposition (innerhalb von 6 h) mit stabiler Schraubenosteosynthese (KFI-Titanschrauben). Selbst beim Typ 1 nach Hawkins sollte heute eher eine stabile Schraubenosteosynthese durchgeführt werden, damit die Vorteile der funktionellen Nachbehandlung genutzt werden können.

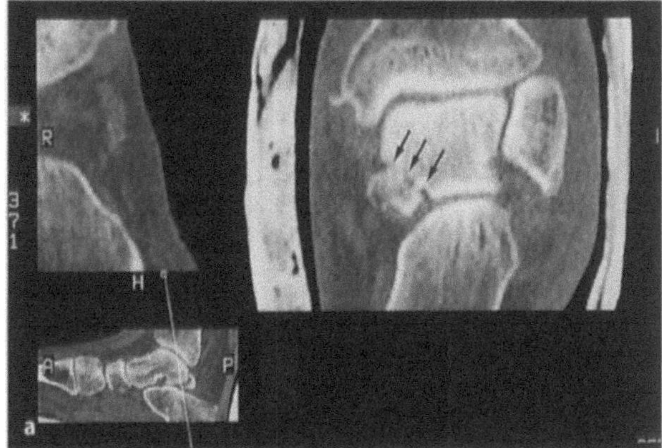

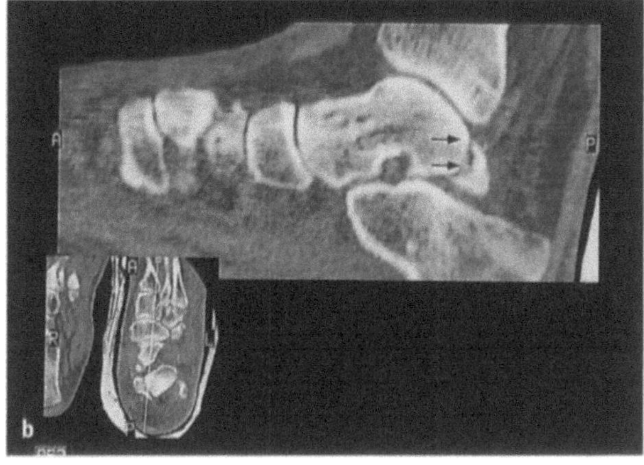

Abb. 2. a Koronare und **b** axiale CT-Abbildung einer im Rahmen einer subtalaren Luxation erlittenen Fraktur des Processus posterior tali (*Pfeile*)

Auch isolierte oder begleitende periphere Frakturen (Processus posterior oder Processus fibularis) sollten stabil verschraubt werden, da sie häufig pseudarthrotisch fehlverheilen.

Dislozierte Taluskantenfrakturen sollten mit resorbierbaren Stiften und/oder Minifragmentschrauben retiniert werden. Ein primär konservatives Vorgehen mit geschlossener Repositionstechnik sollte nur bei Polytraumen oder Patienten mit Kontraindikation erfolgen.

Talushalsfrakturen werden im günstigsten Fall über einen anteromedialen Zugang reponiert und mit 2 Kleinfragmentschrauben retiniert, Frakturen des hinteren Körpers über einen dorsolateralen Zugang und zentrale Frakturen am günstigsten über eine Innenknöchelosteotomie (Abb. 4), sofern der Innenknöchel nicht ohnehin gebrochen ist, erreicht. Komplexe Luxationsfrakturen erfordern meist 2 Zugänge.

Nachbehandlung

Wenn immer möglich, sollte eine frühfunktionelle Nachbehandlung unter Teilbelastung des Fußes von 15 kp erfolgen. Die Vollbelastung ist je nach Frakturtyp in der Regel nach 6–12 Wochen erreichbar.

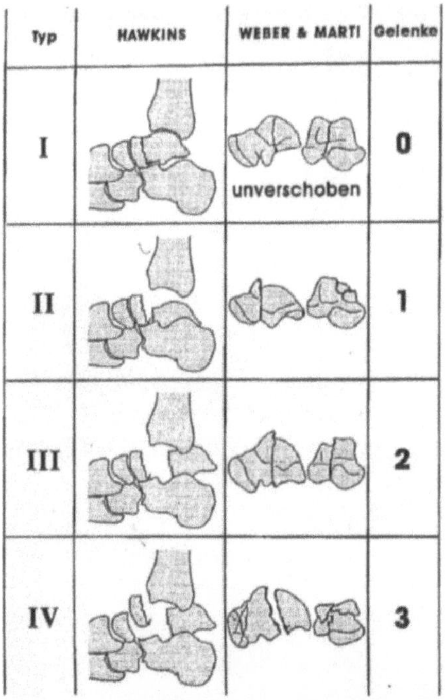

Typ	HAWKINS	WEBER & MARTI	Gelenke
I		unverschoben	0
II			1
III			2
IV			3

Abb. 3. Klassifikation der Talushals- und Taluscorpusfrakturen unter Berücksichtigung der betroffenen Gelenkebenen. [5]

Die häufigste und in der Regel schicksalhafte Komplikation stellt die partielle oder totale Talusnekrose dar, deren Häufigkeit mit dem Zerstörungsgrad korreliert. Falls bei der Schraubenosteosynthese Titanschrauben verwendet wurden, kann zur Beurteilung einer partiellen oder totalen Nekrose trotz Osteosynthesematerial ein MRT erfolgen.

Hinsichtlich der Behandlung einer diagnostizierten Taluspartialnekrose besteht in der Literatur Uneinigkeit. So wird von einigen Schulen bei Auftreten einer Talusnekrose die Entlastung des Beines im Allgöwer-Apparat bis zu 1 Jahr empfohlen, während andere der Entlastung jenseits von 3 Monaten keine Bedeutung zur Revitalisierung des Talus beimessen.

Kalkaneusfrakturen

Die intraartikuläre Kalkaneusfraktur ist etwa 6mal häufiger als die zentrale Talusluxationsfraktur und die häufigste Fußwurzelfraktur [5].

Pathomechanismus

Je nach Ausmaß und Richtung der einwirkenden axialen Kraft, Fußstellung, des Muskeltonus und Kalksalzgehaltes des Kalkaneus im Augenblick des Traumas entstehen extra- und/oder intraartikuläre Fersenbeinbrüche.

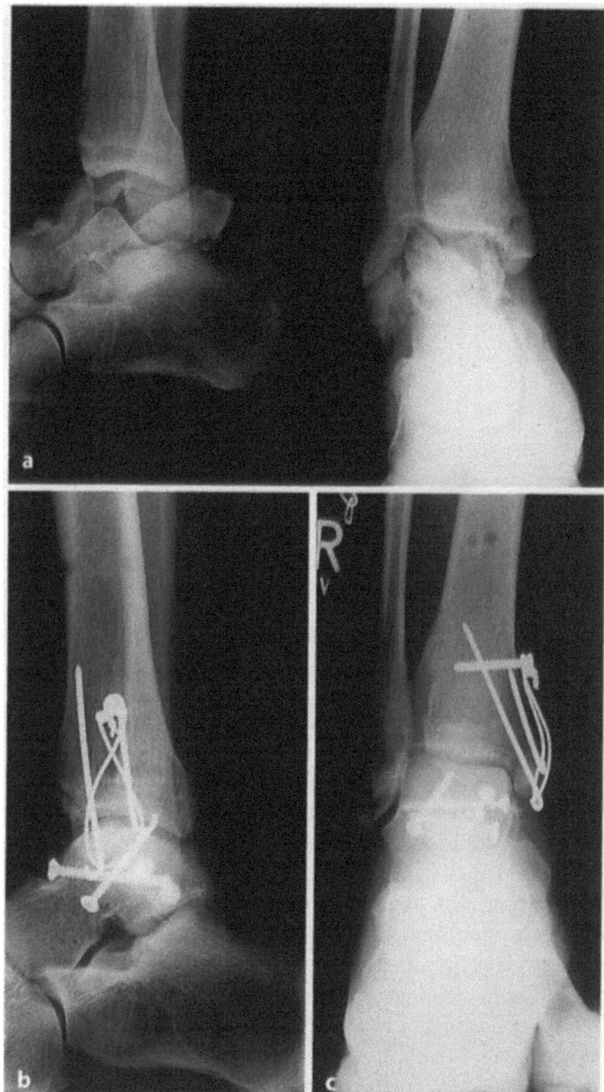

Abb. 4. a Zentrale Talusluxationsfraktur, die über 2 Zugänge und Innenknöchelosteotomie offen reponiert und **b, c** mittels 3,5-mm-Kortikalisschrauben (Titan!) retiniert wurde

Seltenere Frakturen

Bei Kindern und jugendlichen Patienten mit noch großer elastischer Verformbarkeit des Kalkaneus kommt es beim Sturz aus großer Höhe durch die plötzliche kompensatorische Zugwirkung des M. triceps surae am ehesten zum knöchernen Ausriß der Achillessehne am Fersenbein (extraartikulärer Abriß- oder Entenschnabelbruch).

Häufige Frakturen

Der klassische intraartikuläre Fersenbeinbruch entsteht nach Essex-Lopresti, (zitiert nach [5]) durch axiale Gewalteinwirkung. Die Primärfraktur beginnt im Winkel nach

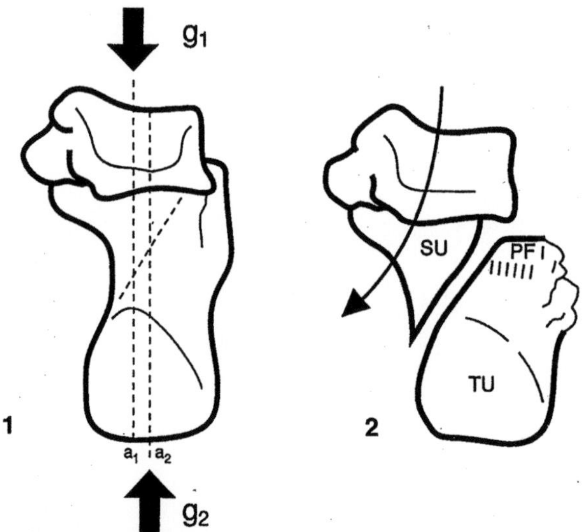

Abb. 5. Pathomechanismus der intraartikulären Fersenbeinfraktur: Entstehung der beiden Hauptfragmente. Da die physiologischen Achsen der Sprunggelenk- und Taluseinheit (a_1) gegenüber der Fersenbeinachse (a_2) geringfügig gegeneinander parallel verschoben sind, kommt es bei einer axialen Gewalteinwirkung beim Sturz (g_1) oder beim Aufprall im Sinne der Dezeleration (g_2) immer zur resultierenden Scherfraktur des Fersenbeinkörpers mit Ausbildung eines zum Talus in fester Verbindung bleibenden sustentakularen Fragmentes (*SU*), eines tuberositären Fragmentes (*TU*), das nach lateral abschiftet, und eines posterioren Facettenfragmentes (*PF*), das durch die axiale Meißelwirkung des Talus gekippt und/oder impaktiert wird. [5]

Gissane, d.h. am Vorderrand der subthalamischen Zone im Übergang zum Kalkaneushals. Der Processus fibularis schlägt im Moment des axialen Stauchungstraumas wie ein Meißel in das Fersenbein. Dadurch entsteht im ersten Schritt der Gewalteinwirkung das sog. superomediale (das Sustentaculum tali tragende) vordere Hauptfragment und das posterolaterale, die posteriore Gelenkfacette einschließende, hintere Hauptfragment (Abb. 5).

Ist die Stauchungsenergie noch nicht verbraucht, so entstehen „Sekundärfrakturen". Das posteriore Facettenfragment des hinteren Hauptfragmentes kann durch die axiale Meißelwirkung des Talus verkippt (tongue type fracture) oder impaktiert (joint depression fracture) werden (Abb. 6).

Als Folge dieser komplexen Zerstörung resultieren Höhenminderung, Verbreiterung und Verkürzung des Rückfußes. Neben der Zerstörung der posterioren Gelenkfacette kann es zur Ausbildung eines 4. und 5. Hauptfragmentes mit Kippung des Taluskörpers nach hinten kommen. Durch diese Subluxationsstellung der vorderen breiteren Trochlea tali im OSG (Abb. 7) ist eine zusätzliche präarthrotische Deformität gegeben.

Diagnostik

Diagnostisch sind 4 Röntgenstandardaufnahmen (Fersenbein seitlich und axial, Fuß dorsoplantar und OSG a.-p.) zu fordern.

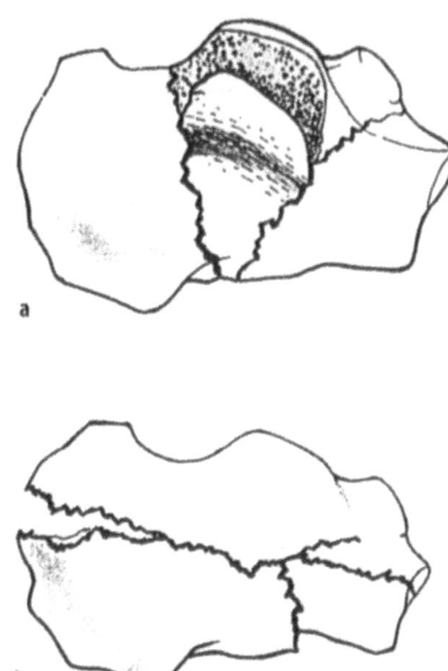

Abb. 6. a Joint Depression Fracture und **b** Tongue Type Fracture. [5]

Zur Beurteilung der posterioren Gelenkfacette sind 4 Brodén-Aufnahmen mit Innenrotation des Fußes um 45° und kaudokranial gekippter Röntgenröhre mit 10, 20, 30 und 40° empfehlenswert.

Bei gegebener Operationsindikation einer intraartikulären Fraktur sollte zur besseren Operationsplanung eine Computertomographie des Fersenbeines axial und koronar gefertigt werden.

Die eigene X-Fragment-Y-Gelenk-Klassifizierung hat sich bewährt [5] (Abb. 8). Sie hat insbesondere im Einbeziehen des Weichteilschadens einen hohen prädiktiven (86%) Wert zur Prognose nach operativer Versorgung [5].

Indikation

Konservatives Vorgehen

Bei allen extraartikulären Frakturen ohne relevante Rückfußfehlstellung ist ein konservatives Vorgehen anzustreben.

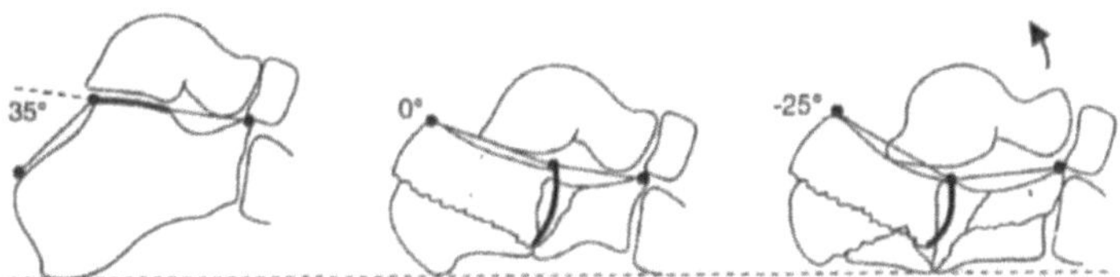

Abb. 7. Subluxationsstellung der Trochlea tali im OSG und im Talonavikulargelenk verursacht durch eine Dorsalabkippung des Taluskörpers [5]

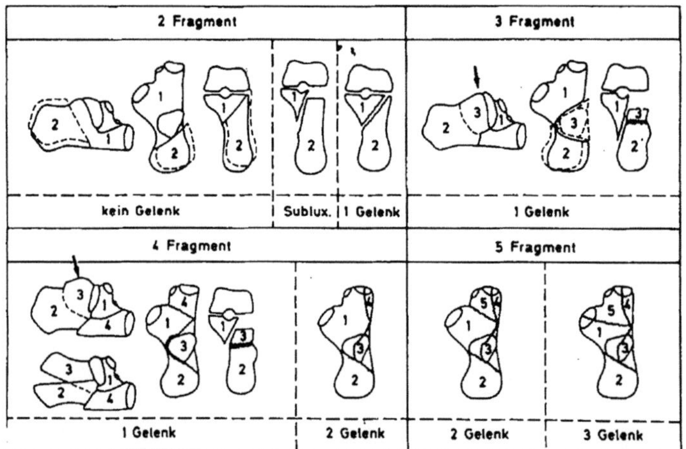

Abb. 8. X-Fragment-Y-Fragment-Klassifikation. Der intraartikuläre Fersenbeinbruch ist in der Regel gekennzeichnet durch Ausbildung von 2–5 Hauptfragmenten (sustentaculares Hauptfragment, tuberositäres Hauptfragment, posteriores Facettenfragment, Processus-anterior-Fragment, anteriores Facettenfragment) und der Beteiligung von 1 bis zu 3 Gelenkfacetten (posteriore, sustentakuläre und kalkaneokuboidale Gelenkfacette): Mit zunehmender Zahl der Hauptfragmente wächst die Zahl der beteiligten Gelenkfacetten. [5]

Das konservative Vorgehen umfaßt kurzfristige Bettruhe mit Hochlagerung der Extremität und physikalischen Maßnahmen. Ab dem 3. bis 4. Tag wird mit einer krankengymnastischen Beübung begonnen. Eine Teilbelastung des verletzten Beines ist nach Schmerzreduktion, eine Vollbelastung, je nach Fraktur, ab der 6. bis 12. Woche möglich.

Als Kontraindikation für ein operatives Vorgehen gilt eine schwere Allgemeinerkrankung, ein biologisches Alter über 65 Jahren, ein insulinpflichtiger Diabetes mellitus, eine arterielle Verschlußkrankheit, Drogensucht, HIV-Infektion und eine zu erwartende mangelnde Compliance des Patienten.

Operatives Vorgehen

Eine offene Reposition und primäre übungsstabile Osteosynthese ist bei allen intraartikulären Frakturen mit relevanter Gelenkverwerfung und bei allen extraartikulären Frakturen mit einer nicht akzeptablen Abflachung, Verkürzung oder Verbreiterung des Rückfußes gegeben.

Die sofortige Operation erfolgt notfallmäßig bei offenen Frakturen oder bei akutem Kompartmentsyndrom, ansonsten nach Abschwellung der Weichteile (8. bis 10. Tag nach dem Unfall). In der Regel kommt der ausgedehnt laterale Zugang zur Anwendung. Nur bei zusätzlichen oder isolierten Frakturen des Sustentaculum tali kommt ein zweiter (oder alleiniger) medialer Zugang zur Anwendung.

Die Operation wird in Seitenlage mit temporärer Blutsperre durchgeführt. Der Fuß wird nach Osteosynthese intraoperativ seitlich, axial und dorsoplantar geröntgt. Eine zusätzliche Aufnahme in der Technik nach Brodén (20°) erlaubt eine relativ gute Aussage über die Rekonstruktion der posterioren Facette. Am zuverlässigsten kann

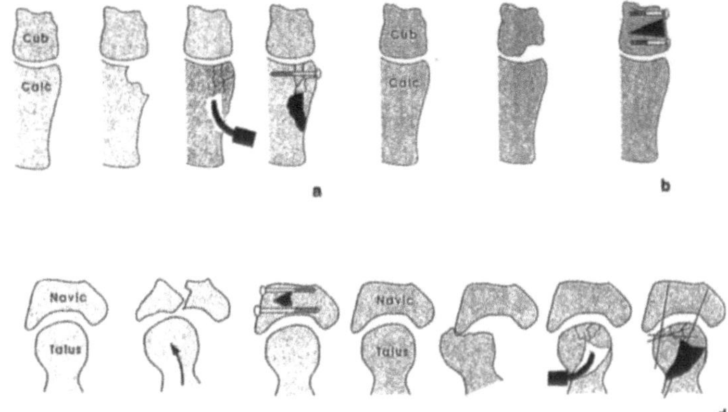

Abb. 9 a – d. Schematische Darstellung der rekonstruktiven Maßnahmen zur Wiederherstellung der verschiedenen Chopart-Luxationsfrakturformen: **a** transkalkanear, **b** transkuboidal, **c** transnavikular, **d** transtalar. [5]

das Repositionergebnis im Bereich der posterioren Gelenkfacette arthroskopisch (Needlearthroskop) evaluiert werden.

Nachbehandlung

Sie umfaßt die Lagerung im Unterschenkelspaltgips bis zur Wundheilung. Eine aktive krankengymnastische Beübung beginnt ab dem 2. postoperativen Tag. Eine Teilbelastung des Beines mit 15 kp wird ab dem 5. bis 8. postoperativen Tag angestrebt, die Vollbelastung in der Regel nach der 6. bis 12. postoperativen Woche.

Chopart-Luxationsfrakturen

Die Häufigkeit von Chopart-Luxationsfrakturen ist vergleichbar mit der der zentralen Talusluxationsfraktur.

Als Pathomechanismus wird eine gewaltsame Ab- oder Adduktion bei fixiertem Rück- oder Vorfuß in Kombination mit axialen Stauchungskräften verantwortlich gemacht: Auf der Seite der Biegekräfte resultieren meist nur ligamentäre Rupturen, auf der Seite der Stauchung Kompressions- und Impressionsfrakturen des Os cuboideum, Os naviculare, aber auch des Taluskopfes und Processus anterior calcanei (Abb. 9).

Diagnostik

Röntgendiagnostisch sollte standardmäßig eine dorsoplantare Aufnahme, eine exakt seitliche Projektion des gesamten Fußes sowie eine 45°-Schrägaufnahme des Fußes erfolgen.

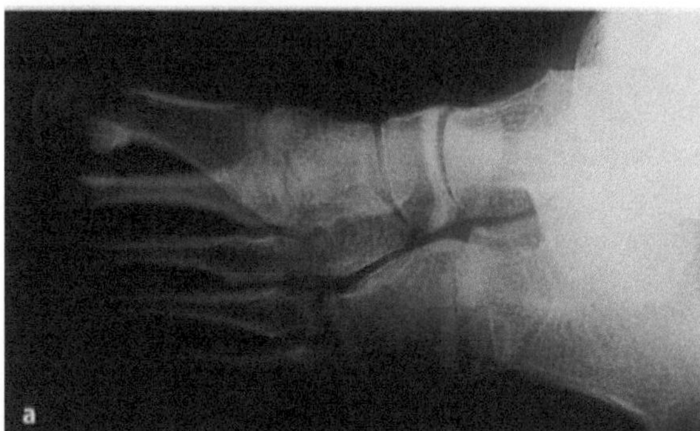

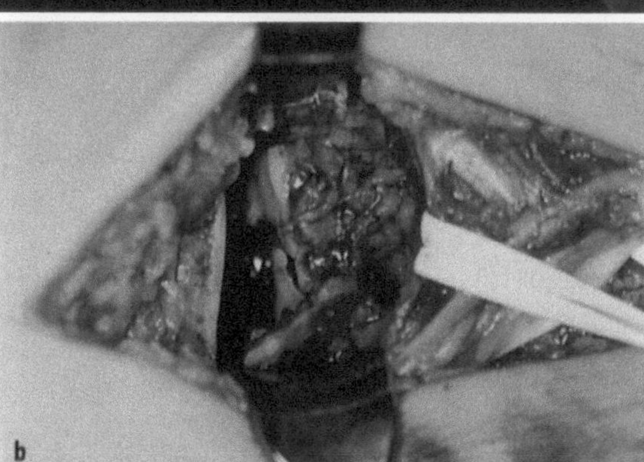

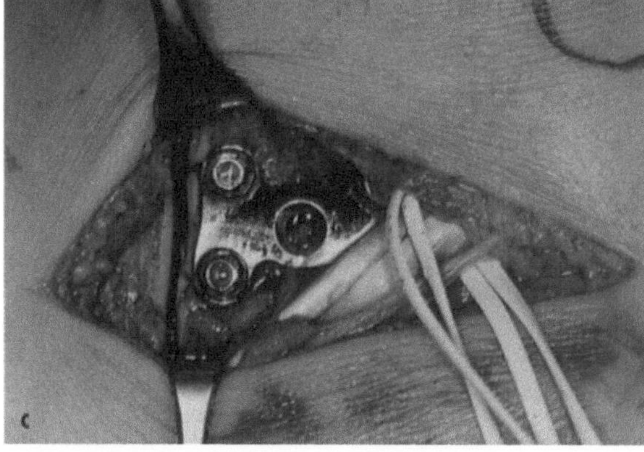

Abb. 10a–d. Beispiel der Versorgung einer transkalkanearen Chopart-Luxationsfraktur eines 31jährigen Mannes mit Impressionsfraktur des Processus anterior calcanei (**a**). Intraoperativer Situs des imprimierten Processus anterior (**b**). Intraoperativer Situs nach anatomischer Reposition der kalkanearen Gelenkfläche, Spongiosaunterfütterung und Retention mittels H-Plättchen (**c**). Postoperative Röntgenkontrolle (**d**)

Klassifikation

Neben den transligamentären Verletzungen werden nach eigener Klassifikation [5] 4 Grundtypen des Chopart-Verrenkungsbruches unterschieden:

1. transnavikular,
2. transkuboidal,
3. transtalar,

Abb. 10d

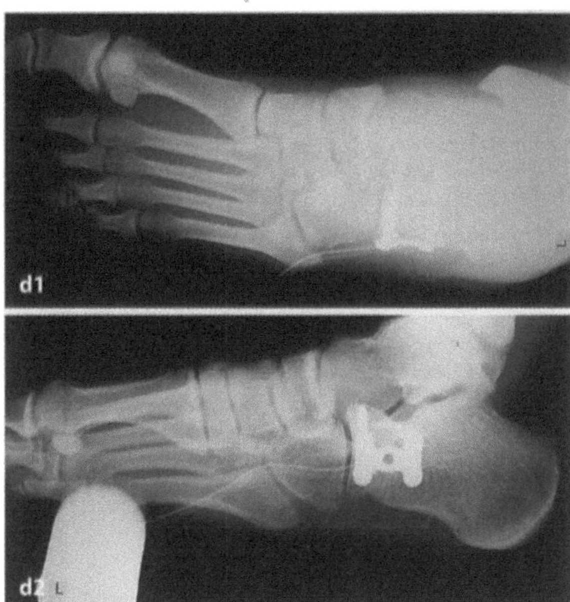

4. transkalkanear,
5. Kombination aus 1–4.

Das therapeutische Ziel sollte immer die anatomische Wiederherstellung der Gelenkebene sowie den Wiederaufbau der medialen und lateralen Fußsäule (Länge) beinhalten.

Ein konservatives Vorgehen ist indiziert bei den sehr seltenen rein ligamentären Rupturen, Subluxationen und/oder kompletten Luxationen im Chopart-Gelenk mit anatomischer Reponibilität und nicht oder nur gering dislozierten Frakturen. In diesen Fällen kann ein Unterschenkelgehgipsverband (mit gut anmodelliertem Fußgewölbe) für 6 Wochen angelegt und Vollbelastung gestattet werden.

Ein operatives Vorgehen ist gegeben bei allen relevanten Verkürzungen der medialen oder lateralen Fußsäule, insbesondere mit Gelenkverwerfung und Luxationsstellung.

Wie bei allen Gelenkfrakturen sollte die Gelenkimpression am Taluskopf, Os naviculare, Cuboid oder Processus anterior calcanei anatomisch reponiert und die Defekte sollten mit autologer Spongiosa unterfüttert werden. Meist ist es notwendig, diese Frakturen dann mit Schrauben- bzw. H-Plättchen stabil zu retinieren (Abb. 10).

Lisfranc-Luxationsfrakturen

Diese Frakturen sind gering häufiger als Talus- und Chopart-Luxationsfrakturen beobachtbar und sehr häufig mit einem Fußkompartmentsyndrom vergesellschaftet [5].

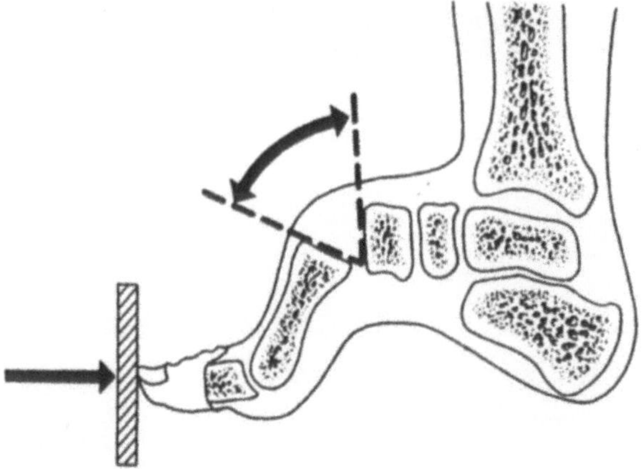

Abb. 11. Häufigster Verletzungsmechanismus bei tarsometatarsaler Luxation. Meist liegt unfallanalytisch ein axiales Dezelerationstrauma bei PKW-offset-Crash mit Fußraumintrusion vor. [5]

Pathomechanisch führt eine Hyperplantarflexion oder Hyperdorsalflexion des Vorfußes beim Sturz aus großer Höhe oder beim PKW-offset-crash zu Lisfranc-Luxationsfrakturen (Abb. 11).

Die Klassifikation der Lisfranc-Luxationsfraktur nach Quénu u. Küss [3] unterscheidet die homolaterale, die divergierende und die isolierte Luxation (Abb. 12).

Die Standardröntgendiagnostik erfolgt wie bei der Chopart-Luxationsfraktur. Die dorsoplantare Aufnahme des Fußes mit 20°-Kippung der Röntgenröhre läßt die Lisfranc-Gelenkreihe jedoch besser erkennen.

Bei der Beurteilung der Röntgenaufnahmen empfiehlt es sich, folgende anatomische Besonderheiten zu beachten:

1. Die mediale Längsachse des 2. Mittelfußknochens verläuft normalerweise in der Verlängerung der medialen Begrenzung des Os cuneiforme II.
2. Die Distanz zwischen der Basis des Os metatarsale I und des Os metatarsale II darf nicht mehr als 3 mm betragen.
3. Das Os metatarsale III verläuft genau in der Verlängerung des Os cuneiforme III.

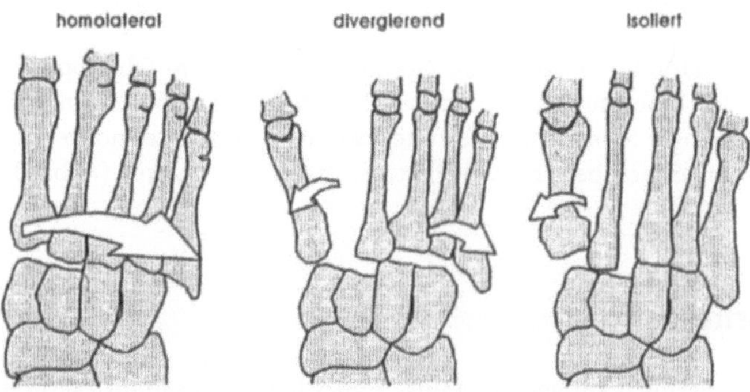

Abb. 12. Die 3 typischen Lisfranc-Luxationsformen, modifiziert nach Quénu u. Küss, wobei in 68% der Fälle eine homolaterale Luxation vorliegt. [5]

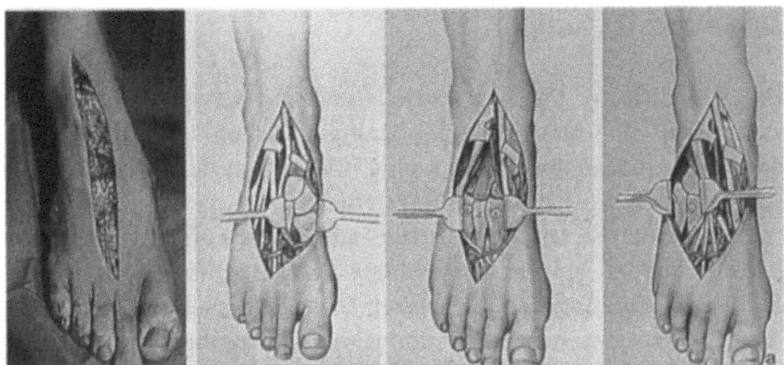

Abb. 13. Standardisiertes operatives Procedere der homolateralen Lisfranc-Luxation mit temporärer 3,5-mm-Kortikalischrauben-Transfixation (8 Wochen) über einen dorsomedianen Zugang. [5]

4. Die mediale Begrenzung des Os metatarsale IV muß in Verlängerung zur medialen Begrenzungslinie des Os cuboideum verlaufen.
5. Dissoziationen zwischen den Cuneiformia sind zu beachten.

Therapie

Eine geschlossene anatomische Reposition ist selten möglich. Meist stellen Fragmente der häufig assoziierten Os-metatarsale-II-Basisfraktur oder seltener eine zwischen Os cuneiforme I und Os metatarsale I inkarzerierte M.-tibialis-anterior-Sehne ein Repositionshindernis dar.

Die offene Reposition erfolgt über eine lange dorsomediane Inzision (Abb. 13). Bei dem relativ häufig begleitenden Kompartmentsyndrom muß ohnedies über diesen Zugang die Fascia dorsalis pedis, das proximale und distale Extensorenretinaculum gespalten werden.

Die anatomische Reposition erfolgt bei streng epiperiostaler Präparation und beginnt immer mit dem 2. Strahl, wobei die häufig frakturierte Os-metatarsale-II-Basis zunächst mit 2 kleinen Spickdrähten oder Minischrauben zum Os cuneiforme II hin ausgerichtet wird.

Bei kräftigen Knochen sind 3,5-mm-Kortikalisschrauben als Stellschrauben zu empfehlen (Abb. 13). Transfixierende Kirschner-Drähte oder Stellschrauben sind nach 8 Wochen zu entfernen. Bei stabiler 3,5-mm-Kortikalisschrauben-Transfixation kann eine funktionelle, gipsfreie Nachbehandlung unter Teilbelastung mit 15 kp erfolgen. Bei Kirschner-Drahttransfixation erfolgt die Nachbehandlung im Unterschenkelgehgipsverband mit gut anmodelliertem Fußgewölbe unter Vollbelastung.

Physiotherapie, manuelle Fußmobilisation, Lymphdrainage, Kompressionsstrümpfe und die Anpassung von Schuheinlagen erleichtern die Rehabilitation.

Zusammenfassung

Die Fußchirurgie hat sich korrelierend mit neuen diagnostischen Verfahren wie Computertomographie mit gleichzeitiger Erstellung von 3D-Modellen, Magnetresonanztomographie und Sonographie mit Beginn der 80er Jahre rasant weiterentwikkelt. So ist beispielsweise die Systematik des operativen Vorgehens bei der hochspezialisierten Fersenbeinchirurgie nur durch computertomographisch gewonnene Kenntnisse der Frakturmorphologie erst möglich geworden. Auch sind bei der operativen Planung von komplexen Wiederherstellungsmaßnahmen im Fußbereich durch Kernspintomographie und Computertomographie inklusive Erstellung von 3D-Modellen gewonnene Informationen häufig unerläßlich.

Dennoch ist der Fuß, auch trotz der Tatsache, daß er von allen Verletzungen des menschlichen Körpers die am meisten betroffene Problemregion ist, heute noch ein vielfach vergessener und vernachlässigter Skelettabschnitt des menschlichen Körpers geblieben. Um diesen Zustand zu verbessern, benötigt jeder Unfallchirurg ein klares Konzept zur Analyse, Planung und Behandlung von komplexen und relevanten Fußtraumen.

Literatur

1. Hawkins LG (1970) Fractures of the neck of the talus. J Bone Joint Surg Am 52: 991–1002
2. Müller TH (1978) Die Läsionen des Talus. Eine Literatur-Sammelstatistik. Inaugural-Dissertation, Freiburg
3. Quénu E, Küss G (1909) Etudes sur les luxations du métatarse. Rev Chir 39: 281, 720, 1093
4. Weber BG, Marti S (1978) Talus- und Calcaneusfrakturen. In: Weber BG, Brunner CF, Freuler F (Hrsg) Die Frakturbehandlung von Kindern und Jugendlichen, Springer, Berlin Heidelberg New York
5. Zwipp H (1993) Chirurgie des Fußes. Springer, Wien New York

Begutachtung nach Fußverletzungen

M. Kappus und M. Börner

Einführung

Der menschliche Fuß ist als die wesentliche Funktionseinheit zu sehen, die uns den aufrechten Stand und Gang ermöglicht. Im Rahmen der Entwicklungsgeschichte entstand aus einer plantigraden Platte eine den Erfordernissen des aufrechten Ganges angepaßte, biomechanisch optimierte Fußgestalt mit Quer- und Längsgewölbe. Diese Konstruktion muß Kräfte abfangen, die ein Vielfaches des Körpergewichtes betragen können.

Zug- und Druckbelastungen werden durch den Aufbau aus insgesamt 26 Knochen mit zahlreichen Gelenkverbindungen sowie ligamentären, sehnigen und muskulären Stabilisatoren abgefangen.

In der Weise, in der sich die optimierte Fußgestalt als eine Voraussetzung für eine aufrechte Gehfähigkeit herausbildete, entwickelte sich die Greiffunktion zurück. Dies wird deutlich im Vergleich der Fußform zwischen dem Menschen und Primaten (Abb. 1).

Die gutachtliche Untersuchung muß der Komplexität der Fußanatomie und -physiologie Rechnung tragen, um der Bedeutung des Fußes für ein normales Leben gerecht zu werden. Als Illustration mögen hier einige der zahlreichen semantischen Wortschöpfungen stehen, die die zentrale Bedeutung von Stand- und Gangfähigkeit für das menschliche Leben verdeutlichen, wie selb*ständig*, *stand*fest, ver*stehen*, *gang*bar, *geläufig*, Um*gang*. Durch die Zunahme von Breitensport und Motorisierung mit Rasanztraumen ist es in den vergangenen Jahrzehnten zu einer

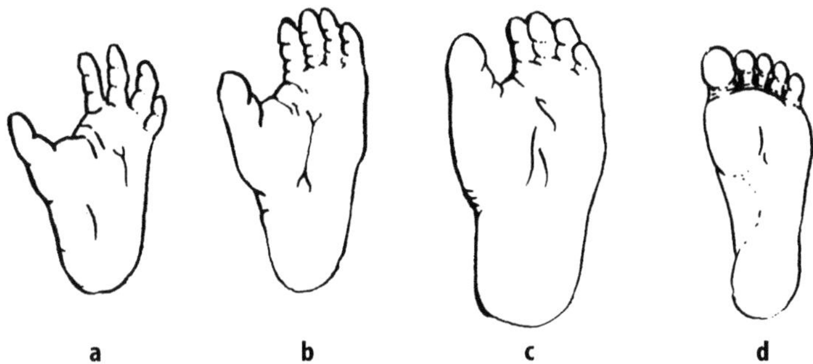

Abb. 1a–d. Fußformen von Primaten [10]

Zunahme komplexer Fußverletzungen gekommen. In der Arbeitswelt entstehen komplexe Fußverletzungen häufig bei Absturz aus großer Höhe.

Die Fußchirurgie spielte trotzdem lange Zeit in der Unfallchirurgie nur eine untergeordnete, ihrer Bedeutung nicht gerecht werdende Rolle.

Dies insbesondere unter Berücksichtigung der Tatsache, daß über $^1/_7$ der menschlichen Frakturen den Fuß betreffen, unter Einbeziehung des OSG sogar mehr als 20%. Außer Veröffentlichungen von Einzelaspekten ist bisher keine umfassende Veröffentlichung über die Begutachtung des Fußes erschienen [2, 4, 8, 9].

Betrachtet man die Begutachtungsrichtlinien und die Meßblätter, so verdeutlichen diese die Problematik der Fußbegutachtung mit nur unbefriedigender Befunddokumentation. Während die Genauigkeit der Befunddokumentation auf dem „Meßblatt zur oberen Extremität“ nach peripher hin zunimmt und noch Ergänzung findet in einem speziellen Handbogen, nimmt die Genauigkeit der Befunddokumentation an der unteren Extremität, je näher man dem Fuß kommt, ab.

Bei der Durchsicht von Gutachten findet man häufig bei der Beschreibung der Gehfähigkeit lediglich Äußerungen wie „hinkend“, „Schonhaltung“ oder sogar „humpelnd“. Dies verdeutlicht den Mangel an Quantifizierung und Qualifizierung eines Schadens am Fuß. Erschwert wird die Begutachtung am Fuß durch eine Vielzahl angeborener und erworbener Fußdeformitäten mit Veränderungen der Morphologie, insbesondere der Fußgewölbe. Hier ist der Gutachter gefordert, eine Abgrenzung zur traumatischen Veränderung vorzunehmen.

Im Gegensatz zur oberen Extremität, an der schwerere Deformitäten eine noch durchaus befriedigende Funktion bedeuten können, mündet eine Verformung des Fußes meist in eine erhebliche Funktionseinschränkung. Hier mag der Ausspruch über den Fuß von Sigvard Ted Hansen: „If it looks normal, it works normal“, als Leitsatz gelten.

Ablauf der Untersuchung

Die Begutachtung des Fußes umfaßt die exakte Beschreibung morphologischer Befunde und die klinische Untersuchung der Funktion. Diese Befunde sollen zudem exakt dokumentiert werden und reproduzierbar sein. Gemäß einer Rangordnung der Befunde für eine Gesamtbeurteilung unterscheidet man objektive, semiobjektive und subjektive Befunde, die in der Gutachtenerstellung voneinander abzugrenzen sind [3].

Das gutachtliche Vorgehen bei der Fußbegutachtung umfaßt:

- morphologische Beschreibung,
- Funktionsanalyse,
- Durchblutungsstatus,
- neurologischer Status,
- Beschreibung und Beurteilung von Gehhilfen und Beschuhung,
- bildtechnische Untersuchung (Röntgen, Computertomographie, MRT),
- Photodokumentation im Seitenvergleich,
- Beschreibung der Beschwerdesymptomatik.

Tabelle 1. Angeborene und erworbene Fuß- und Zehendeformitäten

Hackenfuß	Plattfuß	Hallux valgus
Hohlfuß	Sichelfuß	Hallux rigidus
	Spitzfuß	Krallenzehen
Klumpfuß	Spreizfuß	Hammerzehen
Knickfuß		Mallet-zehe

Morphologische Beschreibung

Die gutachtliche Untersuchung beginnt mit der Beschreibung der Fußmorphologie. Hier ist neben einer Gesamtbeschreibung der Fußform eine Differenzierung in Veränderungen am Rück-, Mittel- und Vorfuß möglich. Als Beispiel sei hier der häufige Rückfußvarus nach Fersenbeinfraktur genannt. Der Seitenvergleich ist unentbehrlich bei der Abgrenzung von angeborenen und erworbenen Fußdeformitäten (Tabelle 1). Neben der Fußform insgesamt ist die Beschreibung der Fußgewölbe möglich [5]. Das Längsgewölbe ist am medialen Fußrand ausgebildet durch die Reihung von Talus, Kalkaneus, Navikulare, Keilbeinen und Metatarsale I. Das Quergewölbe wird durch die Reihung der Metatarsalköpfchen I–V gebildet.

Zahlreiche Verletzungen des Fußes hinterlassen Veränderungen der Fußgewölbe, die plastisch durch Fußabdruck dokumentiert werden können. Hier sind Fußluxationen im Mittel- und Vorfuß sowie die talaren Luxationen und die Fersenbeinfraktur zu nennen. Wesentliche Informationen sind auch durch die Beschreibung der Zehenmorphologie zu erhalten. Sie können indirekter Hinweis für in Fehlstellung verheilte Mittel- und Vorfußfrakturen sein. Ebenso liefern sie wesentliche Hinweise für trophische Schädigungen, insbesondere neuromuskulärer Defizite der unteren Extremität. Die Hautverhältnisse sind ebenfalls zu dokumentieren, wie Narben in Ausdehnung und Beschaffenheit sowie trophische Hautveränderungen, wie Ulzerationen und Farbveränderungen.

Die Beschreibung des Muskelstatus der unteren Extremität und der Fußsohlenbeschaffenheit bildet eine Brücke zur Funktionsanalyse, da diese Veränderungen wesentliche Hinweise für einen Mindergebrauch der Extremität liefern. Eine alleinige Umfangsmessung entsprechend der Meßblätter führt zwar regelhaft zur Verdeutlichung des Muskeldefizits, sie kann jedoch überlagert sein durch chronische Schwellungszustände der unteren Extremität. Schwellungszustände mit Umfangsvermehrung sind also abzugrenzen gegen eine zusätzlich bestehende Muskelschwäche.

Bei einem physiologisch ausgebildeten Fußskelett findet sich die typische Dreipunktbeschwielung an Rückfuß, Großzehen und Kleinzehenballen. Zum einen führen Schonung der Extremität zum Verlust der typischen Sohlenbeschwielungspolster, zum anderen können Formveränderungen eine Veränderung der Beschwielungsmuster hervorrufen, die im Seitenvergleich gegeneinander abzugrenzen sind (Abb. 2). Als Beispiel sei hier die vermehrte Beschwielung über dem II. und III. Mittelfußköpfchen bei Schädigung des Quergewölbes zu nennen.

Funktionsanalyse

Es schließt sich die für die Gesamtbeurteilung wesentliche Funktionsanalyse an. Im Vordergrund steht hier zunächst die Dokumentation der Beweglichkeit. Die Meß-

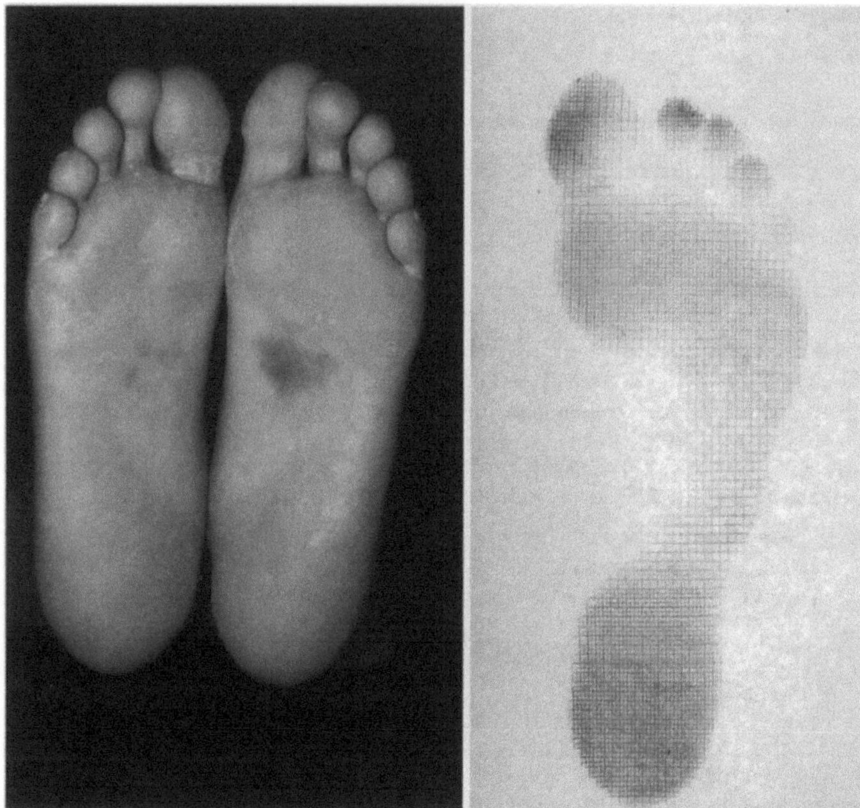

Abb. 2. Beschwielungsmuster im Seitenvergleich

blätter der unteren Extremität werden hierbei der Komplexität der Fußbeweglichkeit nicht gerecht. Aufgrund der Komplexität der Bewegungsmuster ist jedoch eine meßbare Veränderung der Beweglichkeit nach der Neutralnullmethode anders als an der Hand schwer zu dokumentieren. Während die Meßblätter lediglich die Beweglichkeit des OSG mit Dorsal- und Plantarflexion dokumentieren, die Beweglichkeit im unteren Sprunggelenk im Sinne der Pro- und Supination und die Zehengelenkbeweglichkeit als Prozentsatz einer physiologischen Norm beschreiben, so kann die komplexe Beweglichkeit des Fußes eher in der sog. „Maulschellenbewegung" dargestellt werden.

Diese läßt sich gliedern in eine Dorsal- und Plantarflexion, die überwiegend im OSG durchgeführt wird. Ferner findet eine Eversion und Inversion im Rückfuß, hauptsächlich im Chopart-Gelenk statt, sowie eine Pronation und Supination im Mittel- und Vorfuß (Abb. 3). Bei der „Maulschellenbewegung" von dorsal flektiertem Fuß in Eversions-/Pronationsstellung in eine Plantarflexion mit Inversions-/Supinationsstellung findet zusätzlich eine Abduktions-/Außenrotationsbewegung in eine Adduktions-/Innenrotationsbewegung statt (Abb. 4). Betrachtet man nun die Möglichkeit der Bewegungsanalyse nach dem Meßblatt, so ist die Beweglichkeit im OSG

Abb. 3. „Maulschellenbewegung“, Dorsal- und Plantarflexion

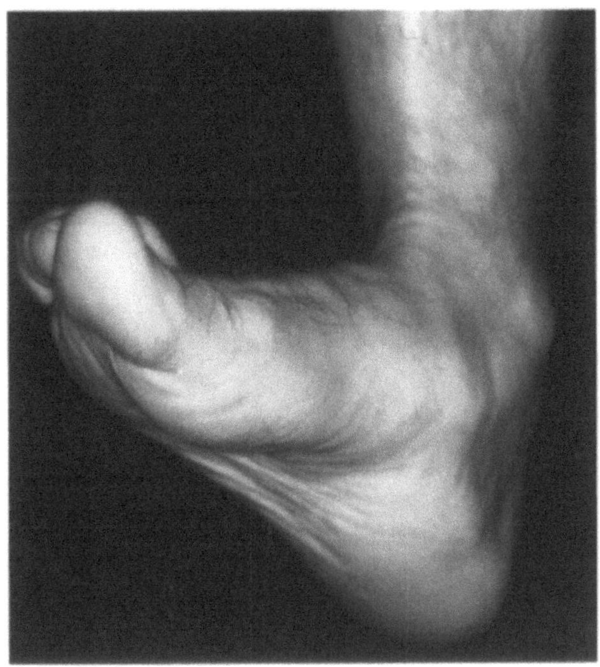

noch relativ gut nachvollziehbar, die Beweglichkeit im unteren Sprunggelenk und die Zehenbeweglichkeit weisen erhebliche Ungenauigkeiten auf.

Als Beispiel sei hier die Wackelsteife des unteren Sprunggelenkes nach Fersenbeinfraktur genannt, bei der trotzdem eine Eversion/Inversion bzw. Pronation/Supination im Mittel- und Vorfuß sowie im Chopart-Gelenk denkbar ist, die vom unerfahrenen Gutachter als Beweglichkeit des unteren Sprunggelenks mißdeutet wird. Auch hier liefert wieder der Seitenvergleich wesentliche Informationen. Durch eigen- und fremdtätige Untersuchung in Rücken- und Bauchlage sind die Bewegungsausmaße im Rück-, Mittel- und Vorfuß bei genauer Betrachtung voneinander abgrenzbar und zu beschreiben. Eine Photodokumentation der veränderten Beweglichkeit im Seitenvergleich kann hier helfen, Dokumentationsdefizite im Meßverfahren auszugleichen.

Es schließt sich die statische und dynamische Funktionsanalyse der unteren Extremität an. Mit beschuhtem Fuß und barfuß können diese Untersuchungsgänge durchgeführt werden. Im Stehen sind die belasteten Anteile des Fußes zu nennen mit dem daraus resultierenden Sohlenkontakt. Provokationstests, wie Einbeinstand, Fersenstand und Zehenspitzenstand können Funktionsdefizite verdeutlichen. Bei der dynamischen Untersuchung kann bei der Beobachtung des Gangbildes ebenfalls die Belastungsphase des Fußes und der Sohlenkontakt beschrieben werden. Ferner kann die Ganggeschwindigkeit beurteilt werden. Auch hier sind durch Provokationstests, wie Fersengang und Zehenspitzengang sowie Treppensteigen und das Einnehmen einer Hockstellung, Funktionsdefizite im Seitenvergleich erkennbar. Ebenso ist die Gelenkstabilität nicht nur von oberem und unterem Sprunggelenk zu prüfen, auch Mittelfußinstabilitäten sind der klinischen Untersuchung zugänglich [11].

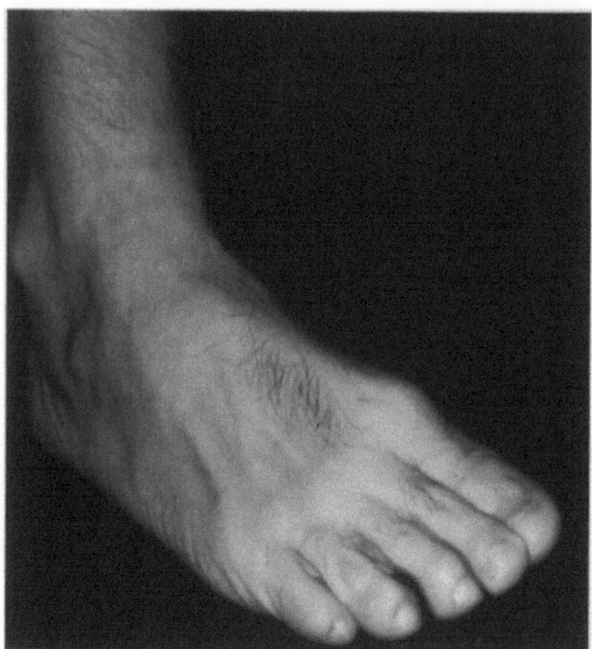

Abb. 4. „Maulschellenbewegung", dorsal flektierter Fuß in Eversions-/Pronationsstellung

Durchblutungsstatus

Bei der Beschreibung der Trophik der unteren Extremität erfolgt zunächst die Untersuchung der Durchblutungssituation. Dieses kann zum einen durch die Ertastung von Hautfeuchte und -temperatur erfolgen, ferner in der Beurteilung der Färbung der Haut bei liegendem und stehendem Probanden. Bei der Untersuchung des arteriellen Schenkels besteht die Möglichkeit der Ertastung der Fußpulse. Können diese nicht ertastet werden, ist der Nachweis durch Doppler-Sonographie möglich. Ferner kann die Rekapillarisierungszeit an den Zehen im Seitenvergleich gemessen werden. Bei der Beschreibung des venösen Schenkels ist die Dokumentation von Varizenbildung, trophischen Hautulzerationen sowie ödematösen Schwellungszuständen zu fordern; ggf. ist dann eine nachfolgende fachangiologische Begutachtung einzuholen.

Neurologischer Status

Vielfältige neurologische Defizite durch Verletzung der unteren Extremitäten sind am Fuß denkbar. Hier muß die traumatische Schädigung keinesfalls nur auf den Fuß begrenzt sein. Zu nennen ist hier z.B. die Fußheberschwäche bei N.-ischiadicus-Schädigung. Die gutachtliche Untersuchung muß solche neurologischen Schäden mit motorischem und sensiblem Defizit aufdecken. Bei Verdacht auf eine funktionell wesentliche Schädigung ist eine zusätzliche neurologische Begutachtung zu fordern. Insbesondere die exakte Würdigung geklagter Beschwerden kann hier zur Aufdekkung posttraumatischer, neurologischer Schäden führen. Als Beispiel sei hier das Tarsaltunnelsyndrom nach Talus- und Kalkaneusverletzungen genannt [11].

Gehhilfen und Beschuhung

Neben der Begutachtung des Patienten ist der Gutachter im Rahmen des Auftrages auch aufgefordert, über die Zurverfügungstellung von Hilfsmitteln und deren mögliche Anfertigung eine Aussage zu machen. Im Rahmen des Gutachtens muß daher exakt die Beschuhung des Patienten dokumentiert werden. Neben der Beschreibung der Art des getragenen Schuhwerkes kann dessen Abnutzungszustand beschrieben werden. Kommt z.B. ein Patient mit seit 1 Jahr angepaßtem orthopädischem Schuhwerk, das quasi keine Gebrauchsspuren aufweist, sind Zweifel an der regelmäßigen Nutzung des Schuhwerkes angebracht.

Neben der normalen Beschuhung sind die bereits zur Verfügung gestellten, orthopädischen Hilfsmittel, wie orthopädisches Schuhwerk, Einlagenversorgung, Orthesen, Abrollhilfen, etc., zu beschreiben. Hinzuweisen bleibt in diesem Zusammenhang, daß die zur Verfügungstellung solcher Hilfsmittel noch nicht deren ordnungsgemäßen Gebrauch und fachlich korrekte Ausführung bedeutet. Im Rahmen des Gutachtens hat hier eine qualifizierte Überprüfung der Hilfsmittel stattzufinden; ggf. muß eine Empfehlung für eine Verbesserung oder Änderung des zur Verfügung gestellten Materials erfolgen [1].

Bildtechnische Dokumentation

In der gutachtlichen Praxis erstaunt es immer wieder, daß Patienten zur Rentenbegutachtung mit Röntgenaufnahmen vom Unfallereignis vorgestellt werden, die technisch höchst unzureichend sind und den geforderten Standardprojektionen nicht entsprechen. Nicht selten kann bei erheblicher Beschwerdesymptomatik und entsprechenden klinischen Befunden, die letztlich zur genannten Diagnose nicht schlüssig sind, im Rahmen der gutachtlichen Untersuchung durch weitere bildtechnische Untersuchung eine bisher nicht erkannte Schädigung nachgewiesen werden [7]. Hier sind insbesondere wesentliche Informationen durch die computertomographische Untersuchung des Fußskelettes in axialer und koronarer Schnittführung zu erhalten.

Ferner ist die Kernspintomographie zu nennen, die ebenfalls wesentliche Schädigungen dokumentieren kann. Im Rahmen der Begutachtung sollte von diesen diagnostischen Möglichkeiten großzügig Gebrauch gemacht werden, falls adäquate Untersuchungen zu einem früheren Zeitpunkt nicht erfolgten. Dies ermöglicht die Abgrenzung zwischen präexistenten und traumatischen Veränderungen, die insbesondere bei Zweifelsfällen mit möglichen juristischen Auseinandersetzungen von entscheidender Bedeutung sein kann. Auf die Möglichkeit der Photodokumentation wurde bereits hingewiesen. Hier können sowohl morphologische Befunde als auch Funktionsbefunde reproduzierbar dokumentiert werden.

Beschwerdesymptomatik

Die Beschwerdesymptomatik ist bei der Rangfolge der gutachtlichen Befunde als subjektiver Befund zu werten. Probst nennt die Beschwerdesymptomatik daher auch eine funktionelle Beurteilung der Verletzungsfolgen durch den Verletzten [7]. Eine möglichst exakte Beschreibung der Beschwerdesymptomatik ist jedoch auf jeden Fall erforderlich. Wie bereits bei der Beschreibung der bildtechnischen Verfahren genannt, führt die Beschwerdesymptomatik den Gutachter häufiger auf die Spur bisher nicht erkannter Verletzungsfolgen, die somit im Gutachten eine adäquate Würdigung erfahren können.

Einschätzung der MdE

Die bekannten Tabellen sind eine Stütze und ein wesentlicher Anhalt für den Gutachter bei der Einschätzung der MdE. Diese ist relativ einfach bei Arthrodesen und bei Amputationen im Fußbereich (Tabelle 2). Die Höhe der MdE bei schwerwiegender Fußverletzung kann nach Einschätzung auch anderer Autoren letztlich bis zu einer Höhe von 40%, entsprechend einem funktionell guten Unterschenkelstumpf, gehen, wobei Mollowitz hier sogar eine MdE von 50% für gerechtfertigt hält [6].

Sie trägt damit der wesentlichen Bedeutung des Fußes für die Statik im Stehen und Gehen des Menschen Rechnung. Die Einschätzung der MdE hat sich letztlich an dieser möglichen Maximaleinschätzung zu orientieren. Vorschläge für eine MdE-Einschätzung in der Literatur existieren bisher lediglich für die Fersenbeinfraktur (Tabelle 2), bei allen übrigen Verletzungen ist sie letztlich der individuellen Wertung des Gutachters anheimgestellt. Sie kann nur dann korrekt erfolgen, wenn Funktionseinbußen und morphologische Veränderungen zweifelsfrei dokumentiert werden. Bei Begutachtungen für die Private Unfallversicherung ergeben sich bei schweren Fußverletzungen Zweifel bei der Einschätzung gemäß Gliedertaxe nur nach Fußwert. Unter Berücksichtigung der durch die Fußverletzung erheblichen Schädigung der Statik und somit der gesamten Gliedmaßenfunktion ist eher eine Einschätzung nach Beinwert zu fordern [4], mit entsprechender Begründung des Gutachters für den Auftraggeber.

Um eine Standardisierung der Fußbegutachtung zu ermöglichen, möchten wir die Entwicklung eines Zusatzbogens „Fuß“ (Abb. 5) für die Begutachtung anregen. Im

Tabelle 2. MdE-Einschätzung typischer Fußverletzungen

Verletzung	%
Unterschenkelamputation	40–50
Verlust im Chopart-/Lisfranc-Gelenk	30
Versteifung im oberen/unteren Sprunggelenk	30
Versteifung im unteren Sprunggelenk, ideale Stellung	10–20
Fersenbeinfraktur, mäßige Arthrose/Verformung, schmerzhafte Wackelsteife im unteren Sprunggelenk	20
Fersenbeinfraktur, ausgeprägte Arthrose/Verformung, Wackelsteife des unteren Sprunggelenkes	30

Morphologie:

Fußform:	Senk- ❑, Spreiz- ❑, Platt-❑, Knick-❑, Hohl-❑
re. / li.	Sichel-❑, Spitz-❑, Hacken-❑, ...❑

Zehendeformität:	Hallux valgus re. ° li. °
Zeh I - V	Krallen-❑, Hammer-❑, Mallet-❑, ...❑
re. / li.	

Vorfuß/Mittelfuß:	Verlust ...., Varus ...., Valgus ....
re.. / li.	Verbreiterung ...., sonstiges ....

Rückfuß	Verlust ...., Varus ...., Valgus ....
re. / li.	Verbreiterung ...., Sehnen-Hacken-Grube ....

Fußsohle:	Verformung: .... Beschwielung: ....
re. / li.	Längsgewölbe: .... Quergewölbe: ....

Fotodokumentation / Sohlenabdruck: ....

Funktion:

Gangbild:	Vorfußbelastung:	
	Rückfußbelastung:	
	Fußaußenkantenbelastung:	
	Fußinnenkantenbelastung:	
	Fersenstand:	Fersenstand:
	Zehenstand:	Zehenspitzengang:
	Hockstellung:	

Fotodokumentation Mauschellenbewegung	max.	Eversion	Pronation	Abduction	Außenrotation
	↓				
	max.	Inversion	Supination	Adduction	Innenrotation

Hilfsmittel:

UAGST	re. / li.
Handstock	re. / li.
Schuhwerk:	
Abnutzung:	

Abb. 5. Zusatzbogen „Fuß“

Rahmen einer Auflistung können morphologische und funktionelle Befunde so dokumentiert werden. Nachvollziehbare und vergleichbare Befunde stellen die Basis einer sinnvollen, der Verletzung gerecht werdenden Bewertung dar.

Zusammenfassung

Fußverletzungen sind häufige Verletzungen des Menschen. Im Fußwurzel- und Mittelfußbereich werden Verletzungen häufig übersehen; dadurch werden Folgezustände, insbesondere geklagte Beschwerden, falsch eingeschätzt.

Im Rahmen der Begutachtung hat eine exakte Befunderhebung unter Einschluß moderner, diagnostischer Hilfsmittel zu erfolgen, um Verletzungsfolgen zweifelsfrei zu dokumentieren.

Die Ungenauigkeiten in der Funktionsanalyse mit Hilfe der Normalnullmethode müssen ausgeglichen werden durch eine subtile Untersuchungstechnik mit Beschreibung der Befunde und ggf. einer Photodokumentation.

Literatur

1. Boltze W-H (1985) Orthopädische Versorgung und Begutachtung. BGU Med 58: 133–138
2. Dürr W (1977) Die Begutachtung nach Fersenbeinbrüchen. BGU Med 32: 115–121
3. Ludolph E, Schröder F (1997) Die professionelle chirurgisch-orthopädische Begutachtungs-Forderungen an die Kompetenz des Sachverständigen. Med Sach 93: 112–116
4. Meeder PJ, Weller S, Hansis M, Weise K (1988) Der Fersenbeinbruch – Spätfolgen, Therapie und Begutachtung. Unfallchirurg 91: 516–522
5. Mehrtens G, Valentin H, Schönberger A (1993) Arbeitsunfall und Berufskrankheiten, 5. unbearb Aufl. Schmidt, Berlin, S 618–629
6. Mollowitz G (1993) Der Unfallmann, 11. überarb Aufl. Springer, Wien New York
7. Probst J (1981) Begutachtung von Verletzungen am Bild des Fußes. Langenbeck Arch Chir 355: 449–557
8. Probst J (1985) Begutachtung der Gliedmaßenamputation. BGU Med 58: 255–264
9. Weise K (1994) Gutachterliche Probleme nach Fußverletzungen. BGU Med 88: 207–215
10. Winkler E (1962) Experiment Mensch. Überreuther, Heidelberg
11. Zwipp H (1994) Chirurgie des Fußes. Springer, Wien New York

Berufliche Wiedereingliederung nach Fußverletzung

S. Korff

Einleitung

Zu den gesetzlichen Aufgaben im Bereich der Unfallversicherung gehören u.a. die Überwachung und Steuerung des medizinischen Heilverfahrens sowie die berufliche Wiedereingliederung Unfallverletzter. Bestimmte Verletzungsarten erfordern unabhängig von anderen Einflußfaktoren nach den gängigen Richt- und Erfahrungswerten besondere Aufmerksamkeit. Im Bereich der Fußverletzungen sind dabei insbesondere Trümmerbrüche des Fußgelenkes, Sprunggelenkes und Fersenbeinbrüche sowie Mehrfachbrüche des Fußskelettes zu nennen. Für die Notwendigkeit, die Art und den Umfang beruflicher Rehabilitationsmaßnahmen ist nicht allein die Schwere der Verletzung, sondern insbesondere die berufliche Situation des Verletzten entscheidend.

Verfahren

Wie auch bei anderen Verletzungsarten ist bei Fußverletzungen die frühzeitige Einschaltung der Berufshilfe bei zu erwartenden Problemfällen angezeigt. Nur dadurch kann über das medizinische Heilverfahren hinaus ein reibungsloser und zeitlich angemessener Verfahrensablauf sichergestellt werden. Gefordert ist in dieser Beziehung in erster Linie der behandelnde Arzt. Zur Beurteilung, ob berufshelferische Maßnahmen voraussichtlich erforderlich werden, muß er sich zunächst durch Befragung seines Patienten ein Bild über dessen zuletzt ausgeübte Tätigkeit machen. In Verbindung mit der entsprechenden Verletzungsart geben bestimmte Tätigkeitsprofile immer Anlaß, die Berufshilfe einzuschalten. Zu nennen sind insbesondere die folgenden Tätigkeitsmerkmale:

- Arbeiten, die ausschließlich im Stehen verrichtet werden,
- häufiges Zurücklegen längerer Wegstrecken während der Arbeit,
- überwiegend im Hocken und Knien zu verrichtende Tätigkeiten,
- Einsätze auf unebenem Gelände,
- Arbeiten in Zwangshaltung,
- das Tätigwerden auf überhöhten Arbeitsplätzen,
- das Steigen auf Leitern und Gerüsten,
- das Heben und Tragen schwerer Gegenstände, sowie
- das Führen eines Kraftfahrzeuges als Schwerpunkt der beruflichen Tätigkeit.

Der Berufshelfer wird nun, in Kenntnis des voraussichtlichen Heilverfahrensverlaufes und der zu erwartenden Arbeitsplatzbeschränkungen, Kontakt mit dem Versicherten und seinem Arbeitgeber aufnehmen. Dabei werden durch eine Betriebsbegehung und Besichtigung des Arbeitsplatzes die tatsächlich an den Versicherten gestellten Anforderungen ermittelt. Es wird außerdem festgestellt, ob begleitende Aspekte des Beschäftigungsverhältnisses Auswirkungen auf die Wiedereingliederung des Versicherten haben können (z.B. besondere Produktionsformen wie Gruppenarbeit oder Akkordarbeit, abweichende Regelung von der üblichen Arbeitszeit wie Schicht- oder Teilzeitarbeit, evtl. bestehende arbeitsrechtliche Streitigkeiten sowie mögliche wirtschaftliche Probleme des Betriebes, die sich u.a. in Form von Kurzarbeit bemerkbar machen). Während der Gespräche mit dem Arbeitgeber und dem Versicherten werden außerdem Möglichkeiten der beruflichen Wiedereingliederung vorgestellt und deren Durchführung erläutert.

Vorsorglich sollte auch eine Prüfung, ob alternative Einsatzmöglichkeiten zur Verfügung stehen, erfolgen. In Absprache mit dem behandelnden Arzt kann dann unter Berücksichtigung der gewonnenen Erkenntnisse über den weiteren Verlauf des Verfahrens und die einzuleitenden Maßnahmen entschieden werden. Ein kooperatives Zusammenwirken aller Beteiligten ist notwendig. An dieser Stelle ist zu erwähnen, daß der größte Anteil der erlittenen Fußverletzungen auf die Wirtschaftszweige Handel und Verkehr sowie Bau und Metall entfallen. Dieser Tatbestand ist sicher auf die in diesen Berufsbereichen regelmäßig anfallende große körperliche Belastung und den unvermeidbaren Einsatz an gefährlichen Arbeitsplätzen zurückzuführen. Naturgemäß wird sich in diesen Fällen auch die berufliche Wiedereingliederung der Betroffenen schwierig gestalten.

Statistische Werte zur Häufigkeit unfallbedingter Fußverletzungen und der nachfolgend durchgeführten beruflichen Rehabilitationsmaßnahmen

Im Jahr 1995 wurden bei den gewerblichen Berufsgenossenschaften 1621306 meldepflichtige Unfälle angezeigt (Arbeitsunfälle: 1415381; Wegeunfälle 205925). Die statistische Tabelle 1 wurde vom Hauptverband der gewerblichen Berufsgenossenschaften in St. Augustin zur Verfügung gestellt; sie geben einen Überblick über die Größenordnung der anzeigepflichtigen Arbeitsunfälle mit erlittenen Fußverletzungen im Bereich der gewerblichen Berufsgenossenschaften. Die Zahlen basieren auf einer repräsentativen 10-v.H.-Stichprobe, deren Ergebnisse hochgerechnet wurden. Als Zuordnungskriterium gilt, daß die Fußverletzung entweder die einzige oder die schwerste Verletzungsart darstellt, wobei erfahrungsgemäß bei etwa 80% der Fälle ausschließlich eine Verletzung des Fußes vorliegt. Die genannten absoluten Zahlen wurden nach Verletzungsorten und -arten aufgegliedert.

Von den insgesamt im Jahre 1995 erfaßten Verletzungen im Bereich des Fußes hatten 22000 so schwere Folgen, daß über die ambulante Behandlung hinaus Maßnahmen zur medizinischen, beruflichen und sozialen Rehabilitation notwendig waren. In der Rehabilitationsstatistik (Tabelle 2) erfolgte ebenfalls eine Aufschlüsselung nach Verletzungsarten und -orten, wobei die ausgewertete Datei nur die Fälle enthält, bei denen die Rehabilitation im Jahr 1995 abgeschlossen wurde.

Tabelle 1. Meldepflichtige Unfälle mit Fußverletzungen 1995 im Bereich der gewerblichen Berufsgenossenschaften

Verletzungsarten	Gesamter Fuß	Oberes Sprunggelenk, Knöchel, Bänder	Sprungbein	Gesamt
Erschütterung, Oberflächenprellung	20930	8949	146	30025
Quetschung (Contuiso)	12143	3325	69	15537
(Dis-)Torsion	13814	103063		116877
Luxation	270	567	10	847
Wunde, Zerreißung	19139	18236		37375
Geschlossene Fraktur	3725	10826	485	15036
Offene Fraktur	81	214	33	328
Verbrennung, Erfrierung, Verätzung, Schock etc.	5143	681		5824
Infektion, Vergiftung, Schock etc.	63			63
Unbekannt/nicht zuzuordnen	529	637		1166
Gesamt	75837	146298	742	222877

	Fersenbein	Unteres Sprunggelenk	Fußwurzel	Gesamt
Erschütterung, Oberflächenprellung	2434	132	806	3372
Quetschung (Contuiso)	780	146	508	1434
(Dis-)Torsion		1977	3175	5152
Luxation		13	30	43
Wunde, Zerreißung		261	398	659
Geschlossene Fraktur	2706	154	999	3859
Offene Fraktur	41		16	57
Verbrennung, Erfrierung, Verätzung, Schock etc.				
Infektion, Vergiftung, Schock etc.			13	13
Unbekannt/nicht zuzuordnen	21	10	27	58
Gesamt	5982	2692	5972	14646

	Mittelfußknochen	Großzehe	Zehen ohne Großzehe	Gesamt
Erschütterung, Oberflächenprellung	2729	4564	2934	10227
Quetschung (Contuiso)	1466	3354	1940	6760
(Dis-)Torsion	2243	913	640	3796
Luxation	20	214	122	356
Wunde, Zerreißung		2437	1183	3620
Geschlossene Fraktur	7602	7692	7044	22338
Offene Fraktur	130	477	199	806
Verbrennung, Erfrierung, Verätzung, Schock etc.		73	193	266
Infektion, Vergiftung, Schock etc.	10			10
Unbekannt/nicht zuzuordnen	20	92	59	171
Gesamt	14222	19816	14314	48352

Gesamt				285875

Tabelle 2. Fußverletzungen mit Rehabilitationsmaßnahmen im Bereich der gewerblichen Berufsgenossenschaft im Reha-Anschluß 1995

Verletzungsarten	Gesamter Fuß	Oberes Sprunggelenk, Knöchel, Bänder	Sprungbein	Gesamt
Erschütterung, Oberflächenprellung	146	124	2	272
Quetschung	574	139	3	716
Verstauchung	91	2395		2486
Verrenkung	4	77	5	86
Zerreißung	707	4198		4905
Geschlossener Knochenbruch	155	6270	284	6709
Offener Knochenbruch	22	269	28	319
Verbrennung, Erfrierung, Verätzung	286	52		338
Sonstige Verletzungen	14	1		15
Unbekannt/nicht zuzuordnen	11	17		28
Gesamt	2010	13542	322	15874

	Fersenbein	Unteres Sprunggelenk	Fußwurzel	Gesamt
Erschütterung, Oberflächenprellung	24	1	11	36
Quetschung	16	3	22	41
Verstauchung		30	44	74
Verrenkung	3	18	34	55
Zerreißung		15	35	50
Geschlossener Knochenbruch	2240	72	388	2700
Offener Knochenbruch	66	8	24	98
Verbrennung, Erfrierung, Verätzung		3		3
Sonstige Verletzungen	2			2
Unbekannt/nicht zuzuordnen	1		1	2
Gesamt	2352	150	559	3061

	Mittelfuß-knochen	Großzehe	Zehen ohne Großzehe	Gesamt
Erschütterung, Oberflächenprellung	19	14	1	34
Quetschung	28	33	18	79
Verstauchung	16	4	3	23
Verrenkung	5	10	10	25
Zerreißung	1	113	78	192
Geschlossener Knochenbruch	1742	411	196	2349
Offener Knochenbruch	127	160	59	346
Verbrennung, Erfrierung, Verätzung		6	7	13
Sonstige Verletzungen		1	1	2
Unbekannt/nicht zuzuordnen	1	1		2
Gesamt	1939	753	373	3065

Gesamt	22000

Weitergehende Erkenntnisse über die Schwere der erlittenen Verletzungen und das Ausmaß der verbliebenen Unfallfolgen im Anschluß an das medizinische Heilverfahren geben die Entschädigungszahlen für das Jahr 1995, wobei nur die Fälle dokumentiert wurden, die im Jahr 1995 erstmalig zu einer Rente führten. Zum besseren Vergleich mit den bisher genannten Zahlen erfolgt auch hier eine Aufgliederung nach Verletzungsorten und -arten (Tabelle 3).

Maßnahmen zur beruflichen Rehabilitation

Die absoluten Zahlen im Bezug auf Rehabilitationsmaßnahmen im medizinischen Bereich und die zu gewährenden Entschädigungsleistungen lassen keine unmittelbaren Rückschlüsse auf die berufliche Rehabilitation zu. Zu unterschiedlich sind beispielsweise die Voraussetzungen für die Gewährung einer Rentenleistung und die zu beachtenden Entscheidungskriterien vor der Einleitung berufshelferischer Maßnahmen. Die im weiteren aufgeführten Zahlen machen deutlich, in welchem Umfang in Folge von erlittenen Fußverletzungen berufliche Rehabilitationsmaßnahmen von den gewerblichen Berufsgenossenschaften durchgeführt wurden.

Um einen genauen Überblick über die Vielfalt der Möglichkeiten im Rahmen der beruflichen Rehabilitation zu geben, erfolgt eine Aufschlüsselung der Werte nach Maßnahmeformen. Erfaßt wurden nur die Maßnahmen, die im Meldejahr 1995 abgeschlossen wurden. Durch Vergleiche mit den vorangegangenen Jahren wird allerdings deutlich, daß sich wesentliche Änderungen in der Größenordnung nicht ergeben haben. Die Maßnahmen im einzelnen und die Häufigkeit der Anwendung entsprechend SGB VII werden im folgenden dargestellt.

1. Hilfen zur Erhaltung oder Erlangung eines Arbeitsplatzes (§ 35 Abs. 1 Nr. 1 SGB VII): 1298.
   Erfaßt werden hier unter dem Oberbegriff „Erhaltung des Arbeitsplatzes" im wesentlichen die folgende Maßnahmen:

   a) Die Wiederaufnahme der früheren Tätigkeit, ggf. durch Arbeitsanpassung.
   b) Ein Arbeitsplatzwechsel (Umsetzung/Versetzung) im alten Betrieb.
   c) Eine innerbetriebliche Anlernung, ohne daß damit eine anerkannte Abschlußprüfung verbunden ist.

   Diese Formen der beruflichen Wiedereingliederung werden im Regelfall ausschließlich durch die Verhandlungen des Berufshelfers mit den Arbeitgebern erreicht. Der Oberbegriff „Erlangung eines Arbeitsplatzes" beinhaltet im wesentlichen die Vermittlung eines leidensgerechten Arbeitsplatzes unter Beteiligung der Arbeitsverwaltung, wobei hier nur die Fälle Berücksichtigung finden, bei denen qualifizierte berufsfördernde Maßnahmen aufgrund der Gesamtumstände nicht durchgeführt werden können. Auch hier sind im wesentlichen die beratenden Dienste der Berufsgenossenschaft gefordert. Im Vordergrund stehen dabei die Verhandlungen des Berufshelfers mit Arbeitgebern, Arbeitsämtern und anderen Einrichtungen, wie z. B. den Hauptfürsorgestellen.
2. Leistungen zur Förderung der Arbeitsaufnahme (§ 35 Abs. 1 Nr. 1 SGB VII): 38.
   Erfaßt sind hier u. a. die Übernahme von Fahrtkosten zu Bewerbungsgesprächen

Tabelle 3. Fußverletzungen mit neuer Rente im Bereich der gewerblichen Berufsgenossenschaft 1995

Verletzungsarten	Gesamter Fuß	Oberes Sprunggelenk, Knöchel, Bänder	Sprungbein	Gesamt
Erschütterung, Oberflächenprellung	11	10	1	22
Quetschung	131	19	2	152
Verstauchung	16	229		245
Verrenkung	4	27	4	35
Zerreißung	76	311		387
Geschlossener Knochenbruch	60	3853	213	4126
Offener Knochenbruch	16	176	18	210
Verbrennung, Erfrierung, Verätzung	19	1		20
Sonstige Verletzungen				
Unbekannt/nicht zuzuordnen	3	4		7
Gesamt	336	4630	238	5204

	Fersenbein	Unteres Sprunggelenk	Fußwurzel	Gesamt
Erschütterung, Oberflächenprellung	2		2	4
Quetschung	7	1	8	16
Verstauchung		5	11	16
Verrenkung		10	18	28
Zerreißung		3	12	15
Geschlossener Knochenbruch	1960	41	242	2243
Offener Knochenbruch	48	6	15	69
Verbrennung, Erfrierung, Verätzung		1		1
Sonstige Verletzungen				
Unbekannt/nicht zuzuordnen	1			1
Gesamt	2018	67	308	2393

	Mittelfuß-knochen	Großzehe	Zehen ohne Großzehe	Gesamt
Erschütterung, Oberflächenprellung	1			1
Quetschung	6	4	6	16
Verstauchung	3			3
Verrenkung	5	3		8
Zerreißung		22	16	38
Geschlossener Knochenbruch	669	76	29	774
Offener Knochenbruch	58	23	13	94
Verbrennung, Erfrierung, Verätzung		2	2	4
Sonstige Verletzungen		1	1	2
Unbekannt/nicht zuzuordnen				
Gesamt	742	131	67	940

Gesamt				8537

sowie die Erstattung von Umzugskosten. Seit der Einordnung der Reichsversicherungsordnung in das Sozialgesetzbuch zum 1. 1. 1997 ist in diesem Leistungsbereich auch die Bewilligung befristeter Probearbeitsverhältnisse bei Übernahme der vollen Lohnkosten (§ 36 Nr. 2 SGB VII) sowie die Erstattung von Bewerbungskosten möglich.

3. Eingliederungshilfen an Arbeitgeber (§ 36 Nr. 1 SGB VII): 16.
   Die Eingliederungshilfen werden in Form von Lohnzuschüssen, entweder dem Unfallbetrieb oder einem neuen Arbeitgeber, gewährt. Die Gewährung erfolgt maximal für einen Zeitraum von 2 Jahren und kann zu Beginn 80% des an den Versicherten zu zahlenden lohnsteuerpflichtigen Bruttoarbeitsentgeltes betragen, wobei dieser Höchstbetrag in 6monatigen Abständen um mindestens 20% abzusenken ist.
4. Übernahme der Kosten für technische Arbeitshilfen oder für Arbeitsausrüstung (§ 39 Abs. 1 Nr. 8 SGB VII): 3.
   Nicht erfaßt sind hier Hilfen, die sowohl für den privaten als auch den beruflichen Bereich aufgrund der erlittenen Unfallfolgen notwendig sind und deren Bereitstellung bereits während des Heilverfahrens von den behandelnden Ärzten empfohlen wurde.
5. Erstbeschaffung eines Kraftfahrzeuges (§ 40 SGB VII): 20.
   Der hier genannte Wert umfaßt neben der Gewährung eines Zuschusses zur Beschaffung eines Kraftfahrzeuges und der Übernahme der Kosten für eine behindertenbedingte Zusatzausstattung auch eine finanzielle Unterstützung zur Erlangung der Fahrerlaubnis. Maßgebend ist die Verordnung über die Kraftfahrzeughilfe zur beruflichen Rehabilitation.
6. Ersatzbeschaffung eines Kraftfahrzeuges (§ 40 SGB VII): 12.
7. Sonstige Kraftfahrzeughilfe (§ 40 SGB VII): 35.
   Dieser Oberbegriff erfaßt die Erstattung von Kosten für Reparaturen, Unterhalt und Unterbringung des Kraftfahrzeuges.
8. Wohnungshilfe (§ 41 SGB VII): 4.
   Maßgebend für die Bewilligung einer entsprechenden Leistung sind die gemeinsamen Richtlinien der Unfallversicherungsträger über die Gewährung von Wohnungshilfen zur Eingliederung Behinderter.
9. Berufsfindung und Arbeitserprobung (§ 35 Abs. 2 SGB VII): 12.
   Es handelt sich hierbei um eine reine Feststellungsmaßnahme als Bestandteil des Auswahlverfahrens. Die Berufsfindung und Arbeitserprobung wird im Regelfall durch die Fachdienste in Erwachsenenbildungswerken (Berufsförderungswerken) durchgeführt. Sie dient zum einen der beruflichen Orientierung des Rehabilitanden und zum anderen der Überprüfung des individuellen geistigen und körperlichen Leistungsvermögens. Das Ergebnis dieser Feststellungsmaßnahme bildet letztlich die Entscheidungsgrundlage für die Einleitung qualifizierter berufsfördernder Maßnahmen.
   Die Berufsfindung und Arbeitserprobung ist nicht zu verwechseln mit der Arbeitsbelastungserprobung, die dem medizinischen Heilverfahren zuzuordnen ist. Es ist außerdem darauf hinzuweisen, daß nicht grundsätzlich im Vorfeld qualifizierter berufsfördernder Maßnahmen die Durchführung einer Berufsfindungsmaßnahme angezeigt ist. Vielmehr ist es von den Gegebenheiten des Einzelfalles abhängig, ob eine solche Maßnahme sinnvoll und zweckmäßig ist.

In einer Vielzahl der Fälle wird auf diese relativ aufwendige Form des Auswahlverfahrens verzichtet und es werden statt dessen die unterstützenden Dienste der Arbeitsverwaltung in Anspruch genommen.

10. Umsetzung auf einen anderen Arbeitsplatz (§ 35 Abs. 1 Nr. 1 SGB VII): 1.
Hier werden nur die Umsetzungen innerhalb des Betriebes aufgeführt, die nicht durch die Beratung und Einflußnahme des Berufshelfers, durch die Gewährung einer Eingliederungshilfe bzw. eines Einarbeitungszuschusses, der Bereitstellung von Arbeitshilfen, der Durchführung einer innerbetrieblichen Anlernung oder einer internen bzw. externen Qualifizierung erreicht werden konnten.
11. Schulische Maßnahmen zur Berufsvorbereitung (§ 35 Abs. 1 Nr. 2 SGB VII): 2.
Diese Leistungen sollen dem Versicherten den Zugang zu einer beruflichen Tätigkeit oder zu weitergehenden Bildungsleistungen ermöglichen. Durch die berufsvorbereitende Rehabilitation soll Behinderten die Möglichkeit gegeben werden, ihre Fähigkeiten zunächst während einer länger andauernden Maßnahme ohne Leistungsdruck und somit unter Ausschaltung der Gefahr der Resignation oder zu großer körperlicher Belastung anzuwenden, um ihnen eine positive Einstellung zu den vorgesehenen Ausbildungsmaßnahmen oder der beruflichen Tätigkeit zu vermitteln und evtl. vorhandene Ängste abzubauen [1]. Maßnahmen dieser Art finden am ehesten bei Schwerstverletzten (z.B. Schädel-Hirn-Traumen, Querschnittsgelähmten) Anwendung.
12. Nachholen von schulischen Bildungsabschlüssen (§ 35 Abs. 1 Nr. 3 SGB VII): 1.
Diese, einer beruflichen Ausbildung vorgeschaltete Maßnahme kommt nur in Betracht, wenn eine dauerhafte Wiedereingliederung ohne den Erwerb eines Schulabschlusses nicht zu realisieren ist. Die Vorschrift bezieht sich nicht auf die Erlangung eines höherwertigen Schulabschlusses, der schließlich den Einstieg in den Wunschberuf des Rehabilitanden ermöglichen soll.
13. Vorförderungskurse zur Vermittlung von Schulwissen (§ 35 Abs. 1 Nr. 3 SGB VII): 15.
Nicht selten liegt bei erwachsenen Rehabilitanden die Schulzeit Jahrzehnte zurück, so daß eine Auffrischung der allgemeinen Grundkenntnisse vor Beginn einer qualifizierten Maßnahme sinnvoll und notwendig ist. In der Praxis greift man im Regelfall auf die Möglichkeit der Fernvorförderung zurück.
14. Sonstige berufsvorbereitende Maßnahmen (§ 35 Abs. 1 Nr. 3 SGB VII): 22.
Erfaßt werden hier u.a. Förderlehrgänge für noch nicht berufsreife Jugendliche, Lehrgänge zur Verbesserung der Eingliederungsmöglichkeiten (sog. Integrationsmaßnahmen) und Grundausbildungen zur Vorbereitung auf bestimmte Berufsbereiche.
15. Berufliche Anpassung/Anlernung (§ 35 Abs. 1 Nr. 3 SGB VII): 8.
Ziel dieser Maßnahmen ist es, Lücken im beruflichen Wissen, die z.B. aufgrund technischer Weiterentwicklungen entstanden sind, zu schließen. Betroffen ist dabei hauptsächlich der Personenkreis der Langzeitarbeitslosen, die bereits an qualifizierten berufsfördernden Maßnahmen teilgenommen, jedoch auf dem allgemeinen Arbeitsmarkt keine geeignete Beschäftigung gefunden haben.
16. Berufliche Ausbildung (§ 35 Abs. 1 Nr. 3 SGB VII): 6.
Betroffen sind hier die Versicherten, die zum Zeitpunkt des Unfalls keine abgeschlossene Berufsausbildung vorweisen konnten.

17. Berufliche Umschulung (§ 35 Abs. 1 Nr. 3 SGB VII): 67.
    Dieser Punkt umfaßt die berufliche Neuorientierung und somit alle Personen, die aufgrund der Unfallfolgen an einer Ausbildung zu einem anderen Beruf mit neuem Inhalt teilgenommen haben.
18. Berufliche Fortbildung (§ 35 Abs. 1 Nr. 3 SGB VII): 9.
    Die berufliche Fortbildung umfaßt organisierte Lernprozesse auf der Grundlage eines erlernten Berufes mit dem Ziel, berufsspezifische Kenntnisse, Fertigkeiten und Verhaltensweisen zu vertiefen, zu erweitern und so einen beruflichen Aufstieg zu ermöglichen.
19. Berufsfördernde Maßnahmen in einer Werkstatt für Behinderte (§ 35 Abs. 1 Nr. 5 in Verbindung mit § 37 SGB VII): 1.
    Erfaßt wird hier die Teilnahme an der Eingangs- und Trainingsstufe zu einer Werkstatt für Behinderte.
20. Hilfe zur Gründung oder Erhaltung einer selbständigen Existenz (§ 35 Abs. 1 Satz 1 SGB VII): 4.
    Im Wege der Berufshilfe können zur Gründung oder Erhaltung einer selbständigen Existenz Zuschüsse und Darlehen, im Regelfall in Verbindung mit einer Rentenabfindung, gewährt werden.
21. Sonstige berufsfördernde Maßnahmen (§ 35 Abs. 1 Nr. 3 SGB VII, § 36 Nr. 3 SGB VII): 2.
    Erfaßt wurden unter diesem Obergriff u.a. Ausbildungskostenzuschüsse an Arbeitgeber.

Insgesamt wurden im Jahre 1995 1576 berufsfördernde Maßnahmen abgeschlossen.

Zusammenfassung

Die vorgenannten Statistiken geben einen Überblick über die Art und Häufigkeit von Fußverletzungen als Folge eines Arbeitsunfalls. Festzuhalten ist dabei, daß bei ca. 7,7% aller meldepflichtigen Unfälle weitergehende Maßnahmen im Bereich der medizinischen Rehabilitation erforderlich waren. Von diesen Fällen führten letztlich 38,8% zur Gewährung einer Entschädigungsleistung in Form einer Unfallrente. Bei 7,2% der Fälle, die mit einem umfangreichen medizinischen Heilverfahren verbunden waren, wurden außerdem berufsfördernde Maßnahmen durchgeführt. In 18,5% der Rentenfälle sind im Vorfeld berufshelferische Maßnahmen notwendig gewesen.

Um ergänzend ein Bild über die Größenordnung der beruflichen Rehabilitationsmaßnahmen nach Fußverletzung im Vergleich zu anderen Verletzungsarten zu erhalten, muß wegen der noch unvollständigen Reha-Dokumentation für das Jahr 1995 auf das Meldejahr 1993 zurückgegriffen werden [2]. Hier zeigt sich, daß die Unfallversicherungsträger (die gewerblichen und landwirtschaftlichen Berufsgenossenschaften sowie die Eigenunfallversicherungsträger) insgesamt 14473 berufliche Rehabilitationsmaßnahmen durchgeführt haben, wobei Maßnahmen im Rahmen des Berufskrankheitenrechtes nicht berücksichtigt wurden. Mit 17,3% sind Verletzungen im Bereich des Fußes und der Knöchel die häufigste Ursache für die Durchführung berufsfördernder Maßnahmen. Sie stehen damit noch vor den Handverletzungen, deren Folgen in 13,9% der Fälle Rehabilitationsmaßnahmen erforderlich machten.

Tabelle 4. Berufliche Rehabilitationsmaßnahmen 1993

Fälle insgesamt	Berufliche Eingliederung erreicht	Eingliederung nach weiteren Maßnahmen möglich	Eingliederung nicht erreicht
16395	12200	1136	3059

Bei der Art der beruflichen Rehabilitation wird deutlich, daß mehr als 80% der Maßnahmen Hilfen zur Erhaltung und Erlangung eines Arbeitsplatzes sind. Dieses Größenverhältnis spiegelt die vorrangige Zielsetzung der Berufshilfe wider. Angestrebt wird zunächst immer, dem Unfallverletzten den Arbeitsplatz zu erhalten oder ihn an einem neuen Arbeitsplatz in seinem bisherigen oder einem anderen Betrieb einzugliedern. Im Vordergrund steht in jedem Fall die Sicherung der Erwerbstätigkeit. Eine Zielsetzung, die zunehmend durch die bestehende Arbeitsmarktsituation geprägt wird.

Daß berufliche Umschulungen den zweitgrößten Einzelposten stellen, ist in der Hauptsache darauf zurückzuführen, daß die Vermittlungschancen auf dem allgemeinen Arbeitsmarkt nach dem Verlust eines Arbeitsplatzes ohne vorherige Qualifizierung als eher gering eingestuft werden müssen. Abschließend ist auf den Erfolg der beruflichen Rehabilitation bei den Unfallversicherungsträgern hinzuweisen. Im Jahre 1993 wurden nach erlittenen Arbeitsunfällen oder im Rahmen des Berufskrankheitenrechtes insgesamt 20691 berufliche Rehabilitationsmaßnahmen durchgeführt. Betroffen waren dabei 16395 Rehabilitanden. Tabelle 4 verdeutlicht das Ergebnis der eingeleiteten Maßnahmen [2].

Nach den Erhebungen für das Jahr 1993 konnten demnach 74,4% aller Rehabilitanden wieder in das Erwerbsleben eingegliedert werden. Bei weiteren 6,9% führten zusätzliche Maßnahmen zu einer Integration. Bei 18,7% der Teilnehmer an beruflichen Maßnahmen hatte die Rehabilitation keinen Erfolg. Zu diesem Personenkreis gehören allerdings auch die Fälle, in denen eine Eingliederung aus rein persönlichen Gründen (z.B. Mutterschaft oder das Auftreten einer unfallunabhängigen Erkrankung) nicht möglich war [2]. Letztlich konnten somit lediglich 13% der Rehabilitanden des Jahres 1993 nicht erfolgreich in das Erwerbsleben eingegliedert werden.

Literatur

1. Bereiter-Hahn W, Schieke H, Mehrtens G (1997) Gesetzliche Unfallversicherung, Handkommentar. Schmidt, Berlin
2. Reha-Dok 93. Rehabilitation und Rehabilitationsstatistik in der gesetzlichen Unfallversicherung, Hauptverband der gewerblichen Berufsgenossenschaften, St. Augustin

Diskussion*

Zusammengefaßt und redigiert von H. Scheele und G. Hierholzer**

Die Füße tragen das gesamte Gewicht des Körpers. Die funktionelle Integrität dieser komplexen biomechanischen Funktionseinheiten ist wesentlich für die Leistungsfähigkeit des Individuums. Einzelne anatomische Elemente des Fußes müssen immer in ihrer Bedeutung für die Gesamtfunktion betrachtet werden. Eine entwicklungsgeschichtlich orientierte Betrachtungsweise der Morphologie ist eher zur Beurteilung von Fehlformen der Füße geeignet, als zur Beurteilung funktioneller Defizite. Die funktionelle Anatomie des Fußes ist durch eine bewegungsabhängige Dynamik gekennzeichnet. Von der Ableitung des Kraftflusses über „drei Punkte" im Stand kommt es zu einer „Zwei-Punkt"-Ableitung mit entscheidender Bedeutung des ersten Zehenstrahls im Gang.

Die Funktion und Bedeutung des anatomisch zu beschreibenden Quergewölbes des Fußes in Kombination mit den unterstützenden Muskeln des Unterschenkels konnte nicht abschließend geklärt werden. Einigkeit bestand darüber, daß Schäden am Quergewölbe auch Störungen der Funktion des Fußes zur Folge haben. Die anatomischen Achsen von Schienbein und Fußwurzelknochen bis zu den Zehenstrahlen sollten so weit wie möglich erhalten bleiben.

Der „Böhler-Winkel" ist nach Verletzungen des Fersenbeins ein wesentliches Kriterium zu Beurteilung von Störungen der anatomischen Achsen im Bereich der am höchsten belasteten Gelenke. Ein ungestörtes unteres Sprunggelenk sei den erheblichen mechanischen Anforderungen ohne Zweifel lebenslang gewachsen. Posttraumatische Abweichungen von der Norm sollten nicht akzeptiert werden. Durch die Berücksichtigung von Funktionsanalysen wurden am Fuß, im Gegensatz zum Zustand nach queren Amputationen, funktionell günstigere Ergebnisse nach Längsamputationen ermöglicht (Roesgen).

Wesentlich für die Funktion eines Fußes ist die ungestörte Integrität der Knochenachsen und Gelenkflächen.

Diskutiert wird auch der optimale Zeitpunkt eines operativen Vorgehens nach Verletzungen des Fersenbeins. Wenn der Zustand der Weichteile dies zuläßt, ist ein sofortiges operatives Vorgehen möglich. Andernfalls muß abgewartet werden, bis die

* Zu den Beiträgen von S. 231–272.

** Teilnehmer: M. Börner, B. Friedrich, K.-J. Gerstmann, R. Grass, U. Heitemeyer, G. Hierholzer, G. Hörster, V. Kaiser, M. Kappus, J. Koebke, J. Lehmann, W. Römer, M. Roesgen, G. Rompe und F. Schröter.

Weichteile abgeheilt sind. Dieses kann nach 5 Tagen der Fall sein, ist jedoch nach überwiegender Auffassung eher erst nach 10 Tagen zu erwarten. Einigkeit besteht darüber, daß ein operatives Vorgehen nach 21 Tagen oft nicht mehr mit befriedigenden Ergebnissen und nur unter der Gefahr von sekundären Komplikationen möglich ist. Die Erholung der Weichteile sollte durch begleitende physikalische und medikamentöse Maßnahmen unterstützt, eine regelrechte Thromboseprophylaxe muß durchgeführt werden.

Der beste Zeitpunkt eines operativen Vorgehens am Fersenbein hängt vom Zustand der Weichteile ab. Ist eine primäre Operation nicht möglich, sollte mindestens 5 – 10 Tage gewartet werden. Nach Ablauf der 3. Woche steigt das Komplikationsrisiko erheblich.

Im Rahmen der Diskussion wird überwiegend die Auffassung vertreten, daß bei einem operativen Vorgehen die Gelenkflächen und anatomischen Achsen so weit wie möglich wiederherzustellen sind. Wesentlich ist die Rekonstruktion des Rückfußes mit Ausgleich von Verbreiterungen und Verkürzung. Minimalinvasive Verfahren scheinen hierbei günstiger zu sein. Die Gelenkfacetten sind jedoch häufig nur durch Eingriffe mit größeren Zugängen zu rekonstruieren. Insbesondere ist bei größeren Zugängen ein die Weichteile schonendes Vorgehen wesentliche Voraussetzung für den Erfolg einer Operation. Das Ergebnis der Rekonstruktion kann arthroskopisch kontrolliert werden.

Operationen am Fersenbein sollten nur in Abteilungen durchgeführt werden, die über umfassende Erfahrungen in der Behandlung auch der Komplikationen verfügen. Gerade wegen der erheblichen Langzeitfolgen ist ein umsichtiges und vorausschauendes Handeln erforderlich.

Ein operatives Verfahren am Fersenbein sollte die anatomischen Achsen optimal wiederherstellen. Die Schonung der Weichteile ist wesentlich, die Gefahren und die Auswirkungen der Komplikationen sind erheblich.

Es wird ausdrücklich vor einer zu euphorischen Übernahme operativer Verfahren gewarnt (Hierholzer). Insbesondere sollte über Langzeitbeobachtungen erst nachgewiesen werden, daß unter Berücksichtigung der Komplikationen eines operativen Vorgehens bessere Ergebnisse zu erzielen sind. Die psychosozialen Folgen für die betroffenen Patienten und die ökonomischen Auswirkungen einer Osteomyelitis des Fersenbeins sind von tragischem Ausmaß. Die Indikation zur Durchführung eines operativen Verfahrens ist kritisch zu stellen.

Die funktionellen Ergebnisse nach Fraktur und Operationstrauma sind durch den biologischen Gesamtschaden oft nicht so gut, wie die Röntgenabbildungen es vermuten lassen. Es wird jedoch durch mehrere Teilnehmer die Auffassung vertreten, daß nach einer anatomischen Rekonstruktion auch bei anschließender Arthrose der weitere Verlauf günstiger und die Ausstattung mit orthopädischen Hilfsmitteln weniger aufwendig sei als nach konservativer Behandlung. Hierzu könnten zusätzlich sekundäre rekonstruktive Eingriffe am Fuß erforderlich werden.

Die Indikation zu einem operativen Vorgehen am Fersenbein muß unter Berücksichtigung der erheblichen Auswirkungen von Komplikationen kritisch überprüft werden.

Nicht in jedem Fall ist die Anpassung von orthopädischem Maßschuhwerk erforderlich. Im Einzelfall sind ggf. Einlegesohlen oder Abrollhilfen ausreichend. Nach schweren Verletzungen der Fersenbeine ist nur bei 10% der operierten Patienten die Ausstattung mit orthopädischem Maßschuhwerk notwendig, nach konservativer Behandlung bei 50–60% der Fälle (Börner). Häufig sind orthopädische Schuhe nur vorübergehend erforderlich, und es muß überprüft werden, ob die Patienten die Schuhe im weiteren Verlauf überhaupt noch tragen.

Orthopädisches Maßschuhwerk ist nicht bei jeder Verletzung der Fersenbeine die beste Lösung. Im Einzelfall sollte die Ausstattung mit entsprechenden Hilfsmitteln überprüft werden.

Die Berufshilfe sollte frühzeitig eingeschaltet werden. Besonders wichtig ist dies bei Verletzungen, die das Stehen und Gehen absehbar beeinträchtigen und wenn der Patient in seiner beruflichen Tätigkeit auf diese Fertigkeiten angewiesen ist. Nur so sind die häufigen Verzögerungen der beruflichen Rehabilitation zu vermeiden. Wesentliche Bedeutung erlangen sog. „Umknickfälle", die zu Unrecht zunächst nicht als Arbeitsunfälle gemeldet werden. Auch bei diesen Mechanismen können erhebliche Verletzungen auftreten, wobei in der Folge durch Dokumentationsmängel Probleme bei der Begutachtung entstehen.

Die Berufshilfe sollte besonders bei wesentlichen Verletzungen an den Füßen frühzeitig eingeschaltet werden.
Auch „Umknicken" mit dem Fuß kann einen Arbeitsunfall darstellen.

Veränderungen der anatomischen Achsen und Arthrosen in Röntgenbildern müssen nicht mit entsprechenden Beschwerden verbunden sein. Es wird diesbezüglich auf die Bedeutung der Nomenklatur zur Beurteilung der im Röntgenbild zu beobachtenden Veränderungen hingewiesen. Es sind posttraumatische Arthrosen, Abstützreaktionen und die Veränderungen zu unterscheiden, die nach Belastungen als physiologische Belastungsadaptation eintreten. In der Diskussion wird deutlich, daß eine exakte Abgrenzung nicht immer sicher möglich ist. Die Feststellung einer „Degeneration" beinhaltet noch keine Aussage über die Ursachen.

Eine – auch posttraumatische – Arthrose im Röntgenbild ist nicht zwingend mit klinischen Beschwerden verbunden. Auf eine exakte Nomenklatur zur Beschreibung der Röntgenbefunde sollte geachtet werden.

In der Begutachtung nach Verletzungen der Füße ist die Beurteilung der Funktion wesentlich. Genaue Daten zur Beurteilung der Funktion sind nicht exakt reproduzierbar zu erheben. Die interindividuelle Schwankungsbreite der Norm ist hoch. Die Neutralnullmethode läßt sich bei der komplexen „Maulschellenbewegung" des Fußes nicht anwenden (Kappus). Die Einführung eines Meßbogens für den Fuß findet in der Diskussion keinen Konsens. Allgemein wird die Beurteilung der ganzheitlichen Bewegung und von bedeutsamen Veränderungen anhand eines umfassenden schematisierten Untersuchungsprotokolls empfohlen.

Eine Beurteilung der Funktion des Fußes im Rahmen einer gründlichen klinischen Begutachtung ist in Kombination mit konventionellen Röntgenaufnahmen ausreichend. Die Dokumentation sollte ggf. durch Photos oder die Fixierung des Fußabdruckes erweitert werden. Der Vorschlag, auch das CT mehr in die Begutachtung bei Fußverletzungen mit einzubeziehen, wird kontrovers beurteilt. Über die Indikation einer CT-Untersuchung zur Planung eines therapeutischen Vorgehens besteht im Plenum Konsens, zur Begutachtung kann es bei der Beurteilung von Problemfällen herangezogen werden.

Zur Begutachtung sollte die Beurteilung der Funktion eines Fußes ganzheitlich anhand eines schematisierten klinischen Protokolls erfolgen. Konventionelle Röntgenaufnahmen sind in der Regel ausreichend. Eine zusätzliche Bilddokumentation sollte ggf. erfolgen.

Teil IV

Besondere Gutachtenfälle

Bedeutung des beschwerdefreien Intervalls bei der Prüfung einer BK 2102 unter Berücksichtigung konkurrierender Ursachen

J. F. Bußmann

Einleitung

Wie bei Bergleuten, die in niedrig mächtigen und steil gelagerten Flözen gearbeitet haben, dürfte nach der Neufassung der BK 2102 vom 22. 3. 1988 auch bei Fliesen-, Boden-, Estrich- und Parkettlegern, Eisenanstreichern auf Hochspannungsmasten, Rangierern und Profifußballspielern im Anerkennungsverfahren zur BK 2102 zunehmend das beschwerdefreie Intervall an Bedeutung gewinnen. Gemeint ist damit der Zeitabschnitt zwischen Beendigung der kniebelastenden Arbeit und dem Manifestwerden des degenerativen Meniskusschadens, d.h. bis zu seiner Feststellung durch Arthroskopie und in Ausnahmefällen durch Kernspintomographie.

Zunehmend dürfte auch der genannte Personenkreis längere Zeit nach der kniebelastenden beruflichen Tätigkeit eine BK 2102 für einen festgestellten und behandelten degenerativen Meniskusschaden geltend machen.

Noch mehr als im Anerkennungsverfahren in engem zeitlichem Zusammenhang mit der kniebelastenden Untertagetätigkeit - einen solchen Zusammenhang kann man nach allgemeiner Auffassung noch bis etwa 5 Jahre nach Beendigung dieser Tätigkeit annehmen - spielen nach einem länger als 5 Jahre dauernden beschwerdefreien Intervall in der Beurteilung des Zusammenhangs des degenerativen Meniskusschadens mit der kniebelastenden Tätigkeit ursächlich konkurrierende körpereigene Faktoren eine Rolle. Das sind eine anlagebedingte stärkere Achsenabweichung des betreffenden Beins, eine ohne Zusammenhang mit dem Meniskusschaden zur Entwicklung gekommene stärkere Arthrose, eine stärkere Chondrokalzinose, eine rheumatische oder Gichterkrankung und v.a. ein stärkeres Übergewicht. Der letztgenannte, mit der kniebelastenden Arbeit konkurrierende Faktor dürfte in unserer Wohlstandsgesellschaft am häufigsten in seiner Bedeutung für die Entstehung des degenerativen Meniskusschadens abzuschätzen sein.

Fallbeispiel (Abb. 1)

Es handelt sich um einen zum Zeitpunkt der arthroskopischen Feststellung des rechtsseitigen degenerativen Innenmeniskushinterhornschadens im Jahre 1990 49 Jahre alten Bergmann, der von 1970 - 1978 unter Tage gearbeitet hat und während dieser Zeit 6 Jahre und 5 Monate einer besonderen Meniskusgefährdung ausgesetzt war, danach aber nur noch über Tage gearbeitet hat, bis zur Feststellung seines

Fall S. A., geb. 1941

1970 – 1978 unter Tage,
ca. 6 1/2 Jahre meniskusgefährdend

dann 12 Jahre ohne Kniebelastung und -beschwerden
- keine Beinachsenabweichung
- nur initiale Arthrose
- durchschnittliches KG 90 kg bei 164 cm,

20. 8. 1990 Arthroskopie rechtes Knie:
Degenerative Innenmeniskus-Hinterhornzerlappung,
Chondromalazie I° – II° mediales Tibiaplateau

Keine Anerkennung als BK 2102
(L 2 BU 6/94 LSG NRW)

Abb. 1. Fallbeispiel

rechtsseitigen degenerativen Innenmeniskusschadens also 12 Jahre keiner besonderen Kniebelastung mehr ausgesetzt war.

1983, 5 Jahre nach Beendigung der kniebelastenden Untertagetätigkeit, wurden in einem orthopädischen Gutachten eine initiale Varusgonarthrose und Retropatellararthrose diagnostiziert. Behandlungsmaßnahmen waren deshalb aber nicht erforderlich. Zwischen 1980 und 1990 wurden Größen- und Gewichtsdaten von 161, 163, 164 und 168 cm bzw. 90, 90, 94 kg und einmal während einer Kur eine Gewichtsabnahme auf 86 kg dokumentiert, durchschnittlich also eine Körpergröße von 164 cm und ein Körpergewicht von 90 kg, d. h. ein Übergewicht nach Broca von 26 kg. Die jeweiligen Untersucher des Sozialmedizinischen Dienstes der Bundesknappschaft bezeichneten den Körperzustand des Betreffenden als erheblich fettleibig, extrem adipös und übergewichtig.

Beurteilung

Bei der Beurteilung der Zusammenhangsfrage wurde es als weniger wahrscheinlich angesehen, daß der Kläger während seiner fast 6 1/2jährigen meniskusgefährdenden Untertagetätigkeit eine wesentliche Schädigung seiner Menisci, insbesondere des rechten Innenmeniskus, erfahren hat, denn sonst hätte er anschließend nicht 12 Jahre weitgehend beschwerdefrei sein und erst nach dieser Zeit an einem manifesten rechtsseitigen Innenmeniskusschaden erkranken können. Dem starken Übergewicht wurde für die Entstehung des rechtsseitigen degenerativen Innenmeniskusschadens ursächlich eine größere Bedeutung beigemessen als der 12 Jahre zurückliegenden kniebelastenden Untertagetätigkeit von nahezu 6 1/2 Jahren. Entsprechend hat das Landessozialgericht Nordrhein-Westfalen in einem Urteil vom 20. 2. 1995 auch entschieden (Az. L 2 BU 6/94 LSG NRW).

Bei einem degenerativen Meniskusschaden, für dessen Anerkennung als BK 2102 die beruflichen und medizinischen Voraussetzungen erfüllt sind, ist also bei einem länger als 5 Jahre dauernden beschwerdefreien Intervall strenger als sonst zu prüfen, ob für die Entstehung des degenerativen Meniskusschadens nicht eher körpereigene Faktoren ursächlich in Betracht kommen als die mehr als 5 Jahre zurückliegende meniskusgefährdende Tätigkeit.

Zusammenfassung

Anhand eines Falls wird darauf hingewiesen, daß bei der Beurteilung der Frage, ob ein degenerativer Meniskusschaden bei einem länger als 5 Jahre dauernden beschwerdefreien Intervall als BK 2102 anerkannt werden kann, verschärft die Bedeutung von mit der kniebelastenden Tätigkeit ursächlich konkurrierenden Faktoren zu prüfen ist. Hierbei ist insbesondere auch ein bestehendes Übergewicht zu berücksichtigen (Abb. 2).

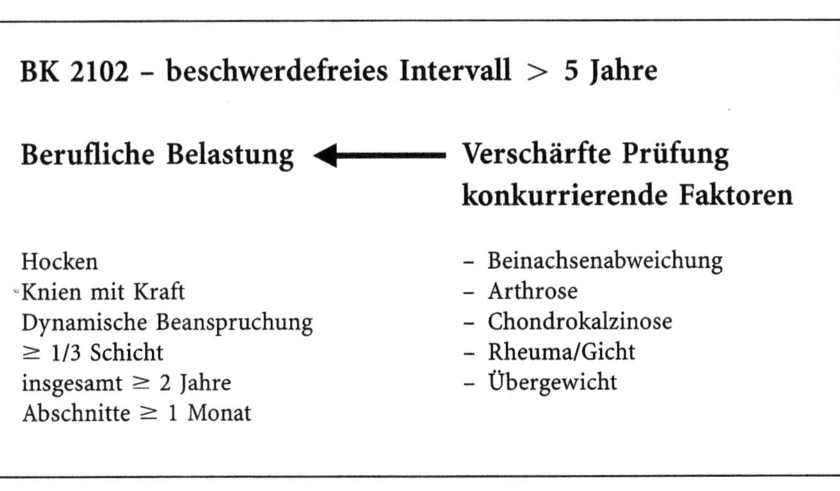

Abb. 2. Berufliche Belastung und konkurrierende Faktoren

Bewertung der arbeitstechnischen Voraussetzungen für die Anerkennung einer BK 2102

W. Griebel

Einleitung

Während die Feststellung der medizinischen Voraussetzungen bei der Anerkennung einer BK 2102 wenig Probleme macht, weil der Meniskusschaden klar definiert wird als dem Alter vorauseilende Verschleißerscheinung, gibt es bei der Beurteilung der arbeitstechnischen Voraussetzungen noch erhebliche Unsicherheiten.

Ermittlungen der arbeitstechnischen Voraussetzungen

Grundlage auch der ärztlichen Begutachtungen für die BK 2102 sind die Ermittlungen des technischen Aufsichtsdienstes der Berufsgenossenschaft.

In der Definition heißt es: Meniskusschäden nach mehrjähriger, andauernder oder häufig wiederkehrender, die Kniegelenke überdurchschnittlich belastender Tätigkeit (BeKV in der Fassung vom 22. 3. 1988) (Abb. 1). Wird diese Tätigkeit unterbrochen, so kommt es zur Gesamtbetrachtung der Expositionszeit. Entscheidend ist dabei, daß diese Tätigkeit während eines wesentlichen Teils der täglichen Arbeitszeit verrichtet wird. Die Problematik liegt für den Gutachter in der Würdi-

Definition:
Meniskusschäden nach mehrjährigen, andauernden oder häufig wiederkehrenden, die Kniegelenke überdurchschnittlich belastenden Tätigkeiten.

a) überdurchschnittlich belastende Tätigkeit

b) diese muß über mehrere Jahre erfolgt sein

c) sie muß während der genannten mehrjährigen Dauer häufig wiederkehrend oder andauernd ausgeführt worden sein.

Technische Abteilung der Bezirksverwaltung der BBG, Bezirksverwaltung Bochum

Abb. 1. BK 2102

1. Dauerzwangshaltungen durch Knien oder Hocken mit gleichzeitiger Kraftaufwendung
2. Dauerzwangshaltung durch Arbeiten auf geneigtem Untergrund (> 20 gon Einfallen)
3. Reflektorisch unkoodinierte Bewegungsabläufe beim Gehen und Laufen auf unebenem, lockerem oder glitschigem Untergrund
4. Erhebliche Bewegungsbeanspruchung bei ungünstiger Gelenkstellung (dynamische Beanspruchung z. B. beim Auf- und Abspringen)

Abb. 2. Belastungsarten

gung der Begriffe „mehrjährig", „andauernd" und „häufig wiederkehrend". Das gilt sowohl für die Tätigkeit wie für die Laufarbeit.

Der Gutachter versucht, für die Entstehung des Meniskusschadens im Falle der Ablehnung eine konkurrierende Ursache zu nennen.

Fehlt eine solche, so kommt es häufig besonders in SG-Verfahren dazu, daß eine Berufskrankheit auch dann zur Anerkennung empfohlen wird, wenn außer der bergmännischen Tätigkeit keine konkurrierende Ursache gefunden wird. Hierbei bleibt dann die Auseinandersetzung mit den arbeitstechnischen Voraussetzungen auf der Strecke unter dem Hinweis auf den Beweis des ersten Anscheins.

Die sog. bergmännische Tätigkeit z. B. hat viele enorm unterschiedliche Einsätze in den unterschiedlichsten Belastungsstärken ebenso wie unterschiedliche Strecken. So wird vom TAD [3] jede Befahrungstätigkeit in geringmächtigen Streben mit einer Arbeitsraumhöhe von weniger als 150 cm oder das Auf- bzw. das Abhauen als eine überdurchschnittliche Kniebelastung beurteilt (Abb. 2). Dagegen kommt der Hauer in der Gewinnung, Hauer im Streckenvortrieb, Hauer für Erweiterungsarbeiten und Handwerker (Maschinen- oder Elektrohauer) bei einem festen Abbaurevier zu einem zeitlichen Anteil der Laufarbeit von nicht mehr als 30-60 min pro Schicht.

Unter der These, daß eine zumindest 2jährige Tätigkeit mit überdurchschnittlicher Belastung eine Voraussetzung für die Anerkennung ist, kann man unter Hinweis auf eine langjährige Tätigkeit im Bergbau nicht, wenn eine konkurrierende Ursache nicht angegeben werden kann, zu einer freizügigeren Auslegung gelangen. Laarman [1] hat folgendes geschrieben:

> Auf der anderen Seite sind es nicht ausschließlich die extremen Kniebeanspruchungen, die im Sinne einer BK 2102 meniskusabnutzend wirken.
> Auf längere Zeit wirkt, wie oben schon gesagt, auch ohne Zwangshaltung die Besonderheit der Arbeits- und Wegeverhältnisse des Untertagebergbaus ebenfalls vermehrt abnutzend auf Knie und Meniskus und kann daher zu einer BK 2102 führen.
> Hat der Bergmann wesentlich länger als 3 Jahre – etwa sein ganzes Berufsleben unter Tage gearbeitet, so genügt auch dies zweifellos als berufliche Voraussetzung einer BK 2102, auch wenn er nicht in Zwangshaltungen der Knie gearbeitet hat.

So wurde bei einem Bergmann, der über 27 Jahre Untertagetätigkeit ausgeübt hat, vom Sozialgerichtsgutachter dem Sozialgericht in Gelsenkirchen die Anerkennung empfohlen, eine Tätigkeit von 20 Jahren nicht. Bei beiden Fällen wurde eine 2jährige durchschnittliche Kniebelastung über einen wesentlichen Teil der täglichen Arbeitszeit nicht nachgewiesen. Angesichts der Tendenz, eine langjährige Untertagetätigkeit auch ohne die Belastungsanforderung nach der Definition der BK, bei Fehlen der konkurrierenden Ursache den Gerichten eine Anerkennung als BK zu empfehlen, erscheint die Feststellung erforderlich, eine Anerkennung abhängig zu machen von der tatsächlichen extremen Beanspruchung, wie sie vom TAD ermittelt wird.

Die BeKV dehnt in der Fassung vom 22. 3. 1988 die Anerkennung aus auf mehrjährige andauernde oder häufig wiederkehrende, die Kniegelenke überdurchschnittlich belastende Tätigkeiten. Die Anerkennung ist zu versagen bei einer belastenden Tätigkeit unter 2 Jahren oder keine den Meniskus mehr als normal beanspruchenden Arbeit.

Auskunft hierüber erteilt der Technische Aufsichtsdienst in seiner Analyse.

Somit kann auch die langjährige Tätigkeit des Hauers unter Tage bei einer Meniskopathie ohne Anerkennung bleiben.

Fallbeispiel

Es wird ein Fall vorgestellt, der schon als Streitfall eingeleitet ist. Er belegt über 12 Jahre eine Tätigkeit als Hauer im Streckenvortrieb mit nur 2 h besonderer Belastung.

Männlicher Versicherter, geb. 1964
Von Juli 1984 bis März 1996: Hauer im Streckenvortrieb
Ermittlungen des TAD:
Belastungen durch Hocken und Knien bei gleichzeitiger Kraftaufwendung 1 h/Schicht
Belastung durch Laufarbeit auf unebenem Boden 1 h/Schicht
Gesamtbelastung über 12 Jahre mit 2 h/Schicht
Arthroskopie 26. 9. 95
Innenmeniskuskorbhenkelriß, besonders Veränderungen im Hinterhornbereich
Histologie: mittelgradige bis hochgradige degenerative Veränderungen
Keine Systemerkrankungen, keine Fehlstatik, keine präarthrotischen Deformitäten, kein Übergewicht

Hier liegt eine BK eindeutig nicht vor:

Ablehnung der BK 2102 wegen des Nichtvorliegens der arbeitstechnischen Voraussetzungen.
Auch bei einer Hauertätigkeit von mehr als 10 Jahren kann eine BK 2102 nicht anerkannt werden, wenn über den gesamten Zeitraum lediglich eine Gesamtbelastung von bis zu 2 h/Schicht resultiert.
Der Notwendigkeit der Angabe einer konkurrierenden Ursache bedarf es bei dieser Entscheidung nicht.

Zusammenfassung

Zusammenfassend kann somit eine BK 2102 nur dann zur Anerkennung empfohlen werden, wenn die arbeitstechnischen Voraussetzungen eindeutig erfüllt sind. Der Nachweis einer langjährigen Tätigkeit unter Tage reicht alleine nicht aus, ebenso wie das Fehlen einer konkurrierenden Ursache für die Meniskusschädigung.

Da inzwischen Gutachter in SG-Verfahren unter Hinweis auf die fehlende konkurrierende Ursache auch Tätigkeiten unter 10 Jahren ohne Nachweis der arbeitstechnischen Voraussetzungen zur Anerkennung der BK 2102 empfehlen, erscheinen die obigen Hinweise wichtig.

Literatur und Anmerkung

1. Laarmann A (1977) Berufskrankheiten nach mechanischen Einwirkungen. Enke, Stuttgart
2. Schönberger A, Mehrtens G, Valentin H (1988) Arbeitsunfall und Berufskrankheit. Schmidt, Berlin
3. Technischer Aufsichtsdienst der BBG, Bezirksverwaltung Bochum, (van den Berg), Interne Statistik

Problematik der Anerkennung von Folgen eines epiduralen Hämatoms nach willkürlicher Kraftanstrengung

R. Kämmerling

Einleitung

Ist ein 7 Tage nach Durchführung einer kardiopulmonalen Reanimation diagnostiziertes epidurales Hämatom in Höhe HWK 2 bis BWK 1 mit resultierender inkompletter Tetraplegie als Unfallfolge anzuerkennen?

Fallbeispiel

Bei einer kardiopulmonalen Reanimation treten bei einem 52jährigen Internisten – Vorerkrankungsverzeichnis leer – akut messerstichartige Schmerzen im Nacken, verbunden mit Mißempfindungen in beiden Armen und Gangstörungen, auf. Die Reanimation wird bis zum Eintreffen eines weiteren Notarztes durch ihn fortgesetzt. In der nachfolgenden Woche ist ein nur geringer Rückgang der Beschwerden mit gelegentlich einsetzenden Schmerzattacken im Nacken dokumentiert.

Eine Woche nach diesem Ereignis kommt es ohne erneutes Ereignis zur akuten Verschlechterung des Gesundheitszustandes, so daß sich der Kollege in einer neurochirurgischen Universitätsklinik vorstellt. Hier wird als Aufnahmebefund eine Faustschlußschwäche rechts stärker als links, eine Paraparese beider Beine vom Kraftgrad III bis IV, eine Blasenentleerungsstörung mit einem Restharnvolumen von 2000 ml sowie einem rechtsseitig negativen Trizepssehnenreflex festgestellt. Es wird eine Kernspintomographie durchgeführt und in Kenntnis eines ausgedehnten epiduralen Hämatoms von HWK 2 bis fast BWK 1 notfallmäßig ohne weitere Diagnostik eine dorsale Laminektomie vorgenommen. Im Operationsbericht wird ein epidurales, z. T. koaguliertes und nicht mehr flüssiges, bereits in Organisation begriffenes Hämatom beschrieben, welches den Duralschlauch massiv komprimiert. Das Hämatom wird abgesaugt und exstirpiert. Die Lähmungen sind bis zum Zeitpunkt des Gutachtens im August 1997 durch neurologische Kontrolluntersuchungen bestätigt in Rückbildung begriffen.

Beurteilung

Der Kausalzusammenhang wurde anerkannt, auch wenn keine direkt auf den Hals einwirkende Gewalt festzustellen war. Wesentlich für die Beurteilung war die umgehend einsetzende neurologische Symptomatik, die sich auf dem Boden eines allmählich entwickelnden, später bei der Operation nachgewiesenen epiduralen Hämatoms ausgebildet hat. Konkurrierende Faktoren, wie z. B. ein Spinalis-anterior-Syndrom, wurden diagnostisch nicht weiter abgeklärt, da es sich bei der Operation um einen Noteingriff handelte. Aus den Untersuchungen, der Anamnese und dem Verlauf finden sich hierfür keine Hinweise. Nach ausführlicher Diskussion des dargestellten Sachverhaltes und unter besonderer Betonung der Tatsache, daß hier eine willentlich gesteuerte Kraftanstrengung und kein äußeres Ereignis vorlag, schloß sich das Plenum dem Votum für die Anerkennung des Kausalzusammenhangs an.

Problematik bei der Einschätzung einer MdE nach Riß des vorderen Kreuzbandes bei noch nicht erwerbsfähigen Jugendlichen

W. van Loh

Einleitung

Der Rheinische Gemeindeunfallversicherungsverband ist jährlich für etwa 60–70 isolierte Kreuzbandverletzungen bei Jugendlichen der zuständige Unfallversicherungsträger.

Nach Durchführung der Therapie veranlassen wir *immer* eine Begutachtung nach 6–10 Monaten, um das Ausheilungsergebnis zu dokumentieren. Diese Gutachten werden den Beratungsärzten zur Überprüfung vorgelegt. Man findet in diesen Gutachten sehr häufig unverständliche und unbrauchbare MdE-Einschätzungen, beispielsweise eine MdE-Bewertung von 100% für die Dauer der Behandlung, von 90% für das Tragen der Orthese oder 50% in der Phase krankengymnastischer Übungsbehandlung.

Besonders oft wird auch eine MdE-Einschätzung von 20% noch vorgenommen, selbst wenn eine gute funktionelle Ausheilung besteht.

Fallbeispiel

Zitat aus dem Gutachten: „Bei der funktionellen Prüfung der unteren Extremität kann der Einbeinstand, der Zehenstand, der Hackengang sowie monopedales Hüpfen beiderseits ohne Probleme vorgeführt werden. Das Einnehmen der Hocke ist problemlos möglich, dabei gibt es ein leichtes Knacken im Kniegelenk. Bei der funktionellen Prüfung des rechten Kniegelenkes zeigen sich annähernd seitengleiche Bewegungsausmaße. Es zeigt sich eine leichte Muskelminderung am rechten Oberschenkel. Bei der Prüfung der Bandstabilitäten zeigt sich lediglich rechts eine geringe vordere Kreuzbandlockerung, die muskulär vollständig kompensierbar ist."

Trotz dieser günstigen Ausheilung schätzt der Gutachter aber die MdE weiterhin auf 20% ein und empfiehlt eine Nachuntersuchung in einem halben Jahr.

Beurteilung

Eine MdE-Einschätzung von 20% für solche Unfallfolgezustände ist nicht nachvollziehbar, denn eine wesentliche Funktionseinbuße des Beines als Stand-, Gang- und Lauforgan liegt zu diesem Zeitpunkt nicht mehr vor. Es müssen bei der beratungsärztlichen Prüfung sehr häufig in gleichgelagerten Fällen die MdE-Einschätzungen korrigiert werden. Es wurden dafür Orientierungswerte entwickelt:

- 100%: für die Dauer stationärer Behandlung
- 50%: für 1 Monat (Knieorthese ohne Belastung)
- 40%: 1–2 Monate (Knieorthese mit zunehmender Belastung)
- 30%: 1–2 Monate EAP, KG, funktionelle Behandlung
- 20%: 3–6 Monate je nach Heilverlauf
- 10%: bis auf weiteres

Es muß bemerkt werden, daß dieses nur für Schüler und Jugendliche gilt, die nicht im Erwerbsleben stehen.

Bei der Durchsicht des Jahres 1994 hatten die Autoren 69 Fälle. Der größte Teil erlebte eine günstige Ausheilung. 52 wurden entsprechend bescheidmäßig abgewikkelt. Für einige ungünstige Ausheilungen wurde die MdE-Einschätzung von 20% noch bis zum Ablauf des 2. Unfalljahres vorgenommen. In 4 Fällen wurde zur Festsetzung der Dauerrente die MdE auf 20% eingeschätzt, weil kein gutes funktionelles Ergebnis erzielt wurde.

Bei einer solchen MdE-Einschätzung resultiert in aller Regel eine Rentenleistung bei jungen Leuten von etwa DM 3000,–, die als einmalige Abfindung gewährt wird.

Es wurden aus früheren Jahren 2 Ausreißer festgestellt: Bei günstiger Ausheilung wurde zur Festsetzung der Dauerrente die MdE auf 20% geschätzt und bescheidmäßig festgestellt.

Auf Dauer sind keine Besserungsmerkmale zu erwarten. Es kommt dann bei einer Lebensdauer von 60–70 Jahren nach heutigem Geldwert mit Zins und Zinseszins zu Rentenleistungen von weit über einer halben Million Mark.

Mögliche Diskussionspunkte

Kleidermehrverschleißgeld bei Orthesen? (Nein)

Zusätzliche isokinetische Untersuchung vor Festsetzung der MdE auf unbestimmte Zeit?

Problematik der Beendigung von Rehabilitationsmaßnahmen bei schweren unfallabhängigen Dauerzuständen und konkurrierenden Begleiterkrankungen

M. Roesgen

Fallbeispiel

Eine 31jährige Frau verunglückt am 4. 3. 1996 mit dem Motorroller und stürzt. Sie erleidet folgende Verletzungen:

- Schädel-Hirn-Trauma 2. Grades,
- rechtsfrontale Subarachnoidalblutung,
- Prellung des rechten Ellenbogengelenkes.

Die Erstbehandlung erfolgt in der Neurochirurgischen Universitätsklinik. Ein Computertomogramm ergibt eine diskrete Raumforderung rechts durch Subarachnoidalblutung. Eine operative Entlastung ist zunächst nicht erforderlich. Ein Kontroll-CT am Folgetag ergibt keine Zunahme der Raumforderung. Deshalb erfolgt die stationäre Übernahme am 1. Tag nach dem Unfall. Die Verletzte wird weitere 3 Tage auf der Intensivstation betreut. Weiterbehandlung auf der Unfallchirurgischen Station. Nach knapp 3 Wochen, am 23. 6. 1996, kann die Verletzte aus der stationären Behandlung entlassen werden. Das Heilverfahren wird ambulant berufsgenossenschaftlich weitergeführt. In den kommenden 4 Wochen zeigt sich eine Besserung der EEG-Kurve. Es bleiben jedoch Konzentrationsschwäche, Doppelbilder und Kopfschmerzen. Zur Bewältigung des Haushaltes wird eine Haushaltshilfe für 5 Tage, 4 h täglich, gewährt. Eine erste Rehabilitationsbehandlung erfolgt vom 8. 5. bis zum 2. 7. 1996. Inhalt der Rehabilitationsmaßnahme sind Konzentrationsübungen und die Mobilisation. Bei der Entlassung werden folgende Diagnosen gestellt:

- Zustand nach gedecktem Schädel-Hirn-Trauma 2. Grades,
- Hirnleistungsschwäche,
- Doppelbilder.

Am 17. 7. 1996, d.h. 4 Monate nach dem Unfallereignis, werden erstmalig Parästhesien und Lähmung im linken Bein diagnostiziert. Es wird der Verdacht auf einen Bandscheibenvorfall L5/S1 links geäußert. Eine computertomographische Untersuchung ergibt ein Wurzelödem im Segment sowie eine Einengung des Spinalkanals. Die darauf veranlaßte kernspintomographische Untersuchung hingegen ist unauffällig. Eine Wurzelläsion kann ausgeschlossen werden. Die neurologische Untersuchung zeigt ein uncharakteristisches Bild, insbesondere keinen Hinweis für segmentale Ausfälle.

Im Oktober 1996 zeigt sich eine komplexe Augenparese rechts, Doppelbilder und eine mesenzephale Sehstörung. Es wird eine Augenoperation angeraten.

In der Universitätsaugenklinik kann die Diagnose der Augenparese nicht bestätigt werden. Es ergibt sich keine Operationsindikation. Nach Abschluß einer 2., 8wöchigen Rehabilitation, die ambulant durchgeführt wird, verbleiben:

- Konzentrationsschwäche,
- Doppelbilder,
- Gleichgewichtsstörungen,
- Schmerzen und Unsicherheit im linken Bein,
- Untauglichkeit für den Straßenverkehr,
- Berufuntauglichkeit als Lageristin und Gabelstaplerfahrerin.

Zu entscheiden ist, ob hier allein Unfallfolgen vorliegen oder unfallfremde Erkrankungen mitwirken. Eine 3. Rehabilitation in einem neurologischen Rehabilitationszentrum schließt sich für weitere 6 Wochen bis zum 25. 3. 1997, d.h. bis 1 Jahr nach dem Unfallgeschehen, an. Die Abschlußdiagnosen lauten:

- Parese des linken Beines,
- Stand- und Gangataxie,
- mittelschweres hirnorganisches Psychosyndrom,
- konzentrativ-mnestische Defizite,
- psychophysische Minderbelastbarkeit,
- Arbeitsunfähigkeit.

Weitere Rehabilitationen werden empfohlen. Ein erstes neurologisches Gutachten bestätigt die obengenannten Diagnosen, ergänzt durch die Feststellung eines mangelnden Konfliktverständnisses. Im zweiten neurologischen Gutachten 1 Jahr nach dem Unfallgeschehen werden folgende Diagnosen gestellt:

- Zephalgie,
- Fazialismundastparese,
- Stand- und Gangataxie,
- zerebelläres Syndrom,
- hirnorganisches Psychosyndrom,
- Fehlreaktion,
- verminderte Merkfähigkeit,
- Konzentrationsschwäche.

Eine Wiedereingliederung ist bisher nicht gelungen, weitere Rehabilitationsmaßnahmen werden empfohlen.

Beurteilung

Nunmehr 1 1/2 Jahre nach dem Unfallgeschehen, nach insgesamt 3 langdauernden Rehabilitationsbehandlungen und Auftreten mehrerer Begleiterkrankungen, kann das Heilverfahren dennoch nicht abgeschlossen werden. Ein wesentlicher Durchbruch in der Behandlung ist nicht eingetreten. Weiterhin verbleibt eine erhebliche Hirnleistungsschwäche.

Die weitere Erholung ist nicht abschätzbar, die gutachtlichen Äußerungen lassen eine Besserung erwarten, die jedoch faktisch bisher nicht eingetreten ist. Die

Erkrankung des Augenorgans und eine periphere neurologische Läsion konnten ausgeschlossen werden. Es bleiben jedoch erhebliche Einschränkungen im täglichen Leben mit Hirnfunktionsstörungen, Konzentrationsverlust, Verkehrsuntüchtigkeit, fehlender Berufsfähigkeit sowie psychogener neurologischer Symptomatik. Eine abschließende Rehabilitationsbehandlung wird Besserungen der Symptomatik erwarten lassen, jedoch erscheint eine Restitutio nicht möglich. Der Erwartungshorizont für die junge Verletzte ist deutlich eingeschränkt.

Die Schwierigkeiten der bisherigen Einschätzung des Krankheitsverlaufes bestanden in der Beurteilung der auch unter den Fachkollegen umstrittenen Erkrankung des Augenorgans sowie der Diskussion über das Vorliegen eines Bandscheibenvorfalls. Schließlich konnten beide Zusatzerkrankungen ausgeschlossen werden. Die Wiederherstellung der hirnorganischen Funktion ist nur mit Einschränkungen zu erwarten. Der sich nur in kleinen Schritten und in einem langen Zeitraum einstellende Fortschritt in der Konzentrationsfähigkeit und in der Hirnleistung lassen auch für die Zukunft Defizite erwarten. Endgültige Klärung wird hier im Rahmen einer 4. Rehabilitationsbehandlung erfolgen.

Problematik von nicht diagnostizierten anlagebedingten Veränderungen

E. Schenk

Fallbeispiel

Der jetzt 44jährige Patient zog sich bei einem Arbeitsunfall am 28. 11. 1994 bei einem Absturz von Eisenträgern aus ca. 7 m Höhe eine linksseitige Schambeinfraktur, eine Prellung der HWS und des rechten Hemithorax sowie des linken Ellenbogens zu.

Die Erstuntersuchung erbrachte eine komplette Schambeinfraktur links.

Die CT-Untersuchung ergab, daß eine knöcherne Verletzung des Acetabulums nicht bestand.

Auch die anderen betroffenen Körperteile zeigten bis auf Schürfwunden keine knöcherne Verletzung. Der Patient wurde aus persönlichen Gründen in das Heimatkrankenhaus verlegt, dort weiterbehandelt; auch das Erstgutachten, datiert am 9. 6. 95, wird in diesem Heimatkrankenhaus durchgeführt.

Dabei wird als zusammenfassende Diagnose in dieser gutachtlichen Einschätzung eine beginnende posttraumatische Arthrose im linken Hüftgelenk bei verheilter Fraktur des vorderen oberen Hüftpfannenrandes mit Belastungsbeschwerden und geringer Bewegungseinschränkung im linken Hüftgelenk sowie einer verheilten Fraktur des Schambeins links eine MdE von anfangs 30%, später von 20% erteilt und dann später auch als Dauerschaden ausgewiesen. Eine Nachuntersuchung des Erstgutachtens erfolgt am 3. 1. 1996. Hier wird zunächst einer weiteren MdE in Höhe von 20% zugestimmt, wobei vermerkt wird, daß eine wesentliche Änderung der Befunde nicht eingetreten sei, die eine Änderung in der MdE rechtfertigen würde. Es wurde weiterhin eine MdE von 20% empfohlen.

Die Nachuntersuchung wurde aber zum Zeitpunkt des Einsetzens der Dauerrente dann durchgeführt und hier in einem neuen Gutachten, nun eine MdE von 10% festgestellt, wobei dann vordergründig eine beginnende unfallunabhängige Koxarthrose, eine Skoliose der LWS sowie ein Schultertiefstand gleichfalls als unfallunabhängig beurteilt wurde. Die Schambeinfraktur wurde als ausgeheilt erklärt, eine Acetabulumfraktur negiert. Das wäre der wesentliche Befund, der im letzten, dann maßgeblichen Gutachten quasi die bisher gewährte Rente aufhob. Dagegen aber legte der Patient Widerspruch ein.

Er gab erneute Beschwerden an und wurde von seinem behandelnden Chefarzt des Krankenhauses erneut krankgeschrieben.

Nun wurde die Diagnose einer Pseudarthrose des oberen Pfannenrandes im Bereich der ehemaligen knöchernern Absprengung und auf dem im Krankenhaus durchgeführten CT der linken Hüfte eine Pseudarthrose von ca. 19 × 15 × 10 mm Größe im oberen vorderen Pfannenrand gestellt. Durch die beratende Ärztin der BG wurden Zweifel an dieser Diagnose laut. Sie konnte jedoch den Verdacht nicht widerlegen, da ihr nicht alle Röntgenaufnahmen und CT-Bilder bei der Beurteilung vorlagen, so daß eine neue Begutachtung erbeten wurde.

Die geäußerten Beschwerden in dem durchgeführten Gutachten sind Funktionsminderungen, vorwiegend im linken Hüftgelenk, Einschränkung der Abspreizfunktion des Beines, links etwas mehr als rechts. Es werden belastungsabhängige Schmerzen, v.a. im linken Hüftgelenk, genannt. Der Patient sei zwar als Schlosser nun wieder tätig und auch arbeitsfähig, aber Heben und Tragen von Lasten sei ihm in der bisherigen Weise nicht mehr möglich, auch der Wegeradius sei begrenzt. Es tritt bei längeren Wegestrecken ein zunehmend hinkendes Gangbild auf. Der Patient zeigt bei der klinischen Inspektion einen kräftigen athletisch entwickelten Habitus. Das linke Bein wird in leichter Beugehaltung im Kniegelenk gehalten, sonst aber geradestehende untere Extremitäten, von dorsal gesehen deutliche Myatrophie im Bereich der linken Wade erkennbar.

Beurteilung

Die vorgelegten CT-Bilder und auch erneute Röntgenaufnahmen der Hüftgelenke zeigen eindeutig, daß in der Tat keine Acetabulumfraktur bestanden hat, die Schambeinfraktur achsengerecht ausgeheilt ist, eine Pseudarthrose also ausgeschlossen werden kann, es sich hier um einen akzessorischen Knochen im Sinne des Os acetabulum handelt und damit die Neueinschätzung der MdE auf 10% völlig korrekt und berechtigt war.

Konkurrierende Kausalität bei einer aseptischen Hüftkopfnekrose 2 Jahre nach Bagatellunfall

E. Schenk

Fallbeispiel

Am 12. 9. 1995 knickte ein 37 Jahre alter Patient durch Abrutschen auf einer Treppenstufe mit dem rechten Fuß um und verletzte sich dabei das rechte Kniegelenk. Aus dem D-Arztbericht war zu entnehmen, daß der Patient im Auftrag des Arbeitgebers seinen PKW nach Hause brachte, um dann mit dem Dienstwagen des Arbeitgebers die Fahrt fortzusetzen. Auf der Außentreppe des Hauses aber sei er abgerutscht, hart mit dem Bein aufgeschlagen, mit dem rechten Fuß noch umgeknickt und habe von diesem Moment an wahnsinnige Schmerzen im rechten Knie gehabt, so daß er nicht mehr am Arbeitsprozeß teilnehmen konnte.

Bei der D-ärztlichen Erstuntersuchung wurde ein Druckschmerz im Bereich des rechten medialen Gelenkspaltes des rechten Kniegelenkes beschrieben, die Untersuchung jedoch nicht fortgeführt, da sie angeblich sehr schmerzhaft wäre.

In einem Gutachten wiederholt der Patient die im D-Arztbericht fixierte Anamnese. Er spricht erneut von einem Abrutschen und einem Umknicken mit dem rechten Fuß und auch von den wahnsinnigen Schmerzen unmittelbar nach dem Unfallgeschehen. In der gutachtlichen Beurteilung vom 26. 8. 1996 war das rechte Kniegelenk schmerzfrei, das Patellaspiel war völlig frei, am Kniegelenk wurde kein krankhafter Befund erfaßt. Es gab ein ganz schwaches Stieda-Pellegrini-Zeichen im Bereich des rechten Kniegelenkes medial, bei aber absolut festem zugehörigem, Seitenband.

Es bestand eine erkennbare Tendenz zum Alkoholismus und auch Aggravation. In diesem Gutachten wird eine MdE abgelehnt, da sie in keiner Weise erkannt und bestätigt werden konnte. Es waren also keine Befunde – bis auf den Stieda-Pellegrini-Schatten – zu erheben. Der Rentenausschuß der BG hat sich dieser Auffassung angeschlossen und einen negativen Bescheid für diese Rentenbegutachtung vermerkt. Der Patient wird im Jahre 1997 von seiner Privatversicherung erneut vorgestellt, wobei im Grunde genommen der gleiche Verdachtsbefund wie im berufsgenossenschaftlichen Gutachten von der Privatversicherung vorgegeben wird.

Bei der erneut durchgeführten Untersuchung aber wird ein eigenartiges Gangbild festgestellt. Dieses Gangbild ist raumgreifend, wirkt etwas ataktisch und man hat den Eindruck, daß eine Arretierung im Gelenk besteht. Der Patient setzt den rechten Fuß etwas vorsichtiger im Außenkantenbereich, v.a. bei Entlastung der Innenseite, auf, wobei aber das Abrollen der Sprunggelenke völlig normal gezeigt wird. Bei der weiteren Untersuchung fällt eine deutliche Umfangsdifferenz im Bereich des Oberschenkels rechts im Seitenvergleich, auch im Wadenbereich auf. Die Hüftgelenkfunktionen aber sind seitengleich. Im Kniegelenkbereich findet sich jetzt eine Streckminderung um 5° und eine Beugehemmung um 20° endgradig gegenüber der gesunden linken Seite. Der Patient kann noch einen Zehenstand, auch einen Hackenstand, rechts jedoch eingeschränkt, vorführen. Auch der Einbeinstand rechts ist eingeschränkt, und die Hocke ist schon nicht mehr durchführbar.

Die aus der D-ärztlichen Arztpraxis beigezogenen MRT-Aufnahmen der LWS lassen von dieser Warte aus die Geheinschränkung nicht erklären, Protrusionen können ausgeschlossen werden. Die wiederholte Röntgendiagnostik bringt keine neuen Gesichtspunkte, so daß wir uns zu einer MRT-Untersuchung, auch der Hüftgelenke, entschließen, wobei wir bei diesem Befund eine ausgedehnte Femurkopfnekrose feststellen. Der Versicherte ist mit diesem Befund vor kurzem noch als Kraftfahrer mit einem schweren Lastzug nach Rußland gefahren.

Im Rahmen der Anamnese erklärt der Patient, daß er bisher in keiner Weise irgendeine Verletzung im Bereich des rechten Hüftgelenkes hatte.

Auch im Kindesalter waren keine Erkrankungszeichen in diesem Bereich bekannt und behandlungspflichtig gewesen. Er habe auch nie Beschwerden empfunden, die eine ärztliche Untersuchung oder auch Behandlung erforderlich gemacht hätten. Befragt nochmals nach dem genauen Ablauf dieser zunächst für das Kniegelenk geltenden Verletzung, wiederholt der Versicherte die bisherige Situation des Abrutschens im Treppenbereich, wobei das gesamte Bein sehr schmerzhaft gewesen wäre, aber nur das Kniegelenk wäre ja dann geröntgt worden.

Es bleibt also von dieser Warte aus die Frage tatsächlich offen, ob eine Traumatisierung des Hüftgelenkes bei diesem Abrutschen im Treppenbereich möglich gewesen sein könnte. Eine spezielle Behandlung der Beschwerden im Hüftgelenkbereich aber ist nicht aus den Unterlagen zu entnehmen. über diese Beschwerden hat er auch bei der Erstbegutachtung des Kniegelenks mir gegenüber nicht geklagt.

Vorbestehende Behandlungen werden auch vom Patienten nach Rückfrage nicht angegeben.

Beurteilung

Es stellt sich die Frage:

- Kann in der Tat ein traumatisches Geschehen, das zu dieser Hüftkopfnekrose geführt hat, definitiv ausgeschlossen werden?
- Gibt es genügend Anhaltspunkte, um eine nicht unfallbedingte andere Ursache dieser Nekrose zu erklären?

Als einziges bietet sich an, da eine Dosisabhängigkeit wohl nicht gefordert wird, evtl. an eine alkoholtoxische Entstehung zu denken, wie sie bei einer idiopathischen Hüftkopfnekrose gehäuft vorkommt. Eine Steroidtherapie, eine Hyperurikämie, eine Dyslipidämie oder andere Erkrankungen, wie Pankreatitis, Hepatopathie oder Bluterkrankungen, fallen weg. Auch für eine evtl. im jugendlichen Alter bestandene Epiphysiolysis capitis femoris gibt es bei exakter Exploration keinen Anhalt.

Da auch der Patient einen starken Bierkonsum zugibt, wenn auch befristet, neige ich unverändert dazu, unter dem Aspekt alkoholtoxischer Genese, Ansprüche an die Gesetzliche Unfallversicherung abzulehnen.

Bedeutung des kongenitalen Os odontoideum als Faktor einer konkurrierenden Kausalität bei atlantoaxialer Instabilität

B. Herbst

Einleitung

Zum Verständnis einer atlantodentalen Instabilität und der Funktionsdiagnostik eines Os odontoideum sei kurz auf die Entwicklungsgeschichte des 2. Halswirbelkörpers des Axis mit seinem Zahn dem Dens eingegangen:

1. und 2. Halswirbel weisen anatomische Merkmale auf, die sie wesentlich von den übrigen 5 Halswirbeln unterscheiden. Während der 1. Halswirbel, der Atlas, ein knöcherner Ring ist, der aus vorderem und hinterem Atlasbogen aufgebaut ist und durch die beiden seitlichen, gewichttragenden Strukturen, die Massae laterales, als Gelenkpfeiler verbunden wird, weist der 2. Halswirbel der Axis als unterscheidendes Merkmal den sog. Processus odontoideus oder Zahn (Dens) auf, der aus der oberen Fläche des Axiskörpers nach oben herausragt. Bei dem sog. Os odontoideum handelt es sich um einen selbständigen Knochenkern, der proximal des Axiskörpers anstelle des Dens gelegen ist (Abb. 1 a–c).

Bereits 1863 beschrieb Bevan diese Anomalie des 2. Halswirbelkörpers als ein auf der Höhe des Dens liegendes rundliches Gebilde von unterschiedlicher Größe. Torklus u. Gehle bestätigten 1968, daß das sog. Os odontoideum dem inkonstanten Verknöcherungskern der Densspitze gleichzusetzen ist, wobei das Os odontoideum eine irreguläre Segmentation der Densspitze darstellt und das Ausbleiben der Fusion zu eigengesetzlicher Weiterentwicklung dieses Knochenkerns führt.

Aus diesem entwicklungsgeschichtlichen Rückblick ist die korrekte Bezeichnung abzuleiten: Das Os odontoideum entspricht einer kombinierten kongenitalen Fehlbildung bei Denshypoplasie.

Fallbeispiel

Die Fallbeschreibung betrifft einen zum Zeitpunkt des angeschuldigten Ereignisses am 24. 10. 1994 41jährigen, gesunden männlichen Versicherten, der beruflich als Elektriker bei der Verkehrssicherung beschäftigt war. In der Unfallanzeige und dem D-Bericht vom Unfalltag des erstbehandelnden Krankenhauses wird der Hergang des Unfalles so beschrieben, daß der Versicherte sich beim Überqueren der Autobahn durch einen Sprung über die Leitplanke in Sicherheit bringen mußte und sich dabei die Rippen verletzte. In einer späteren, persönlichen handschriftlichen Unfallhergangsschilderung des Versicherten wird der Unfallhergang so dargestellt, daß der Versicherte den Warnruf eines Arbeitskollegen und Bremsgeräusche eines in Rich-

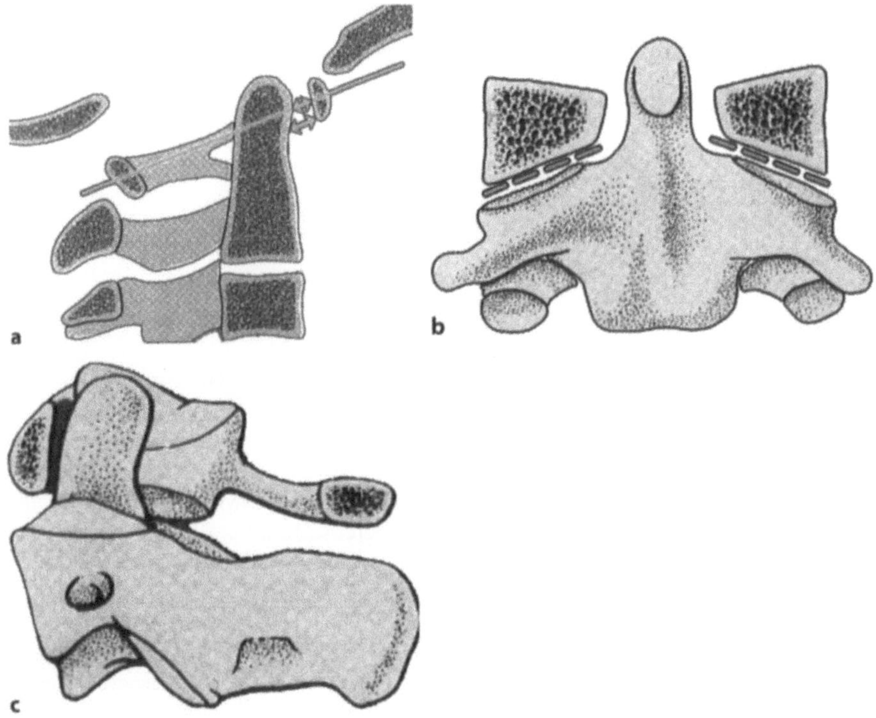

Abb. 1. a Atlantodentale Distanz, **b** 1. und 2. Halswirbelkörper in Vorderansicht, **c** 1. und 2. Halswirbelkörper in Seitenansicht

tung Mittelstreifen auf ihn zufahrenden PKW vernahm. Um sich vor dem herannähernden PKW zu schützen, ging er rückwärts und fiel mit den Rippen auf die Leitplanke. Diese Hergangsschilderung korrespondiert mit weiteren persönlichen Schilderungen des Versicherten zu späteren Zeitpunkten.

Bei der ambulant-klinischen Erstuntersuchung am Unfalltag bestanden subjektiv Schmerzen im Bereich der unteren Rippen am Rücken beidseits und ein Druckschmerz im Bereich der hinteren Axillarlinie beidseits. Es wurden Röntgenaufnahmen des knöchernen Brustraumes beidseits, jeweils in 2 Ebenen, angefertigt, ohne Nachweis einer frischen knöchernen Verletzung. Die Diagnose lautete Rippenprellung. Nach Anlage eines Zingulumverbandes erfolgte in den nächsten 14 Tagen kassenärztlich-ambulante Weiterbetreuung durch den Hausarzt mit Wiedereintritt der Arbeitsfähigkeit im alten Beruf als Elektriker bei der Verkehrssicherung zum 5. 11. 1994. Der Versicherte ging bis zum 29. 1. 1996 seiner beruflichen Tätigkeit vollschichtig nach. Wegen auftretender Mißempfindungen und Taubheitsgefühl an den Fingern der rechten Hand und im rechten Arm suchte er ca. Mitte Juni 1995 seinen Hausarzt auf, der zunächst Massagen verordnete.

Bei anhaltender Beschwerdesymptomatik suchte er im Oktober 1995 einen Orthopäden auf, der ihn an einen Neurologen verwies. In einem Befund- und Behandlungsbericht zu einer ambulanten Untersuchung vom 12. 10. 1995 wurde die

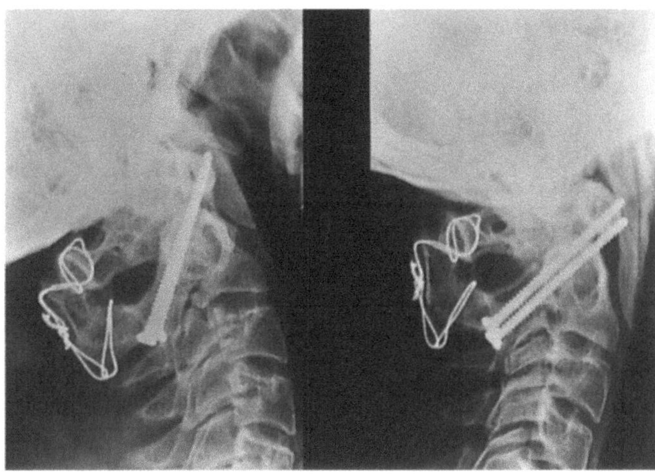

Abb. 2. Dorsale Spondylose mit Spaninterposition C1/C2

Diagnose eines beginnenden Karpaltunnelsyndroms rechts aufgeführt. Eine kernspintomographische Untersuchung der HWS wurde am 13. 11. 1995 bei einem niedergelassenen Radiologen durchgeführt. Mit dem Befund einer alten, wohl übersehenen Densfraktur mit konsekutivem Abrutschen und Kompression des Myelons in Höhe des 2. Halswirbelkörpers wurde neurochirurgische Weiterbehandlung angeraten. Der Versicherte stellte sich daraufhin erstmals am 13. 11. 1995 in einer neurotraumatologischen Abteilung vor. Es folgte eine stationäre Behandlung vom 30. 1.–6. 2. 1996. Am 31. 1. 1996 wurde unter der Diagnose einer altantoaxialen Instabilität bei Os odontoideum die dorsale Spondylodese mit Spaninterposition C1/C2 durchgeführt (s. Abb. 2). Das Heilverfahren wurde danach am 31. 3. 1996 mit Wiedereintritt der Arbeitsfähigkeit zum 1. 4. 1996 abgeschlossen.

Auf Veranlassung der Berufsgenossenschaft hatte die vorbehandelnde neurochirurgische Klinik im Juni 1996 ein fachchirurgisches Zusammenhangsgutachten erstellt. In der Beurteilung wurde festgestellt, daß der Befund eines instabilen Os odontoideum als vorübergehende Verschlimmerung eines vorbestehenden Leidens zu interpretieren war, welches durch das Ereignis vom 24. 10. 1994 symptomatisch geworden war, wobei nach allgemeiner Erfahrung über kurz oder lang dann ein ähnlicher Verlauf zu erwarten gewesen wäre, so daß die vorliegende Erkrankung (Os odontoideum) symptomatisch geworden wäre. Ein Zusammenhang zwischen dem stattgehabten Ereignis vom 24. 10. 1994 und der Veränderung der HWS wurde anerkannt. Die MdE auf unfallchirurgischem Gebiet wurde mit Wegfall der unfallbedingten Arbeitsunfähigkeit auf $<10\%$ eingeschätzt, mit der Empfehlung einer Nachuntersuchung nach 2 Jahren.

Am 12. 12. 1996 ging dem Versicherten der Bescheid der Berufsgenossenschaft zu, wonach kein Anspruch auf Rente bestand, mit der Begründung, daß der angeschuldigte Arbeitsunfall keine MdE in rentenberechtigendem Grad nach Wegfall der Arbeitsunfähigkeit hinterläßt. Gegen diesen Bescheid legte der Versicherte Widerspruch ein.

Beurteilung

Der Unfallzusammenhang ist aus folgenden Gründen abzulehnen:

1. Wie eingangs erläutert ist entwicklunsgeschichtlich anerkannt, daß das sog. Os odontoideum und die begleitende Denshypoplasie kongenitale und somit angeborene Fehlbildungen sind, die bereits im Kindesalter vorliegen. Da das sog. Os odontoideum für sich allein keine Beschwerden verursacht, erfolgt die Diagnostik und Therapie in aller Regel erst im Zustand einer atlantoaxialen Instabilität mit progressiver Atlasdislokation. Diese Atlasdislokation benötigt Zeit für ihre Ausprägung und wird daher im Kindesalter nur äußerst selten manifest. Die Krankheitsanlage kann dauerhaft symptomlos verlaufen oder beispielsweise durch ein nur geringfügiges Trauma manifest werden. Durchwegs wird die Diagnose erst dann gestellt, wenn eine Verschiebung aufgetreten ist und eine Schädigung des oberen Halsmarkes oder der Medulla oblongata eine klinische Ausprägung in der Art hartnäckiger, isolierter Hinterhaupt- und Nackenschmerzen, Schwächen und Parästhesien der Extremitäten oder zervikaler Myelopathien hervorruft. Die Diagnostik bewegt sich im wesentlichen im radiologischen Fachbereich. Da das Os odontoideum oft hypoplastisch ist, entgeht es auf den konventionellen Standardaufnahmen der HWS in 2 Ebenen ohne ergänzende Funktions- oder Schichtaufnahmen leicht dem Nachweis.
   Die Seitaufnahme der HWS unter maximaler Flexion dient zum Nachweis einer vermuteten Instabilität zwischen Atlas und Axis; eine Abstandsvermehrung Atlas/Dens von über 3 mm deutet auf eine atlantoaxiale Subluxation hin.
   In fortgeschrittenen Stadien kann die atlantoaxiale Dislokation in Sagittalrichtung und auch in Seitprojektion bei Subluxationsstellung des Atlas nachgewiesen werden. Die Anlage eines sog. Os odontoideum birgt stets ein gefährliches Krankheitspotential in sich. Mit der Diagnose des Os odontoideum ist immer auch die Indikation zur dorsalen Spondylodese gegeben, wenn die Atlasdislokation chronisch progredient ist, periphere neurologische Ausfälle auftreten oder ein therapieresistentes oberes Zervikalsyndrom vorliegt.
2. Aufgrund des klinischen, lokalen Untersuchungsbefundes am Tag des angeschuldigten Ereignisses wurde die Diagnose einer Rippenprellung gestellt, diese symptomatisch therapiert und innerhalb von 14 Tagen mit Wiedereintritt der Arbeitsfähigkeit zum Abschluß geführt. 9 Monate nach diesem angeschuldigten Ereignis blieb der Versicherte beschwerdefrei und konnte seiner beruflichen Tätigkeit als Elektriker vollschichtig wettbewerbmäßig nachgehen. Erst das Auftreten einer peripher-neurologischen Symptomatik an der rechten Hand bzw. dem rechten Arm führte nebenbefundlich zu der Diagnose eines „instabilen Os odontoideum". Die Instabilität ist als Verschlimmerung eines vorbestehenden Leidens – einer Schadensanlage – zu bewerten, das jedoch nicht wie vorgegeben durch das Ereignis vom 24. 10. 1994 symptomatisch geworden ist.
   Das Ereignis vom 24. 10. 1994 gewinnt als Anpralltrauma mit Rippenprellung die Bedeutung einer Bagatellverletzung. Zu diesem Zeitpunkt wurde das „instabile Os odontoideum" nicht symptomatisch. Das Auftreten einer peripher neurologischen Symptomatik war bei vorbestehender Schadensanlage über kurz oder lang im alltäglichen Verlauf zu erwarten.

3. Der Sachverhalt wirft die Frage der konkurriendenden Kausalität auf: In welchem Verhältnis steht das angeschuldigte Ereignis (Rippenprellung am 24. 10. 1994) hinsichtlich seiner Bedeutung für den streitigen Körperschaden (atlantoaxiale Instabilität) zu der Schadensanlage (kongenitales Os odontoideum bei Denshypoplasie)?
   a) Das schädigende Ereignis (Rippenprellung am 24. 10. 1994) bildet auch unter Berücksichtigung der mitwirkenden Schadensanlage (kongenitales Os odontoideum bei Denshypoplasie) keine wesentliche Teilursache im Sinne der sozialrechtlichen Kausalitätslehre für den Eintritt des Körperschadens (atlantoaxiale Instabilität).
   b) Die Schadensanlage (kongenitales Os odontoideum mit Denshypoplasie) überwiegt das Unfallereignis (Rippenprellung am 24. 10. 1994) in seiner Bedeutung für den Eintritt des Körperschadens (atlantoaxiale Instabilität) so eindeutig, daß sie auch unter Berücksichtigung des Schutzzweckes des Gesetzes als die allein wesentliche Ursache im Sinne der sozialrechtlichen Kausalitätslehre gewertet und das Unfallereignis daher als eine rechtlich nicht wesentliche Gelegenheitsursache qualifiziert werden muß.

Literatur

1. Torklus D, Gehle (1975) Atlantoaxiale Fusion und irreguläre Segmentation. In: Die obere Halswirbelsäule, 2. Aufl. Thieme, Stuttgart, S 58–68

Teil V

Der sachverständige Arzt – Geschichtlich gewachsene Verantwortung und Einflüsse des modernen Rechtsstaates

Teil V

Einzelfragen zum Auswahlvorschlag von Gutachtern (§ 200 Abs. 2 SGB VII)

V. Kaiser

Zu den markanten „echten“ Neuregelungen des Siebten Buches/Sozialgesetzbuch (SGB VII) gehört die Einführung eines Auswahlverfahrens hinsichtlich des im berufsgenossenschaftlichen (Leistungs-)Feststellungsverfahren erforderlichen Gutachters. Die knappe Fassung der einschlägigen Vorschrift des § 200 Abs. 2, 1. HS. SGB VII suggeriert auf den ersten Blick Prägnanz in der Aussage und Klarheit für die Anwendungspraxis – schon vor den ersten Erfahrungen mit dem seit 1. 1. 1997 von der Verwaltung zu unterbreitenden Gutachtervorschlag und dem entsprechenden Recht des Versicherten zur Gutachterauswahl waren aber wesentliche Problemstellungen erkennbar. Dabei ist die neue Thematik in die allgemeinen Begutachtungsgrundsätze der Gesetzlichen Unfallversicherung eingebettet, und Einzelfragen werden aus diesem Hintergrund erhellt. Vor allem berührt diese Beteiligung des Versicherten mit Einflußmöglichkeit auf die Gutachtenerstattung nicht die Verantwortung der beweiserhebenden bzw. auftraggebenden Verwaltung und des ärztlichen Sachverständigen für eine sachgemäße Begutachtung [1]; insbesondere bleibt der Unfallversicherungsträger „Herr des Verfahrens“.

Die Bedeutung der Neuregelung für die Begutachtungspraxis

Mit der Einordnung von Gutachtervorschlag und -auswahl in das achte Kapitel des SGB VII („Datenschutz“) und speziell in den Kontext des § 200 SGB VII („Einschränkung der Übermittlungsbefugnis“ von Sozialdaten) sieht der Gesetzgeber die Begutachtung als ein Mittel zur Datenerhebung, die für den Betroffenen generell transparent gemacht werden soll. Dieser Blickwinkel ist aber nicht auf den Datenschutz verengt, sondern richtet sich auch auf die allgemeine Funktion der Begutachtung im Verwaltungsverfahren, als Beweismittel zur Feststellung entscheidungserheblicher Tatsachen bzw. Klärung eines maßgeblichen Sachverhalts beizutragen. Schon deshalb hat § 200 Abs. 2, 1. HS. SGB VII eine weitergehende verfahrensrechtliche Bedeutung und muß dementsprechend ausgelegt werden [2]. Zugleich ergibt sich aus der systematischen Stellung dieser Regelung, daß sie auch eine Schutzfunktion für denjenigen bezweckt, der in die Offenbarung seiner (besonders schutzwürdigen) Daten bei der Begutachtung und v.a. der gutachtlichen Untersuchung einwilligen muß, um seine Ansprüche feststellen zu können. Dies folgt auch noch aus dem engen Zusammenhang der Vorschrift zum Widerspruchsrecht nach § 76 SGB X und aus der daraus folgenden weiteren Verbindung zum Sozialgeheimnis (§ 35 SGB I).

Unmittelbarer gesetzespolitischer Anlaß für die Einführung von § 200 Abs. 2 SGB VII war die Diskussion über die Entschädigungspraxis im Bereich der Berufskrankheiten und die diesbezügliche zentrale Bedeutung der medizinischen Sachaufklärung. Die Gesetzesregelung wurde aber dann erklärtermaßen nicht hierauf beschränkt: Nach dem klaren Wortlaut gilt sie vielmehr für das gesamte Verwaltungsverfahren der Unfallversicherungsträger im Leistungswesen. Sie muß mithin insbesondere auch bei einer (erforderlichen) Begutachtung von einfach gelagerten bzw. klaren Beschwerdebildern nach Unfällen sowie bei der (gutachtlichen) Feststellung relativ geringer Gesundheitsschäden beachtet werden. Andererseits zielt die Neukodifikation auf die Begutachtungsfälle ab, in denen personenbezogene Daten mit gesteigertem Vertrauensanspruch zu beurteilen sind, so daß deshalb generell nur die Gutachten davon erfaßt werden, mit denen medizinische Sachverhalte ermittelt werden sollen. Eine solchermaßen gekennzeichnete „medizinische Begutachtung" muß näherhin die Feststellung und Beurteilung gesundheitlicher Umstände einer (bestimmten) Einzelperson zum Gegenstand haben.

Anwendungsfälle des Vorschlagverfahrens

Diese medizinischen Gutachten erstatten nicht ausschließlich Ärzte, sondern es kommen grundsätzlich auch andere Berufsgruppen als Sachverständige in Betracht; insbesondere wenn im Einzelfall klinische Psychologen als Gutachter eingesetzt werden, findet das Vorschlags- bzw. Auswahlverfahren ebenfalls Anwendung [3]. Nach dem insoweit klaren Wortlaut und auch im Hinblick auf seine allgemeine Bedeutung ist Voraussetzung für § 200 Abs. 2 SGB VII, daß ein Gutachten im formellen Sinn eingeholt bzw. der Sachverständige in der besonderen Funktion eines Gutachters tätig werden soll [4]. Anderen Sachverständigenäußerungen kommt nicht dieselbe rechtliche und praktische Bedeutung zu; außerdem bedarf der Gutachter eines speziellen (Gutachten-)Auftrags zum Tätigwerden und hat auch besondere Pflichten zu erfüllen. Die Vorschrift ist damit weder beim Auftrag zur (reinen) Befunderhebung und der Einholung von Behandlungsberichten noch bei der zulässigen Durchführung einzelner Untersuchungsmaßnahmen (z. B. Röntgenaufnahmen) durch andere Ärzte als den beauftragten Gutachter einschlägig: Im ersten Fall wird der Arzt im Rahmen der Heilbehandlung eingeschaltet bzw. bei der Berichterstattung (prozessual) als sachverständiger Zeuge in Anspruch genommen [5], während gegenüber dem nur untersuchenden Arzt nicht das volle bzw. gesamtheitliche „Begutachtungsvertrauen" entgegengebracht werden muß und im übrigen erhebliche praktische Gründe ein Auswahlverfahren hier ausschließen [6]. Außerdem gilt die Neuregelung nicht für die Tätigkeit der beratenden Ärzte der Unfallversicherungsträger; diese fungieren als Mitarbeiter der betreffenden Verwaltung und sind deshalb nicht als außenstehende Dritte anzusehen [7].

Andererseits bezieht sich § 200 Abs. 2 SGB VII auf alle Arten von (formellen) Gutachten, da weder die Entstehungsgeschichte noch Sinn und Zweck der neuen Regelung eine Einschränkung erkennen lassen. Damit hat die Verwaltung auch prinzipiell hinsichtlich einer Zusatzbegutachtung [8] sowie für eine Begutachtung nach Aktenlage [9] einen Auswahlvorschlag zu unterbreiten. Das Verfahren erübrigt sich lediglich bei Todesfällen: Nach dem eindeutigen Wortlaut der Vorschrift ist nur der Versicherte selbst in dieser Weise zu beteiligen; auch aus der engen Verknüpfung mit dem Institut der Informationspflicht bzw. dem Widerspruchsrecht (§ 200 Abs. 2, 2. HS. SGB VII/§ 76 Abs. 2 SGB X) ergibt sich, daß den Hinterbliebenen keine entsprechende Befugnis zur Wahrnehmung der Datenschutz- und Mitwirkungsinteressen des Verstorbenen (bei der gutachtlichen Beurteilung der gesundheitlichen Verhältnisse und Verletzungsfolgen des Versicherten sowie des Ursachenzusammenhangs mit dem Tod) eingeräumt wurde [10].

Hingegen ist das Auswahlverfahren z.B. dann zu beachten, wenn der ausgewählte Arzt - wider Erwarten - die Gutachtenerstattung ablehnt bzw. zu angemessenen Bedingungen nicht übernehmen will oder mangels Verwertbarkeit der bisherigen gutachtlichen Feststellungen ein weiteres Gutachten für eine bevorstehende Verwaltungsentscheidung erforderlich ist [11]. In diesen Fällen reicht aber aus, dem Versicherten den auf insgesamt 3 Gutachter ergänzten ursprünglichen Vorschlag zu unterbreiten: Mit dem Verhalten bzw. der Begutachtungsarbeit des zuerst bestimmten Arztes und der Benennung eines neuen Gutachters stellt sich für den Versicherten eine ausreichende (neue) Auswahlsituation. Der mit § 200 Abs. 2 SGB VII beabsichtigten „Vertrauensbildung" beim Versicherten kommt ihre wesentliche Wirkung im Vorfeld einer Leistungsfeststellung zu; soll hingegen eine bereits getroffene Entscheidung - v.a. im Widerspruchsverfahren - überprüft werden, so wird diese Zweckbestimmung i. allg. nicht mehr erfüllt, so daß auch unter Berücksichtigung der Versicherteninteressen bei der Einholung eines weiteren Gutachtens (zu derselben Sache) das Benennungsprozedere nicht mehr sinnvoll erscheint.

Inhalt des Verwaltungsvorschlags und dessen Unterbreitung

In ihrem Auswahlvorschlag muß die Verwaltung im Regelfall mindestens 3 Gutachter benennen: Das Wort „mehrere" in § 200 Abs. 2 SGB VII ist nach den Gesetzesmaterialien in diesem Sinne auszulegen [12]. Es kann aber nur für den Regelfall gelten, nämlich soweit für die konkrete Begutachtungsmaterie eine entsprechende Anzahl geeigneter Ärzte vorhanden ist. In diesem Zusammenhang hat der Gesetzgeber „nackdrücklich die Erwartung (ausgesprochen), daß die Unfallversicherungsträger dafür Sorge tragen, daß eine ausreichende Zahl von Gutachtern zur Verfügung steht und der für die Erstellung der Gutachten benötigte Zeitraum deutlich verringert wird". Neben der (unmittelbar medizinischen) Fachkompetenz gehört zur Eignung eines benannten Arztes auch dessen Bereitwilligkeit zur Gutachtenerstattung, und zwar zu den maßgeblichen Bedingungen im berufsgenossenschaftlichen Bereich, v.a. den Regeln des Abkommens Ärzte/Unfallversicherungsträger [13]. Auch sonst muß der Gutachter tatsächlich, zeitnah und in - für beide Teile - zumutbarer Entfernung erreichbar sein [14].

Hinsichtlich der ausreichenden Gutachterzahl obliegt dem Unfallsachbearbeiter eine gewisse Erkundigungspflicht: Er muß sich um die erforderlichen Namen von Ärzten kümmern, soweit dies ihm in einem angemessenen zeitlichen Rahmen - ohne wesentliche Verzögerung der Entscheidung - gelingt. Hierzu hat er alle allgemein zugänglichen Informationswege zu nutzen, um die erforderliche Sachverständigenzahl zu erreichen; in Betracht kommen u.a. Gutachterverzeichnisse, Rundschreiben sowie sonstige Mitteilungen der BG-Verbände, in Einzelfällen auch erfolgversprechende Anfragen bei diesen Verbänden und anderen Unfallversicherungsträgern. Bei der Ermittlung einer ausreichenden Zahl von Gutachtern wird die Entfernung des Gutachters vom Wohnsitz des Versicherten bzw. dem (Reise-)Kostenaspekt (innerhalb der allgemeinen Grenze der Zumutbarkeit) keine entscheidende Bedeutung beizumessen sein. Andererseits ist der Unfallversicherungsträger berechtigt, die (ausreichende) Gutachterauswahl auf ortsnahe Ärzte zu beschränken; aus allgemeinen Verwaltungsgrundsätzen – insbesondere der Sparsamkeit und Wirtschaftlichkeit – besteht hierzu auch eine Verpflichtung für die betreffende Berufsgenossenschaft.

Haupt- und Zusatzgutachter dürfen paarweise („im Tandem“) benannt werden: Damit läßt sich durch räumlich benachbarte und u. U. aufeinander eingespielte Gutachter verschiedener Fachgebiete eine beschleunigte Begutachtung erreichen. Diesem Zweck, der vom Gesetzgeber auch im Rahmen des § 200 Abs. 2 SGB VII als ein wesentliches allgemeines Auslegungskriterium anerkannt wird, dient ein vorsorglicher Gutachtervorschlag der Verwaltung in einem Stadium, in dem noch nicht abschließend übersehen werden kann, ob überhaupt eine Begutachtung erforderlich werden wird. Dem Versicherten wird im Vorschlagschreiben zweckmäßigerweise ein bestimmter Gutachter empfohlen mit der Maßgabe, daß er sich überhaupt nicht äußern muß, wenn er mit der Verwaltungsempfehlung einverstanden ist. Dieser „Empfehlungsgutachter“ kann an die erste Stelle gesetzt werden; dabei wird es sich regelmäßig um den behandelnden Arzt handeln, da erfahrungsgemäß die Verletzten mit diesem Arzt als Gutachter einverstanden sind.

Die Beteiligungsrechte des Versicherten

Als Frist für die Antwort auf das Vorschlagschreiben der Verwaltung sind dem Versicherten im Regelfall 2 Wochen (zuzüglich Postlaufzeit) einzuräumen: Er muß den Gutachtervorschlag prüfen können und auch in der Lage sein, sich hierzu sachkundigen Rat einzuholen. Im Hinblick auf entsprechende Grundsätze der Rechtsprechung zur Anhörung (§ 24 SGB X) bietet es sich an, die dort übliche Verwaltungspraxis auch im Auswahlverfahren des § 200 Abs. 2 SGB VII einzuhalten [15].

Der Versicherte ist nicht – im Sinne einer Mitwirkungspflicht nach §§ 60ff. SGB I – gezwungen, eine Auswahl zu treffen oder überhaupt auf das entsprechende Verwaltungsschreiben zu reagieren. Dennoch ist aber die Verwaltung an ihren Vorschlag i. allg. gebunden, v. a. an ihre (evtl. unterbreitete) Auswahlempfehlung. Unbenommen von dem Verfahren nach § 200 Abs. 2 SGB VII bleibt das Recht des Versicherten, etwa auch im Rahmen des § 33 SGB I, die Beauftragung eines anderen Gutachters anzuregen; insoweit besteht aber keine strikte Bindung des Unfallversicherungsträgers, sondern lediglich dessen (Sorgfalts-)Verpflichtung, solche Vorstellungen im Rahmen der allgemeinen („pflichtgemäßen“, § 21 Abs. 1 SGB X) Ermessensausübung bei der Gutachterauswahl zu beachten [16].

Schweigt der Versicherte auf einen Gutachtervorschlag ohne Verwaltungsempfehlung, so kann zwar dieses Verhalten nicht zwingend als Zustimmung zu einer freien Auswahl durch die Verwaltung oder gar in eine völlige Abkehr vom Vorschlag gewertet werden. Da der Unfallversicherungsträger aber nur einen (gesetzentsprechenden) Gutachtervorschlag unterbreiten muß, hat er dennoch insoweit selbst die (Ermessens-)Freiheit zur Auswahl aus seinem Vorschlag. Dasselbe gilt, unabhängig von einer (berechtigt) geltend gemachten Besorgnis der Befangenheit (§ 21 Abs. 3 SGB X i.V.m. § 406 ZPO), wenn der Versicherte alle vorgeschlagenen Gutachter ablehnt [17].

Bisherige Erfahrungen in der Verwaltungspraxis

Größere praktische Probleme durch die Einführung des Gutachterauswahlverfahrens sind nicht bekannt geworden, auch wenn die Gefahr einer Verzögerung der Entscheidung grundsätzlich besteht und bei einer längeren Kommunikation mit dem Versicherten oder fehlgeschlagenen ersten Begutachtung tatsächlich eintritt [18]. Durch eine rasche Diskussion rechtlicher und verwaltungspraktischer Fragen sowie zügige Erarbeitung von Lösungsvorschlägen konnten die Anfangsschwierigkeiten dieser bedeutsamen Neuregelung von den Unfallversicherungsträgern gut gemeistert werden. Es wird allgemein mit einer – im Sinne der gesetzgebenden Intention – „offensiven" Vorgehensweise versucht, beim Versicherten das subjektive Vertrauen in eine sachgerechte ärztliche Begutachtung zu unterstützen und ihm auch insoweit das Verwaltungsverfahren für die Feststellung seiner Leistungen transparent zu machen. Im übrigen läßt sich damit der Eindruck vermeiden, daß § 200 Abs. 2, 2. HS. SGB VII schon deshalb nicht „ernst genommen" wird, weil dessen (verfahrensrechtliche) Verletzung kein Verwertungsverbot zur Folge hat [19].

Die Reaktion der Versicherten ist wohl bei den einzelnen Unfallversicherungsträgern bzw. Gewerbezweigen etwas unterschiedlich: Teilweise reagiert nur die Hälfte der Versicherten auf den Gutachtervorschlag der Verwaltung. Dies hängt dann wohl auch damit zusammen, daß Gutachterempfehlungen unterbreitet werden, auf die der Versicherte nicht reagieren muß, wenn er ihnen zustimmt. Daß auf diese Weise oder durch ausdrückliche – schriftliche oder telefonische – Bestätigung der behandelnde Arzt ausgewählt wird, entspricht wohl häufig den bisherigen Verwaltungserfahrungen; manche Unfallversicherungsträger haben aber auch den Eindruck gewonnen, daß die behandelnden Ärzte in einem geringeren Maße als erwartet als Gutachter gewünscht werden.

Die insgesamt positiven Erfahrungen sind besonders für den „sensiblen" Bereich der Berufskrankheiten bzw. der Begutachtung auf den dafür spezifischen Fachgebieten bemerkenswert. Dennoch haben sich die Unfallversicherungsträger weiterhin zu bemühen, auch für medizinische Spezialgebiete und besonders schwierige Fragestellungen eine ausreichende Anzahl kompetenter (und für die Begutachtung aufgeschlossener) Gutachter zu gewinnen.

Anmerkungen

1. Vgl. dazu auch Kasseler Kommentar/Ricke, § 200 SGB VII, Rnr. 4, und Kranig in Hauck SGB VII K § 200 Rz 10. Zu den Verantwortlichkeiten siehe näher: Kaiser (1994) In: Hierholzer G, Kunze G, Peters D (Hrsg) Gutachtenkolloquium 9. Springer, Berlin Heidelberg New York Tokyo, S 287; derselbe, BG 1995: 742, 746
2. Hierauf hebt zu Recht Kranig (in Hauck SGB VII K § 200 Rz 12) ab. Insoweit auch kritisch Kasseler Kommentar/Ricke § 200 SGB VII Rnr. 3

3. Nach Kranig (in Hauck SGB VII K § 200 Rz 17) findet § 200 Abs. 2 SGB VII auch bei technischen und naturwissenschaftlichen Gutachtern Anwendung
4. Vgl. dazu Kaiser (1996) In: Hierholzer G, Kunze G, Peters D (Hrsg) Gutachtenkolloquium 11. Springer, Berlin Heidelberg New York Tokyo, S 102
5. Diese Funktion übt auch der (formelle) Gutachter aus, soweit er seine Untersuchungsbefunde – im Gutachten – bekanntgibt; sie hat aber bei der Begutachtung keine eigenständige (rechtliche) Bedeutung. Vgl. auch Krasney (1984) Med Sach 80: 12, 13
6. Hierauf hebt besonders Kasseler Kommentar/Ricke, § 200 SGB VII, Rnr. 4, ab
7. Dies ist wohl allgemeine Meinung und wird nach einer Mitteilung des Hauptverbandes der gewerblichen Berufsgenossenschaften auch vom Bundesversicherungsamt geteilt. Vgl. auch Kranig in Hauck SGB VII K § 200 Rz 17 und Kasseler Kommentar/Ricke, § 200 SGB VII, Rnr. 4. Die datenschutzrechtlichen Interessen der Betroffenen werden aber auch hier noch mehrfach geschützt: insbesondere durch die Informationspflicht der Verwaltung und das Widerspruchsrecht des Versicherten nach § 76 SGB V sowie durch das gestufte (Daten-)Erhebungsverfahren gem. § 199 Abs. 3 SGB VII sowie den Grundsatz der Ersterhebung von Daten beim Betroffenen des § 67a Abs. 2 SGB X
8. So grundsätzlich auch Kranig in Hauck SGB VII K § 200 Rz 19. Differenzierter als hier aber vor allem Kasseler Kommentar/Ricke, § 200 SGB VII, Rnr. 5
9. Kasseler Kommentar/Ricke, § 200 SGB VII, Rnr. 4
10. Kasseler Kommentar/Ricke, § 200 SGB VII, Rnr. 4
11. So auch Kranig in Hauck SGB VII K § 200 Rz 21
12. Vgl. auch Kranig in Hauck SGB VII K § 200 Rz 15
13. Zur Pflicht eines Arztes, einem Gutachtenersuchen des Unfallversicherungsträgers nachzukommen, siehe Kaiser, Die BG 1995, 742, 746
14. Vgl. auch Wannagat/Kreßel, § 200 SGB VII, Rnr. 6, und Kasseler Kommentar/Ricke, § 200 SGB VII Rnr. 5
15. Vgl. auch Kranig in Hauck SGB VII K § 200 Rz 20
16. Vgl. auch Kranig in Hauck SGB VII K § 200 Rz 11 sowie näher: Kaiser, Die BG 1986, 170, 173; derselbe, Die BG 1995, 742, 746
17. Vgl. auch Kasseler Kommentar/Ricke, § 200 SGB VII Rnr. 7
18. Dazu Kasseler Kommentar/Ricke, § 200 SGB VII Rnr. 3
19. Dazu näher Kasseler Kommentar/Ricke, § 200 SGB VII Rnr. 7

Aufklärung aus chirurgischer Sicht einschließlich Dokumentation

G. Hierholzer und H. Scheele

Einleitung

Bereits 2000 v. Chr. war die ärztliche Tätigkeit mit einem persönlichen Risiko für den behandelnden Arzt verbunden. In den ersten bekannten arztrechtlichen Vorschriften, dem „Codex hammurabi", wurde für den Fall des Mißlingens der ärztlichen Bemühungen festgelegt: „Wenn ein Arzt einen Mann wegen schweren Wunden mit einer Bronzelafette behandelt und dieser Mann stirbt ..., so wird man ihm die Hände abhacken." In den folgenden Jahrhunderten wurde das Strafrecht modifiziert. Im 17. Jahrhundert sah die Jurisprudenz in der Unterlassung von gebotenen Handlungen eine ärztliche Fehlleistung. Gegen Ende des 19. Jahrhunderts wurde ein ärztlicher Heileingriff ohne wirksame Aufklärung als rechtswidrig betrachtet [16, 34]. Im Verlauf des 20. Jahrhunderts kam es in Verbindung mit einem steigenden Selbstbewußtsein des Patienten zu einer beachtlichen Zunahme von Haftpflichtprozessen nach einer medizinischen Behandlung.

In den letzten Jahren betreffen etwa 40–45% der medizinischen Haftpflichtverfahren operative Fachbereiche, die mit einer ansteigenden Tendenz zuungunsten des behandelnden Arztes entschieden werden [15, 26]. Dabei erhalten die Aufklärung des Patienten und die ärztliche Dokumentation eine zunehmende Bedeutung [18, 37]. Als Voraussetzung für ein einvernehmliches Patient-Arzt-Verhältnis und als Rechtspflichten aus dem Behandlungsvertrag erhält die Patientenaufklärung einen wesentlichen Einfluß auf die ärztliche Verantwortung und auf das chirurgische Handeln [28, 33]. Die Dokumentation dient der Transparenz und damit der Qualitätssicherung des Handelns, sie hat also nicht die primäre Aufgabe, das Schutzbedürfnis des Arztes vor dem Richter zu erfüllen.

Aufklärung als Voraussetzung der Selbstbestimmung

Die hippokratische Verpflichtung enthält noch nicht das Selbstbestimmungsrecht als eine wesentliche Grundlage der Arzt-Patient-Beziehung. Das Selbstbestimmungsrecht entstammt der Sozialethik der Aufklärung als ein sittliches Gebot und ist eines der Fundamente der modernen freiheitlich-demokratischen Rechtsordnungen. Das Grundgesetz verpflichtet uns, mit Aufklärung und Information über bevorstehende Maßnahmen dem Patienten bei der eigenen Entscheidung behilflich zu sein. Der Arzt darf also nicht die eigenen Maßstäbe idealisierend zugrunde legen, seine Teilhaberschaft an der Entscheidung begrenzt sich auf die Aufklärung der von ihm vorgeschlagenen Vorgehensweise in verständlicher, einfühlsamer und nachvollziehbarer Form [13].

Beispiel

Diagnose: Isolierte und operable Metastase.

Aufklärungsaufgabe: Information über den zu erwartenden Einfluß der Operation auf die Befindlichkeit und auf die Lebenserwartung des Patienten.

Beispiel

Diagnose: Chronisch rezidivierende Osteomyelitis.

Aufklärungsaufgabe: Abwägen zwischen Erfolgsaussicht weiterer Erhaltungsoperationen und den Vorteilen einer Amputation.

Die Beispiele lassen die Tragweite der Aufklärungspflicht des Arztes für die Selbstbestimmung des Patienten erkennen. Eine durch Gesetz festgelegte Begriffsdefinition der Dokumentation besteht nicht [19, 22]. Auch die Rechtsprechung hat bisher keine formale Norm über Art und Umfang der Dokumentation vorgegeben [21]. Damit werden das Ermessen und die Verantwortung für die individuelle Aufklärungsverpflichtung des Arztes erkennbar. Handschriftliche, fortlaufende Eintragungen wichtiger Befunde, Notizen zur Entscheidungsfindung sowie den Ablauf der Behandlung betreffende Gespräche haben eine hohe Beweiskraft und sind einem ex post diktierten Verlaufsbericht grundsätzlich vorzuziehen. Formulare für ein Aufklärungsgespräch erhalten nur in Verbindung mit zusätzlichen Eintragungen und Anmerkungen über das Gespräch einen Protokollcharakter. Bildmaterial, Strichzeichnungen und auch eine Filmvorführung erhöhen nachvollziehbar die Aufklärungsqualität [18, 22, 23, 30].

Beispiel

Indikation: Operation zur Arthrodese.

Aufklärungsaufgabe: Darstellung der verbleibenden Funktion und der funktionellen Kompensationsfähigkeit.

Die eigenhändige Unterschrift des Patienten wird zwar in der derzeitigen Rechtsprechung nicht ausdrücklich gefordert, sie stützt aber die Beweiskraft für eine patientenbestimmte Entscheidung [1, 20, 22, 23]. Nach dem Aufklärungsgespräch sollte der Patient bei Wahleingriffen vor der Prämedikation zur Operation noch einmal die Möglichkeit haben, ggf. offengebliebene oder neu hinzugetretene Fragen besprechen zu können [14, 35, 36]. Es empfiehlt sich, diese Ergänzung zu paraphieren.

Beispiel

Diagnose: Mehrfachverletzung mit Beckenringfraktur und Acetabulumbeteiligung.

Aufklärungsaufgabe: Besprechung der Operationsindikation zur operativen Reposition, Osteosynthese und Erfolgsaussicht.

Ergänzende Information: Erläuterung der Indikation zur Wiederherstellung der Bekkenringstabilität trotz einer begrenzten Gelenkrestitution.

Die Betrachtung der Rechtspflichten des Arztes als Voraussetzung und Hilfe für eine selbstbestimmende Entscheidung des Patienten machen deutlich, wie zwingend die Aufklärung und ihre Dokumentation miteinander verbunden sind [7, 33, 37]. Im direkten Verhältnis setzt eine wirksame Aufklärung auch einen Patienten voraus, der im medizinischen Sinne aufnahmefähig ist. Er muß geistig in der Lage sein, Bedeutung und Tragweite der vermittelten Information zu erfassen. Folglich ergeben sich Probleme bei Kindern und Jugendlichen, bei psychisch Kranken oder dementen Patienten [6, 37]. Zweifel an der Einsichtsfähigkeit des Patienten führen in den Grenzbereich der ärztlichen Schweigepflicht [9]. Es empfiehlt sich dann das Konsilium mit dem Neurologen zur Frage der richterlichen Bestellung eines Rechtsbetreuers [29]. Dies trifft auch für die Abwendung der Selbstgefährdung eines Patienten zu. Die Begründungen sind jeweils eingehend zu dokumentieren.

Beispiel

Diagnose: Stumpfes Thoraxtrauma mit Rippenserienfraktur und Hämatothorax eines Patienten in der manischen Phase einer Psychose.

Rechtspflicht des Arztes: Bei Ablehnung des Therapievorschlages Bestellung eines Betreuers zur Abwendung einer Selbstgefährdung indiziert.

Bei bewußtlosen Patienten entfällt nicht automatisch die Aufklärungspflicht, sie wird auch nicht grundsätzlich durch ein Gespräch mit Angehörigen erfüllt [29, 33, 37]. Gemäß § 1896 BGB ist ein Betreuer zu bestellen, sofern der Ablauf und die Dringlichkeit eines Eingriffes dies zulassen. Bei ausländischen Patienten ist zur Sicherstellung einer Aufklärung und Information ggf. ein Dolmetscher hinzuzuziehen. Das ärztliche Handeln darf das Bemühen um eine Patientenaufklärung nicht zugunsten der Aufklärung des gesetzlichen Vertreters vernachlässigen [9, 32].

Die ärztliche Aufklärung ist in die Befund- und Diagnoseaufklärung, in die Eingriffs- und Risikoaufklärung und in die besonders wichtige Sicherungsaufklärung einschließlich der jeweils damit verbundenen Dokumentationsverpflichtung zu gliedern [18, 32, 37].

Befund- und Diagnoseaufklärung

Durch die Aufklärung soll der Patient Einblick in die vorliegende Erkrankung oder Verletzung erhalten. Er ist wahrheitsgemäß zu unterrichten. Hinsichtlich der Vollständigkeit haben wir die hippokratischen Werte „Wohl des Patienten, Verpflichtung zur Hilfe, Gebot der Schadensvermeidung, Leidensminderung, Erhaltung des Lebens“ zu beachten. Dabei gelingt es in aller Regel, die Rechtspflichten zu erfüllen und dennoch der von Schriefers formulierten ärztlich-ethischen Verantwortung gerecht zu werden: „alles, was der Chirurg sagt, muß wahr sein, er muß aber nicht alles, was wahr ist, sagen“.

Die Diagnose und die vorzuschlagende Therapie lassen sich mit den subjektiven Beschwerden, den klinisch und medizintechnisch erhobenen Befunden verständlich machen [17]. Der Patient ist über alternative Behandlungsverfahren, die sich aus der Diagnose ergeben, zu informieren [4, 32, 35]. Die Rechtsprechung fordert dafür nicht eine Aufklärung über Einzelheiten der verschiedenen Maßnahmen, die Aufgabe liegt vielmehr in der Verständlichkeit der Schilderung des Zusammenhanges.

Beispiel

Diagnose: Infarktpneumonie und Infektion der ableitenden Harnwege im postoperativen Verlauf.

Aufklärungsaufgabe: Schilderung des Entzündungsvorgangs an den Organen. Mitteilung spezieller Entzündungsparameter, wie z. B. der BSG, Bakteriennachweis u. a., nur auf ausdrückliches Nachfragen erforderlich.

Eingriffs- und Risikoaufklärung

Der operative Eingriff beinhaltet als haftungsbegründende Kausalität juristisch den Tatbestand der Körperverletzung, der bei rechtlich wirksamer Einwilligung geduldet wird. Der Chirurg schuldet nach dem Patientenvertrag eine ordnungsgemäße Durchführung im Sinne der Sorgfalt, nicht jedoch den Erfolg [31, 32]. Er haftet auch nicht für jede mit dem Eingriff verbundene Nebenfolge. Es sind deshalb die Art und die Qualität der Aufklärung sowie deren Dokumentation zur Entscheidungsfindung des Patienten wichtig. Mit der Aufklärung soll der Patient nicht in die medizinische Verantwortung genommen werden, diese verbleibt beim Arzt [11, 13].

Bei gegebener Indikation hat der Chirurg einen verhältnismäßig großen Ermessenraum, sofern er den Verantwortungsnachweis für die innere und äußere Sorgfalt antreten kann. Erfahrungsgemäß entsteht eine Einengung des Ermessenbereiches über eine durch Ärzte zum Standard erhobene Norm [10, 32]. Ist diese zu früh und unbegründet formuliert und bleibt sie unwidersprochen, so kann eine forensische Konsequenz nicht dem Juristen angelastet werden.

Entschließt sich der Chirurg zu einem nicht allgemein anerkannten Vorgehen, so muß er hierüber ausdrücklich informieren und diese Aufklärung dokumentieren, wenn möglich ex ante, aber immer ex post [2, 22, 32]. Nur in Verbindung mit dem Verantwortungsnachweis wird das chirurgische Vorgehen zum Berechtigungsbeweis. Über die Person des Operateurs besteht keine grundsätzliche Aufklärungsverpflichtung, da Operationen im Sinne des Aufnahmevertrages durch ein Ärzteteam mit der Gewährleistung einer Qualitätssicherung durchgeführt werden. Ist diese nicht zu objektivieren, so kann sich daraus ein Organisations- oder ein Übernahmeverschulden ergeben [26].

Bei der Eingriffs- und Risikoaufklärung muß der Chirurg über die Art der vorgesehenen Behandlung und die damit verbundenen typischen Risiken informieren. Nach der derzeitigen Rechtsprechung ist weniger über allgemein bekannte, mit dem Eingriff verbundene Risiken aufzuklären, als über solche, die „wenn sie sich verwirklichen, die Lebensführung schwer belasten oder trotz ihrer Seltenheit für den Eingriff spezifisch, aber für den Patienten überraschend sind" [3, 25, 32, 33, 36, 37].

Beispiel

Chirurgischer Eingriff: Intraartikuläre Injektion.

Aufklärungspflicht: Bei dem scheinbar harmlosen Eingriff ist der Hinweis auf das verdeckte, aber typische Risiko einer Infektion erforderlich, insbesondere in Verbindung mit wiederkehrenden Injektionen.

Die in Verbindung mit einem operativen Eingriff nicht auszuschließende Gefahr der Wundheilungsstörung ist auch dem Laien bekannt und so weit nicht speziell aufzuklären. Die Kenntnis der Besonderheit der Infektionsgefahr nach Osteosynthesen, die sich aus der Morphologie des Knochengewebes ergibt, kann beim medizinischen Laien z. B. aber nicht vorausgesetzt werden. Entsprechendes gilt für die speziellen Komplikationsmöglichkeiten nach einer Fremdbluttransfusion. Der Hinweis auf die Möglichkeit der Eigenblutspende bedarf allerdings auch der Aufklärung einschränkender Risikofaktoren, die besonders beim biologisch älteren Menschen zu beachten sind [12, 36].

Die Entscheidungsfindung zur Durchführung eines chirurgischen Eingriffes hat sich an objektiven Kriterien zu orientieren, die Dringlichkeit und die Heilungsaussichten eines Eingriffs zu beachten und die Wahrscheinlichkeit sowie die Tragweite einzelner Komplikationen zu berücksichtigen. Art und Umfang der gebotenen Aufklärung sind also im Einzelfall immer neu zu entscheiden, über besonders risikoreiche Eingriffe ist eingehend aufzuklären.

Vital indizierte Eingriffe, wie z. B. die Punktion eines Spannungspneumothorax, erlauben es u. U., auf eine Aufklärung zu verzichten [31]. Der Chirurg wird hin und wieder auch mit dem erklärten Verzicht eines Patienten auf eine Aufklärung konfrontiert [26]. Dieser muß dann zweifelsfrei dokumentiert sein und man sollte trotz des Verzichts eine Basisaufklärung vornehmen. Bei Wiederholungseingriffen ist dem Patienten eine erneute Aufklärung und Information zumindest anzubieten, ein erhöhtes und spezielles Risiko wird zwingend aufklärungsbedürftig [32].

Beispiel

Diagnose: Leistenbruchrezidiv mit 6 vorangegangenen operativen Eingriffen.

Aufklärungspflicht: Auf das erhöhte Risiko eines Hodenverlustes ist hinzuweisen. Ein entsprechender Mangel beinhaltet einen vorwerfbaren Fehler.

Sicherungsaufklärung

Die zuvor erläuterten Aufklärungsformen dienen der Erfüllung des Selbstbestimmungsrechtes des Patienten [37]. An die Aufklärung zur Gefahrenabwehr und deren

Dokumentation werden in der Rechtsprechung besonders strenge Maßstäbe angelegt [8]. Die Sicherungsaufklärung soll den begrenzten medizinischen Kenntnissen eines Patienten ebenso Rechnung tragen, wie einer u. U. bestehenden Uneinsichtigkeit oder einer mangelnden Kooperationsbereitschaft. Die Verantwortung geht nicht automatisch vom Arzt auf den Patienten über, sofern sich dieser den medizinischen Empfehlungen und Anordnungen entzieht [24]. Zur Abwehr einer erkennbaren Gefahr ist der Chirurg verpflichtet, mit dem Hausarzt oder mit der familiären Umgebung des Patienten Verbindung aufzunehmen und auf typische Komplikationen mit den entsprechenden Verdachtsymptomen hinzuweisen.

Beispiel

Diagnose: Verdacht auf eine tiefe Beinvenenthrombose bei einer 35jährigen Patientin nach plötzlichem Unterschenkelschmerz beim Reiten ohne Unfallereignis. 2 Tage danach manifeste Beinvenenthrombose.

Sicherungsaufklärung: Die Ablehnung der Patientin einer Phlebographie ersetzt nicht die ärztliche Pflicht der Gefahrenabwendung. Ergänzende Bemühungen, über den Hausarzt, eine erneute Patientenkontaktaufnahme u. a., sind erforderlich.

Beispiel

Diagnose: Stumpfes Bauchtrauma, sonographischer Verdacht auf eine Hämatombildung in der Milz. Behandlungsuneinsichtigkeit.

Sicherungsaufklärung: Zur Gefahrenabwendung Kontaktaufnahme mit dem Hausarzt bezüglich der Gefahr einer zweitzeitigen Milzruptur des Ablaufs.

Die ärztliche Pflicht wird durch ein vom Patienten unterschriebenes Formblatt mit dem Text „der Patient entzieht sich auf eigene Veranlassung und gegen ärztlichen Rat der Behandlung" nicht erfüllt. Die ärztliche Kenntnis der für den Patienten bestehenden Gefahren erfordert ergänzende Sicherungsmaßnahmen, die in schriftlichen Berichten oder durch Notizen über mündliche bzw. fernmündliche Bemühungen nachweisbar gemacht werden können [18, 27].

Dokumentation zur Beweiserleichterung

Die Verpflichtung zur Dokumentation wird dadurch unterstrichen, daß der Arzt dafür von Beginn an die Beweispflicht trägt. Durch die ärztliche Berufsordnung ist der Chirurg aufgefordert, „über die in der Ausübung seines Berufes gemachten Feststellungen und getroffenen Maßnahmen die erforderlichen Aufzeichnungen zu machen". In dem sog. Dokumentationsurteil vom 27. 6. 1978 ist dem verantwortlichen Arzt auferlegt, seine Untersuchungsbefunde und Behandlungsmaßnahmen lückenlos zu dokumentieren. Er hat dabei die Entwicklung der Rechtsprechung mit ihren aktuellen Anforderungen stets zu beachten. „Ärztliche Aufzeichnungen sind nicht nur Gedächtnisstützen für den Arzt, sie dienen auch dem Interesse des

Patienten an einer ordnungsgemäßen Dokumentation." Eintragungen und Brükkensymptome von substantieller Qualität sind besonders wichtig, sobald sie einen von der Norm abweichenden Verlauf betreffen. Ergibt sich aus subjektiven Beschwerden und den objektiven Befunden eine Diskrepanz, so muß die Dokumentation später objektivieren lassen, daß sich der Arzt der Verantwortung seines Handelns bewußt war.

Die ärztliche Dokumentation und die Pflegedokumentation sind Teile einer partnerschaftlichen Aufgabe und dürfen nicht die Qualität einer Defensivdokumentation erhalten [6, 22]. Die schriftliche Dokumentation stellt nur einen der methodischen Wege dar. Die Photodokumentation kann den Aussagewert erheblich ergänzen. Es sind deshalb nach Möglichkeit auch die Ergebnisse bildgebender Untersuchungsverfahren photographisch zu dokumentieren. Da die Dokumentation inzwischen Bestandteil des Behandlungsvertrages geworden ist, können Dokumentationsmängel die Beweisführung der ärztlichen Sorgfalt erheblich erschweren. Eine sachgerechte Dokumentation schützt den Arzt vor der Beweisnot [10, 23].

Beispiel

Diagnose: Kniedistorsion und Reizzustand 8 Wochen nach Arthroskopie. Bei der Rearthroskopie wird eine Kreuzbandverletzung festgestellt.

Dokumentationsbeweis: Art und Umfang der Photodokumentation lassen den Beweis zu, daß zur Zeit der ersten Arthroskopie noch keine Kreuzbandverletzung vorgelegen hat.

In diesem Zusammenhang mit der Dokumentationsaufgabe stellt sich auch die Frage, ob die in der ärztlichen Berufsordnung benannte Aufbewahrungsfrist für Unterlagen mit 10 Jahren ausreicht. Die Berufsgenossenschaften empfehlen eine Aufbewahrungsfrist von 30 Jahren für Patientenunterlagen im Krankenhaus und von 15 Jahren für die Tätigkeit niedergelassener Ärzte.

Zusammenfassung

Aus der ärztlichen Aufklärung und deren Dokumentation läßt sich für den behandelnden Chirurgen eine hohe Verantwortung ableiten. Diese Verantwortung hat die hippokratischen Werte, das Selbstbestimmungsrecht des Patienten und die Gefahrenabwehr zu berücksichtigen.

Die Aufklärung und deren Dokumentation sind Rechtspflichten des Behandlungsvertrages und haben damit nicht die primäre Aufgabe, das Schutzbedürfnis des Arztes zu erfüllen. Bei der Wahrnehmung der Rechtspflicht sollte in Verbindung mit der Aufklärung das gleichzeitige Gebot der Schadensvermeidung beachtet werden. Mit der Aufklärung darf der Arzt die Hoffnung des Patienten nicht zerstören.

Mit der ärztlichen Dokumentation erfüllen wir eine der Voraussetzungen für die zunehmende Forderung nach einer Qualitätssicherung der Chirurgie und tragen damit einem zunehmenden Bedürfnis der Bevölkerung nach Normenbegründung Rechnung.

Literatur und Anmerkungen

1. Andreas M (1992) Wie kann der Arzt die Anforderungen an die Aufklärungspflicht erfüllen? Arzt R 6: 173–178
2. BGH Urteil vom 22. 9. 1987 - VIZR 238/86
3. BGH Urteil vom 21. 11. 1987 - VIZR 65/87
4. BGH Urteil vom 22. 12. 1987 - VIZR 32/87
5. BGH Urteil vom 26. 6. 1988 - VIZR 217/87
6. BGH Urteil vom 28. 6. 1988 - VIZR 288/87
7. BGH Urteil vom 24. 1. 1989 - VIZR 170/88
8. BGH Urteil vom 14. 2. 1989 - VIZR 65/88
9. BGH Urteil vom 25. 4. 1989 - VIZR 175/88
10. BGH Urteil vom 30. 5. 1989 - VIZR 200/88
11. BGH Urteil vom 26. 11. 1991 - VIZR 389/90
12. BGH Urteil vom 17. 12. 1991 - VIZR 40/91
13. BGH Urteil vom 29. 6. 1995 - 4 StR 760/94
14. Bock RW (1994) Die Aufklärung des Patienten in Zusammenhang mit der ambulanten Durchführung von Operationen. Chirurg 4: 90–94
15. Ekkernkamp A, Muhr G (1992) Chirurgische Behandlungsfehler. Jahrb Chir: 29–34
16. Goetze E (1989) Arzthaftungsrecht und kassenärztliches Wirtschaftlichkeitsgebot. MedR. Springer, Berlin Heidelberg New York Tokyo (Schriftenreihe Medizinrecht)
17. Hierholzer G, Ludolph E, Dietrich R (1992) Aufklärungspflicht am Beispiel der Behandlung einer Fraktur. Hefte Unfallheilkd 222
18. Hierholzer G, Scheele H (1992) Notwendigkeit der Dokumentation und Archivierung aus ärztlicher Sicht. In: Weller S, Hierholzer G (Hrsg) Traumatologie aktuell, Bd 7. Thieme, Stuttgart New York
19. Ludolph E, Hierholzer G (1991) Einheit von Therapie und Begutachtung. Akt Chir 26: 215–218
20. OLG Düsseldorf Urteil vom 20. 6. 1985 - 8 U 38/83
21. OLG Düsseldorf Urteil vom 21. 4. 1994 - 8 U 23/92
22. OLG Frankfurt/Main Urteil vom 19. 5. 1993 - 13 U 138/92 Annahme der Revision durch BGH vom 1. 3. 1994 - VIZR 187/83 - abgelehnt
23. OLG Münster Urteil vom 17. 9. 1987 - 24 U 139/86
24. OLG Münster Urteil vom 1. 12. 1988 - 1 U 48/50
25. OLG Schleswig Urteil vom 1. 2. 1989 - 4 U 307/86
26. Raabe R, Vogel H (1987) Medizin und Rechtsprechung. ecomed, Landsberg
27. Schlund GH (1990) Haftungsfragen. Chir Praxis 42: 1–4
28. Schlund S (1993) Grundsätze zur Risikoaufklärung durch den Arzt. ArztR 10: 301–302
29. Schmidt G, Böcker F (1991) Betreuungsrecht. Jehle-Rehm, München
30. Schreiber HW (1990) Über Angemessenheit in der Chirurgie. Grundl Chir 46: 3
31. Uhlenbruch W (1992) Vorab-Einwilligung und Stellvertretung bei der Einwilligung in einen Heileingriff. Med R 3: 134–141
32. Ulsenheimer K (1992) Zur zivil- und strafrechtlichen Verantwortlichkeit des Arztes unter besonderer Berücksichtigung der neuen Judikatur und ihre Folgen für eine defensive Medizin. Med R 3: 127–134
33. Ulsenheimer K (1996) Aufklärungspflicht und Einverständniserklärung zur Behandlung. Chirurg 3: 74–79
34. Wagner HJ (1981) Zur historischen Entwicklung des Begriffs „Ärztlicher Kunstfehler". Z Rechtsmed 86: 303–306
35. Weißauer W (1993) Indikationsstellung und Aufklärung bei Überweisung zur invasiven Diagnostik. Chirurg 7: 114–117
36. Weißauer W, Opderbecke HW (1993) Die präoperative Patientenaufklärung über Transfusionsrisiken – Mediko – legale Überlegungen zu einer BGH-Entscheidung. Chirurg BDC 10: 199–205
37. Weißauer W (1996) Die Selbstbestimmung und Einwilligungsfähigkeit des Patienten in den Heileingriff. Chirurg 3: 68–73

Wie begegnet der Chirurg den forensischen Gefahren?*

G. Hierholzer und H. Löw

Einleitung

„Judikatur und Medizin sind Antagonisten", dies stellte der Heidelberger Chirurg K. H. Bauer fest, er fügte aber zugleich hinzu, daß sich die Begriffe „komplementär ergänzen" [1].

Ärztliche Haftpflichtfragen sind nicht erst in heutiger Zeit Gegenstand der Diskussion. Das Selbstbewußtsein der Patienten, die Forderung nach Transparenz und Objektivierung und besonders die Weiterentwicklung der Techniken und Methoden in der operativen Medizin haben aber im Arzt-Patienten-Verhältnis die Vertrauensbasis relativiert und die Kritikbereitschaft erhöht.

Die aktuelle medizinische, forensische und gesundheitspolitische Entwicklung ist ärztlicherseits eingehend zu verfolgen. Sie bedarf der fortwährenden Überprüfung unserer Standpunkte und der Beantwortung der auftretenden Fragen. Es reicht nicht mehr aus, in dem Verständnis einer zurückliegenden Zeit ärztlich zu handeln, es ist wichtig, daß wir die sich ändernden rechtlichen Anforderungen an die Medizin erkennen und einbeziehen.

Anmerkungen zu den haftungsrechtlichen Anforderungen an den Chirurgen

Die Zunahme der Patientenbeschwerden bei den Gutachterkommissionen der Ärztekammern und der medizinischen Haftpflichtverfahren bei den Gerichten betreffen überwiegend die operativ tätigen Ärzte und besonders die Kollegen mit dem unfallchirurgischen Schwerpunkt. Die Erklärung ergibt sich häufig aus den Dokumenten der bildgebenden Untersuchungstechniken. In den letzten Jahren werden Beschwerdeverfahren mit steigender Tendenz zuungunsten der behandelnden Ärzte entschieden. Dabei zeigt sich, daß die Anforderungen an die Patientenaufklärung und an die ärztliche Dokumentation besonders wichtig sind. Der Vorwurf eines Aufklärungsfehlers ist zu einem „regelrechten Auffangstatbestand" geworden [8].

Die Chirurgen haben sich immer bemüht, eine defensive Medizin nicht aufkommen zu lassen. Es müssen dafür aber die Grundregeln des Behandlungsauftrages der jeweiligen Zeit beachtet werden. Dazu zählen die Aufklärung über die Indikation für

---

* Aus: Langenbecks Arch Chir Suppl II (Kongreßbericht 1997)

diagnostische und therapeutische Eingriffe, die Risikoaufklärung vor Operationen und insbesondere die Sicherungsaufklärung. Diese letztgenannte Form der Aufklärung dient der Abwendung einer erkennbaren Gefahr für den Patienten [9]. Die Anforderungen an die Aufklärung lassen sich wie folgt gliedern und zusammenfassen:

1. Der diagnostische Weg muß zuvor besprochen werden. Es sind diejenigen diagnostischen Methoden zu verwenden, die mit dem geringsten Risiko für den Patienten zum Ziele führen. Ist eine diagnostische Maßnahme mit höherem Risiko indiziert, so ist darüber aufzuklären und zwar um so gründlicher, je größer die Komplikationsmöglichkeiten einzuschätzen sind.

2. Unter Beachtung des Selbstbestimmungsrechts des Patienten, aber auch unter Würdigung der gebotenen ärztlichen Zuwendung ist die Aufklärung als eine vertrauensbildende Maßnahme anzusehen, die es dem Patienten ex ante erlaubt, das Risiko mit einzuschätzen und mitzutragen.

Beispiel: Ein endoskopisch diagnostischer Eingriff kann im Vergleich zu indirekten Untersuchungsmethoden deutlich aussagekräftiger sein. Der diagnostische Vorteil entlastet aber nicht davon, den Patienten in verständlicher Weise über die Nutzen-Risiko-Abwägung aufzuklären und mitentscheiden zu lassen.

3. Die Indikation und die Durchführung eines operativen Eingriffes bedürfen der nachvollziehbaren Begründung und der Erfüllung der Sorgfaltspflicht. Entgegen einer weitverbreiteten Meinung ist es keineswegs einfach, für die vielfältigen Operationsverfahren und Behandlungsschritte einen Standard im Sinne des heutigen Sprachgebrauches zu präzisieren. Um so mehr hat der verantwortliche Arzt nachvollziehbar deutlich zu machen, daß er fachlich qualifiziert ist und unter Beachtung der wissenschaftlichen Erkenntnisse gehandelt hat. Aus humanitären Gründen kann er u. U. einen Umweg wählen oder aber auf einen zu risikoreich erscheinenden wiederherstellenden Eingriff verzichten, sofern die Entscheidung den obengenannten Kriterien standhält.

Beispiel: Die Indikation für einen operativ wiederherstellenden Eingriff bei einer posttraumatischen Knocheninfektion ist nicht immer mit der gewünschten Erfolgsaussicht verbunden. Die Abwägung zwischen dem Versuch der Wiederherstellung mit mehreren operativen Schritten und der Entscheidung zur Amputation erfordert also außer den rein chirurgischen Überlegungen, auch humanitäre und soziale Gesichtspunkte einzubeziehen.

4. Jeder chirurgische Eingriff erfüllt juristisch den Tatbestand der Körperverletzung, der nur bei rechtlich wirksamer Einwilligung geduldet wird, und diese kann nur in der Notfallsituation unterstellt werden. Aus der Feststellung leiten sich die Anforderungen an die Qualität der Aufklärung und an die Sorgfalt bei der Behandlung ab. Der Patient ist über alternative Behandlungsverfahren zu informieren, die sich aus der Diagnose ergeben. Das Verständnis für den Zusammenhang soll hierbei hergestellt werden. Die Pflicht zur Aufklärung über andere Behandlungskriterien findet ihre Grenzen, sobald diese für den Patienten nicht

entscheidungserheblich sind. Wichtig ist also der Nachweis, sinngemäß und in einer verständlichen Form aufgeklärt zu haben.
Zu den Anforderungen an den Chirurgen ist auf die Formulierung in einem Urteil vom 10. 3. 1987 (NJW) hinzuweisen: „Ob der Arzt einen Behandlungsfehler begangen hat, der zu einer Gesundheitsschädigung des Patienten geführt hat, beantwortet sich ausschließlich danach, ob der Arzt unter Einsatz der von ihm zu fordernden medizinischen Kenntnisse und Erfahrungen im konkreten Fall vertretbare Entscheidungen über die diagnostischen sowie therapeutischen Maßnahmen getroffen und diese sorgfältig durchgeführt hat" [3].

Beispiel: Die alternative Behandlungsverfahren für die Humerusfrakturen sind aufzuzeigen, obwohl der Chirurg ein bestimmtes Vorgehen als vorteilhaft ansieht. Mit dieser Aufklärung soll dem Selbstbestimmungsrecht des Patienten entsprochen werden. Das Gebot, den Wunsch des Patienten zu beachten, ist auch typischerweise an dem Beispiel der verschiedenen Anaesthesieformen aufzuzeigen. Sofern für irgendein bestimmtes Verfahren keine Kontraindikation besteht, kann der Patient weitgehend darüber entscheiden, ob der Eingriff in Allgemeinnarkose oder in Regionalanaesthesie durchgeführt werden soll.

Auch der Zeitpunkt der Aufklärung wurde zum Anlaß gerichtlicher Entscheidungen. Der Bundesgerichtshof vom 7. 4. 1992 (VI ZR 192/91) führt dazu aus: „Ein Arzt, der einem Patienten eine Entscheidung über die Duldung eines operativen Eingriffs abverlangt und für diesen Eingriff bereits einen Termin bestimmt, hat dem Patienten vorher auch die Risiken aufzuzeigen, die mit dem Eingriff verbunden sind." Dies trifft natürlich weitgehend nur für die elektiven Eingriffe zu [6].

Vor Jahrzehnten reichte die mündliche Begründung für die Durchführung eines weitreichenden Eingriffes etwa in der Form aus, „wir müssen diese Maßnahme treffen, es gibt keine andere Möglichkeit". Der Chirurg ging dabei von der subjektiven Betrachtung seiner fachlichen Zuständigkeit aus. In dieser Form ist eine Stellvertreterfunktion rechtlich heute nicht mehr haltbar.

Die Einwilligung für eine geplante Operation ist nur wirksam, sofern die Entscheidungsfreiheit des Patienten gewahrt war. Im Beschwerdefalle ist der Chirurg bei fehlender Dokumentation beweispflichtig, und dies zeigt die Bedeutung der Qualitätsanforderung an die Aufklärung und ihre Nachvollziehbarkeit.

Beispiel: Am Tag nach der Aufklärung fragen wir den Patienten bei der Frühvisite und vor der Prämedikation zu dem Eingriff, ob noch irgendwelche Fragen verblieben oder neue aufgetreten sind. Diese Ergänzung wird auf dem Aufklärungsbogen dokumentiert und dient damit der obengenannten Anforderung.

Der Chirurg schuldet zwar die ordnungsgemäße Aufklärung und die Durchführung der Therapie unter Erfüllung der inneren und der äußeren Sorgfalt, er schuldet aber nicht den Erfolg. Diese Feststellung ist in zweierlei Hinsicht wichtig, weder darf der Chirurg daraus eine Berechtigung für ein risikoreiches Handeln ableiten, noch entspricht eine aufgetretene Komplikation automatisch einem vorwerfbaren Behandlungsfehler. Bei der Eingriffs- und Risikoaufklärung muß der Chirurg über die geplanten Maßnahmen und über die damit verbundenen typischen Risiken informieren. In der Sprache der Rechtsprechung heißt es dazu „es ist hierbei besonders über solche Risiken aufzuklären, die – wenn sie sich verwirklichen – die

Lebensführung schwer belasten und trotz ihrer Seltenheit für den Eingriff spezifisch, aber für den Patienten überraschend sind" [4, 11, 13].

Die Kenntnis der Gefahr einer Wundheilungsstörung nach einem operativen Eingriff kann z. B. auch beim Laien vorausgesetzt werden. Die Bedeutung einer Knocheninfektion und die sich daraus ergebenden Komplikationsmöglichkeiten sind vergleichsweise nicht allgemein bekannt und deshalb aufklärungsbedürftig.

Beispiel: Vor einer Osteosynthese ist nicht nur über die Komplikationsmöglichkeiten des operativen Verfahrens aufzuklären. Wichtig ist auch der Hinweis, daß die konservative Therapie eine Heilungsstörung nicht ausschließt und die Immobilisierung mit einem erhöhten Thromboserisiko verbunden ist.

An die Aufklärung zur Gefahrenabwendung und ihre Dokumentation - d. h. also der Sicherungsaufklärung - werden besonders strenge Maßstäbe angelegt. Wichtig erscheint der Hinweis, daß der Patient nicht allein die medizinische Verantwortung für seine Entscheidung übernimmt, den speziellen ärztlichen Rat zu übergehen. Vielmehr ist der Chirurg verpflichtet, bei erkennbarer Gefahr zu deren Abwendung den Hausarzt oder die familiäre Umgebung des Patienten entsprechend und nachvollziehbar zu informieren [2, 10].

Die Dokumentation dient weiterhin der Transparenz und der Qualitätssicherung, sie ist für die Nachvollziehbarkeit des ärztlichen Handelns eine unverzichtbare Stütze. Handschriftliche Eintragungen - u. U. im Telegrammstil - und epikritische Notizen zur Objektivierung der Entscheidungsfindung haben eine hohe Beweiskraft. Formulare dienen dieser Beweiskraft allerdings nur in Verbindung mit persönlichen Eintragungen und Anmerkungen über Gespräche und Aufklärungen. Die Dokumentation hat damit auch für die Abwehr unbegründeter Haftungsansprüche eine entscheidende Bedeutung.

Schwierigkeiten haben die verständliche und auch berechtigte Zielsetzung bereitet, möglichst viele fachliche Standards zu definieren. Dabei wird übersehen, daß die entsprechenden Möglichkeiten der Technik auf die Medizin nicht ohne weiteres übertragen werden können und hier eine Normierung der Abläufe wesentlich schwieriger ist. Der Begriff „Standard" erweckt beim Patienten eine entsprechende Erwartungshaltung und hat auch für den Juristen eine verbindliche Bedeutung mit daraus abzuleitenden Schlußfolgerungen. So erstrebenswert Standards in der Medizin sind, so beinhaltet die vorschnelle Anwendung dieses Begriffs eine nicht unerhebliche Gefahr. Da die Rechtsprechung den Standardbegriff als eine verbindliche, d. h. allgemein anerkannte Norm ansieht, sollten wir bei der Umschreibung von fachlichem Ermessen und Handlungsgebot besser von „Empfehlungen" oder bei der Möglichkeit einer weitergehenden Präzisierung von „Richtlinien" sprechen und die Festlegung „Standard" auf zweifelsfrei gesicherte Erkenntnisse beschränken [15].

Beispiel: Der Standard der Thromboseprophylaxe wird häufig und unberechtigterweise mit der alleinigen medikamentösen Heparinapplikation gleichgesetzt. Dieses Verständnis umfaßt aber nicht die Kenntnis der Bedeutung der physikalischen Maßnahmen. Es ist also u. U. folgenschwer, Empfehlungen bereits einem verbindlichen Standard gleichzusetzen [7].

In den Fällen, in denen sich z. B. aus der Fachliteratur, aus Kongressen, Symposien u. a. eine Bezugsgröße unwidersprochen herausgebildet hat, sind die sich aus diesem Standard ableitbaren Konsequenzen allerdings zwingend zu beachten.

Beispiel: Für die konventionelle Gallenblasenchirurgie besteht bekanntermaßen eine geringe Komplikationsrate. Die endoskopische OP-Technik muß sich an dieser niedrigen Komplikationsrate messen lassen, und der Chirurg wird dieses bei der Nutzen-Risiko-Abwägung zu berücksichtigen haben.

Nicht selten stehen unterschiedliche methodische Verfahren mit Berechtigung nebeneinander. Die Komplikation nach Durchführung des einen Verfahrens erlaubt natürlich keineswegs die Schlußfolgerung, daß diese bei der Anwendung eines alternativen Verfahrens nicht eingetreten sei. Eine geforderte Prüfung betrifft also vielmehr die Frage, ob der Chirurg im Einzelfall der inneren und äußeren Sorgfalt entsprochen hat. Der Ermessensraum und seine Grenze ergeben sich aus der persönlichen Qualifikation, dem Nachweis der erfahrenen Fortbildung, wie auch aus den organisatorischen und baulichen Voraussetzungen des jeweiligen Arbeitsbereiches. Überschreitet der Arzt diese Grenze, so kann ihm ein Übernahmeverschulden vorgeworfen werden. Diese Gefahr hat zunehmend Bedeutung.

Beispiel: Ein Übernahmeverschulden kann z. B. nach einer technisch und organisatorisch anspruchsvollen Operation an der Wirbelsäule, am Becken oder an den inneren Organen abgeleitet werden, sofern der verantwortliche Chirurg derartige oder ähnlich gelagerte Eingriffe nur höchst selten durchführt.

Anmerkungen zum ambulanten Operieren

Die Ausübung ambulanter Operationstätigkeit sowie die Festlegung der Vereinbarung von Qualitätssicherungsmaßnahmen im sog. dreiseitigen Vertrag nach § 115 B, Abs. 1, SGB V bedeutet für den Chirurgen, neben der Beachtung der fachlich-medizinischen Aspekte auch die rechtlichen Auswirkungen zu überdenken. Für das ambulante Operieren haben in gleicher Weise wie für das Operieren unter stationären Bedingungen die fachliche Qualifikation, die organisatorischen und die baulichen Anforderungen ihre Bedeutung. Folgende Punkte sind besonders zu beachten:

- Ambulante Operationen werden an der Facharztqualität – nicht am Facharzttitel – gemessen, die Durchführung der Maßnahmen muß also dieser Norm entsprechen [5].
- Vor dem Eingriff ist die Frage zu beantworten, ob das Ergebnis der Risikoabwägung erlaubt, die Operation ambulant durchzuführen. Die Entscheidungsgrundlage ist zu dokumentieren.
- Beim ambulanten Operieren sind die Anforderungen an die Notfalltherapie sicherzustellen.
- Bei einer unvorhergesehenen Ausweitung des ambulant begonnenen Eingriffes muß die Weiterbehandlung unter stationären Bedingungen zuvor besprochen und organisatorisch durchführbar sein.
- Die postoperative Behandlung und Betreuung nach einer ambulanten Operation ist besonders verantwortungsvoll. Nachvollziehbare fachliche und organisatorische Regelungen sind erforderlich.
- Die Anforderungen an das ambulante Operieren sind also nicht geringer, als an die chirurgische Tätigkeit unter stationären Bedingungen.

Auch die ambulant durchzuführenden Operationen setzen eine zeit- und fachgerechte Patientenaufklärung zwingend voraus. Der Patient muß die Gelegenheit haben, zwischen der Aufklärung und dem Eingriff das Für und Wider der Operation abzuwägen, d.h. der Patient darf also nicht einem unzumutbaren psychischen Entscheidungsdruck ausgesetzt sein [12].

Anmerkungen zum kollegialen Verhalten

Bei aller gebotenen Aufklärung ist bezüglich einer Vorbehandlung jede emotionale Äußerung und Beurteilung zu vermeiden. Unbedachte und disqualifizierende Anmerkungen führen zur Verunsicherung des Patienten und sind nicht selten der Ausgangspunkt haftungsrechtlicher Auseinandersetzungen. Es bedeutet nicht, dem Krähenprinzip das Wort zu reden, indem man dazu auffordert, Stellungnahmen ausgewogen und wertungsfrei abzugeben. Beschwerdeführende Anfragen von Patienten zu einer Vorbehandlung sollten mit dem Hinweis auf die dafür zuständige neutrale Institution der Ärztekammer beantwortet werden [14].
Beispiel: Die persönliche Auffassung eines Chirurgen über einzelne Operationsverfahren rechtfertigen nicht dazu, den Kollegen, der eine andere Auffassung vertritt, abzuwerten bzw. zu disqualifizieren. Wie schnell sich im Verlaufe der Jahre die fachlichen Auffassungen ändern können, zeigt die derzeitige Diskussion über die Technik der unaufgebohrten Marknagelung, die vor 20 Jahren als obsolet angesehen war.

Die Aufgabe, sich als Arzt an der Prüfung und Begutachtung der Tätigkeit anderer Kollegen zu beteiligen, ist besonders verantwortungsvoll. Sie erfordert in hohem Maße eine abwägende objektive und kritische Betrachtungsweise. Die juristische Wertung ist ausdrücklich nicht Bestandteil der ärztlichen Prüfung und Begutachtung von Behandlungsmaßnahmen. Der ärztliche Gutachter sollte aufgrund seiner Fachkenntnis in besonderem Maße zwischen einer eingetretenen Komplikation und einer Fehlleistung im Sinne des vorwerfbaren Behandlungsfehlers zu unterscheiden wissen.

Schlußbemerkung

Die rechtlichen Auswirkungen der Zugriffsmöglichkeiten auf Daten, die Techniken einer multimedialen Zusammenarbeit zwischen medizinischen Zentren, Ärzten, Versicherungsträgern und entsprechenden Gremien sind heute noch nicht endgültig abzusehen. Entsprechendes gilt für die kollegiale Konsultation über Videokonferenzen vor zu treffenden ärztlichen Entscheidungen, wie auch für die Vision einer Fernbehandlung von Patienten.

Außer den aktuellen rechtlichen Überlegungen ergeben sich aus der schnellen technischen Entwicklung weitere Zukunftsprobleme und zu klärende Fragen. Es erscheint sinnvoll, die jeweils rechtlichen Auswirkungen frühzeitig zu bedenken und diese nicht nur im nachhinein als Konsequenz aus Grundsatzurteilen erfahren zu müssen.

Literatur

1. Bauer KH (1961) Langenbecks Arch Klin Chir 298: 292
2. BGH-Urteil vom 14. 2. 1983 - VIZR 65/88
3. BGH-Urteil vom 10. 3. 1987 NJW (1987): 2291
4. BGH-Urteil vom 21. 11. 1987 - VIZR 65/87
5. BGH-Urteil vom 10. 3. 1992 - VIZR 64/91
6. BGH-Urteil vom 7. 4. 1992 - VIZR 192/91
7. Empfehlungen zur Thromboembolieprophylaxe bei ambulanten Patienten (1990): Chirurg 27: 853
8. Knoche NJW (1989): 758
9. Hierholzer G, Scheele H (1993) Aufklärung aus chirurgischer Sicht einschließlich Dokumentation. In: Häring R (Hrsg) Chirurgie und Recht Blackwell Wissenschafts-Verlag
10. OLG Münster Urteil vom 1. 12. 1988 - 1 U 48/50
11. OLG Schleswig Urteil vom 1. 2. 1989 - 4 U 307/86
12. Rumler-Detzel P (1992) Zu Inhalt und Zeitpunkt des Aufklärungsgesprächs vor einer längerfristig geplanten Operation. Akt Chir 27: 255-258
13. Schmidt G, Böcker F (1991) Betreuungsrecht. Jehle-Rhem, München
14. Ulsenheimer K (1988) Arztstrafrecht in der Praxis. Rdnr 138 ff.
15. Ulsenheimer K (1992) Zur zivil- und strafrechtlichen Verantwortlichkeit des Arztes unter besonderer Berücksichtigung der neuen Judikatur und ihrer Folgen für eine defensive Medizin. Med R 3: 134-141

Der unfallchirurgische Sachverständige

G. Hierholzer und H. Scheele

Einleitung

Die sozialstaatliche Bedeutung eines unfallchirurgischen Sachverständigen im System der sozialen Sicherung der Bundesrepublik Deutschland leitet sich aus der beruflichen Praxis und den theoretischen Kenntnissen der rechtserheblichen Zusammenhänge ab. Die individuelle Qualifikation wird durch die parallele Entwicklung ärztlicher Erfahrung und spezifischen Sachverstandes erreicht. Die sozialpolitisch wichtige Funktion des Sachverständigen hat sich in einer geschichtlichen Entwicklung herausgebildet, mit Hilfe derer ein Verletzter für einen Körperschaden den gerechten sozialen Ausgleich erfahren soll.

Die im Sozialwesen mitverantwortlichen Elemente des Staatsgefüges, wie Richter oder Angehörige der Verwaltungen von Sozial- oder Privatversicherungen, sind bezüglich einer Ermittlung und Bewertung von Unfallfolgen nicht sachkundig. Im Einzelfall ist es die Aufgabe des Sachverständigen, die begründenden Voraussetzungen und die Inhalte einer Anspruchsberechtigung darzulegen. Eine systematische Aus- und Weiterbildung über das medizinisch-rechtliche Beziehungsgefüge wird seit über 100 Jahren gefordert, die individuelle Ausfüllung ist jedoch auch heute noch dem besonderen Interesse des einzelnen Arztes überlassen. Dieser muß sich in seiner Funktion als Sachverständiger aus seiner Rolle als Therapeut lösen. In dem zunehmend spezialisierten und arbeitsteiligen Fachgebiet Medizin fällt dem Unfallchirurgen bei der Beurteilung von traumatischen Folgezuständen eine volkswirtschaftlich bedeutende und koordinierende Aufgabe zu. Diese dem Patienten dienende, ehrenvolle Aufgabe wird im Kreis ärztlicher Kollegen oft unterschätzt.

Historische Entwicklung

Entwicklung der unfallchirurgischen Kenntnisse in der beginnenden Neuzeit

Um das Jahr 1000 lagen die Medizin und die Wundarzneikunst in Europa überwiegend in den Händen geistlicher Funktionsträger, Mönchen oder Mitgliedern von Ritterorden. Nach dem Grundsatz „Ecclesia abhorret a sanguine“ untersagten mehrere kirchliche Konzile (Tours 1162, das IV. Lateranische Konzil 1215) jedoch dann den Geistlichen die Ausübung der Chirurgie. Durch ein Dekret verbot Bischof Mangegold 1298 in Würzburg kirchlichen Ärzten sogar die Anwesenheit bei einer Operation [26].

Die Bedeutung der Wundärzte

Chirurgie und Anatomie bildeten zunächst kein Lehrfach der Universitäten. Die Chirurgie wurde durch die Ärzte des medizinischen Faches nicht als eine wissenschaftlich begründete Tätigkeit beurteilt. Chirurgenkunst galt als ein Handwerk, die praktizierenden Wundärzte standen auf einer gesellschaftlich niederen Stufe [12, 13, 26]. Die damals maßgeblichen Universitäten verboten sogar ihren Mitgliedern die Ausübung des chirurgischen Handwerkes. Der Kontakt zu den Wundheilern, den „medizinischen Laien", war nur gestattet, sofern ihre besonderen praktischen Erfahrungen benötigt wurden [26].

Die chirurgische Ausbildung erfuhr man damals in der Regel durch private Lehrmeister. Diese waren häufig umherziehende und praktisch erfahrene Operateure, die Steinschnittoperationen, radikale Weichteilbruchoperationen und Staroperationen mit großer Fertigkeit verrichteten. Durch die Teilnahme an Kreuzzügen und Kriegsfahrten erlangten diese Operateure bisweilen große Geschicklichkeit in der Behandlung von Wunden und Knochenbrüchen [17, 26, 53].

Das erste deutschsprachige „unfallchirurgische Lehrbuch", die *Wündth-Ertzney für Wundärzte* (Anweisung zum Verbinden) wurde 1468 von Heinrich von Pfolspeundt herausgegeben. Dieser hatte seine Schule bei italienischen und deutschen Meistern erfahren und durch Tätigkeiten auf Kriegszügen erweitert. Mit Hieronymus Brunschwig und Hans von Gerssdorff, beide erfahrene Empiriker in Straßburg, die 1509 bzw. 1542 Schriften zur Wundarzneikunde herausgaben, wurde eine in dieser Zeit bedeutende Chirurgenschule gegründet. Neben umfangreichen Anweisungen zur Therapie berichten die zitierten Werke auch von Erfahrungen zur Beurteilung von Verletzungen [26].

Bader, Barbiere, Scherer, Scharfrichter

Es gab auch einige selbständig empirisch geschulte Berufsgruppen wie Bader, Barbiere und Scherer, die in Nebentätigkeit kleinere frische Wunden, Knochenbrüche oder Verrenkungen behandeln, schröpfen oder zur Ader lassen durften [12, 26, 53]. Mit ihrem medizinischen Wissen bildeten diese Berufsgruppen für den größten Teil der Bevölkerung und für die einfachen Soldaten, die sich erfahrene Wundärzte in der Regel nicht leisten konnten, auch die Funktion der „Allgemeinpraktiker" [26, 53].

Besonders Scharfrichter besaßen nach ihren persönlichen Erfahrungen Kenntnisse über die Anatomie und über die Entstehung von verrenkten Gliedmaßen oder von Frakturen. Da sie nach einer Folter oft die erzeugten Verletzungen wiederherstellen mußten, bildeten sie Fähigkeiten in der Behandlung aus. Sie therapierten Patienten in Konkurrenz mit Wundärzten, Barbieren und akademisch ausgebildeten Ärzten. Dies ging so weit, daß 1679 ein Scharfrichter mit behördlicher Erlaubnis in Ulm als Arzt praktizieren konnte. Selbst 1830 bei der Wahl um die Position eines Schweizer Landesphysikus konkurrierte noch ein Scharfrichter mit einem akademisch ausgebildeten Arzt [12].

Entwicklung der „akademischen Chirurgie"

Nach der Gründung Deutscher Universitäten ab 1350 trat die Chirurgie erst spät als Lehrfach der medizinischen Fakultät hinzu. Den Unterricht hielten in der ersten Zeit häufig nichtakademische Wundärzte [12, 17, 26]. Erst mit der Einführung chirurgisch orientierter Militärarzneischulen im 18. Jahrhundert ging die Entwicklung verstärkt hin zu akademisch umfassend ausgebildeten und examinierten Chirurgen. Eine Annäherung von Chirurgie und Medizin, deren Studium damals noch den Abschluß des Magisterexamens einer Philosophischen Fakultät voraussetzte, wurde so gefördert. Im wesentlichen ist es dem unablässigen Streben des Freiburger Ordinarius für Chirurgie, Matthäus Mederer (1739–1805), zu verdanken, daß Kaiser Joseph II. 1783 das Studium der Chirurgie dem der Medizin gleichstellte [17].

Mit fortschreitender Entwicklung des qualitätsorientierten medizinischen Denkens schlossen sich die Behörden zunehmend der lange erhobenen Forderung an, daß die ärztliche Tätigkeit auf akademisch ausgebildete und staatlich geprüfte Personen beschränkt werden müsse. Dies wurde jedoch erst 1885 mit Einführung der einheitlichen Approbationsordnung ermöglicht [13, 17, 53, 59].

Die geschichtlich gewachsene Stellung der Sachverständigen zwischen Medizin und Recht

Seit Hippokrates ist die Ausübung ärztlicher Tätigkeit auf ein gewissenhaftes Studium und eine ärztliche Ethik gegründet [1]. Ärzte schufen selbständig Standesordnungen. Gesetzgebende staatliche Instanzen entwickelten Vorschriften, die das Zusammenleben der Menschen regelten [7, 11, 23, 19]. In diesem Sozialgefüge wurden Ärzte im Rahmen gerichtlicher Verfahren als Berater der Richter oder zur Beurteilung ärztlicher Behandlungen schon früh sachverständig tätig.

Aufgaben der Wundärzte

Antistius, der Leibarzt Cäsars, untersuchte 44 v. Chr. die Wunden des ermordeten Imperators und fand den Stich in den Thorax als denjenigen heraus, der letztendlich tödlich war. Zur Zeit Hadrians (117–238 n. Chr.) untersuchte ein Arzt in Streitfällen den Patienten vor Gericht, die Dokumentation erfolgte durch die Richter [75]. Zur Beurteilung von Verletzungen wandten die beteiligten Ärzte operative Fertigkeiten an. Die ärztliche Untersuchung war Teil des rechtlichen Verfahrens. In merowingischer Zeit nennen die ältesten bekannten deutschen Rechtswerke, *Pactus* und *Lex Alamannorum*, Mediziner als Sachverständige [11, 13, 59, 75].

In Freiburg besahen noch 1218/20 nur die Richter den Verletzten oder Toten. Zunehmend wurden in der Beurteilung von Wunden besonders erfahrene „Wundärzte" von Gerichten beauftragt, um im Falle des Todes die Kausalität zwischen Verletzung und Tod im Rahmen eines Klagebeweises festzustellen. 1407/17 sah die Strafprozeßordnung von Freiburg die generelle Zuziehung von Wundärzten vor [59, 75]. Im Rahmen der gesellschaftlichen Neuorientierung zur Zeit des Mittelalters beschloß der Reichstag zu Freiburg 1498, eine generelle Reform des Strafrechts vorzunehmen. Dieses neue Rechtswerk wurde 1532 mit der Herausgabe der *Peinlichen Halsgerichtsordnung* Karls des V. abgeschlossen. Diese älteste deutsche Strafprozeßordnung, die Carolina, sah auch bei einer fehlerhaften ärztlichen Behandlung die Einvernahme von sachverständigen Ärzten als Gutachter vor [7, 11, 75].

Die Wundschau übernahmen zunächst die Ratsbarbiere, im 16. Jahrhundert in Berlin der Hofbarbier des Kurfürsten. Gerichtliche Untersuchungen erfolgten im 18. Jahrhundert in Preußen durch den Kreisphysicus und einen „Chirurgus forensis", dem seit 1770 für die gerichtliche Leichenöffnung bestellten Wundarzt. 1818 schrieb die Hamburger Medizinalordnung vor, daß die Stadtphysici unter Assistenz der Ratschirurgen die gerichtlichen Sektionen und die Ausfertigung sog. „Visi reperti", d.h. die Erarbeitung eines Gutachtens, vorzunehmen hatten [53, 59, 75].

Bedeutung der Kollegialität

Die Beurteilung einer ärztlichen Handlung durch einen sachkundigen Gutachter war aus gerichtlicher Sicht erschwert durch strenge berufsständische Vorschriften, die Ärzte zu kollegialem Verhalten untereinander anhielten. Auch sachverständige Äußerungen zur Frage einer Behandlungsstrategie im Rahmen eines Konsiliums, d.h. der kollegialen Beratung zur Lösung eines medizinischen Problems, oder bei der Konsultation eines zweiten Arztes durch den Patienten selbst, waren nur eingeschränkt möglich [1, 53]. Probleme mußten damals in den eigenen Reihen erörtert werden. Ein konsultierter Arzt konnte eine vorangegangene Behandlung bei hohen Strafen nicht öffentlich kritisieren [11, 19].

Die ältesten Vorschriften beziehen sich hierbei auf chirurgisch Tätige (Wundärzte, Bader, Scherer, Barbiere), deren kollegialer Geist durch die Zusammenfassung in Zünfte und Gilden gefestigt worden war [1, 11, 13, 19]. Bei schweren, möglicherweise lebensgefährlichen Verletzungen waren die Mitglieder verpflichtet, andere sachverständige Kollegen zur Beratung hinzuzuziehen, „damit der Verwundete weniger verwahrlosen würde" [19]. 1483 bzw. 1557 durfte in Konstanz bzw. Oldenburg keiner den von einem anderen angelegten Verband anrühren, auch wenn der Kranke die Behandlung durch einen anderen „Meister" begehrte, wenn nicht der erste Behandler vorher bezahlt worden war. Auch „Kunden abdingen" oder „Gesinde abzuziehen" war verboten [19]. Eine Behandlung war staatlich unkontrolliert, ein allgemeiner Schutz der Patienten nicht gegeben.

Staatliche Einflüsse zur Qualitätskontrolle

Um den Einfluß auf die Heilkundigen auszudehnen, erließen Städte eigenständige zu beeidende „Medizinal Ordnungen" im Sinne von Berufs- oder Ärzteordnungen, die ethische Seiten der Tätigkeit, Visitenpflicht und Gebühren regelten. Die im jeweiligen Bereich Tätigen mußten diesen zwingend Folge leisten [11, 14, 53, 59]. 1785 wurden in den Herzogtümern Jülich und Berg Vorschriften erlassen, nach denen sich die Ärzte einem Konsilium nicht entziehen konnten, auch Streitereien wurden unter Strafe gestellt [53]. Mit diesen Medizinalordnungen sollte den Patienten aus juristischer Sicht eine qualifizierte fehlerfreie Behandlung durch Ärzte und Wundärzte gesichert werden. Die Zuständigkeitsbereiche der in der Heilkunde wirkenden Ärzte, Wundärzte, Bader und Barbiere wurden exakt festgelegt [53, 59].

Im Deutschen Bund von 1815 gab es in den 39 Staaten noch keinen einheitlichen Ärztestand. Es wurde zwischen Medizinern, den approbierten und promovierten Ärzten, Chirurgen und Wundärzten unterschieden. 1818 erließ der Hamburger Rat eine Medizinalordnung mit genauen Vorschriften zur „klaren und deutlichen" Abfassung von Gutachten der Ratschirurgen [53]. Ab 1869 unterstanden auch die im medizinischen Bereich tätigen Personen einer Gewerbeordnung. Diese ließ jedoch eine „Kurierfreiheit" zu und ermöglichte die Ausübung eines Heilberufes unter falschen Voraussetzungen, d.h. ohne Examen. Das unberechtigte Führen des Dr.-Titels hatte nur geringe Strafen zur Folge. Die Ausübung einer Praxis im „Umherziehen" war möglich. Nur der Titel „Arzt" war geschützt und mit universitärem Studium und Prüfungen pflichtgemäß verbunden [7, 69]. Erst mit der Einführung der „Reichsgesetze betreffend der ärztlichen Prüfung" vom 2. Juni 1885 wurden Vorschriften ähnlich einer Approbationsordnung gültig [59].

Entwicklung der modernen Sozialpolitik als Grundlage der Tätigkeit unfallchirurgischer Sachverständiger

Der Mensch ist schon immer bei der Verrichtung seiner täglichen Aufgaben von Unfällen bedroht worden. Sozialen Schutz im weiteren Sinne gewährte die Solidargemeinschaft der Innung oder Knappschaft [22, 61]. Mit der Entwicklung der Industriegesellschaft ging dieser allgemeine Schutz für die freien Lohnarbeiter verloren. Im 18. Jahrhundert gab es in Preußen gesetzlichen Schutz nur für einzelne Berufsgruppen (1794 für Seeschiffer, 1810 für „landwirtschaftliches Gesinde"), jedoch keine allgemeine Sicherung im Krankheitsfall [22, 61].

Einführung des allgemeinen Versicherungsschutzes

Ein versicherungsrechtlicher Unfallschutz auf privater Basis war bereits für Seeschiffer nach dem Seerecht von Wisby 1541 möglich, im 18. Jahrhundert konnten Unfälle durch sog. Arm- und Beinbruchgilden abgesichert werden [28].

Dem Vorbild Englands folgend begann sich sozialpolitisches Denken angesichts der allgemeinen Notlage großer Bevölkerungsteile erst Anfang des 19. Jahrhunderts zunehmend durchzusetzen. Am 9. 3. 1839 erschien das Preußische Regulativ über Beschäftigung Jugendlicher in den Fabriken, das die Arbeit von Kindern unter 9 Jahren gesetzlich untersagte. Damals bewirkten auch Katastrophen, u.a. in Bergwerken, politische Impulse zu einer Reform des Schadensersatzrechtes, so daß 1871 das Reichshaftpflichtgesetz zur privaten Absicherung, das die Haftung der Unternehmer erweiterte, erlassen wurde [22, 61]. Durch diese Regelung wurde das Problembewußtsein für den Arbeitsunfall geschärft.

Aufgrund gesellschaftspolitischer Zwänge verkündete am 17. 11. 1881 Reichskanzler Bismarck eine Absichtserklärung, mit der die Geschichte der bahnbrechenden sozialpolitischen Neuerungen zur sozialen Sicherung der Bevölkerung ihren

Anfang nahm. Bis dahin war ein geschädigter Arbeitnehmer entweder auf den guten Willen des Arbeitgebers im Rahmen einer gütlichen Einigung oder auf einen für ihn meist unerschwinglichen Klageweg angewiesen, um nach einem Arbeitsunfall zu einer Entschädigung zu gelangen. Am 15. 6. 1883 wurde das Krankenversicherungsgesetz, am 6. 7. 1884 das Unfall-Versicherungsgesetz erlassen und 1889 die Invaliden- und Altersversicherung eingeführt [4, 5, 11, 14, 21, 28, 35, 61, 59, 69].

Bedeutung der Gesetzlichen Unfallversicherung

Der Umfang der gesetzlichen Leistungen und die Zahl der anspruchsberechtigten Personen nahmen in den folgenden Jahrzehnten erheblich zu. 1894 waren in Deutschland 18 Mill. Personen, d.h. etwa 1/3 der Einwohner, im Rahmen der Gesetzlichen Unfallversicherung, etwa 7 Mill. in den Krankenkassen und 11,5 Mill. über die Invaliditäts- und Altersversorgung versichert [4, 71, 73]. Die Leistungspflicht der Berufsgenossenschaften trat zunächst erst mit Ablauf der 13. Woche nach dem Unfall ein, so daß etwa 11 Mill. Versicherte bis dahin fast vollständig ohne ärztliche und materielle Hilfe blieben. Eine Behandlung erfolgte in diesem Zeitraum durch die nichtakademischen Wundärzte, nach Thiem „Pfuscher", so daß erhebliche Folgeschäden eintraten [73].

Der eigentliche Schutzgedanke der Gesetzgebung wurde fortdauernd weiterentwickelt, so daß die Berufsgenossenschaften ab dem 1. 1. 1893 bereits unmittelbar nach dem Unfall die Behandlung übernehmen konnten. Erst später wurde dies zur Pflicht [4, 72, 79].

Die gesellschaftliche Stellung der Sachverständigen

Die Stellung der Ärzte innerhalb der Gesellschaft erfuhr einen erheblichen Wandel. Mit Einführung der staatlichen Gewerbeordnung von 1883 war der Arzt zu einem konzessionspflichtigen Gewerbetreibenden geworden. Ärzte waren in einem besonderen individuellen Vertrauensverhältnis zum Patienten im Rahmen der Einzelbehandlung, der Armenfürsorge, beim Betreiben von Hospitälern und im Bereich der öffentlichen Gesundheitspflege tätig. Mit den neuen gesetzlichen Bestimmungen wurden sie neben der Tätigkeit als Therapeut zu staatlich verpflichteten Sachverständigen, die im Rahmen von Behandlung, sachverständiger Begutachtung und bei der Abgabe von Zeugnissen zur Arbeitsunfähigkeit ehemals vertrauliche Informationen an staatliche Institutionen zu übermitteln hatten. Dies wurde von den Zeitgenossen teilweise schmerzlich empfunden, der Arztberuf jedoch deutlich aufgewertet [69, 74, 77].

Als selbständiger Gewerbetreibender wurde der Arzt Bindeglied zwischen Arbeitgeber, Arbeitnehmer und Versicherung [4, 59]. Ohne ihn konnte der soziale Ausgleich eines erlittenen Körperschadens nicht erfolgen [79]. Die fachlichen Erkenntnisse der sachverständigen Ärzte wurden durch die Politik bei der Lösung volkswirtschaftlicher Probleme berücksichtigt und hatten so bedeutende Einflüsse auf die deutsche Sozialpolitik [5]. Die Entwicklung der sich spezialisierenden Unfallheilkunde und Begutachtung wurde mit Einführung der Unfallgesetzgebung bedeutend gefördert.

Entwicklung der Aufgaben von unfallchirurgisch sachverständigen Ärzten

Mit der Einführung der Gesetzlichen Unfallversicherung hatten sich parallel Methoden moderner Operationsverfahren mit Anästhesie und Asepsis entwickelt. Das Hauptinteresse der Chirurgen war auf die nun möglichen Operationen gerichtet, wodurch die Verletzungschirurgie in den Hintergrund trat [71, 73, 79]. Röntgenuntersuchungen machten die Diagnostik sicherer, die Einführung neuer Körperersatzstücke verbesserte die Behandlungsmöglichkeiten [73]. Chirurgen nahmen in Anbetracht der funktionellen Bedeutung der Heilungsergebnisse verstärkt Rücksicht auf die Auswirkungen einer Operation [2]. Die Unfallgesetzgebung förderte das wissenschaftliche Interesse der Chirurgen an der Unfallheilkunde. Über die intensive Beschäftigung mit dem Problemfeld nahm die Sachkunde in der Beurteilung von Verletzungen zu [35].

Es bleibt anzumerken, daß Unterschenkelfrakturen zu dieser Zeit noch eine mittlere Heilungszeit von 32 Monaten hatten [73]. In den ersten Jahren nach Einführung der Unfallversicherung wuchs die Zahl und Höhe der Rentenleistungen erheblich, da eine Nachbehandlung erst mit der Bekämpfung der Folgezustände nach der 13. Woche beginnen konnte. 1886 betrug die Summe der Rentenleistungen noch etwa 2 Mill. gegenüber 32 Mill. 1892 [4]. Die Zahl der entschädigten Unfälle stieg jedoch nur von 10000 auf 60000 [79].

Wandel des Krankheitsverständnisses

Das allgemeine Krankheitsverständnis erfuhr einen Wandel. Hatte man sich bis dahin in der Forschung noch mit der Analyse der Zustandsbilder beschäftigt, begann man nun, den kausalen Ursachen auf den Grund zu gehen [5]. Krankheitsbilder wie die „Lehrlingsskoliose", die „Töpferbrust" oder das „Bauernbein", die zunächst noch als Berufskrankheiten galten, wurden im Laufe der Zeit als konstitutionsbedingt eingeschätzt [4, 6, 18, 40, 48, 70, 72]. Nachdem die kausale Beziehung von Trauma und Entstehung einer Knochentuberkulose durch Becker 1895 noch anerkannt wurde, ließ Liniger 1923 dies nur noch in besonderen Ausnahmen gelten [4, 42].

In der Nachbehandlung konnte so ab 1895 mit der medikomechanischen Therapie nach Gustav Zander bereits ein Vorläuferverfahren der heutigen Isokinetik eingesetzt und später auch in der Begutachtung angewendet werden [40]. Massagen, Heißluftbehandlungen und Freiturnen bildeten die Grundlage für die moderne Physio- und Sporttherapie, die durch die Gesetzliche Unfallversicherung nun auch einem breiteren minderbemittelten Anteil der Verletzten zugänglich wurden [72, 73]. Mit der zunehmenden und frühzeitig einsetzenden Therapie und intensiven Nachbehandlung besserten sich auch die Heilresultate nach schweren Verletzungen erheblich. Die durchschnittliche Entschädigungssumme sank von 1889–1895 von

192 auf 74 Mark [4]. Die an der Rehabilitation beteiligten Kliniken wurden diesbezüglich im Volksmund als „Rentenquetschen“ bezeichnet.

Auswirkungen der Sozialpolitik

Nicht nur aus staatswissenschaftlicher Sicht ergaben sich jedoch auch negative Auswirkungen der Sozialgesetzgebung auf das Krankheitsbewußtsein. Es fiel auf, daß ausländische Verletzte, für die die Bedingungen der Rentenversicherung nicht zutrafen, unter identischen Bedingungen viel kürzere Heilungszeiten benötigten. Die unkomplizierten Brüche des Schlüsselbeines, die bis dahin einen Heilverlauf von 20–40 Tagen aufwiesen, erforderten nach Einführung der berufsgenossenschaftlichen Fürsorge Behandlungszeiten von 2 Monaten. Nachdem in den ersten 10 Jahren nach der Einführung 0,26% der Verletzten auf Dauer erwerbsunfähig blieben, waren es nach weiteren 10 Jahren bereits 6,6% [5].

Verantwortung der unfallchirurgischen Sachverständigen im System der sozialen Sicherung

Aufgaben der Begutachtung

Nachdem die ärztlichen Gutachter bereits bei der Einschätzung von Unfallfolgen für die Privaten Unfallversicherungen nach vereinbarten Gliedertaxen Erfahrungen gesammelt hatten, bewirkte die Einführung der Gesetzlichen Unfallversicherung einen Innovationsschub. Gleichzeitig kam es mit Einführung der gesetzlichen Invalidenfürsorge zu umfangreichen Erkenntnissen in der Beurteilung von schweren kriegsbedingten Verletzungen und deren Bedeutung für die berufliche Integrationsfähigkeit des Einzelnen [58, 72, 74]. Für die Invaliditätsversicherung waren unfallchirurgische Sachverständige überwiegend im Rahmen von Spezialgutachten oder für die Schiedsgerichte der Arbeiterversicherung tätig. Die gesellschaftlichen Institutionen, die Ärzteschaft, die Politiker und die Presse waren über den „humanen Zug der Unfallversicherung“ gleichermaßen begeistert. Man war sich einig, „daß nicht genug geschehen könne, um die Verletzten der Wohltat des Gesetzes teilhaftig werden zu lassen“ [72].

Entwicklung der Begutachtungsgrundlagen und Normen

Anfänglich entbehrte die Begutachtung noch der wissenschaftlichen Grundlagen, so daß selbst vor Gericht häufig ein Verletzter nach Thiem „zu Unrecht Recht und Entschädigung zugebilligt“ bekam [72]. Die Summen der Entschädigungsleistung stiegen an, so daß die Finanzierung nicht mehr gewährleistet schien. So schlug die Begutachtungspraxis bald in das Gegenteil um, nämlich in eine harte ungerechtfertigte Begutachtung [72]. Die Gutachter sammelten Erfahrungen in der Einschätzung von „Simulantentum“ und „Unfallneurosen“. Anfangs konnte aus „Bagatellverletzungen“ noch völlige Erwerbsunfähigkeit resultieren. Nach und nach entwickelten die Gutachter jedoch eine begründete Sicherheit der Beurteilung [4, 5, 48, 71, 79]. Eine ähnliche Entwicklung war zwischen 1980 und 1996 bei der Einschätzung von posttraumatischen Beeinträchtigungen der HWS erneut zu beobachten [30, 33].

Schon früh bemühten sich unfallchirurgisch erfahrene Ärzte um eine objektive und an der wissenschaftlichen Basis orientierte Begutachtung unter Berücksichtigung der Kausalität von Unfallereignis und nachgewiesenem Körperschaden. Namentlich L. Becher und C. Thiem legten 1885 bzw. 1898 Maßstäbe und die Grundlagen für eine Begutachtung fest, die in ihrer Deutlichkeit und Sachdarstellung auch teilweise heute noch Gültigkeit besitzen [4, 71].

Becher untersuchte unter vielem anderen die Bedeutung des Gelenkknarrens und die Aussagekraft von Umfangsmessungen ebenso, wie er Anweisungen zur Erkennung von vorgetäuschten Behinderungen aufstellte. Becher bemerkte, daß „die Verwendbarkeit eines Gutachtens mit der Bestimmtheit der Ausdrucksweise wächst“. Einhellig wird die deutsche Sprache auch zur Beschreibung der medizinischen Befunde gefordert und entsprechende Übersetzungen angeführt [4].

Thiem appellierte in seinem Vorwort: „Vom Arzt wird ein sachverständiges Urteil verlangt. Humanität zu üben, ist Sache der Berufsgenossenschaften und Richter. Die wahre Humanität auch Unfallverletzten gegenüber ist einzig und allein die Gerechtigkeit.“ „Von unserer Gewissenhaftigkeit, von unseren Kenntnissen und Erfahrungen hängt das Wohl und Wehe einer großen Zahl unglücklicher Menschen ab, und wir müssen unser Urteil objektiv und niemand zu Liebe und niemand zu Leide wie die Richter abgeben. Und wenn wir jemals schwanken sollten, zu wessen Gunsten die Waagschale herniedergehen soll, so kann es keinen Zweifel geben, daß dies zu Gunsten der Verletzten geschehen muß“ [71].

Die Grundlagen wurden von sachkundigen und erfahrenen Ärzten in Zusammenarbeit mit den Institutionen fortentwickelt und über Generationen optimiert [4, 6, 18, 21, 30, 32, 33, 42, 45, 47, 48, 52, 55, 64 71]. Die Begutachtung hatte unabhängig von „Medizinischen Schulen“ wertend zu erfolgen [23, 79]. Die Abfassung von Gutachten sollte schlüssig sein, die Gutachten über den Verletzten selbst und nicht über den vorherigen Gutachter ausgestellt werden [4, 6, 71].

Wandlung durch Schulung der Gutachter und Gesetzesänderung

Bereits Ende des vorangegangenen Jahrhunderts wurde durch die wesentlichen Autoren immer wieder ein Mangel an ausreichendem Interesse für die bedeutende Aufgabe in dieser Leistungsfunktion des unfallchirurgischen Sachverständigen für das Sozialsystem und das Fehlen einer speziellen Fortbildung beklagt [4, 23, 79]. Wesentliche Bedeutung wurde auch der Kenntnis der Gutachter über die gesetzlichen Rahmenbedingungen eingeräumt. Thiem erhob die politische Forderung, Mängel des Beurteilungssystems und aus dem Gesetz resultierende Ungerechtigkeiten aufzudecken und eine gesetzliche Änderung herbeizuführen [71].

Begriffsdefinition der Begutachtung

Bereits 1892 wurde für die Gesetzliche Unfallversicherung festgelegt, daß die betriebliche Tätigkeit „wesentliche Ursache des Unfalls gewesen sei" [55, 61]. Diese Theorie der wesentlichen Bedingung ist bis heute die Grundlage der Kausalitätsfeststellung geblieben. Der Gutachter hatte die Arbeitsfähigkeit bzw. die Minderung der Erwerbsfähigkeit festzulegen. Dies war ohne Erfahrungen am Anfang schwer, da in der vorangegangenen Zeit mit nach heutigen Kriterien erheblichen funktionsgestörten Extremitäten noch ein konkurrenzfähiger Broterwerb möglich gewesen war [71]. Zur Beurteilung gelangten die Einschränkungen, die der einzelne Verletzte nach seinen Kenntnissen und Fähigkeiten auf dem gesamten Arbeitsmarkt durch die Verletzungsfolgen erfuhr. Diese Einschätzungsrichtlinie ist im wesentlichen bis heute aktuell.

Die ärztliche Einschätzung entsprach einem Vorschlag, dem der Auftraggeber nicht folgen mußte. Neben den durch die privaten Versicherungen frei vereinbarten Sätzen, nach denen Gliedmaßenverluste oder eine Einsteifung beurteilt wurden, entwickelten sich parallel Rentensätze der Gesetzlichen Unfallversicherung für bestimmte Verletzungsfolgen. Diese beruhten auf Erfahrungen und den Ergebnissen von Widerspruchsverhandlungen [4, 6, 72]. In Anbetracht der damaligen wirtschaftlichen und sozialen Verhältnisse bedeutete die abstrakt bemessene MdE jedoch auch tatsächlich einen entsprechenden Verdienstausfall.

Entwicklung der Rahmenbedingungen

Bezüglich der gesetzlichen Rahmenbedingungen für eine sachverständige Tätigkeit haben sich im Bereich der Gesetzlichen Unfallversicherung und des Sozialrechts wie auch der Privaten Unfallversicherung teilweise bis heute erhebliche Änderungen ergeben. Die soziale Sicherung wurde umfassender, das Aufgabenfeld durch Begutachtungen im Rahmen des Arzthaftungsrechts erweitert.

Die praktischen ärztlichen Berufsaufgaben als Grundlage einer Sachverständigentätigkeit erfuhren parallel mit der Einrichtung entsprechender Fachgesellschaften eine immer höhere Spezialisierung. Den unfallchirurgischen Ärzten kommt heute im klinischen Alltag die Aufgabe der umfassenden medizinischen Behandlung von Unfallverletzten und die Koordination der ärztlichen Betreuung durch Ärzte anderer Fachgebiete zu. Sie sind durch den täglichen Umgang mit den Verletzten in der Beurteilung der entsprechenden unfallabhängigen Zustandsbilder und deren prognostischen Entwicklungsmöglichkeiten besonders erfahren.

Die Aufgaben und die sozialpolitische Bedeutung des unfallchirurgischen Sachverständigen in der heutigen Zeit

Umfang des Aufgabenfeldes

Das Aufgabenfeld der unfallchirurgischen Sachverständigen erwächst aus dem gesamtstaatlichen System der Bundesrepublik Deutschland. Die soziale Sicherung erfuhr seit der Einführung unter dem Einfluß der Rechtsprechung, der medizinischen Entwicklung und der gesellschaftlichen Rahmenbedingungen eine erhebliche Verbesserung. Nach der Einbeziehung der Kindergarten- und Schulkinder sowie der Studenten in die Gesetzliche Unfallversicherung ist der überwiegende Teil der Bevölkerung in das Sicherungssystem einbezogen.

Bei einer Wohnbevölkerung 1994 von 81,4 Mill. wurden 50,6 Mill. Mitglieder in der gesetzlichen Krankenkasse und 53,8 Mill. Versicherte in der Gesetzlichen Unfallversicherung, davon 16,3 Mill. Kinder, Schüler und Studenten verzeichnet. 2,1 Mill. Arbeitsunfälle wurden gemeldet, davon 64,5 Tsd. erstmals mit einer Rente entschädigt. 2668 dieser Unfälle hatten Todesfolgen (125 Kinder). Bei Verkehrsunfällen verletzten sich 511 Tsd. Personen, es gab 20000 Unfalltote, davon starben nach Verkehrsunfällen 9814. Es gab 2,2 Mill. körperlich durch Schäden an Extremitäten und Wirbelsäule oder mit Querschnittslähmungen Behinderte. Vor lokalen Sozialgerichten konnten 17411, vor Landessozialgerichten 2562 und vor dem Bundessozialgericht 306 Klagen bezüglich eines Verfahrens unter Einbeziehung einer Unfallversicherung abgeschlossen werden [67]. Allein vor der Gutachterkommission der Ärztekammer Nordrhein-Westfalen kam es zu ca. 450 Verfahrensanträgen über unfallchirurgisch/orthopädische Fragestellungen [78].

In der Verknüpfung von Recht und Medizin ist der unfallchirurgische Sachverständige bei der Beurteilung von Unfallfolgen, in Streitfällen vor Gericht und bei Verhandlungen vor den Gutachtergremien der Ärztekammern in verschiedener Hinsicht gefordert. Der Aufgabenbereich betrifft die sozialrechtliche Problematik, wie auch Stellungnahmen für Krankenversicherungen, für die Kriegsopferfürsorge und für die Rentenversicherung [14, 27, 28, 31, 34, 49]. Das hohe Maß der sozialen Sicherung weist dem unfallchirurgisch kundigen Arzt als sachverständigem Ratgeber eine zentrale ärztliche und soziale Rolle zu [10, 21, 50].

Grundsätzliche Aufgaben des Sachverständigen

Der unfallchirurgische Sachverständige verfügt nach seiner Ausbildung über umfassende Kenntnisse der Entwicklung posttraumatischer Zustände und deren individueller Bedeutung für die resultierenden Behinderungen. Ihm obliegt die Aufgabe, festzulegen und zu erläutern, ob behauptete Beschwerden nachzuvollziehen und objektivierbar sind, ob Behinderungen kompensierbar sind und inwieweit sekundäre Folgen durch weitere Belastungen eintreten können [43, 44, 47, 55, 57]. Dieses setzt profunde unfallchirurgische Kenntnisse, eine ständige Forschung und Fortbildung voraus [24, 50, 68]. Die Beurteilung muß die Qualität und Zuverlässigkeit einer an „Sicherheit grenzenden Wahrscheinlichkeit" erfüllen [21, 30, 33, 55]. Schon die Attestierung einer Arbeitsunfähigkeit erfordert Sachverstand und soziale Verantwortung mit erheblichen Konsequenzen für den Einzelnen und die Gemeinschaft.

Zur Beurteilung sind medizinische Erkenntnisse, die methodisch erforscht wurden, deren Hintergründe und Methoden plausibel und reproduzierbar sind und die in der modernen Wissenschaft allgemeine Gültigkeit besitzen, heranzuziehen und nicht Hypothesen [21, 41]. Die schlüssigen Ausführungen müssen transparent, unparteiisch und frei sein von einer Rivalität dem Kollegen gegenüber [50]. Mit diesen Grundsätzen nicht zu vereinbaren sind „Gefälligkeitsatteste", die dem Vertrauen in das sozialstaatliche Gerechtigkeitsgefüge abträglich sind [10, 21, 24, 41, 46]. Die Qualität und der entscheidungsgebende Einfluß der sachlichen Äußerungen auf die sozialrechtlichen Instanzen ist nur schwer zu überprüfen [64]. Zur Wahrung eines umfassenden Qualitätsanspruchs bedarf es externer und interner Kontrollmechanismen [34, 36, 38, 64].

Das hohe Maß an Objektivität ist in jedem Fall die anzustrebende Zielebene der Darlegungen. Nur so kann eine der unabdingbaren Grundlagen des Sozialrechts, der Gleichheitsgrundsatz des Art. 3 Abs. 1 des Grundgesetzes, erfüllt werden. Dieser schweren gesellschaftlich und für den einzelnen Verletzten bedeutsamen Aufgabe sollte sich ein unfallchirurgischer Sachverständiger nicht entziehen [52, 64, 76]. Seine geschichtlich gewachsene Verantwortung leitet sich aus dem Spannungsfeld zwischen juristischem und ärztlichem Denken ab [3, 21, 76].

Der unfallchirurgische Sachverständige als Gutachter sozialstaatlicher Institutionen

Auswahl des Sachverständigen

Die Berufsordnung für Ärzte (§§ 15 und 16) und das Sozialgesetzbuch (SGB) X (§§ 21 und 100) verpflichten dazu, Befundberichte nach bestem Wissen abzugeben. Die Ärzte werden somit als sachverständige Zeugen tätig [54, 65]. Neben den oben angeführten grundsätzlichen fachlichen Voraussetzungen sollte sich ein Sachverständiger durch eine gute Kenntnis der Sachverhalte und der rechtlichen Bedingungen auszeichnen.

Nach §§ 74 StPO, 407 ZPO hat der Sachverständige der Ernennung Folge zu leisten, wenn er zur Erstattung von Gutachten der erforderlichen Art öffentlich bestellt ist oder wenn er die Wissenschaft, die Kunst oder das Gewerbe, deren Kenntnis Voraussetzung der Begutachtung ist, öffentlich zum Erwerb ausübt oder wenn er zur Ausübung derselben öffentlich bestellt oder ermächtigt ist. Zur Erstattung ist auch der verpflichtet, der sich hierzu vor Gericht bereit erklärt hat [20, 80].

Bei der Auswahl darf jedoch nicht unberücksichtigt bleiben, daß die unfallchirurgischen Sachverständigen häufig unter der Doppelbelastung aus der ärztlich-therapeutischen und der gutachtlichen Tätigkeit stehen. Um Terminverzögerungen zu vermeiden, erscheint deshalb die Absprache mit dem Gutachter vor der Vergabe eines Auftrags zweckmäßig [14, 20, 64, 68]. Nach § 407a ZPO hat der Sachverständige zu überprüfen, ob der Auftrag in das durch ihn zu überblickende Gebiet fällt, andernfalls muß er ihn unter bestimmten Umständen zurückgeben [41]. Den Auftrag selbst darf er nicht auf andere übertragen. Im Rahmen der Gesetzlichen Unfallversicherung kann der Sachverständige ein Gutachten auch an „fachliche Hilfskräfte" delegieren. Mit seiner Unterschrift hat er jedoch dann für die Qualität zu bürgen [49].

Auftraggeber der unfallchirurgischen Sachverständigen

Bereits im Rahmen der täglichen Arbeitspraxis wird ein unfallchirurgisch Sachkundiger als sachverständiger Zeuge tätig. Atteste zur Arbeitsunfähigkeit, Befundberichte und Atteste für Versicherungen und Behörden werden häufig ohne deren Antrag nach privater Aufforderung durch den Verletzten den Anträgen auf Sozialleistungen beigefügt [54]. Die Tragweite solcher Berichte wird häufig unterschätzt. Sie können dem Urkundenbeweis über vergangene Tatsachen und Diagnosen dienen und unterliegen aus diesem Grund den gleichen formalen Anforderungen wie ausführliche Gutachten [60, 62].

Privaten Gutachten nach einem Patientenauftrag droht bei ungenügender Aktenlage und Unkenntnis der rechtserheblichen Gesichtspunkte die Gefahr einer Parteilichkeit. Sie sind später durch das Gericht nicht als Sachverständigengutachten zu verwerten und müssen nicht bei der Beweiswürdigung berücksichtigt werden [21, 45, 55].

Sozialleistungsträger, Gerichtsbarkeit, Prüfkommissionen

Sozialleistungsträger

Unter diese fallen alle Beurteilungsaufgaben von Gesundheitsschäden, die durch das Bundesversorgungsgesetz, Soldatenversorgungsgesetz, Zivildienstgesetz, Opferentschädigungsgesetz, Unterhaltsbeihilfegesetz, Häftlingshilfegesetz und Bundesseuchengesetz abgesichert sind. Entschädigung erhält derjenige, der durch ein schädigendes Ereignis entsprechend der gesetzlichen Vorgabe einen gesundheitlichen Schaden erlitten hat. Die haftungsbegründende und haftungsausfüllende Kausalität muß ausschließlich nach der sozialrechtlichen Kausalitätslehre beurteilt werden. Zur Anspruchsberechtigung genügt die Wahrscheinlichkeit des ursächlichen Zusammenhangs. Umfassende Leistungen und Rentenzahlungen sind entsprechend geregelt. Die Stellung des Sachverständigen orientiert sich an den Bedingungen der gerichtlich bestellten Gutachter [10, 47, 54, 55, 57].

Weitere Tätigkeitsfelder stellen Untersuchungen im Rahmen des Sozialhilferechts und des Schwerbehindertenrechts dar. Die Beeinträchtigungen werden nach dem Grad der Behinderung (GdB), d.h. der individuellen Abweichung des Körperzustandes eines Antragstellers vom alterstypischen Zustandsbild einer Normbevölkerung, ermittelt. Schwerbehindert im Sinne des Gesetzes ist derjenige, der einen GdB von 50% bzw ggf. 30% erreicht, wenn er seinen Arbeitsplatz ohne fremde Hilfe nicht erreichen kann [10, 21, 45, 55].

Gesetzliche Unfallversicherung

Die Aufgaben, die aus dem Bereich der Gesetzlichen Unfallversicherung resultieren, stellen für den unfallchirurgisch Sachverständigen ein wesentliches Betätigungsfeld dar. Sie bietet dem Verletzten ein umfassendes Leistungsspektrum von der Primärtherapie und Rehabilitation bis hin zur Reintegration. Träger sind die gewerblichen

Berufsgenossenschaften, die Bundes- bzw. Landesausführungsbehörde für Unfallversicherung, die Gemeindeunfallversicherungsverbände oder die Eigenunfallversicherungen der Städte, die Landwirtschaftlichen und die Seeberufsgenossenschaften. Beitragsfrei versichert sind u. a. viele ehrenamtliche Tätigkeiten des sozialen Lebens, in Vereinen, bei Unfallhilfe oder Hilfe anderer in Gefahrensituationen. Die Leistungspflicht betrifft den „Arbeitsunfall" und die „Berufskrankheit". Alle Leistungen einschließlich entsprechend erforderlicher Nebenleistungen, die geeignet erscheinen, die Wiedereingliederung der Verletzten zu ermöglichen, müssen gewährt werden [36, 55, 61].

Die fachlich den modernsten Methoden angepaßte Behandlung durch unfallchirurgische Sachverständige, eine andauernde Überprüfung des Heilverlaufs und die wissenschaftliche Eigenkontrolle der Behandlungsmethoden setzen einen hohen Ausbildungsstandard und ständige Fortbildung voraus. Die sachbezogene Übermittlung von Befundberichten an die Träger der Gesetzlichen Unfallversicherung dient der Steuerung des Heilverfahrens und der Qualitätssicherung. Bei Problemen im Heilverlauf kann durch die Unfallversicherungsträger ein zusätzlicher Sachverständiger eingeschaltet werden.

Die Begutachtung wird in einem Spannungsfeld zwischen Auftraggeber, Recht, Versicherten, Medizin und unfallchirurgischem Sachverständigen durchgeführt. Mit der objektiven und nachvollziehbaren Feststellung medizinischer Befunde ist sie u. a. eine Grundlage für das Verwaltungsverfahren und für den berufsgenossenschaftlichen Rentenausschuß und hat dafür Beweismittelcharakter. Mit dem Beziehungsgefüge verschiedener Verpflichtungen der beteiligten Partner soll ein standardisierter Verfahrensablauf sichergestellt werden. Dem berufsgenossenschaftlichen Entscheidungsgremium steht es frei, sich den Empfehlungen der Sachverständigen anzuschließen [30, 33, 36, 47, 55].

Mit der Zunahme der medizinischen Kenntnisse und der Entwicklung gesundheitspolitischer Merkmale hat auch die sozialstaatliche Verantwortung der unfallchirurgischen Sachverständigen zugenommen. Diese kann mit objektiven Belastungen verbunden sein, sofern die Beurteilungskriterien noch nicht ausreichend erarbeitet sind. Beispielhaft sind die 1993 eingeführten berufsbedingten Wirbelsäulenerkrankungen zu nennen. Es ist dann die Aufgabe unfallchirurgischer Sachverständiger, gemeinsam mit Juristen und anderen Fachkräften die ungelösten Fragen zu bearbeiten und zu begründeten Begutachtungsnormen zu kommen [33].

Private Versicherungen

Bei den vielfältigen privaten Versicherern ist es wesentlich zu unterscheiden, ob es sich um Versicherungen handelt, die die Person des Versicherten selbst betreffen, oder solche, die vor Haftpflichtansprüchen Dritter gegen den Versicherungsnehmer schützen sollen. Bei persönlichen Unfallversicherungen sind zur Begutachtung die Grundlagen der allgemein vertraglich vereinbarten Versicherungsbedingungen (AUB), die die allgemeine Leistungspflicht einschränken, heranzuziehen. Im Einzelfall können die Leistungen für den Fall einer Verletzung über spezielle Vereinbarungen modifiziert worden sein. Bei Haftpflichtversicherungen ist das allgemeine Schadensersatzrecht mit einer vollen Haftung des Schädigers anzuwenden [21, 30, 32, 47, 55].

Bei den Allgemeinen Unfallversicherungsbedingungen (AUB) wird, je nach Vertrag, nach AUB 1961 oder modifiziert nach AUB 1988 unterschieden. Es wird eine „Invaliditätsleistung“ (AUB 88) gewährt, die anhand der „Funktionsunfähigkeit“ der Gliedmaßen festgelegt wird. Die Invalidität muß in Relation zum Zustand vor dem Unfall in bezug auf den Funktionsbedarf des täglichen Lebens bemessen werden. Grundlage der Beurteilung ist die vereinbarte Gliedertaxe, die die Höhe der Invalidität für Verlust oder Funktionsunfähigkeit einer Extremität festlegt. Verletzungsfolgen, die sich anhand dieser Kriterien nicht einschätzen lassen, müssen nach § 8 II [5] AUB beurteilt werden. Beweisanforderungen und Beweislast richten sich nach den Grundsätzen des Sozialrechts, die haftungsausfüllende Kausalität nach der zivilrechtlichen Adäquanzlehre [30, 32, 55].

Gericht

Ein sachverständiges Gutachten muß den medizinisch relevanten Sachverhalt unter Berücksichtigung der unterschiedlichen Gesichtspunkte vollständig aufarbeiten. Die Aufgabe des gerichtlich bestellten unfallchirurgischen Sachverständigen besteht darin, dem Gericht entscheidungserhebliche medizinische Umstände zu erläutern. Das Gericht soll dadurch sachkundig beraten werden, um zu überzeugenden Entscheidungen zu kommen. Der Sachverständige ist entgegen einem Zeugen austauschbar. Mit der Ernennung steht er unter den durch das Verfahrensrecht festgelegten Rechten und Pflichten [20]. Bei Befangenheit muß er den Gutachtenauftrag zurückgeben. Kommt das Gericht zur Überzeugung, daß ein Sachverständiger ungeeignet ist, kann es ihn von der Pflicht entbinden. Seine Darlegungen haben die Qualität von Beurteilungsvorschlägen, er trifft keine Entscheidung [21, 39]. Ist die Beweisfrage nicht anhand der Kompetenz des Sachverständigen zu klären, muß er das Gericht veranlassen, ein Zusatzgutachten einzuholen [39, 46, 64, 66, 76].

Ausführungen zu Rechtsbegriffen, etwa der Einschätzung, ob ein Körperschaden Unfallfolge im Sinne eines Gesetzes ist, oder Stellungnahmen zum Klagebegehren, fallen nicht in den Aufgabenbereich des unfallchirurgischen Sachverständigen. Diese Erwägungen sind Aufgabe des Gerichts, das hierfür sachkundig ist [39, 49, 54, 55, 62]. Um der Gerechtigkeit willen kann es bei einem Richterspruch sogar zum Abweichen von der gesetzlichen Norm kommen [76].

Wenn der Gutachter bei gegebener Fragestellung begründet anderer Auffassung ist als ein für die Entscheidung herangezogenes Urteil, das auf einem falschen medizinischen Sachzusammenhang beruhte, darf er sich hiervon nicht beeinflussen lassen, auch wenn hierauf ein rechtswirksames Urteil begründet war [21]. Das mündliche Verfahren hat in der ZPO Vorrang. Der Sachverständige ist nicht auf seine vorherigen schriftlichen Ausführungen festgelegt. Wenn sich während der Verhandlung Änderungen des Sachverhaltes ergeben, muß er auf diese im Rahmen seiner mündlichen Äußerungen eingehen [64, 66].

Gutachten- und Schlichtungsstellen

Bis zur Einrichtung der Gutachten- und Schlichtungsstellen der Ärztekammern gab es für Patienten keine Möglichkeit, ärztliches Handeln ohne Kosten überprüfen zu lassen. In der Regel mußte eine aufwendige und kostspielige Klage vor Gericht oder ein Strafverfahren eingeleitet werden. Seit 1975 wurden in den Bundesländern nach Beschlüssen der Ärztekammern 10 Gutachtenkommissionen bzw. Schlichtungsstellen eingerichtet. Nach Analysen der Vorgänge konnte die Verfahrensweise in den folgenden Jahren optimiert werden. Mit der Novellierung des Heilberufsgesetzes durch den Landesgesetzgeber wurde das Verfahren in Nordrhein-Westfalen mit dem 25. 4. 1994 zur Pflichtaufgabe der Ärzteschaft. Die Qualitätskontrolle von Behandlungsvorgängen wurde so verbessert. Im internationalen Vergleich der Verfahren zur außergerichtlichen Streitbeilegung wird dem praktizierten Vorgehen eine Vorbildfunktion beigemessen. Voraussetzung zur Einleitung eines Verfahrens ist in der Regel, daß keine gerichtliche Klage anhängig ist [34, 37, 38, 56, 78].

Unfallchirurgische Sachverständige sind bei der Erstellung problembezogener Spezialgutachten und im Rahmen einer beratenden Kommission aus Ärzten verschiedener Fachrichtungen beteiligt. Durch eine mehrstufige Überprüfung der zugrundeliegenden sachverständigen Gutachten im Rahmen des Entscheidungsablaufs wird eine hohe Aussagequalität und Zuverlässigkeit der unter Führung eines Richters verfaßten Kommissionsendbescheide erreicht. Bei Einwänden der Patienten oder der Kommission kann eine umfassende und ergänzende Überprüfung auch des Erstbescheides erfolgen. Auf der Basis der Bescheide, die die Qualität von Empfehlungen haben, ist eine Einigung von Patient und Versicherungsträger möglich [34, 37, 38, 56, 78].

Die allgemeine Akzeptanz der Resultate ist hoch, in nur 14% der Fälle folgen den Empfehlungen Zivilprozesse, die nur bei etwa 1% aller Fälle zu abweichenden Entscheidungen der Gerichte führen. Die Gutachtenkommissionen erfahren bei den Patienten eine wachsende Anerkennung und tragen zum Abbau von Spannungen in der Arzt-Patienten-Beziehung bei [15, 38, 58, 64, 78].

Gesetzliche Rahmenbedingungen

Eine allgemeine öffentlich-rechtliche Pflicht zur Erstattung von sachverständigen Gutachten gibt es nicht. Die Sachverständigenpflicht ist auf die in §§ 75 StPO bzw. 407 ZPO genannten Personen beschränkt [20, 80]. Zur Ablehnung eines Gutachtenauftrags stehen dem Sachverständigen dieselben Gründe offen wie dem Zeugen (§§ 76 Abs. 1 Satz 1 StPO, 408 Abs. 1 Satz 1 ZPO). Ein Gericht kann den Sachverständigen auch aus „anderen Gründen" entbinden (§§ 76 Abs. 1 Satz 2 StPO, 408 Abs. 1 Satz 2 ZPO). Ist der Sachverständige in der Pflicht, muß er das Gutachten fristgerecht einreichen, andernfalls kann das Gericht entsprechend §§ 77 Abs. 2 StPO, 411 Abs. 2 ZPO ein Ordnungsgeld festsetzen [45, 55, 80].

Schweigepflicht

Eine wesentliche Bedeutung im Verhältnis vom Sachverständigen zum Patienten hat die allgemeine ärztliche, über den Tod hinausreichende Schweigepflicht. Sie resultiert aus dem Persönlichkeitsrecht, das aus den unantastbaren Grundrechten der Art. 1 und 2 GG abgeleitet wird. Es beinhaltet das Verbot, unbefugt in die geschützte

Geheimsphäre jedes Menschen einzudringen. Die §§ 203 ff. StrGB stellen es unter strengen Schutz [21, 29, 45]. Das Zeugnisverweigerungsrecht ergänzt die berufliche Geheimhaltungspflicht entsprechend §§ 383 Abs. 1 Nr. 5 ZPO, 53 Abs. 1 Nr. 3 StPO. Die Schweigepflicht kann von außen nur aus besonderen Gründen aufgehoben werden. Das Recht zur Offenbarung kann aus dem Gesetz (z. B. Bundesseuchengesetz, Sozialgesetzbuch), der Entbindung von der Schweigepflicht oder dem übergesetzlichen Notstand erwachsen.

Die gesetzlichen Regelungen modifizieren die Schweigepflicht des Sachverständigen. Seit 1. 1. 1997 bestimmen z. B. die §§ 201 und 203 des neuen SGB VII die Auskunftspflicht des Arztes [65]. Er ist verpflichtet, einem gesetzlich legitimierten Auftraggeber streng zweckdienlich am Gutachtenauftrag orientierte Informationen zu übermitteln. Dritten gegenüber besteht Schweigepflicht. Der Betroffene muß über die übermittelten Informationen in Kenntnis gesetzt werden. Vor Gericht können, falls erforderlich, Beugemaßnahmen zur Aufhebung eines Schweigens angewandt werden. Weiterhin fallen Tatsachen aus der Persönlichkeitssphäre unter die Schweigepflicht, die bezüglich einer Beweisfrage bedeutungslos sind. Die Verantwortung, welche Informationen hiervon betroffen sind, trägt der Sachverständige [45, 55, 80].

Entbindung von der Schweigepflicht

Die Entbindung von der Schweigepflicht (§ 385 Abs. 2 ZPO) kann die Offenbarung ärztlicher Geheimnisse rechtfertigen. Bedeutsam ist dies bei Gutachten in Haftpflichtfragen. Eine solche Erklärung wirkt nicht in die Zukunft, da derjenige, der diese Erklärung abgibt, den Umfang der geschützten Informationen kennen muß. Eine Entbindung von der Schweigepflicht sollte klare Aussagen enthalten, welche Informationen freigegeben werden. Es ist zu beachten, daß Informationen über Dritte nur dem Verfügungsrecht dieser Person unterliegen und nicht derjenigen, die sie verbreitet. In Zweifelsfällen sollten Rückfragen offene Punkte klären [21, 29, 45, 55].

Haftung des Sachverständigen

Aussagedelikte vor Gericht, z. B. unrichtige Gesundheitszeugnisse wider besseres Wissen, können nach § 278 StPO mit Geld- oder Freiheitsstrafen bis zu 2 Jahren geahndet werden. Wurde der Sachverständige nach Abs. 3 SGB X beauftragt, wird die persönliche Haftung durch eine Amtshaftung nach Art. 33 GG eingeschränkt. Eine zivilrechtliche Haftung aus Vertrag kommt nur bei Vorsatz oder grober Fahrlässigkeit in Betracht. Eine Schadensersatzpflicht kann bei vorsätzlich oder fahrlässig falsch erstatteten Gutachten einsetzen [21, 55, 61, 64, 66].

Einwände des Patienten gegen Entscheidungen

Neben den Verfahren der gerichtlichen Instanzen gibt es im Verwaltungsverfahren die Möglichkeit des formlosen, fristgerechten Widerspruchs gegen den Bescheid. In aufsteigender Folge kann der Rechtsweg und daran anschließend eine Petition um Prüfung an die Aufsichtsbehörden und an die Parlamente gerichtet werden [24]. Bereits in der ersten Stufe wird das der Entscheidung zugrundeliegende sachverständige Gutachten durch Rückfragen beim Gutachter oder durch die Einholung eines weiteren Gutachtens überprüft. Das Gericht entscheidet über neu zu bestellende Sachverständige.

Nach den Statuten gehört es nicht zur Aufgabe von Schlichtungsstellen und Gutachtenkommissionen der Ärztekammern, strittige Entscheidungen von Sachverständigen zu überprüfen. Im Sinne einer förderungswürdigen außergerichtlichen Streitbeilegung und um dem Bedürfnis der Verletzten nach Hilfe durch den Rechtsstaat entgegenzukommen, sollten auch im Rahmen der Gesetzlichen Unfallversicherung für Problemfälle besondere Schlichtungsstellen ähnlich denen der Gutachtenkommissionen der Ärztekammern eingerichtet werden [34].

Ökonomische Größenordnung und Bewertung

Bei einem Bruttosozialprodukt 1994 von 3312,4 Mrd. DM betrugen die Aufwendungen der Gesetzlichen Krankenversicherung 234274 Mill. DM, die der Bundesanstalt für Arbeit in Fällen der Arbeitslosigkeit 49895 Mill. DM und für Kriegsopferfürsorge 11447 Mill. DM. Bei 24755 Mill. DM Beiträgen beliefen sich die Ausgaben der Gesetzlichen Unfallversicherung für 1,2 Mill. einzelne Renten auf 10501 Mill. DM Rentenzahlungen und 3700 Mill. DM für Heilbehandlung [67].

Die Aufgaben der unfallchirurgischen Sachverständigen müssen bezüglich der ökonomischen Rahmenbedingungen auf die sozialstaatliche Gesamtwirkung bezogen werden. Im Rahmen der Gesetzlichen Unfallversicherung wird z.B. mit einem vergleichsweise überschaubaren finanziellen Aufwand ein leistungsfähiges Versorgungs- und Fürsorgesystem betrieben. Über dieses ist ein wesentlicher Anteil der Bevölkerung im Verletzungsfall abgesichert und kann im Bedarfsfall erhebliche Leistungen erfahren. Die unfallchirurgischen Sachverständigen haben dabei eine besondere qualitätssichernde Aufgabe. Weiterhin dienen sie der personenbezogenen sozialstaatlichen Verantwortung für den sozialen Ausgleich des erlittenen Körperschadens. Der Versicherte kann sehr weitgehend auf die objektiven Merkmale einer über 100 Jahre gewachsenen Begutachtungserfahrung bauen.

Zusammenfassung

Nachdem die Medizin und die Wundheilkunde fachlich voneinander getrennt waren, näherten sich die Bereiche mit dem 18. Jahrhundert an, so daß sich auch in der Chirurgie eine akademisch geschulte Ärztegruppe herausbilden konnte. Unfallchirurgisch interessierte Ärzte entwickelten in Zusammenarbeit mit Juristen und Verwaltungen die Verfahrensweisen des modernen unfallchirurgischen Sachverständigenwesens des 20. Jahrhunderts.

Der unfallchirurgische Sachverständige hat die Aufgabe, dazu beizutragen, daß der versicherte Patient nach einem Körperschaden einen gerechten sozialen und materiellen Ausgleich erhält. Der Auftrag an den ärztlichen Gutachter ergeht durch verschiedene sozialstaatliche Einrichtungen, durch Gerichte oder z.B. auch durch außergerichtliche Prüfkommissionen. Die Einschätzung der Folgen von Körperschäden hat komplexe Anforderungen zu erfüllen.

Durch den unfallchirurgischen Sachverständigen werden medizinische Fragen und Zusammenhänge objektivierend beantwortet. Das Sachverständigenvotum ist eine wichtige Grundlage für die Entscheidung der obengenannten Gremien. Der Bezug der Verfahrensvorschriften auf ein medizinisch objektives und nachvollziehbares Gutachten läßt das Ausmaß der Verantwortung des beauftragten Arztes erkennen. Zur Qualitätssicherung des ärztlichen Sachverständigen sind nicht nur die aktuellen medizinischen Kenntnisse im jeweiligen Bereich erforderlich, es müssen auch eine Schulung im sozialstaatlichen Sinne für die Gutachtertätigkeit und die wiederkehrende Fortbildung gewährleistet sein.

Literatur

1. Ackerknecht EH (1974) Zur Geschichte der medizinischen Ethik. Praxis Schweiz Rundschau Med 53: 578-581
2. Baeyer J (1915) Die orthopädische Nachbehandlung von Kriegsverletzten. Z Krüppelfürsorge 7: 59-62
3. Bauer KH (1961) Aktuelle Rechtsfragen in der Chirurgie. Langenbecks Arch Klin Chir 298: 280-293
4. Becker L (1895) Lehrbuch der ärztlichen Sachverständigentätigkeit für die Unfall- und Invaliditäts-Versicherungs-Gesetzgebung. Schoetz, Berlin
5. Bernhard L (1913) Unerwünschte Folgen deutscher Sozialpolitik. Springer, Berlin
6. Biebergeil E (1913) Berufs- und Unfallkrankheiten der Bewegungsorgane. Enke, Stuttgart
7. Bockelmann P (1981) Der ärztliche Heileingriff in Beiträgen zur Zeitschrift für die gesamte Strafrechtswissenschaft im ersten Jahrhundert ihres Bestehens. Z Ges Strafrechtswiss 93: 105-150
8. Bötel U (1992) Das Ärztliche Gutachten - Ärztliche Sicht. In: Hierholzer G, Ludolph E (Hrsg) Gutachtenkolloquium 2. Springer, Berlin Heidelberg New York Tokyo, S 115-120
9. Breitenecker L (1972) Der Arzt und das Recht. Ring-Rund 19 (11): 27-33
10. Bundesministerium für Arbeit und Sozialordnung (1983) Anhaltspunkte für die ärztliche Gutachtertätigkeit. Merkur, Troisdorf
11. Carstensen G (1989) Chirurgie und Recht. In: Hierholzer G, Hierholzer S (Hrsg) Chirurgisches Handeln. Thieme, Stuttgart, S 113-121
12. Dau W (1963) Scharfrichter und Henker als Medici und Chirurgi. Mater Med Nordmark XV: 338-350
13. Dau W (1964) Über das Zusammenseyn der Ärzte am Krankenbett und über ihre Verhältnisse unter sich überhaupt. Mater Med Nordmark XVI: 783-797
14. Decker S (1989) Die chirurgische Verantwortung im System der sozialen Sicherung. In: Hierholzer G, Hierholzer S (Hrsg) Chirurgisches Handeln. Thieme, Stuttgart, S 122-126
15. Eberhardt L (1987) Selbstverständnis, Anspruch und Verfahrenspraxis der ärztlichen Gutachterkommissionen und Schlichtungsstellen. Lang, Frankfurt
16. Ebermayer L (1925) Arzt und Patient in der Rechtsprechung. Mosser, Berlin
17. Farthmann EH, Waninger J (1989) Freiburger Chirurgen als Zeugen der Zeit. In: Hierholzer G, Hierholzer S (Hrsg) Chirurgisches Handeln. Thieme, Stuttgart, S 12-25
18. Fischer A-W, Molineus G (1939) Das ärztliche Gutachten im Versicherungswesen II. Barth, Leipzig
19. Fischer I (1912) Ärztliche Standespflichten und Standesfragen. Braumüller, Wien Leipzig
20. Friedrichs H (1975) Verzögerte Gutachtenablieferung, Gutachtenverweigerung. Med Sach 71: 78-81
21. Fritze E (1992) Die ärztliche Begutachtung 4. Steinkopf, Darmstadt
22. Gitter W (1993) Grundlagen der gesetzlichen Unfallversicherung im Wandel der Zeit. Sgb 40: 7 297-303
23. Golthahn R, Hartmann W (1937) Chirurgie und Recht. Enke, Stuttgart
24. Goetz E (1981) Von der Verantwortung des Gutachters. Med Sach 77: 62-64

25. Goetz E (1984) Der Sachverstand des Arztes bei der Planung und Gesetzgebung in der Gesundheitspolitik. Med Sach 80: 6-9
26. Gurlt E (1898) Geschichte der Chirurgie und ihrer Ausübung, Bd 1-4. Hirschwald, Berlin
27. Häring R (1993) Chirurgie und Recht. Blackwell, Berlin
28. Hambsch J (1992) Historischer Abriß der Privaten Unfallversicherung. In: Hierholzer G, Ludolph E (Hrsg) Gutachtenkolloquium 7. Springer, Berlin Heidelberg New York Tokyo, S 3-4
29. Hauffe R (1967) Zur ärztlichen Schweigepflicht im sozialgerichtlichen Verfahren. Med Sach 63: 105-109
30. Hierholzer G, Ludolph E (1986-1992) Gutachtenkolloquium 1 bis 7. Springer, Berlin Heidelberg New York Tokyo
31. Hierholze G, Hierholzer S (1989) Chirurgisches Handeln. Thieme, Stuttgart
32. Hierholzer G, Scheele H (1992) Die Bewertung von Unfallfolgen an den oberen Gliedmaßen mit Ausnahme der Finger. In: Hierholzer G, Ludolph E (Hrsg) Gutachtenkolloquium 7. Springer, Berlin Heidelberg New York Tokyo, S. 81-88
33. Hierholzer G, Kunze G, Peters D (1993-1997) Gutachtenkolloquium 8 bis 12. Springer, Berlin Heidelberg New York Tokyo
34. Hierholzer G, Scheele H (1997) Ärztliche Haftung im BG-Heilverfahren. In: Hierholzer G, Kunze G, Peters D (Hrsg) Gutachtenkolloquium 12. Springer, Berlin Heidelberg New York Tokyo, S 217-225
35. Hoeftmann H (1910) Beziehungen der orthopädischen Chirurgie zur Arbeiterschutzgesetzgebung. Z Orthop Chir 25: 268-269
36. Kaiser V (1985) Aufgabenverteilung bei der Begutachtung zwischen Berufsgenossenschaft und Arzt. In: BG Schriftenreihe Unfallmedizinische Tagungen 58: 183-204
37. Kohnle E (1984) Die Gutachterkommission für Fragen ärztlicher Haftpflicht im Hinblick auf die Tätigkeit des Chirurgen. Chirurg 55: 60-64
38. Kohle SM (1983) Begutachtung ärztlicher Behandlungsfehler. Inauguraldissertation, Heidelberg
39. Krasney O-E (1984) Die Sachverständigen-Äußerung im Sozialrecht. Med Sach 80: 12-15
40. Kreck H-C (1987) Die medikomechanische Therapie Gustav Zanders. Inauguraldissertation, Frankfurt
41. Kremerling G (1993) Die Ernennung von Sachverständigen im Zivil- und Strafrechtsverfahren. Chir Praxis 47: 577-582
42. Liniger H, Molineus G (1928) Unfallmann. Barth, Leipzig
43. Lüdtke P-B (1977) Unbehagen über den medizinischen Sachverständigenbeweis. Med Sach 73: 39-41
44. Lüdtke P-B (1980) Sachverstand und Entscheidung in der medizinischen Begutachtung. Med Sach 76: 2-7
45. Marx H-H (1977) Medizinische Begutachtung 3. Thieme, Stuttgart
46. Maisch E (1959) Gedanken zur medizinischen und richterlichen Beurteilung. Z Orthop 91: 539-549
47. Mollowitz G-G (1994) Der Unfallmann, 11. Aufl. Springer, Berlin Heidelberg New York Tokyo
48. Naegli O (1917) Unfalls- und Begehrungsneurosen. Enke, Stuttgart (Neue Deutsche Chirurgie 22)
49. Prehl F-D (1987) Das ärztliche Gutachten - Versicherungsrechtliche Sicht. In: Hierholzer G, Ludolph E (Hrsg) Gutachtenkolloquium 2. Springer, Berlin Heidelberg New York Tokyo, S 107-114
50. Probst J (1994) Transparenz der ärztlichen Begutachtung. In: Hierholzer G, Kunze G, Peters D (Hrsg) Gutachtenkolloquium 9. Springer, Berlin Heidelberg New York Tokyo, S 291-298
51. Raabe R, Vogel H (1987) Medizin und Rechtsprechung. ecomed, Landsberg
52. Rauschelbach H-H (1975) Zur Bedeutung und Geschichte der „MDE". Z Allgemeinmed 51: 58-60
53. Rodegra H (1986) Medizinhistorische Untersuchung zur Problematik des ärztlichen Kunstfehlers und der Arzthaftung. Gesnerus 43: 61-83
54. Rösner N (1996) Ärztliche Befundberichte und ihre Bedeutung für die Begutachtung - aus ärztlicher Sicht. Med Sach 92: 40-44
55. Rompe G, Erlenkämper A (1992) Begutachtung der Haltungs- und Bewegungsorgane 2. Thieme, Stuttgart
56. Rumler-Detzel P-R (1988) Die Gutachterkommissionen und Schlichtungsstellen für Haftpflichtstreitigkeiten zwischen Ärzten und Patienten. VersR 1: 6-9

57. Russig H (1996) Ärztliche Befundberichte und ihre Bedeutung für die Begutachtung – aus richterlicher Sicht. Med Sach 92: 48–51
58. Schlüter W (1915) Die Kriegskrüppelfürsorge und die Öffentlichkeit. Z Krüppelfürsorge 7: 82–86
59. Schreiber H-W, Rodegra H (1981) Die Entwicklung der Medizin im Einflußbereich juristischer Kategorien. In: Jung H, Schreiber H-W (Hrsg) Arzt und Patient zwischen Therapie und Recht. Enke, Stuttgart
60. Schriefers K-H (1993) Der Arzt als Sachverständiger. In: Häring R (Hrsg) Chirurgie und Recht. Blackwell, Berlin, S 171–175
61. Schulin B (1996) Handbuch des Sozialversicherungsrechts. 2. Unfallversicherungsrecht. Beck, München
62. Siller G (1996) Ärztliche Befundberichte und ihre Bedeutung für die Begutachtung – aus Sicht des Fachanwaltes. Med Sach 92: 45–47
63. Silomon H (1984) Der medizinische Sachverständige. Med Sach 80: 3–6
64. Smentkowski U (1996) Ärztliche Begutachtung. Rhein. Ärztebl 4: 25–27
65. Sozialgesetzbuch (1996) Beck, München
66. Span W (1982) Der medizinische Sachverständige im Sozialrecht. Med Sach 80: 4–6
67. Statistisches Bundesamt (1996) Statistisches Jahrbuch für die Bundesrepublik Deutschland. Metzler-Poeschel, Stuttgart
68. Stich R (1953) Der ärztliche Sachverständige. Langenbecks Arch Klin Chir 273: 398–409
69. Sticker G (1913) Die Ausgestaltung der Medizin in Deutschland während der letzten 25 Jahre. Ärztliche Rundschau, München
70. Sudeck P (1906) Der Arzt als Begutachter auf dem Gebiet der Unfall- und Invalidenversicherung II. Handbuch der Sozialen Medizin 8. Semper, Jena
71. Thiem C (1898) Handbuch der Unfallerkrankungen. Enke, Stuttgart
72. Thiem C (1909) Handbuch der Unfallerkrankungen und Invalidenbegutachtung. Enke, Stuttgart
73. Thiem C (1906) Über den Einfluß der neueren deutschen Unfallgesetzgebung auf die Heilbarkeit und Unheilbarkeit chirurgischer Krankheiten. Zentralbl Chir 33: 1230
74. Thomann K-D (1994) 100 Jahre Kontinuität und Wandel sozialmedizinischer Begutachtung. Med Sach 90: 184–191
75. Volk P, Warlo HJ (1971) Zur Geschichte der Medizin im Recht. Med Monatsspiegel 4: 77
76. Wachsmuth W (1976) Chirurg zwischen Gesetz und Gewissen. Chirurg 47: 469–474
77. Wagner HJ (1981) Zur historischen Entwicklung des Begriffs „Ärztlicher Kunstfehler". Z Rechtsmed 86: 303–306
78. Weltrich H (1996) 20 Jahre außergerichtliche Streitschlichtung in Arzthaftungssachen. Rhein Ärztebl 1: 21–24
79. Windscheid F (1905) Der Arzt als Begutachter auf dem Gebiet der Unfall- und Invalidenversicherung I. Handbuch der Sozialen Medizin 8. Semper, Jena
80. Zivilprozeßordnung (1996) Beck, München

Sachverzeichnis

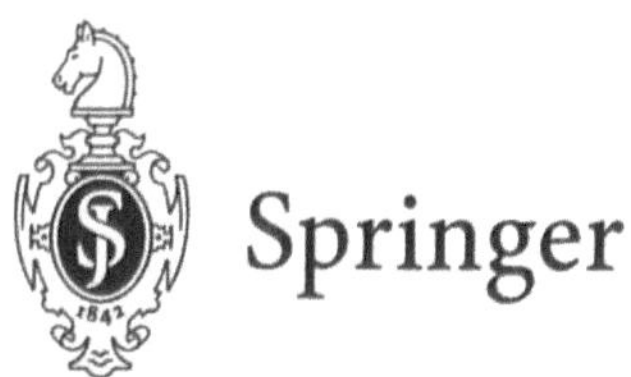
Springer

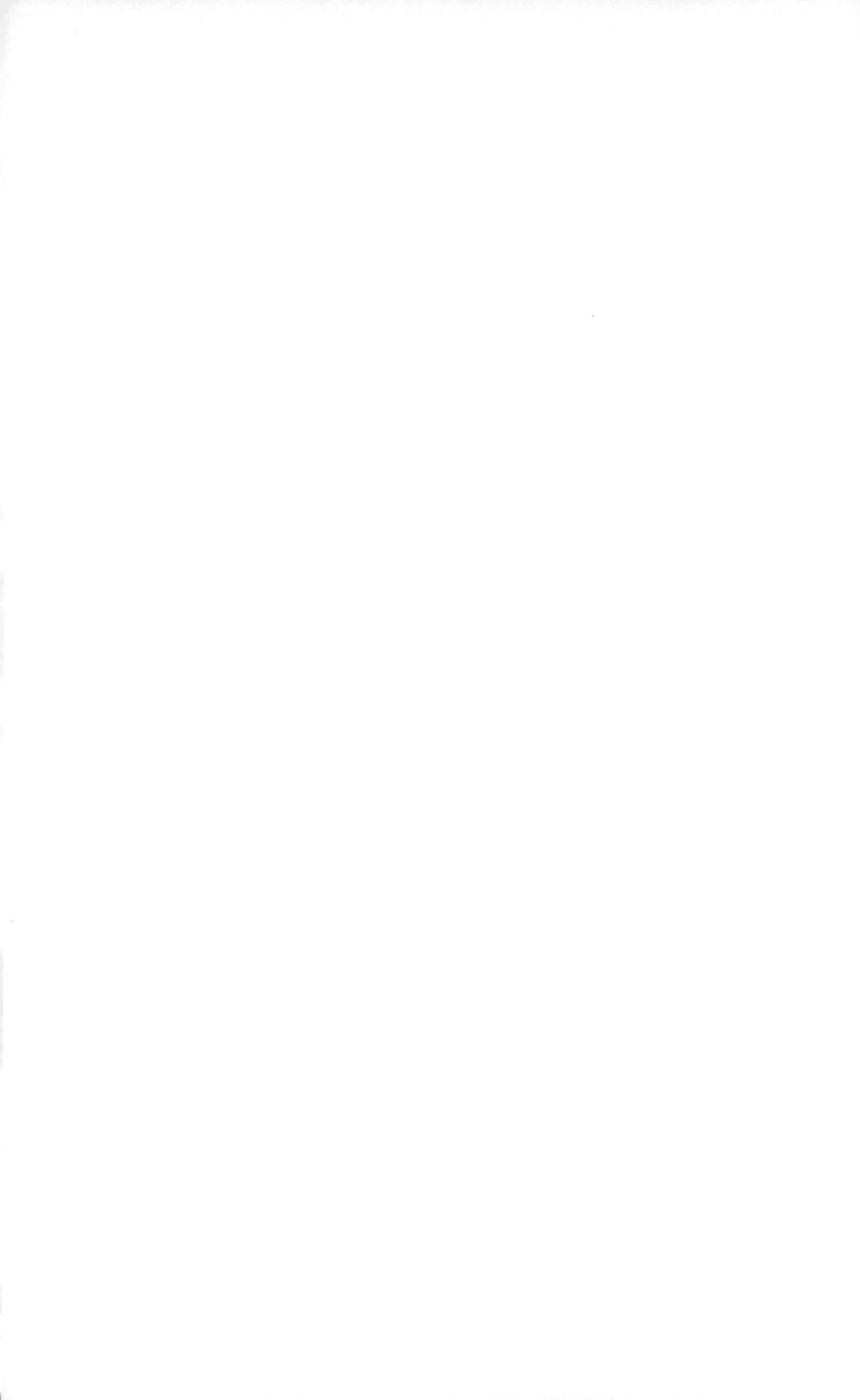

MIX
Papier aus verantwortungsvollen Quellen
Paper from responsible sources
FSC® C105338

If you have any concerns about our products,
you can contact us on
ProductSafety@springernature.com

In case Publisher is established outside the EU,
the EU authorized representative is:
Springer Nature Customer Service Center GmbH
Europaplatz 3, 69115 Heidelberg, Germany

Printed by Libri Plureos GmbH
in Hamburg, Germany